宏纳名家 法轨医源

王好古医学全书

元·王好古 著

山西出版传媒集团
山西科学技术出版社

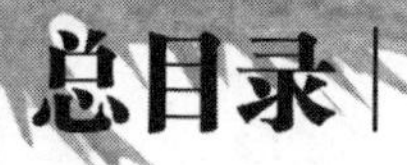
总目录

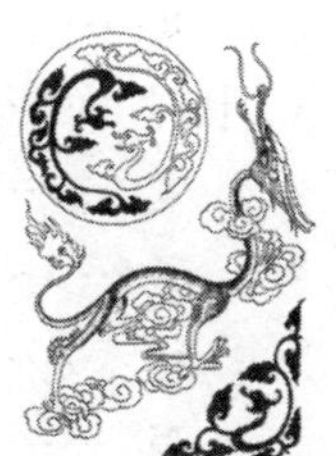

分目录

汤液本草

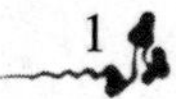

阴证略例

此事难知

海藏瘢论萃英

医垒元戎

医垒元戎卷第四……………………256

医垒元戎卷第十二

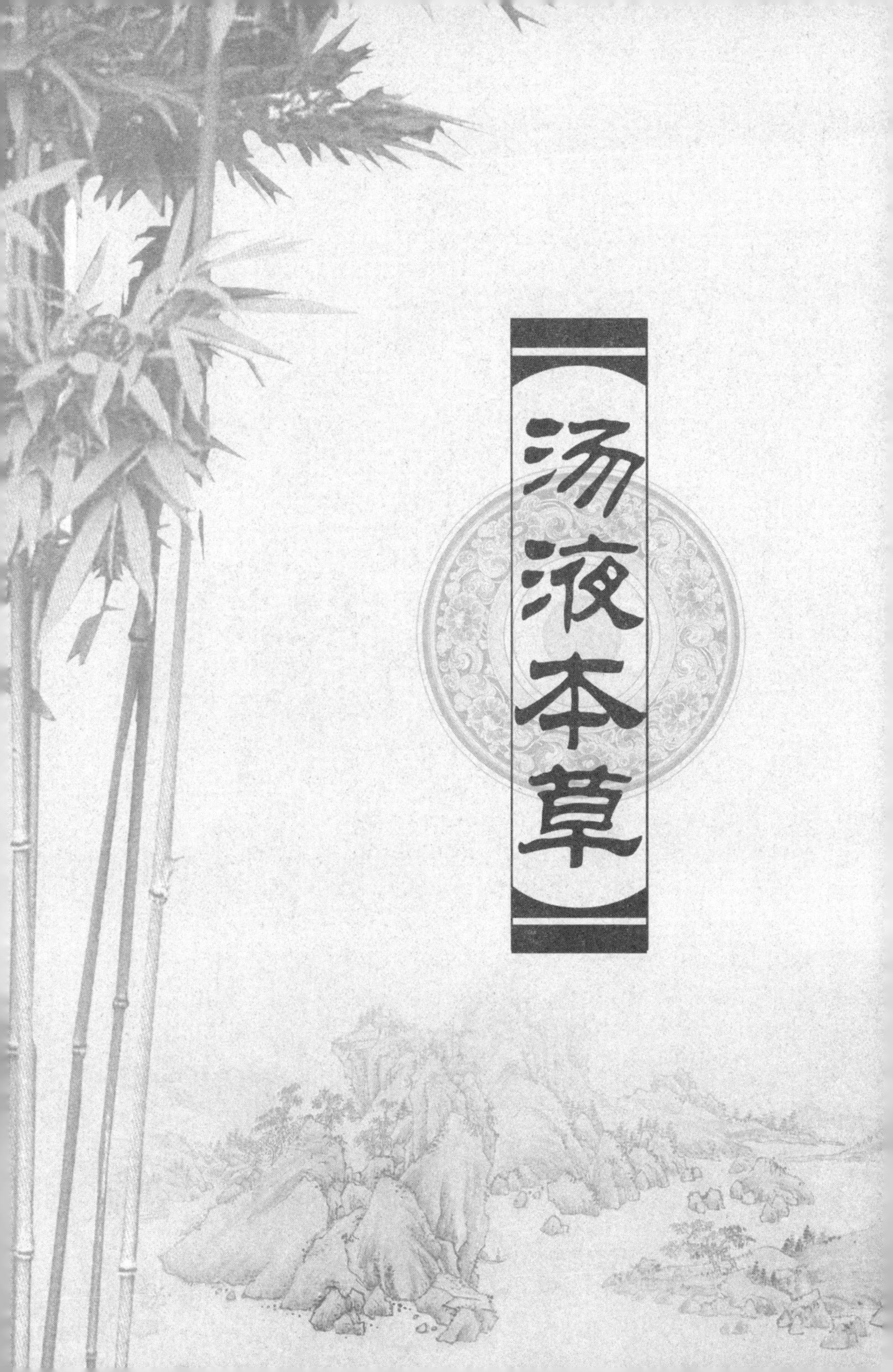

汤液本草

汤液本草序一

世皆知《素问》为医之祖，而不知轩岐之书，实出于神农本草也。殷·伊尹用本草为汤液，汉·仲景广汤液为大法，此医家之正学，虽后世之明哲有作，皆不越此。予集是书，复以本草正条，各从三阴三阳一二经为例，仍以主病者为元首，臣佐使应次之。不必如编类者，先玉石，次草木，次虫鱼，以上、中、下三品为门也。如太阳经当用桂枝汤、麻黄汤，必以麻黄、桂枝为主，本方中余药后附之；如阳明经当用白虎汤，必以石膏为主，本方中余药后附之；如少阳经当用三禁汤，必以柴胡为主，本方中余药后附之。如太阴、少阴、厥阴之经所用热药，皆仿诸此。至于《金匮》祖方，汤液外定为常制，凡可用者，皆杂附之。或以伤寒之剂，改治杂病；或以权宜之料，更疗常疾。以汤为散，以散为丸，变易百端。增一二味，别作他名；减一二味，另为殊法。《医垒元戎》、《阴证略例》、《癍论萃英》、《钱氏补遗》等书，安乐之法，《汤液本草》统之，其源出于洁古老人《珍珠囊》也。其间议论，出新意于法度之中，注奇辞于理趣之外，见闻一得，久弊全更，不特药品之成精，抑亦疾病之不误，夭横不至，寿域可期，其《汤液本草》欤。

时戊戌夏六月海藏王好古书

汤液本草序二

神农尝百草，立九候，以正阴阳之变化，以救性命之昏札，以为万世法，既简且要。殷之伊尹宗之倍于神农，得立法之要，则不害为汤液；汉张仲景广之又倍于伊尹，得立法之要，则不害为确论。金域洁古老人派之又倍于仲景，而亦得尽法之要，则不害为奇注。洁古倍于仲景，无以异仲景之倍于伊尹；仲景之倍于伊尹，无以异伊尹之倍于神农也。噫！宗之、广之、派之，虽多寡之不同，其所以得立法之要，则一也。观洁古之说，则知仲景之言；观仲景之言，则知伊尹之意，皆不出于神农矣。所以先本草，次汤液，次《伤寒论》，次《保命书》，阙一不可矣。成无己《明理》方例云：自古诸方，历岁浸远，难可考凭。仲景方最为众方之祖，是仲景本伊尹之法，伊尹本神农之方。医帙之中，特为缜细，参合古法，不越毫末，实大圣之所作也。文潞公《药准》云：惟仲景为群方之祖也。昔唐、宋以来，一得医之名者，如王叔和、葛洪、孙思邈、范汪、胡洽、朱奉议、王朝奉、钱仲阳、成无己、陈无择辈，其议论方定增减变易，千状万态，无一有毫不出于仲景者。金域百有余载，有洁古老人张元素，遇至人传祖方不传之妙法，嗣是其子云岐子张璧，东垣先生李杲明之，皆祖长沙张仲景汤液，惜乎世莫能有知者，予受业于东垣老人故敢以题。

丙午夏六月王好古书

刘禹锡云：《神农本经》以朱书，《名医 别录》以墨书，传写既久，朱墨错乱，遂令后人以为非神农书，以此故也。至于《素问》本经，议者以为战国时书，加以补亡数篇，则显然非《太素》中语，宜其以为非轩岐书也。陈无择云：王叔和《脉诀》，即高阳生剽窃，是亦后人增益者杂之也。何以知其然？予观刘元宾注本，“杂病生死歌”后，比之他本即少八句，观此八句不甚滑溜，与上文书意重叠，后人安得不疑？与本草朱书杂乱，《素问》之补亡混淆，何以异哉！宜乎识者非之，继而纷纭不已也，吾不知他时谁为是正。如元宾与洁古详究而明称，其中凡有所疑而不古者削去之，或不复注而直书本文，吾不知为意易晓不必云耶？为非圣贤之语而辩之耶？二者必居一于此。又启玄子注《素问》恐有未尽，以朱书待明者改删增益，传录者皆以墨书其中，不无差误。如《刺热论》注五十九刺，首云王注，岂启玄子之自谓乎？此一篇又可疑也。兼与《灵枢》不同，以此经比之《素问》八十九刺何者为的？以此观之，若是差别，劳而无益，学者安所适从哉！莫若以《金匮》考之，仲景所不言者，皆所不取，则正知真见定矣。卢若论血枯举《太素》云：此得之年少时大脱血而成。又举子死腹中秽物不消，又举犯月水入房，精与积血相射，入于任脉，留于胞中，古人谓之精积。元丰中雄州陈邦济收一方，治积精及恶血淹留，胞冷绝娠，验者甚多，其意与《内经》相近。乌贼鱼骨本治漏下与经汁不断，藘茹去淹留恶血，古人用此，皆本草法。予观方注条云，古人用此皆本草法一句，何其知本哉！以是知轩岐之学，实出于神农也，又知伊尹汤液不出于轩岐，亦出于神农也，皆之一字，至甚深广也，岂独乌贼断汁之一法哉？故知张伯祖之学，皆出于汤液，仲景师而广之，迄今汤液不绝矣。晋唐宋以来，号明医者，皆出于此。至今大定间，洁古老人张元素及子云岐子张璧、东垣李杲明之三老者出，想千百载之下，无复有之也。何以知其然？盖当时学者虽多，莫若三老之实绝也。

时戊申仲夏晦日王好古书于家之草堂

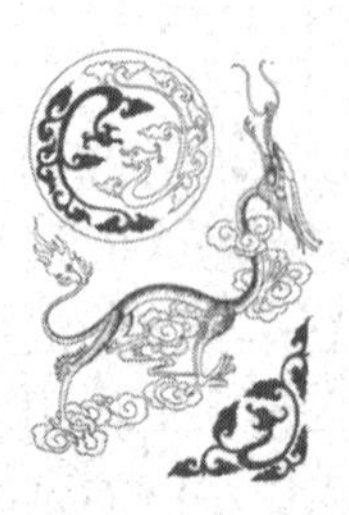

汤液本草卷上

海藏　王好古　类集
新安　吴勉学　校正

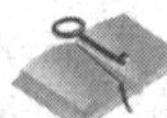

五脏苦欲补泻药味

肝苦急，急食甘以缓之，甘草；欲散，急食辛以散之，川芎。以辛补之，细辛；以酸泻之，芍药；虚以生姜、陈皮之类补之。经曰：虚则补其母。水能生木，肾乃肝之母。肾，水也，苦以补肾，熟地黄、黄柏是也，如无他证，钱氏地黄丸主之。实则白芍药泻之，如无他证，钱氏泻青丸主之。实则泻其子，心乃肝之子，以甘草泻心。

心苦缓，急食酸以收之，五味子；欲软，急食咸以软之，芒硝。以咸补之，泽泻；以甘泻之，人参、黄芪、甘草；虚，以炒盐补之。虚则补其母。木能生火，肝乃心之母。肝，木也，以生姜补肝，如无他证，钱氏安神丸主之。实则甘草泻之，如无他证，钱氏方中，重则泻心汤，轻则导赤散。

脾苦湿，急食苦以燥之，白术；欲缓，急食甘以缓之，甘草。以甘补之，人参；以苦泻之，黄连。虚则以甘草、大枣之类补之，如无他证，钱氏益黄散主之。心乃脾之母，以炒盐补心。实则以枳实泻之，如无他证，以泻黄散泻之。肺乃脾之子，以桑白皮泻肺。

肺苦气上逆，急食苦以泻之，诃子皮，一作黄芩；欲收，急食酸以收之，白芍药。以辛泻之，桑白皮；以酸补之，五味子。虚则五味子补之，如无他证，钱氏阿胶散补之。脾乃肺之母，以甘草补脾。实则桑白皮泻之，如无他证，以泻白散泻之。肾乃肺之子，以泽泻泻肾。

肾苦燥，急食辛以润之，知母、

黄柏；欲坚，急食苦以坚之，知母。以苦补之，黄柏；以咸泻之，泽泻；虚则熟地、黄柏补之。肾本无实不可泻，钱氏止有补肾地黄丸，无泻肾之药。肺乃肾之母，以五味子补肺。

以上五脏补泻，《内经·脏气法时论》中备言之，欲究其精，详看本论。

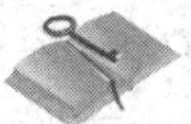

脏腑泻火药

黄连泻心火，木通泻小肠火；

黄芩泻肺火栀子佐之，黄芩泻大肠火；

柴胡泻肝火黄连佐之，柴胡泻胆火亦以黄连佐之。

白芍药泻脾火，石膏泻胃火；

知母泻肾火，黄柏泻膀胱火；

柴胡泻三焦火黄芩佐之。

以上诸药各泻其火，不惟止能如此，更有治病合为君、合为臣处，详其所宜而用，勿执一也。

东垣先生《药类法象》

用药法象

天有阴阳

风、寒、暑、湿、燥、火，三阴三阳上奉之。

温、凉、寒、热，四气是也。温热者，天之阳也；凉寒者，天之阴也。此乃天之阴阳也。

地有阴阳

金、木、水、火、土，生长化收藏下应之。

辛、甘、淡、酸、苦、咸，五味是也，皆象于地。辛、甘、淡者，地之阳也；酸、苦、咸者，地之阴也。此乃地之阴阳也。

味之薄者为阴中之阳，味薄则通，酸、苦、咸、平是也；味之厚者为阴中之阴，味厚则泄，酸、苦、咸、寒是也。

气之厚者为阳中之阳，气厚则发热，辛甘温热是也；气之薄者为阳中之阴，气薄则发泄，辛、甘、淡、平、凉、寒是也。

轻清成象味薄，茶之类，本乎天者亲上；

重浊成形味厚，大黄之类，本乎地者亲下。

气味辛甘发散为阳，酸苦涌泄为阴。

清阳发腠理，清之清者也。

清阳实四肢，清之浊者也。

浊阴归六腑，浊之浊者也。

浊阴走五脏，浊之清者也。

药性要旨

苦药平升，微寒平亦升。

甘辛药平降，甘寒泻火。

苦寒泻湿热，苦甘寒泻血热。

气味厚薄寒热阴阳升降图

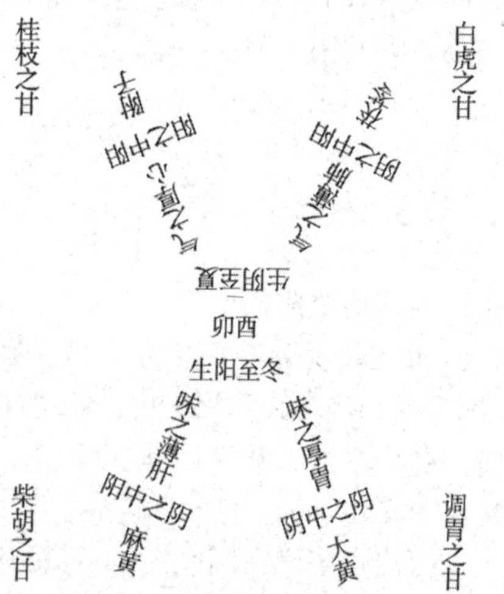

升降者天地之气交

茯苓　淡，为在天之阳也，阳当上行，何谓利水而泄下？经云：气之薄者，乃阳中之阴，所以茯苓利水而泄下。然而泄下亦不利乎阳之体，故入手太阳。

麻黄　苦，为在地之阴也，阴当下行，何谓发汗而升上？经云：味之薄者，乃阴中之阳，所以麻黄发汗而升上，然而升上亦不利乎阴之体，故入手太阴。

附子　气之厚者，乃阳中之阳，故经云发热。

大黄　味之厚者，乃阴中之阴，故经云泄下。

粥　淡，为阳中之阴，所以利小便。

茶　苦，为阴中之阳，所以清头目。

用药升降浮沉补泻法

肝胆　味：辛补酸泻。气：温补凉泻肝胆之经前后寒热不同，逆顺互换，入求责法。

心小肠　味：咸补甘泻。气：热补寒泻三焦命门补泻同。

脾胃　味：甘补苦泻。气：温凉寒热补泻，各从其宜逆顺互换，入求责法。

肺大肠　味：酸补辛泻。气：凉补温泻。

肾膀胱　味：苦补咸泻。气：寒补热泻。

五脏更相平也，一脏不平，所胜平之，此之谓也。故云安谷则昌，绝谷则亡。水去则荣散，谷消则卫亡。荣散卫亡，神无所居。又仲景

云：水入于经，其血乃成；谷入于胃，脉道乃行：故血不可不养，卫不可不温，血温卫和，荣卫将行，常有天命矣。

五味所用

苦泄，甘缓，酸收，咸软，淡渗泄，辛散。

药类法象

风升生味之薄者，阴中之阳，味薄则通，酸、苦、咸、平是也。

防风纯阳，性温，味甘辛　升麻气平，味微苦　柴胡气平，味苦辛　羌活气微温，味苦甘平　威灵仙气温，味苦　葛根气平，味甘　独活气微温，味苦甘平　细辛气温，味大辛　桔梗气微温，味甘辛　白芷气温，味大辛　藁本气温，味大辛　鼠粘子气平，味辛　蔓荆子气清，味辛　川芎气温，味辛　天麻气平，味苦　秦艽气微温，味苦辛平　麻黄气温，味甘苦　荆芥气温，味苦辛　前胡气微寒，味苦　薄荷气温，味苦辛

热浮长气之厚者，阳中之阳。气厚则发热，辛甘温热是也。

黑附子气热，味大辛　乌头气热，味大辛　干姜气热，味大辛　干生姜气温，味辛　良姜气热，味辛。本味甘辛　肉桂气热，味大辛　桂枝气热，味甘辛　草豆蔻气热，味大辛　丁香气温，味辛　厚朴气温，味辛　木香气热，味苦辛　益智气热，味大辛　白豆蔻气热，味大辛　川椒气热温，味大辛　吴茱萸气热，味苦辛　茴香气平，味辛　延胡索气温，味辛　缩砂气温，味辛　红蓝花气温，味辛　神曲气大暖，味甘

湿化成戊湿，其本气平，其兼气温、凉、寒、热，在人以胃应之；己土，其本味咸，其兼味辛、甘、咸、苦，在人以脾应之。

黄芪气温平，味甘　人参气温味甘　甘草气平，味甘　当归气温，味辛，一作味甘　熟地黄气寒，味苦　半夏气微寒，味辛平　白术气温，味甘　苍术气温，味甘　陈皮气温，味微苦　青皮气温，味辛　藿香气微温，味甘辛　槟榔气温，味辛　莪术气平，味苦辛　京三棱气平，味苦　阿胶气微温，味甘辛　诃子气温，味苦　杏仁气温，味甘苦　大麦蘖气温，味咸　桃仁气温，味甘苦　紫草气寒，味苦　苏木气平，味甘咸，一作味酸

燥降收气之薄者，阳中之阴。气薄则发泄，辛、甘、淡、平、寒、凉是也。

茯苓气平，味甘　泽泻气平，

味甘　猪苓气寒，味甘　滑石气寒，味甘　瞿麦气平，味甘　车前子气寒，味甘　灯心草气平，味甘　五味子气温，味酸　桑白皮气寒，味苦酸　天门冬气寒，味微苦　白芍药气微寒，味酸　麦门冬气寒，味微苦　犀角气寒，味苦酸　乌梅气平，味酸　牡丹皮气寒，味苦　地骨皮气寒，味苦　枳壳气寒，味苦　琥珀气平，味甘　连翘气平，味苦　枳实气寒，味苦酸　木通气平，味甘

寒沉藏味之厚者，阴中之阴。味厚则泄，酸、苦、咸气寒是也。

大黄气寒，味苦　黄柏气寒，味苦　黄芩气寒，味苦　黄连气寒，味苦　石膏气寒，味辛　草龙胆气寒，味大苦　生地黄气寒，味苦　知母气寒，味大辛　防己气寒，味大苦　茵陈气微寒，味苦平　朴硝气寒，味苦辛　瓜蒌根气寒，味苦　牡蛎气微寒，味咸平　玄参气寒，味微苦　山栀子气寒，味微苦　川楝子气寒，味苦平　香豉气寒，味苦　地榆气微寒，味甘咸

标本阴阳论

天阳无圆，气上外升，生浮昼动，轻燥六腑。

地阴有方，血下内降，杀沉夜静，重湿五脏。

夫治病者当知标本。以身论之，则外为标、内为本，阳为标、阴为本，故六腑属阳为标，五脏属阴为本，此脏腑之标本也。又脏腑在内为本，各脏腑之经络在外为标，此脏腑经络之标本也。更人身之脏腑、阴阳、气血、经络，各有标本也。以病论之，先受病为本，后传流病为标。凡治病者必先治其本，后治其标。若先治其标、后治其本，邪气滋甚，其病益畜；若先治其本、后治其标，虽病有十数证皆去矣。谓如先生轻病，后滋生重病，亦先治轻病、后治重病，如是则邪气乃伏，盖先治本故也。若有中满，无问标本，先治中满，谓其急也。若中满后有大小便不利，亦无问标本，先利大小便，次治中满，谓尤急也。除大小便不利及中满三者之外，皆治其本，不可不慎也。从前来者为实邪，从后来者为虚邪，此子能令母实，母能令子虚是也。《治法》云：虚则补其母，实则泻其子。假令肝受心火之邪，是从前来者为实邪，当泻其子火也，然非直泻其火，十二经中各有金、木、水、火、土，当木之分，泻其火也。故《标本论》云：本而标之，先治其本，后治其标。既肝受火邪，先于肝经五穴中泻荥心，行间穴是也，后治其标者，

于心经五穴内泻荥火，少府穴是也。以药论之，入肝经药为之引用，泻心火药为君，是治实邪之病也。假令肝受肾邪，是从后来者为虚邪，虚则当补其母。故《标本论》云：标而本之，先治其标，后治其本。既受水邪，当先于肾经涌泉穴中补水，是先治其标，后于肝经曲泉穴中泻水，是后治其本。此先治其标者，推其至理，亦是先治其本也。以药论之，入肾经药为引用，补肝经药为君是也。

五方之正气味制方用药附

东方：甲风、乙木，其气温，其味甘，在人以肝、胆应之。

南方：丙热、丁火，其气热，其味辛，在人以心、小肠、三焦、包络应之。

中央：戊湿，其本气平，其兼气温凉寒热，在人以胃应之。

中央：己土，其本味咸，其兼味辛甘酸苦，在人以脾应之。

西方：庚燥，辛金，其气凉，其味酸，在人以肺、大肠应之。

北方：壬寒，癸水，其气寒，其味苦，在人以肾、膀胱应之。

人乃万物中之一也，独阳不生，独阴不长，须禀两仪之气而生化也。圣人垂世立教，不能浑说，必当分析。以至理而言，则阴阳相附不相离，其实一也，呼则因阳出，吸则随阴入。天以阳生阴长，地以阳杀阴藏，此上说止明补泻用药君之一也，故曰主病者为君。用药之机会，要明轻清成象，重浊成形，本乎天者亲上，本乎地者亲下，则各从其类也。清中清者，清肺以助其天真；清中浊者，荣华腠理；浊中清者，荣养于神；浊中浊者，坚强骨髓。故《至真要大论》云：五味阴阳之用，辛甘发散为阳，酸苦涌泄为阴；淡味渗泄为阳，咸味涌泄为阴。六者或收或散、或缓或急、或燥或润、或软或坚，各以所利而行之，调其气使之平也。详见本论。

东垣先生《用药心法》

随证治病药品

如头痛，须用川芎，如不愈，各加引经药太阳川芎，阳明白芷，少阳柴胡，太阴苍术，少阴细辛，厥阴吴茱萸。

如顶巅痛，须用藁本，去川芎。

如肢节痛，须用羌活，去风湿亦宜用之。

如腹痛，须用芍药，恶寒而痛加桂，恶热而痛加黄柏。

如心下痞，须用枳实、黄连。

如肌热及去痰者，须用黄芩，肌热亦用黄芪。

如腹胀，用姜制厚朴一本有芍药。

如虚热，须用黄芪，止虚汗亦用。

如胁下痛，往来潮热，日晡潮热，须用柴胡。

如脾胃受湿，沉困无力，怠惰好卧，去痰用白术。

如破滞气用枳壳，高者用之。夫枳壳者，损胸中至高之气，二三服而已。

如破滞血，用桃仁、苏木。

如补血不足，须用甘草。

如去痰，须用半夏，热痰加黄芩，风痰加南星，胸中寒痰痞塞用陈皮、白术，多用则泻脾胃。

如腹中窄狭，须用苍术。

如调气，须用木香。

如补气，须用人参。

如和血，须用当归。凡血受病者，皆宜用当归也。

如去下焦湿肿及痛，并膀胱有火邪者，必须酒洗防己、草龙胆、黄柏、知母。

如去上焦湿及热，须用黄芩，泻肺火故也。

如去中焦湿与痛热，用黄连，能泻心火故也。

如去滞气，用青皮，勿多服，多则泻人真气。

如渴者，用干葛、茯苓，禁半夏。

如嗽者，用五味子。

如喘者，用阿胶。

如宿食不消，须用黄连、枳实。

如胸中烦热，须用栀子仁。

如水泻，须用白术、茯苓、芍药。

如气刺痛，用枳壳。看何部分，以引经药导使之行则可。

如血刺痛，用当归，详上下用根梢。

如疮痛不可忍者，用寒苦药，如黄柏、黄芩，详上下用根梢，及引经药则可。

如眼痛不可忍者，用黄连、当归身，以酒浸煎。

如小便黄者，用黄柏，数者、涩者或加泽泻。

如腹中实热，用大黄、芒硝。

如小腹痛，用青皮。

如茎中痛，用生甘草梢。

如惊悸恍惚，用茯神。

如饮水多致伤脾，用白术、茯苓、猪苓。

如胃脘痛，用草豆蔻。

凡用纯寒纯热药，必用甘草以缓其力也。寒热相杂亦用甘草，调和其性也。中满者禁用，经云：中满者勿食甘。

用药凡例

凡解利伤风，以防风为君，甘草、白术为佐。经云：辛甘发散为阳。风宜辛散，防风味辛及治风通用，故防风为君，甘草、白术为佐。

凡解利伤寒，以甘草为君，防风、白术为佐，是寒宜甘发也。或有别证，于前随证治病药内选用，分两以君臣论。

凡眼暴发赤肿，以防风、黄芩为君以泻火，以黄连、当归身和血为佐，兼以各经药用之。

凡眼久病昏暗，以熟地黄、当归身为君，以羌活、防风为臣，甘草、甘菊之类为佐。

凡痢疾腹痛，以白芍药、甘草为君，当归、白术为佐。下血先后，以三焦热论。

凡水泻，以茯苓、白术为君，芍药、甘草为佐。

凡诸风，以防风为君，随治病为佐。

凡嗽，以五味子为君，有痰者以半夏为佐，喘者以阿胶为佐，有热无热以黄芩为佐，但分两多寡不同耳。

凡小便不利，黄柏、知母为君，茯苓、泽泻为佐。

凡下焦有湿，草龙胆、防己为君，甘草、黄柏为佐。

凡痔漏，以苍术、防风为君，甘草、芍药为佐，详别证加减。

凡诸疮，以黄连、当归为君，甘草、黄芩为佐。

凡疟，以柴胡为君，随所发时所属经分，用引经药佐之。

已上皆用药之大要，更详别证于前，随证治病，药内逐旋加减用之。

东垣报使

太阳：羌活，下黄柏。

阳明：白芷、升麻，下石膏。

少阳：柴胡，下青皮。

太阴：白芍药。

少阴：知母。

厥阴：青皮、柴胡。

小腹膀胱属太阳，藁本羌活是本方。
三焦胆与肝包络，少阳厥阴柴胡强。
阳明大肠兼足胃，葛根白芷升麻当。
太阴肺脉中焦起，白芷升麻葱白乡。
脾经少与肺经异，升麻芍药白者详。
少阴心经独活主，肾经独活加桂良。
通经用此药为使，更有何病到膏肓。

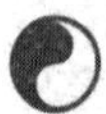

诸经向导

寅手肺太阴经	向导图脾足巳
南星　款冬花 升麻　桔梗 檀香　山药 粳米　白茯苓 五味子　天门冬　阿胶　麦门冬　桑白皮 杏仁　葱白 麻黄　丁香 益智白豆蔻 知母　缩砂檀香、豆蔻为使 栀子　黄芩 石膏	防风　当归 草豆蔻　茱萸 缩砂人参、益智为使　益智 黄芪　苍术 白术　胶饴 代赭石　赤茯苓　麻仁　甘草　半夏
藿木芍升 香瓜药麻	缩索延药白 砂　胡酒浸芍

卯手大肠阳明经	向导图胃足辰
升麻　白芷 麻仁　秦艽 薤白　白石脂 缩砂白石脂为使 肉豆蔻　石膏	丁香　草豆蔻 缩砂　防风 石膏　知母 白术　神曲 葛根　乌药 半夏　苍术 升麻　白芷 葱白
葛白升连大麻石 根芷麻翘黄黄膏	升白以檀白石 麻芷他香术膏 下　药佐

亥三焦手少阳经	向导图足胆子
川芎　柴胡 青皮　白术 熟地黄　黄芪 地骨皮　石膏 细辛　附子	半夏　草龙胆 柴胡
柴川青 胡芎皮	皮下柴连 青胡翘

戌心胞手厥阴经	向导图足肝丑
沙参　白术 柴胡　熟地黄 牡丹皮　败酱	草龙胆　蔓荆子　阿胶　瞿麦　桃仁　山茱萸　代赭石 紫石英　当归 甘草　青皮 羌活　吴茱萸 白术
熟柴青 地胡皮 黄　上	茗桃皂川柴 苦仁角芎胡 茶

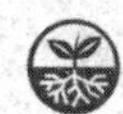

未小肠手太阳经	向导图足膀胱申
白术　生地黄　赤茯苓　羌活　赤石脂　缩砂赤石脂为使	蔓荆子　滑石　茵陈　白茯苓　猪苓　泽泻　桂枝　黄柏　羌活　麻黄
黄子本防 柏　　风 茴蔓 香荆藁	活藁大泻白 下本黄　术 黄　酒防 柏羌浸己泽

午心手少阴经	向导图足肾酉右肾同
麻黄　桂心　当归　生地黄　黄连　代赭石　紫石英　栀子　独活　赤茯苓	知母　黄柏　地骨皮　阿胶　猪肤　牡丹皮　玄参　败酱　牡蛎　乌药　山茱萸　天门冬　猪苓　泽泻　白茯苓　檀香　甘草　五味子　茱萸　益智　丁香　独活或用桂梢　桔梗或用豉　缩砂黄柏、茯苓为使　附子　沉香　益智　黄芪
泽五熟细 泻味地辛 　子黄	白知附地 术母子榆

制方之法

夫药有寒、热、温、凉之性，酸、苦、辛、咸、甘、淡之味，各有所能，不可不通也。药之气味不比同时之物，味皆咸、其气皆寒之类是也。凡同气之物必有诸味，同味之物必有诸气，互相气味，各有厚薄，性用不等，制其方者，必且明其为用。经曰：味为阴，味厚为纯阴，味薄为阴中之阳。气为阳，气厚为纯阳，气薄为阳中之阴。然味厚则泄，薄则通；气薄则发泄，厚则发热。又曰：辛甘发散为阳，酸苦涌泄为阴，咸味涌泄为阴，淡味渗泄为阳。凡此之味，各有所能，然辛能散结润燥，苦能燥湿软坚，咸能软坚，酸能收缓收散，甘能缓急，淡能利窍。故经曰：肝苦急，急食甘以缓之；心苦缓，急食酸以收之；脾苦湿，急食苦以燥之；肺苦气上逆，急食苦以泄之；肾苦燥，急食辛以润之，开腠理，致津液，通其气也。肝欲散，急食辛以散之；心欲软，急食咸以软之；脾欲缓，急食甘以缓之；肺欲收，急食酸以收之；肾欲坚，急食苦以坚之。凡此者，是明其气味之用也。用其味，必明其气之可否；用其气，必明其味之所宜。识其病之标本脏腑，寒热虚实，微甚缓急，而用其药之气味，随其证而制其方也。是故方有、君、臣、佐、使，轻重缓急，君臣大小，反正逆从之制也。主治病者为君，佐君者为臣，应臣者为使，用此随病之所宜，而又赞成方而用之。君一臣二，奇之制也；君二臣四，偶之制也；君二臣三，奇之制也。君二臣六，偶之制也。去咽嗌近者奇之，远者偶之；汗者不奇，下者不偶。补上治上制之以缓，补下治下制之以急。急者，气味厚也；缓者，气味薄也。薄者少服而频食，厚者多服而顿食。又当明五气之郁。木郁达之，谓吐，令条达也；火郁发之，谓汗，令疏散也；土郁夺之，谓下，无壅滞也；金郁泄之，谓解表泄小便也；水郁折之，谓制其冲逆也。通此五法，乃治病之大要也。

用药各定分两

为君者最多，为臣者次之，佐者又次之。药之于证，所主同者则等分。

用药酒洗曝干

黄芩、黄连、黄柏、知母，病在头面及手梢、皮肤者，须用酒炒之，借酒力以上腾也。咽之下、脐之上，须酒洗之，在下生用。大凡生升熟降，大黄须煨，恐寒则损胃气。至于川乌、附子，须炮以制毒也。黄柏、知母，下部药也，久弱之人须合用之者，酒浸曝干，恐寒伤胃气也。熟地黄酒洗亦然。当归酒浸，助发之意也。

用药根梢身例

凡根之在上者，中半已上，气脉之上行也，以生苗者为根；中半已下，气脉之下行也，入土以为梢。病在中焦与上焦者用根，在下焦者用梢，根开而梢降。大凡药根有上、中、下，人身半已上，天之阳也，用头；在中焦用身；在身半已下，地之阴也，用梢，述类象形者也。

用丸散药例

仲景言如麻豆大与㕮咀同意。夫㕮咀，古之制也。古者无铁刃，以口咬细，令如麻豆为粗药，煎之使药水清，饮于腹中则易升易降也，此所谓㕮咀也。今人以刀器剉如麻豆大，此㕮咀之易成也。若一概为细末，不分清浊矣。经云：清阳发腠理，浊阴走五脏，果何谓也。又曰：清阳实四肢，浊阴归六腑。㕮咀之药，取汁易行经络也。若治至高之病，加酒煎。去湿以生姜，补元气以大枣，发散风寒以葱白，去膈上痰以蜜。细末者不循经络，止去胃中及脏腑之积。气味厚者白汤

调，气味薄者煎之，和柤服。去下部之疾，其丸极大而光且圆，治中焦者次之，治上焦者极小。稠面糊取其迟化，直至下焦；或酒或醋，取其收散之意也。犯半夏、南星，欲去湿者，以生姜汁稀糊为丸，取其易化也。水浸宿炊饼又易化，滴水丸又易化。炼蜜丸者，取其迟化而气循经络也；蜡丸者，取其难化，而旋旋取效也。大抵汤者荡也，去大病用之；散者散也，去急病用之；丸者缓也，不能速去之，其用药之舒缓而治之意也。

升合分两

古之方剂，锱铢分两与今不同。谓如㕮咀者，即今剉如麻豆大是也；云一升者，即今之大白盏也；云铢者，六铢为一分，即二钱半也。二十四铢为一两也，云三两者，即今之一两；云二两，即今之六钱半也。料例大者，只合三分之一足矣。

君臣佐使法

帝曰：方制君臣何谓也？岐伯曰：主病之谓君，佐君之谓臣，应臣之谓使，非上、中、下三品之谓也。帝曰：三品何谓？曰：所以明善恶之殊贯也。

凡药之所用者，皆以气味为主，补泻在味，随时换气。主病者为君，假令治风者，防风为君；治上焦热，黄芩为君；治中焦热，黄连为君；治湿，防己为君；治寒，附子之类为君。兼见何证，以佐使药分治之，此制方之要也。本草说上品药为君，各从其宜也。

治法纲要

《气交变论》云：夫五运之政，犹权衡也。高者抑之，下者举之，化者应之，变者复之。此生长化成收藏之理，气之常也，失常则天地四塞矣。失常之理，则天地四时之气无所运行，故动必有静，胜必有复，乃天地阴阳之道也。假令高者抑之，非高者固当抑也，以其本下而失之太高，故抑之而使下。若本高，何抑之有？假令下者举之，非下者固当举之也，以其本高而失之太下，故举而使之高。若本下，何举之有？如仲景治表虚制桂枝汤方，桂枝味辛热，发散助阳，体轻本乎天者亲上，故桂枝为君，芍药、甘草为佐。阳脉涩，阴脉弦，法当腹中急痛，制小建中汤方，芍药味酸寒，主收补中，本乎地者亲下，故芍药为君，桂、甘草佐之，一则治表虚，一则治里虚，各言其主用也。后之用古方者，触类而长之，不致差误矣。

药味专精

至元庚辰六月，许伯威年五十四，中气本弱，病伤寒八九日，医者见其热甚，以凉药下之，又食梨三四枚，痛伤脾胃，四肢冷时发昏愦。予诊其脉，动而中止，有时自还，乃结脉也。心亦悸动，吃噫不绝，色变青黄，精神减少，目不欲开，倦卧，恶人语笑。以炙甘草汤治之。成无己云：补可去弱。人参、大枣之甘，以补不足之气；桂枝、生姜之辛，以益正气。五脏痿弱，荣卫涸流，湿剂所以润之，麻仁、阿胶、麦门冬、地黄之甘，润经益血，复脉通心是也。加以人参、桂枝急扶正气，生地黄减半，恐伤阳气。剉一两剂，服之不效，予再候之。脉证相对，莫非药有陈腐者，致不效乎？再市药之气味厚者煎服，其证减半，再服而安。凡药之昆虫草木，产之有地；根叶花实，采之有时。失其地则性味少异矣，失其时则气味不全矣。又况新陈之不同，精粗之不等，倘不择而用之，其不效者，医之过也。《内经》曰：司岁备物，气味之精专也。修合之际，宜加谨焉。

汤药煎造

病人服药必择人煎药，能识煎熬制度，须令亲信恭诚至意者煎药。铫器除油垢腥秽，必用新净甜水为上，量水大小，斟酌以慢火煎熬分数，用纱滤去柤，取清汁服之，无不效也。

古人服药活法

在上不厌频而少，在下不厌顿而多，少服则滋荣于上，多服则峻补于下。

古人服药有法

病在心上者，先食而后药；病在心下者，先药而后食。病在四肢者，宜饥食而在旦；病在骨髓者，宜饱食而在夜。

察病轻重

凡欲疗病，先察其源，先候其机。五脏未虚，六腑未竭，血脉未乱，精神未散，服药必效。若病已成，可得半愈。病势已过，命将难存。自非明医，听声察色，至于诊脉，孰能知未病之病乎？

海藏老人《汤液本草》

五 宜

肝色青，宜食甘，粳米、牛肉、枣、葵皆甘。

心色赤，宜食酸，犬肉、麻、李、韭皆酸。

肺色白，宜食苦，小麦、羊肉、杏、薤皆苦。

脾色黄，宜食咸，大豆、豕肉、栗、藿皆咸。

肾色黑，宜食辛，黄黍、鸡肉、桃、葱皆辛。

毒药攻邪，五谷为养，五果为助，五畜为益，五菜为充。

气味合而服之，以补精益气。此五者有辛、酸、甘、苦、咸，各有所利，或散或收，或缓或急，或坚或软，四时五脏，病随五味所宜也。

大毒治病，十去其六；常毒治病，十去其七；小毒治病，十去其八；无毒治病，十去其九。谷肉果菜，食养尽之，无使过之，伤其正也。盖阴之所生，本在五味；阴之五官，伤在五味。是故味过于酸，肝气以津，脾气乃绝；味过于咸，大骨气劳，短肌，心气抑；味过于甘，心气喘满，色黑，肾气不衡；味过于苦，脾气不濡，胃气乃厚；味过于辛，筋脉沮弛，精神乃央。是故谨和五味，骨正筋柔，气血以流，腠理以密，如是则气骨以精，谨道如法，长有天命。

五 伤

多食咸，则脉凝涩而变色；多食苦，则皮槁而毛拔；多食辛，则筋急而爪枯；多食酸，则肉胝䐢而唇揭；多食甘，则骨痛而发落。

五 走

咸走血，血病毋多食咸；苦走骨，骨病毋多食苦；辛走气，气病毋多食辛；酸走筋，筋病毋多食酸；甘走肉，肉病毋多食甘。

夫五味入胃，各归所喜。故酸先入肝，苦先入心，甘先入脾，辛先入肺，咸先入肾，久而增气，物化之常也，气增而久，夭之由也。

服药可慎

热中、消中不可服膏粱、芳草、石药。夫芳草之气美，石药之气悍，二者其气急疾坚劲，故非缓心和人不可以服此。夫热气慓悍，药气亦然，二者相遇，恐内伤脾。脾者土也，而恶木，服此药者，至甲乙日更论。

论药所生

海藏云：汤液要药，最为的当，其余方论，所著杂例，比之汤液稍异何哉？盖伊尹、仲景取其治之长也。其所长者，神农之所著也。何以知之？本草云：一物主十病。取其偏长为本，又当取洁古《珍珠囊》断例为准，则其中药之所主不必多言，只一两句，多则不过三四句，非务简也，亦取所主之偏长，故不为多也。

天地生物有厚薄堪用不堪用

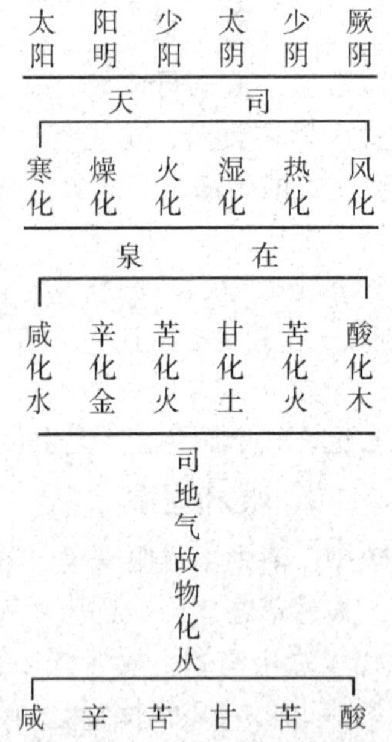

故治病者，必明六化分治，五味五色所生，五脏所宜，乃可以言盈虚病生之绪也。谨候气宜，无失病机，其主病何如？言采药之岁也，司岁备物则无遗生矣。先岁物何也？天地之专精也，专精之气，药物肥浓，又于使用，当其正气味也。五运主岁，不足则物薄，有余则物精，非专精则散气，散气则物不纯，是以质同而异等，形质虽同，力用则异也。气味有厚薄，性用有躁静，治化有多少，力化有浅深，此之谓也。

气味生成流布

阳为气，阴为味，味归形，形归气，气归精，精归化。精食气，形食味。化生精，气生形，味伤形，气伤精。精化为气，气伤于味。阴味出下窍，阳气出上窍。味厚者为阴，薄为阴中之阳。厚则泄，薄则通。气厚者为阳，薄为阳中之阴。薄则发泄，厚则发热。壮火之气衰，少火之气壮。壮火食气，气食少火；壮火散气，少火生气。天食人以五气，地食人以五味。五气入鼻藏于心肺，上使五色修明，音声能彰；五味入口藏于肠胃，味有所藏以养五气，气和而生，津液相成，神乃自生。

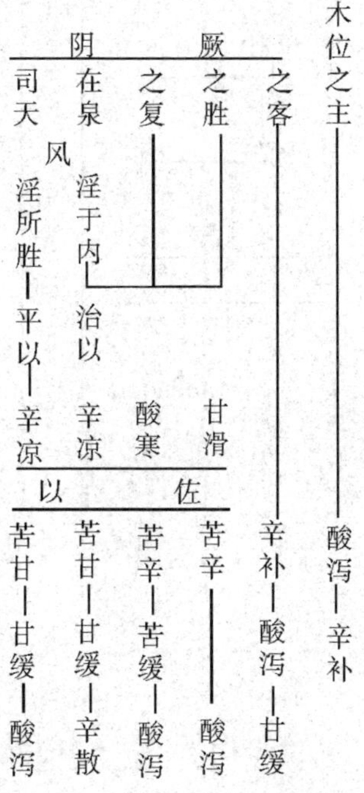
木位之主—酸泻—辛补
厥阴
之客—辛补—酸泻—甘缓
之胜 甘滑
之复 酸寒
在泉 风淫于内 治以 辛凉
司天 风淫所胜 平以 辛凉
佐以
苦辛—酸泻
苦辛—苦缓—酸泻
苦甘—甘缓—辛散
苦甘—甘缓—酸泻

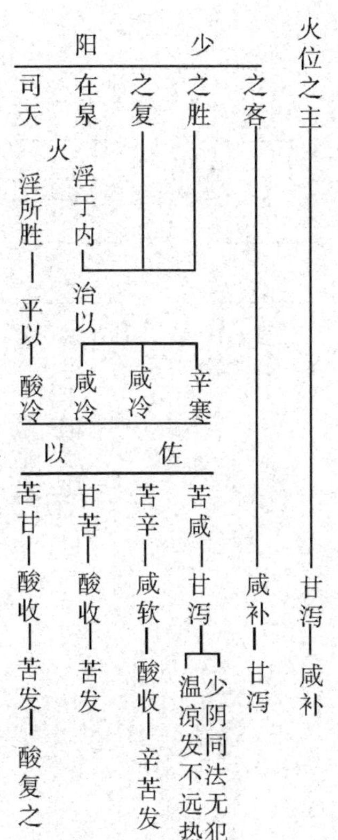
火位之主—甘泻—咸补
少阳
之客—咸补—甘泻
之胜 辛寒
之复 咸冷
在泉 火淫于内 治以 咸冷
司天 火淫所胜 平以 酸冷
佐以
苦咸—甘泻 少阴同法无犯 温凉发不远热
苦辛—咸软—酸收—辛苦发
甘苦—酸收—苦发
苦甘—酸收—苦发—酸复之

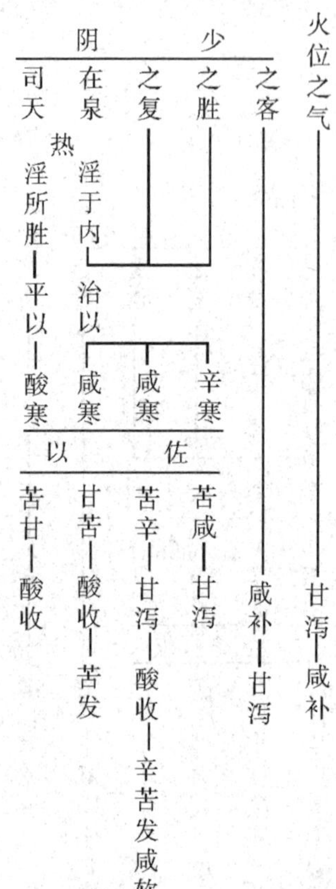
火位之气
甘泻
咸补
少阴
之客
咸补
甘泻
之胜
辛寒
苦咸
甘泻
之复
咸寒
苦辛
甘泻
酸收
辛苦发
咸软
在泉
热淫于内
治以
咸寒
甘苦
酸收
苦发
司天
热淫所胜
平以
酸寒
苦甘
酸收
佐以

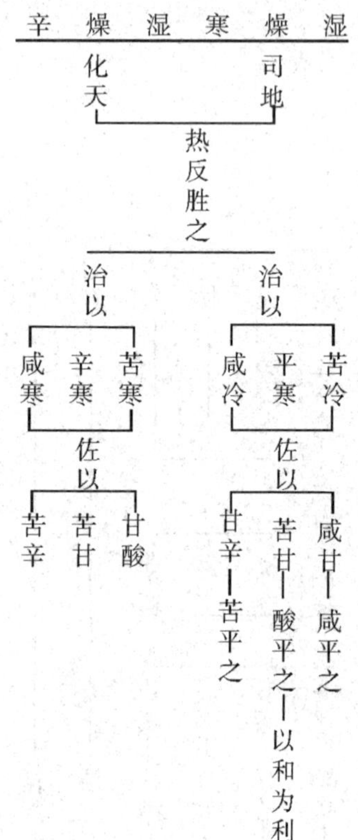
湿
燥
寒
湿
燥
辛
司地
化天
热反胜之
治以
苦冷
平寒
咸冷
佐以
咸甘
咸平之
苦甘
酸平之
以和为利
甘辛
苦平之
治以
苦寒
辛寒
咸寒
佐以
甘酸
苦甘
苦辛

土位之主：苦泻—甘补

太阴
- 之客：甘补—苦泻
- 之胜
- 之复：湿淫于内，治以苦热、苦热、咸热
- 在泉：湿淫所胜，平以酸寒
- 司天：湿上甚而热，治以苦辛

佐以
- 辛甘、酸辛—苦补—补（一作泻）
- 酸辛—苦燥之—泄之—泻之
- 酸淡—苦燥—淡泄
- 酸辛—苦燥—淡泄
- 甘辛—以燥为故而止

金位之主：辛泻—酸补

阳明
- 之客：酸补—辛泻
- 之胜
- 之复：治以酸温、辛温、苦温
- 在泉：燥淫于内，治以苦温
- 司天：燥淫所胜，平以苦温

佐以
- 辛苦—苦泻
- 苦甘—苦泄—苦下—咸补
- 苦辛—苦下
- 酸辛—苦下

风
- 司地
- 化天

清反胜之，治以酸温、酸温

佐：苦甘、苦甘—辛平

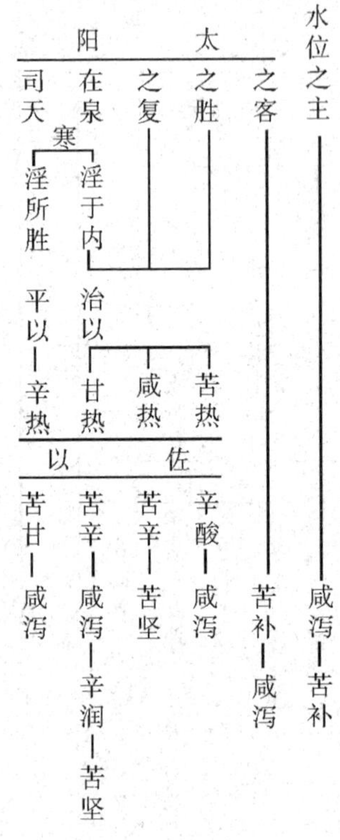
太阳
水位之主—咸泻—苦补
之客—苦补—咸泻
之胜
之复
在泉
司天
寒
淫于内
淫所胜
治以
苦热
咸热
甘热
平以—辛热
佐以
辛酸—咸泻
苦辛—苦坚
苦辛—咸泻—辛润—苦坚
苦甘—咸泻

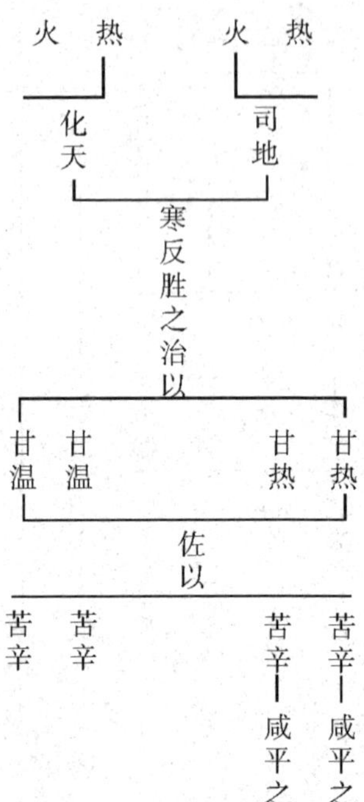
热火
司地
热火
化天
寒反胜之治以
甘热
甘热
甘温
甘温
佐以
苦辛—咸平之
苦辛—咸平之
苦辛
苦辛

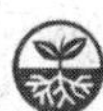

七 方

大 君一臣三佐九，制之大也。远而奇偶，制大其服也。大则数少，少则二之。肾肝位远，服汤散，不厌顿而多。

小 君一臣二，制之小也。近而奇偶，制小其服也。小则数多，多则九之。心肺位近，服汤散，不厌频而少。

缓 补上治上制以缓，缓则气味薄。治主以缓，缓则治其本。

急 补下治下制以急，急则气味厚。治客以急，急则治其标。

奇 君一臣二，奇之制也；君二臣三，奇之制也。阳数奇。

偶 君二臣四，偶之制也；君二臣六，偶之制也。阴数偶。

复 奇之不去则偶之，是为重方也。

十 剂

宣 可以去壅，姜、橘之属是也。

通 可以去滞，木通、防己之属是也。

补 可以去弱，人参、羊肉之属是也。

泻 可以去闭，葶苈、大黄之属是也。

轻 可以去实，麻黄、葛根之属是也。

重 可以去怯，磁石、铁浆之属是也。

滑 可以去著，冬葵子、榆白皮之属是也。

涩 可以去脱，牡蛎、龙骨之属是也。

燥 可以去湿，桑白皮、赤小豆之属是也。

湿 可以去枯，白石英、紫石英之属是也。

只如此体，皆有所属。凡用药者，审而详之，则靡所失矣。陶隐居云：药有宣、通、补、泻、轻、重、滑、涩、燥、湿。此十剂，今详之，惟寒热二种，何独见遗？今补二种，以尽厥旨。

寒 可以去热，大黄、朴硝之属是也。

热 可以去寒，附子、官桂之属是也。

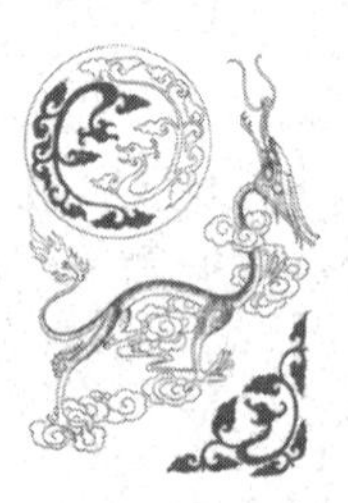

汤液本草卷中

海藏　王好古　类集
新安　吴勉学　校正

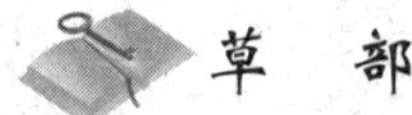

草　部

防风

纯阳。性温，味甘辛，无毒。

足阳明胃经。

足太阴脾经，乃二经之行经药。

太阳经本经药。

《象》云：治风通用，泻肺实，散头目中滞气，除上焦风邪之仙药也。误服泻人上焦元气。去芦并钗股用。

《珍》云：身，去身半已上风邪；梢，去身半已下风邪。

《心》云：又去湿之仙药也，风能胜湿尔。

本草云：主大风，头眩痛，恶风，风邪，目盲无所见，风行周身。骨节疼痹烦满，胁痛脐风，头面去来，四肢挛急，字乳，金疮内痉。

东垣云：防风能制黄芪，黄芪得防风其功愈大。又云：防风乃卒伍卑贱之职，随所引而至，乃风药中润剂也，虽与黄芪相制，乃相畏而相使者也。

本草又云：得泽泻、藁本疗风，得当归、芍药、阳起石、禹余粮疗妇人子脏风。杀附子毒，恶干姜、藜芦、白蔹、芫花。

升麻

气平。味苦甘，微苦微寒，味薄气厚，阳中之阴也，无毒。

阳明经本经药。

亦走手阳明经、太阴经。

《象》云：能解肌肉间热，此手足阳明经伤风之的药也。去黑皮并腐烂者用。若补脾胃，非此为引用不能补。若得葱白、白芷之类，亦能走手足阳明、太阴。

《心》云：发散本经风邪，元气不足者，用此于阴中升阳气上行。

《珍》云：脾痹非此不能除。

本草云：主解百毒，杀百精老物殃鬼，辟瘟疫瘴气，邪气蛊毒入口皆吐出，中恶腹痛，时气毒疠，头痛寒热，风肿诸毒，喉痛口疮。

东垣云：升麻入足阳明，若初病太阳证，便服升麻、葛根，发出阳明经汗，或失之过，阳明经燥，太阳经不可解，必传阳明矣。投汤不当，非徒无益，而又害之也。

朱氏云：瘀血入里，若衄血吐血者，犀角地黄汤，乃阳明经圣药也。如无犀角，以升麻代之。升麻、犀角性味相远不同，何以代之？盖以升麻止是引地黄及余药，同入阳明耳。

仲景云：太阳病若发汗，若利小便，重亡津液，胃中干燥，因转属阳明，其害不可胜言。又云：太阳兀兀无汗者，葛根汤发之。若兀兀自汗者，表虚也，不宜用此。朱氏用升麻者，以表实无汗也。

《诀》云：主肺痿咳唾脓血，能发浮汗。

羌活

气微温。味苦甘平，苦辛，气味俱轻，阳也，无毒。

足太阳经、厥阴经药。

太阳经本经药也。

《象》云：治肢节痛，利诸节，手足太阳经风药也。加川芎治足太阳、少阴头痛。透关节，去黑皮并腐烂者用。

《心》云：去温湿风。

《珍》云：骨节痛，非此不能除。

《液》云：君药也，非无为之主，乃却乱反正之主。太阳经头痛，肢节痛，一身尽痛，非此不治。又云：是治足太阳、厥阴、少阴药也。与独活不分二种，后人用羌活多用鞭节者，用独活多用鬼眼者。羌活则气雄，独活则气细，故雄者入足太阳，细者入足少阴也。又钱氏泻青丸用此，壬乙同归一治也。或问治头痛者何？答曰：巨阳从头走足，惟厥阴与督脉会于巅，逆而上行，诸阳不得下，故令头痛也。

独活

气味与羌活同，无毒。气厚味薄，升也，苦辛。

足少阴肾经行经之药。

本草云：主风寒所击，金疮止痛，贲豚痫痓，女子疝瘕，疗诸贼风，百节痛风，无久新者。

《液》云：独活细而低，治足少阴伏风，而不治太阳，故两足寒湿，浑不能动止，非此不能治。

《象》云：若与细辛同用，治少阴经头痛。一名独摇草，得风不摇，无风自摇。去皮净用。

《心》云：治风须用，又能燥湿。经云：风能胜湿。

《珍》云：头眩目晕，非此不能除。

柴胡

气平。味微苦，微寒，气味俱轻，阳也，升也。纯阳无毒。

少阳经、厥阴经行经之药。

《象》云：除虚劳，定寒热，解肌热，去早晨潮热，妇人产前后必用之药，善除本经头痛，非他药能止。治心下痞，胸膈痛。去芦用。

《心》云：少阳经分之药，引胃气上升，苦寒以发表热。

《珍》云：去往来寒热。胆痹，非此不能除。

本草云：主心腹，去肠胃中结气，饮食积聚，寒热邪气，推陈致新，除伤寒心下烦热，诸痰热结实，胸中邪逆，五脏间游气，大肠停积水胀，及湿痹拘挛，亦可作浴汤。久服轻身，明目益精。半夏为之使，恶皂荚，畏女菀、藜芦。入足少阳，主东方分也。在经主气，在脏主血。证前行则恶热，却退则恶寒。虽气之微寒，味之薄者，故能行经。若佐以三棱、广茂、巴豆之类，故能消坚积，是主血也。妇人经水适来适断，伤寒杂病，易老俱用小柴胡汤主之，加以四物之类，并秦艽、牡丹皮辈，同为调经之剂。

《衍义》云：柴胡《本经》并无一字治劳，今人治劳方中鲜有不用者，凡此误世甚多。尝原病劳有一种真脏虚损，复受邪热，因虚而致劳，故曰劳者，牢也。须当斟酌用之。如《经验方》治劳热，青蒿煎丸用柴胡，正合宜耳，服之无不效。

日华子云：味甘，补五劳七伤，除烦止惊，益气力。《药性论》亦谓治劳力羸瘦。若此等病，苟无实热，医者取而用之，不亡何待？注释本草，一字亦不可忽，盖后世所误无穷也。苟有明哲之士自可处制，中下之士不肯考究，枉致沦没，可不谨哉！可不戒哉！如张仲景治寒热往来如疟，用柴胡正合其宜。

《图经》云：治伤寒有大小柴胡汤、柴胡加龙骨牡蛎、柴胡加芒硝等汤，故后人治伤寒热，此为最要之药。

东垣云：能引清气而行阳道，伤寒外诸药所加，有热则加之，无热则不加。又能引胃气上行升腾，而行春令是也。欲其如此，又何加之？

海藏云：能去脏腑内外俱乏，既能引清气上行而顺阳道，盖以少阳之气，初出地之皮为嫩阳，故以少阳当之。

葛根

气平，味甘，无毒。

阳明经引经药。

足阳明经行经的药。

《象》云：治脾虚而渴，除胃热，解酒毒，通行足阳明经之药。去皮用。

《心》云：止渴升阳。

《珍》云：益阳生津，勿多用，恐伤胃气。虚渴者，非此不能除。

本草云：主消渴身大热，呕吐，诸痹，起阴气，解诸毒，疗伤寒中风头痛，解肌发表出汗，开腠理，疗金疮，止痛，胁风痛。生根汁寒，治消渴，伤寒壮热；花，主消酒；粉，味甘，大寒，主压丹石，去烦热，利大小便，止渴。小儿热痞，以葛根浸捣汁饮之，良。

东垣云：葛根甘平温，世人初病太阳证，便服葛根升麻汤，非也。

朱奉议云：头痛如欲破者，连须葱白汤饮之，又不已者，葛根葱白汤。

易老云：用此以断太阳入阳明之络，即非太阳药也。故仲景治太阳阳明合病，桂枝汤内加麻黄、葛根也。又有葛根黄芩黄连解肌汤，是知葛根非太阳药，即阳明药。

《食疗》云：葛根蒸食之，消毒，其粉亦甚妙。其粉以水调三合，能解鸩毒。

《衍义》云：治中热酒渴病，多食，行小便，亦能使人利。病酒及渴者，得之甚良。

易老又云：太阳初病，未入阳明头痛者，不可便服葛根发之。若服之，是引贼破家也。若头颅痛者可服之。葛根汤，阳明自中风之仙药也。

本草又云：杀野葛、巴豆、百药毒。

威灵仙

气温，味苦甘，纯阳。

《象》云：主诸风湿冷，通五脏，去腹内瘕滞，腰膝冷痛，及治伤损。铁脚者佳，去芦用。

《心》云：去大肠之风。

本草云：忌茗。

细辛

气温，味大辛，纯阳，性温。气厚于味，阳也，无毒。

少阴经药。

手少阴引经之药。

《象》云：治少阴头痛如神，当少用之。独活为使，为主用去芦头并叶，华州者佳。

《珍》云：主少阴经头痛。

《心》云：止诸项头痛，诸风通用之味。辛热温阴经，散水寒以去内寒。

本草云：主咳逆，头痛脑动，百节拘挛，风湿痹痛死肌，温中下气，破痰，利水道，开胸中，除喉痹，齆鼻，风痫癫疾，下乳结，汗不出，血不行，安五脏，益肝胆，通精气。久服明目，利九窍。

东垣云：治邪在里之表，故仲景少阴证，用麻黄附子细辛汤也。

易老云：治少阴头痛，太阳则羌活，少阴则细辛，阳明则白芷，厥阴则川芎、吴茱萸，少阳则柴胡，用者随经不可差。细辛香味俱细而缓，故入少阴，与独活颇相类。

本草又云：曾青、枣根为之使，得当归、芍药、白芷、川芎、牡丹、藁本、甘草共疗妇人，得决明、鲤鱼胆汁、青羊肝共疗目痛。恶狼毒、山茱萸、黄芪，畏硝石、滑石，反藜芦。

《衍义》云：治头面风痛，不可缺也。

白芷

气温，味大辛，纯阳，无毒。气味俱轻，阳也。

阳明经引经药。

手阳明经本经药，行足阳明经，于升麻汤四味内加之。

《象》云：治手阳明头痛，中风寒热解利药也，以四味升麻汤加之。

《珍》云：长肌肉，散阳明之风。

《心》云：治风通用，去肺经风热。

本草云：主女子漏下赤白，血闭阴肿，寒热风，头侵目泪出，长肌肤润泽，可作面脂，疗风邪，久渴吐呕，两胁满，风痛头眩目痒。

日华子云：补胎漏滑落，破宿血，补新血，乳痈发背，一切疮疥，排脓止痛生肌，去面皯疵瘢，明目。其气芳香，治正阳阳明头痛。与辛荑、细辛同用，治鼻病。内托用此，长肌肉，则阳明可知矣。又云：当归为之使，恶旋覆花。

川芎

气温。味辛。纯阳。无毒。

入手足厥阴经。

少阳经本经药。

《象》云：补血，治血虚头痛之圣药，妊妇胎不动数月，加当归，二味各二钱，水二盏，煎至一半服，神效。

《珍》云：散肝经之风，贯芎治少阳经苦头痛。

《心》云：治少阳头痛，及治风通用。

本草云：主中风入脑头痛，寒痹筋挛缓急，金疮，妇人血闭无子，除脑中冷动，面上游风去来，目泪出，多涕唾，忽忽如醉，诸寒冷气，心腹坚痛，中恶卒急肿痛，胁风痛，温中除内寒。

日华子云：能除鼻洪吐血，及溺血，破癥结宿血，养新血。

易老云：上行头目，下行血海，故清神、四物汤所皆用也，入手足厥阴经。

《衍义》云：头面风不可缺也，然须以他药佐之，若单服久服，则走散真气，既使他药佐之，亦不可久服，中病即便已。

东垣云：头痛甚者加蔓荆子，顶与脑痛加川芎，若头痛者加藁本，诸经若头痛加细辛。若有热者不能治，别有青空之剂，为缘诸经头痛须用四味。

本草又云：白芷为之使，畏黄连。

麻黄

气温，味苦甘而苦。气味俱薄，阳也，升也。甘热，纯阳无毒。

手太阴之剂。

入足太阳经。

走手少阴经、阳明经药。

《象》云：发太阳、少阴经汗。去节，煮三二沸，去上沫，否则令人心烦闷。

《心》云：阳明经药，去表上之寒邪，甘热，去节，解少阴寒，散表寒，发浮热也。

《珍》云：去荣中寒。

本草云：主中风、伤寒头痛，温疟，发表出汗，去邪热气，止咳逆上气，除寒热，破癥坚积聚。

《液》云：入足太阳、手少阴，能泄卫实，发汗，及伤寒无汗，咳嗽。根节能止汗。夫麻黄治卫实之药，桂枝治卫虚之药，桂枝、麻黄虽为太阳经药，其实荣卫药也，以其在太阳地分，故曰太阳也。本病者，即荣卫，肺主卫，心主荣为血，乃肺心所主，故麻黄为手太阴之剂，桂枝为手少阴之剂，故伤寒、伤风而嗽者用麻黄、桂枝，即汤液之源也。

《药性论》云：君，味甘平，治温疫。

本草又云：厚朴为之使，恶辛荑、石韦。

藁本

气温，味大辛，苦微温，气厚味薄，阳也，升也，纯阳无毒。

太阳经本经药。

《象》云：太阳经风药，治寒邪结郁于本经，治头痛脑痛。大寒犯脑，令人脑痛，齿亦痛。

《心》云：专治太阳头痛，其气雄壮。

《珍》云，治巅顶痛。

本草云：主妇人疝瘕，阴中寒肿痛，腹中急，除风头痛，长肌肤，悦颜色，辟雾露，润泽，疗风邪亸曳，金疮。可作沐药、面脂。实主流风四肢。恶蔄茹。此与木香同治雾露之气，与白芷同作面脂药治疗。

仲景云：清明已前，立秋已后，凡中雾露之气皆为伤寒。又云：清邪中于上焦，皆雾露之气，神术白术汤内加木香、藁本，择其可而用之，此既治风，又治湿，亦各从其类也。

桔梗

气微温，味辛苦，阳中之阳。味厚气轻，阳中之阴也。有小毒。

入足少阴经。

入手太阴脉经药。

《象》云：治咽喉痛，利肺气。去芦，米泔浸一宿，焙干用。

《珍》云：阳中之阴，谓之舟楫，诸药有此一味，不能下沉。治鼻塞。

《心》云：利嗌咽胸膈之气，以其色白故属肺。辛甘微温，治寒呕。若咽中痛，桔梗能散之也。

本草云：主胸胁痛如刀刺，腹满，肠鸣幽幽，惊恐悸气，利五脏肠胃，补血气，除寒热风痹，温中消谷，疗咽喉痛，下蛊毒。

易老云：与国老并行，同为舟楫之剂。如将军，苦泄峻下之药，欲引至胸中至高之分成功，非此辛甘不居，譬如铁石入江，非舟楫不载，故用辛甘之剂以升之也。

《衍义》云：治肺热气奔促，咳逆，肺痈排脓。

本草又云：节皮为之使，得牡蛎、远志疗恚怒，得硝石、石膏疗伤寒。畏白及、龙眼、龙胆。

鼠粘子

气平，味辛，辛温。

《象》云：主风毒肿，利咽膈，吞一枚可出痈疽疮头。

《珍》云：润肺散气。

秦艽

气微温，味苦辛，阴中微阳。

手阳明经药。

《象》云：主寒热邪气，风湿痹，下水，利小便，治黄病骨蒸，治口噤，及肠风泻血。去芦用。

《珍》云：去手阳明经下牙痛，口疮毒，去本经风湿。

本草云：菖蒲为之使。

天麻

气平，味苦，毒。

《象》云：治头风。

本草云：主诸风湿痹，四肢拘

挛，小儿风痫惊气，利腰膝，强筋力。其苗名定风草。

黑附子

气热，味大辛，纯阳。辛甘温，大热，有大毒。

通行诸经引用药。

入手少阳经三焦命门之剂。

《象》云：性走而不守，亦能除肾中寒甚。白术为佐，名术附汤，除寒湿之圣药也。湿药中少加之，通行诸经引用药也。治经闭，慢火炮。

《珍》云：治脾湿肾寒。

本草云：主风寒咳逆邪气，温中，金疮，破癥坚积聚血瘕，寒湿踒躄拘挛，膝痛脚疼，冷弱不能行步，腰脊风寒，心腹冷痛，霍乱转筋，下利赤白，坚肌骨，强阴堕胎，为百药之长。

《液》云：入手少阳三焦命门之剂，浮中沉，无所不至。附子味辛大热，为阳中之阳，故行而不止，非若干姜止而不行也。非身表凉而四肢厥者，不可僭用，如用之者，以其治四逆也。

本草又云：地胆为之使，恶蜈蚣，畏防风、黑豆、甘草、黄芪、人参。冬月采为附子，春月采为乌头。

乌头

气热，味大辛，辛甘大热。有大毒，行诸经。

《象》云：治风痹血痹，半身不遂，行经药也。慢火炮坼，去皮用。

本草云：主中风恶风，洗洗出汗，除寒湿痹，咳逆上气，破积聚寒热，消胸上痰，冷食不下，心腹冷疾，脐间痛，肩髀痛，不可俯仰，目中痛，不可久视，堕胎。其汁煎之名射罔，杀禽兽。

《液》云：乌、附，天雄侧子之属，皆水浸炮裂，去皮脐用之。多有外黄里白，劣性尚在，莫若乘热切作片子，再炒，令表里皆黄，内外一色，劣性皆去，却为良也，世人罕如此制之。

缩砂

气温，味辛，无毒。

入手足太阴经、阳明经、太阳经。

足少阴经。

《象》云：治脾胃气结滞不散，主劳虚冷泻，心腹痛，下气消食。

本草云：治虚劳冷泻，宿食不消，赤白泄利，腹中虚痛，下气。

《液》云：与白檀、豆蔻为使则入肺，与人参、益智为使则入脾，与黄柏、茯苓为使则入肾，与赤白石脂为使则入大小肠。

荜澄茄

气温，味辛，无毒。

本草云：主下气消食，皮肤风，心腹间气胀，令人能食。

荜拨

气温，味辛，无毒。

本草云：主温中下气，补腰脚，杀腥气，消食，除胃冷，阴疝痃癖。

《衍义》云：走肠胃中冷气，呕吐，心腹满痛。多服走泄真气，令人肠虚下重。

香附子

气微寒，味甘，阳中之阴。无毒。

本草云：除胸中热，充皮毛，久服利人益气，长须眉。后世人用治崩漏，本草不言治崩漏。

《图经》云：膀胱两胁气妨，常日忧愁不乐，饮食不多，皮肤瘙痒瘾疹，日渐瘦损，心忪少气，以是知益血中之气药也。方中用治崩漏，是益气而止血也；又能化去凝血，是推陈也。与巴豆同治泄泻不止，又能治大便不通同意。

《珍》云：快气。

草豆蔻

气热，味大辛，阳也，辛温无毒。

入足太阴经、阳明经。

《象》云：治风寒客邪在胃口之上，善去脾胃客寒。心与胃痛，面包煨熟，去面用。

《珍》云：益脾胃，去寒。

本草云：主温中心腹痛，呕吐，去口臭气，下气，胀满短气，消酒进食，止霍乱，治一切冷气，调中，补胃健脾，亦能消食。

《衍义》云：性温而调散冷气力甚速，虚弱不能饮食宜此。与木瓜、乌梅、缩砂、益智、曲蘖、盐草姜也。

白豆蔻

气热，味大辛，味薄气厚，阳也。辛大温，无毒。

入手太阴经。

《珍》云：主积冷气，散肺中滞气，宽膈，止吐逆，治反胃，消谷下气，进食。去皮用。

《心》云：专入肺经，去白睛翳膜。红者不宜多用。

本草云：主积聚冷气，止吐逆反胃，消谷下气。

《液》云：入手太阴，别有清高之气，上焦元气不足，以此补之。

延胡索

气温，味辛，苦辛温，无毒。

入手足太阴经。

《象》云：破血治气，月水不调，小腹痛，暖腰膝，破癥瘕。碎用。

《液》云：治心气痛，小腹痛有

神，主破血，产后诸疾因血为病者，妇人月水不调，腹中结块，崩漏淋露，暴血上行，因损下血。

茴香

气平，味辛，无毒。

入手足少阴经、太阳经药。

《象》云：破一切臭气，调中止呕，下食。炒黄色，碎用。

本草云：主诸瘘霍乱及蛇伤，又能治肾劳癞疝气，开胃下食。又治膀胱阴痛，脚气，少腹痛不可忍。

《液》云：茴香本治膀胱药，以其先丙，故云小肠也。能润丙燥，以其先戊，故从丙至壬。又手足少阴二药，以开上下经之通道，所以壬与丙交也。

红蓝花

气温，味辛，辛而甘温苦。阴中之阳，无毒。

《象》云：治产后口噤血晕，腹内恶血不尽，绞痛，破留血神效。搓碎用。

《心》云：和血，与当归同用。

《珍》云：入心养血，谓苦为阴中之阳，故入心。

本草云：主产后血晕，胎死腹中，并酒煮服，亦主蛊毒下血。其苗生捣，傅游肿。其子吞数粒，主天行疮子不出。其胭脂，主小儿聤耳，滴耳中。仲景治六十二种风，兼腹中血气刺痛，用红花一大两，分为四分，酒一大升，煎强半，顿服之。

良姜

气热，味辛，纯阳。

本草云：治胃中冷逆，霍乱腹痛，反胃呕食，转筋泻痢，下气，消宿食。

《心》云：健脾食。

黄芪

气温，味甘，纯阳，甘微温，性平，无毒。

入手少阳经。

足太阴经。

足少阴命门之剂。

《象》云：治虚劳自汗，补肺气，入皮毛，泻肺中火。如脉弦自汗，脾胃虚弱，疮痒，血脉不行，内托阴证疮疡必用之。去芦用。

《珍》云：益胃气，去肌热，诸痛必用之。

《心》云：补五脏诸虚不足而泻阴火，去虚热，无汗则发之，有汗则止之。

本草云：主痈疽久败疮，排脓止痛，大风癞疾，五痔鼠瘘，补虚，小儿百病，妇人子脏风邪气，逐五脏间恶血，补丈夫虚损，五劳羸瘦，腹痛泄痢，益气，利阴气。有白水芪、赤水芪、木芪，功用皆同，惟木芪茎短而理横，折之如绵皮，黄褐色，肉中白色，谓之绵黄芪。其坚脆而味苦者，乃苜蓿根也。又云：破癥癖，肠风血崩，带下，赤白痢，及产前后一切病，月候不调，消渴痰嗽。又治头风热毒，目赤骨蒸。生蜀郡山谷，白水汉中，今河东陕西州郡多有之。芪与桂同功，特味稍异，比桂但甘平，不辛热耳。世人以苜蓿根代之，呼为土黄芪，但味苦能令人瘦，特味甘者能令人肥也，颇能乱真，用者宜审。治气虚盗汗并自汗，即皮表之药，又治肤痛，则表药可知。又治咯血，柔脾胃，是为中州药也。又治伤寒尺脉不至，又补肾脏元气，为里药，是上中下内外三焦之药。今《本草图经》只言河东者，沁州绵上是也，故谓之绵芪，味其如蜜，兼体骨柔软如绵，世以为如绵，非也。《别说》云：黄芪本出绵上为良，故《图经》所绘者，宪水者也，与绵上相邻，盖以地产为绵，若以柔韧为绵，则伪者亦柔，但以干脆甘苦为别耳。

东垣云：黄芪、人参、甘草三味，退热之圣药也。《灵枢》曰：卫气者，所以温分肉而充皮肤，肥腠理而司开阖。黄芪既补三焦，实卫气，与桂同，特益气异耳。亦在佐使桂，则通血也，能破血而实卫气，通内而实外者欤。桂以血言，一作色求，则芪为实气也。恶鳖甲。

苍术

气温，味甘。

入足阳明、太阴经。

《象》云：主治同白术。若除上湿，发汗功最大；若补中焦，除湿力小，如白术也。

《衍义》云：其长如大拇指，肥实，皮色褐，气味辛烈，须米泔浸洗，再换泔浸二日，去上粗皮。

东垣云：入足阳明、太阴，能健胃安脾。

本草但言术，不分苍、白。其苍术别有雄壮之气，以其经泔浸火炒，故能出汗，与白术止汗特异，用者不可以此代彼。

海藏云：苍、白有止发之异，其余主治并见《图经》。

白术

气温，味甘，苦而甘温。味厚气薄，阴中阳也。无毒。

入手太阳、少阴经。

足阳明、太阴、少阴、厥阴四经。

《象》云：除湿益燥，和中益气，利腰脐间血，除胃中热，去诸经之湿，理胃。

洁古云：温中去湿，除热，降

胃气，苍术亦同，但味颇厚耳，下行则用之。甘温补阳，健脾逐水，寒淫所胜，缓脾生津去湿，渴者用之。

本草在本条下无苍、白之名，近多用白术治皮间风，止汗消痞，补胃和中，利腰脐间血，通水道，上而皮毛，中而心胃，下而腰脐，在气主气，在血主血。

洁古又云：非白术不能去湿，非枳实不能消痞。除湿利水道，如何是益津液？

当归

气温，味辛甘而大温，气味俱轻，阳也。

甘辛，阳中微阴。无毒。

入手少阴经。

足太阴经、厥阴经。

《象》云：和血补血。尾：破血；身：和血。先水洗去土，酒制过，或火干、日干入药。血病须用，去芦用。

《心》云：治血通用，能除血刺痛，以甘故能和血，辛温以润内寒。当归之苦，以助心散寒。

《珍》云：头：止血；身：和血；梢：破血。治上酒浸，治外酒洗。糖色嚼之大辛，可能溃坚，与菖蒲、海藻相反。

本草云：主咳逆上气，温疟寒热，湿在皮肤中。妇人漏下，绝子，诸恶疮疡、金疮，煮汁饮之。温中止痛，及腰痛，除客血内塞，中风痓，汗不出，湿痹，中恶客气虚冷，补五脏，生肌肉。气血昏乱，服之即定，有各归气血之功，故名当归。

雷公云：得酒浸过，良。若要破血，即使头节硬实处；若要止痛止血，即用尾。若一概用，不如不使。

易老云：用头则破血，用尾则止血，若全用则一破一止，则和血也。入手少阴，以其心主血也；入足太阴，以其脾裹血也；入足厥阴，以其肝藏血也。头能破血，身能养血，尾能行血，用者不分，不如不使。若全用，在参、芪皆能补血，在牵牛、大黄皆能破血，佐使定分，用者当知。从桂、附、茱萸则热，从大黄、芒硝则寒。诸经头痛，俱在细辛条下。惟酒蒸当归又治头痛，以其诸头痛皆属木，故以血药主之。

《药性论》云：臣，畏生姜，恶湿面。

经云：当归主咳逆上气。当归血药，如何治胸中气？《药性论》云：补女子诸不足。此说尽当归之用矣。

芍药

气微寒，味酸而苦，气薄味厚，

阴也，降也。

阴中之阳，有小毒。

入手足太阴经。

《象》云：补中焦之药，得炙甘草为佐，治腹中痛。夏月腹痛，少加黄芩；如恶寒腹痛，加肉桂一钱，白芍药三钱，炙甘草一钱半，此仲景神方也。如冬月大寒腹痛，加桂二钱半，水二盏，煎一半，去皮用。

《心》云：脾经之药，收阴气，能除腹痛，酸以收之，扶阳而收阴气，泄邪气。扶阴与生姜同用。温经散湿通塞，利腹中痛，胃气不通，肺燥气热，酸收甘缓，下利必用之药。

《珍》云：白补赤散，泻肝补脾胃，酒浸行经，止中部腹痛。

本草云：主邪气腹痛，除血痹，破坚积，寒热疝瘕，止痛，利小便，益气，通顺血脉，缓中，散恶血，逐贼血，去水气，利膀胱。

《衍义》云：芍药全用根。其品亦多，须用花红而单叶者，山中者佳。花叶多则根虚，然其根多赤色，其味涩，有色白粗肥者亦好，余如茎。然血虚寒人，禁此一物，古人有言减芍药以避中寒，诚不可忽。今见花赤者为赤芍药，花白者为白芍药，俗云白补而赤泻。

东垣云：但涩者为上。或问古今方论中多以涩为收，今《本经》有利小便一句者何也？东垣云：芍药能停诸湿而益津液，使小便自行，本非通行之药，所当知之。又问：有缓中一句，何谓缓中？东垣云：损其肝者缓其中。又问：当用何药以治之？东垣云：当用四物汤，以其内有芍药故也。赤者利小便下气，白者止痛散气血，入手足太阴经。大抵酸涩者为上，为收敛停湿之剂，故主手足太阴经；收降之体，故又能至血海而入于九地之下，后至厥阴经也。后人用赤泻白补者，以其色在西方故补，色在南方故泄也。

本草云：能利小便，非能利之也，以其肾主大小二便，既用此以益阴滋湿，故小便得通也。

《难经》云：损其肝者缓其中，即调血也。没药、乌药、雷丸为之使。

本草又云：恶石斛、芒硝，畏硝石、鳖甲、小蓟，反藜芦。

《液》云：腹中虚痛，脾经也，非芍药不除，补津液停湿之剂。

熟地黄

气寒，味苦，阴中之阳。甘微苦。

味厚气薄，阴中阳也，无毒。

入手足少阴经、厥阴经。

《象》云：酒洒蒸如乌金，假酒

力则微温，大补，血衰者须用之。善黑须发，忌萝卜。

《珍》云：若治外治上，酒制。

《心》云：生则性大寒而凉血，熟则性寒而补肾。

本草云：主折跌绝筋伤中，逐血痹，填骨髓，长肌肉。作汤除寒热积聚，除痹，主男子五劳七伤，女子伤中胞漏，下血，破恶血溺血，利大小肠，去胃中宿食，筋力断绝，补五脏内伤不足，通血脉，益气力，利耳目。生者尤良，得清酒、麦门冬尤良。恶贝母，畏芜荑。

东垣云：生地黄治手足心热及心热，入手足少阴、手足厥阴，能益肾水而治血。脉洪实者宜此，若脉虚则宜熟地黄。地黄假火力蒸九数，故能补肾中元气。仲景制八味丸，以熟地黄为诸药之首，天一所生之源也。汤液四物以治藏血之脏，亦以干熟地黄为君者，癸乙同归一治也。蒸捣不可犯铁，若犯铁令人肾消。

陈藏器云：蒸干即温补，生干则平宣。

《机要》云：熟地黄，脐下发痛者，肾经也，非地黄不能除，补肾益阴之剂，二宜丸加当归为补髓。

生地黄

气寒，味苦，阴中之阳。甘苦大寒，无毒。

入手太阳经、少阴经之剂。

《象》云：凉血补血，补肾水真阴不足。此药大寒，宜斟酌用之，恐损胃气。

《珍》云：生血凉血。

本草云：主妇人崩中血不止，及产后血上薄心，闷绝伤身，胎动下血，胎不落，堕坠腕折，瘀血留血，衄鼻吐血，皆捣饮之。

《液》云：手少阴，又为手太阳之剂，故钱氏泻丙与木通同用，以导赤也。诸经之血热，与他药相随，亦能治之。溺血便血亦治之，入四散例。

《心》云：苦甘，阴中微阳，酒浸上行、外行，生血凉血去热，恶贝母，畏芜荑。

山药

气温，味甘平，无毒。

手太阴经药。

本草云：主补中益气，除热强阴，主头面游风，风头晕眩，下气，充五脏，长肌肉，久服耳目聪明，轻身耐老，延年不饥。手太阴药，润皮毛燥，凉而能补，与二门冬、紫芝为之使，恶甘遂。

东垣云：仲景八味丸用干山药，以其凉而能补也，亦治皮肤干燥，以此物润之。

麻仁

味甘平，无毒。

入足太阴经，手阳明经。

本草云：主补中益气，中风汗出，逐水，利小便，破积血，复血脉，乳妇产后余疾。长发，可为沐药。久服肥健不老。

《液》云：入足太阴、手阳明。汗多、胃热、便难三者，皆燥湿而亡津液，故曰脾约，约者，约束之义，《内经》谓：燥者润之，故仲景以麻仁润足太阴之燥及通肠也。

薏苡仁

气微寒，味甘，无毒。

本草云：主筋急拘挛，不可屈伸，风湿痹，下气，除筋骨邪气不仁，利肠胃，消水肿，令人能食，久服轻身益气。其根能下三虫。仲景治风湿燥痛，日晡所剧者，与麻黄杏子薏苡仁汤。

甘草

气平，味甘，阳也，无毒。

入足厥阴经、太阴经、少阴经。

《象》云：生用大泻热火，炙之则温，能补上焦、中焦、下焦元气。和诸药相协而不争，性缓善解诸急，故名国老。去皮用。甘草梢子生用为君，去茎中痛，或加苦楝酒煮，玄胡索为主，尤妙。

《心》云：热药用之缓其热，寒药用之缓其寒。经曰：甘以缓之，阳不足补之以甘。中满禁用，寒热皆用，调和药性，使不相悖。炙之散表寒，除邪热，去咽痛，除热，缓正气，缓阴血，润肺。

《珍》云：养血补胃，梢子去肾中之痛。胸中积热，非梢子不能除。

本草云：主五脏六腑寒热邪气，坚筋骨，长肌肉倍力，金疮尰解毒，温中下气，烦满短气，伤脏咳嗽，止渴，通经脉，利血气，解百药毒，为九土之精，安和七十二种石、一千二百种草，故名国老。

《药性论》云：君，忌猪肉。

《内经》曰：脾欲缓，急食甘以缓之。甘以补脾，能缓之也，故汤液用此以建中。又曰：甘者令人中满。又曰：中满者勿食甘。即知非中满药也。甘入脾，归其所喜攻也。或问：附子理中、调胃承气皆用甘草者，如何是调和之意？答曰：附子理中用甘草，恐其僭上也；调胃承气用甘草，恐其速下也，二药用之非和也，皆缓也。小柴胡有柴胡、黄芩之寒，人参、半夏之温，其中用甘草者，则有调和之意。中不满而用甘为之补，中满者用甘为之泄，此升降浮沉也。凤髓丹之甘，缓肾湿而生元气，亦甘补之意也。经云：以甘补之，以甘泻之，以甘缓之。

本草谓安和七十二种石、一千二百种草，名为国老，虽非君而为君所宗，所以能安和草石而解诸毒也，于此可见调和之意。夫五味之用，苦直行而泄，辛横行而散，酸束而收敛，咸止而软坚，甘上行而发。如何本草言下气？盖甘之味有升降浮沉，可上可下，可内可外，有和有缓，有补有泄，居中之道尽矣。入足厥阴、太阴、少阴，能治肺痿之脓血，而作吐剂能消五发之疮疽，每用水三碗，慢火熬至半碗，去柤服之。消疮与黄芪同功，黄芪亦能消肿毒痈疽，修治之法与甘草同。

本草又云：术、干漆、苦参为之使，恶远志，反大戟、芫花、甘遂、海藻四物。

白前

气微温，味甘，微寒，无毒。

本草云：主胸胁逆气，咳嗽上气，状似白薇、牛膝辈。

《衍义》云：白前保定肺气，治嗽多用。白而长于细辛，但粗而脆，不似细辛之柔。若以温药相佐使则尤佳，仲景用。

白薇

气大寒，味苦咸平，无毒。

本草云：主暴中风，身热肢满，忽忽不知人，狂惑邪气，寒热酸疼，温疟洗洗发作有时，疗伤中淋露，下水气，利阴气，益精。近道处处有之，状似牛膝、白前而短小，疗惊邪、风狂、痓病。

《液》云：《局方》中多有用之治妇人，以《本经》疗伤中、下淋露故也。

本草又云：恶黄芪、大黄、大戟、干姜、干漆、山茱萸、大枣。

前胡

气微寒，味苦，无毒。

本草云：主痰满，胸胁中痞，心腹结气，风头痛，去痰实下气，治伤寒寒热，推陈致新，明目益精。半夏为使，恶皂荚，畏藜芦。

木香

气热，味辛苦，纯阳，味厚于气。

阴中阳也，无毒。

《象》云：除肺中滞气。若治中下焦气结滞，须用槟榔为使。

《珍》云：治腹中气不转运，和胃气。

《心》云：散滞气，调诸气。

本草云：治邪气，辟毒疫瘟鬼，强志，主淋露，疗气劣，肌中偏寒，主气不足，消毒瘟疟蛊毒，行药之精。

《本经》云：主气劣、气不足，补也；通壅气，导一切气，破也；安胎，健脾胃，补也；除痃癖块，破也。与本条补破不同，何也？易老以为破气之剂，不言补也。

知母

气寒，味大辛，苦寒味厚，阴也，降也。苦，阴中微阳。无毒。

入足阳明经。

手太阴肾经本药。

《象》云：泻足阳明经火热，补益肾水膀胱之寒。去皮用。

《心》云：泻肾中火，苦寒，凉心去热。

《珍》云：凉肾，肾经本药。上颈行经，皆须用酒炒。

本草云：主消渴热中，除邪气，肢体浮肿，下水，补不足，益气，疗伤寒久疟烦热，胁下邪气，膈中恶及风汗内疸，多服令人泄。

东垣云：入足阳明、手太阴，味苦寒润。治有汗骨蒸，肾经气劳泻心。仲景用此为白虎汤，治不得眠者，烦躁也。烦者肺也，躁者肾也，以石膏为君主，佐以知母之苦寒，以清肾之源，缓以甘草、粳米之甘，而使不速下也。经云：胸中有寒者，瓜蒂散吐之。又云：表热里寒者，白虎汤主之。瓜蒂、知母味皆苦寒，而治胸中寒及里寒，何也？答曰：成无己注云，即伤寒寒邪之毒为热病也，读者要逆识之。如《论语》言乱臣十人，《书》言唯以乱民，其能而乱四方？乱皆治也，乃治乱者也，故云乱民乱四方也。仲景所言寒之一字，举其初而言之，热病在其中矣。若以寒为寒冷之寒，无复用苦寒之剂，兼言白虎证脉尺寸俱长，则热可知矣。

贝母

气平微寒，味辛苦，无毒。

本草云：主伤寒烦热，淋沥，邪气，疝瘕，喉痹，乳难，金疮，风痉，疗腹中结实，心下满，洗洗恶风寒，目眩项直，咳嗽上气，止烦渴，出汗，安五脏，利骨髓。

仲景：寒实结胸，外无热证者，三物小陷胸汤主之，白散亦可，以其内有贝母也。《别说》：贝母能散胸中郁结之气，殊有功。

本草又云：厚朴、白薇为之使，恶桃花，畏秦艽、矾石、莽草，反乌头。

海藏祖方，下乳三母散：牡蛎、知母、贝母三物为细末，用猪蹄汤调下。

黄芩

气寒，味微苦，苦而甘。微寒，味薄气厚，阳中阴也，阴中微阳，大寒无毒。

入手太阴经之剂。

《象》云：治肺中湿热，疗上热，目中赤肿瘀肉盛必用之药。泄

肺受火邪，上逆于膈。下补膀胱之寒不足，乃滋其化源也。

《心》云：泻肺中之火。

洁古云：利胸中气，消膈上痰，性苦寒，下痢脓血稠粘，腹疼后重，身热久不可者，与芍药、甘草同用。

《珍》云：除阳有余，凉心去热，通寒格。阴中微阳，酒炒上行，主上部积血，非此不能除。肺苦气上逆，急食苦以泄之。

本草云：主诸热黄疸，肠澼泻痢，逐水，下血闭，恶疮疽蚀火伤，疗痰热，胃中热，小腹绞痛，消谷，利小肠，女子血闭，淋露下血，小儿腹痛。

东垣云：味苦而薄，中枯而飘，故能泄肺火而解肌热，手太阴剂也。细实而中不空者，治下部妙。

陶隐居云：色深坚实者好。又治奔豚，脐下热痛。飘与实高下之分，与枳实、枳壳同例。黄芩其子主肠澼脓血。

本草又云：得厚朴、黄连治腹痛，得五味子、牡蒙、牡蛎令人有子，得黄芪、白蔹、赤小豆疗鼠瘘。山茱萸、龙骨为之使，恶葱实，畏丹砂、牡丹、藜芦。

张仲景治伤寒心下痞满，泻心汤四方皆用黄芩，以其去诸热，利小肠故也。又太阳病下之利不止，有葛根黄芩黄连汤。亦主妊娠，安胎散内多用黄芩，今医家常用有效者，因著之千金方。巴郡太守奏加减三黄丸，疗男子五劳七伤，消渴不生肌肉，妇人带下，手足寒热者，久服之，得行及奔马，甚验。

陶隐居云：黄芩圆者名子芩，仲景治杂病方多用之。

黄连

气寒，味苦，味厚气薄，阴中阳也，升也。无毒。

入手少阴经。

《象》云：泻心火，除脾胃中湿热，治烦恶心郁，热在中焦，兀兀欲吐，心下痞满，必用药也。仲景治九种心下痞，五等泻心汤皆用之。去须用。

《心》云：泻心经之火，眼暴赤肿，及诸疮须用之，苦寒者主阳有余，苦以除之，安蛔，通寒格，疗下焦虚，坚肾。

《珍》云：酒炒上行，酒浸行上头。

本草云：主热气目痛，眦伤泣出，明目，肠澼，腹痛下痢，妇人阴中肿痛，五脏冷热，久下泄澼脓血，止消渴大惊，除水利骨，调胃厚肠益胆，疗口疮，久服令人不忘。

《液》云：入手少阴，苦燥，故入心，火就燥也。然泻心其实泻脾也，为子能令母实，实则泻其子。治血防风为上使，黄连为中使，地榆为下使。

海藏祖方，令终身不发瘢疮：煎黄连一口，儿生未出声时，灌之大应，已出声灌之瘢虽发亦轻。古方以黄连为治痢之最。

《衍义》云：治痢有微血，不可执，以黄连为苦燥剂，虚者多致危困，实者宜用之。

本草又云：龙骨、理石、黄芩为之使，恶菊花、芫花、玄参、白鲜皮，畏款冬花，胜乌头，解巴豆毒。

大黄

气寒，味苦大寒，味极厚，阴也，降也，无毒。

入手足阳明经。

酒浸入太阳经。

酒洗入阳明经。

余经不用酒。

《象》云：性走而不守，泻诸实热不通，下大便，涤荡肠胃间热，专治不大便。

《心》云：涤荡实热。

《珍》云：热淫于内，以苦泄之。酒浸入太阳经，酒洗入阳明经，余经不用酒。

本草云：主下瘀血，血闭寒热，破癥瘕积聚，留饮宿食，荡涤肠胃，推陈致新，通利水谷，调中化食，安和五脏，平胃下气，除痰实、肠间结热，心腹胀满，女子寒血闭胀，小腹痛，诸老血留结。

《液》云：味苦寒，阴中之阴药，泄满，推陈致新，去陈垢而安五脏，谓如戡定祸乱以致太平无异，所以有将军之名。入手足阳明以酒引之，上至高巅，以舟楫载之，胸中可浮。以苦泄之性，峻至于下。以酒将之可行至高之分，若物在巅，人迹不及，必射以取之也。故太阳阳明、正阳阳明承气汤中，俱用酒浸，惟少阳阳明为下经，故小承气汤中不用酒浸也。杂方有生用者，有面裹蒸熟者，其制不等。

《衍义》云：损益前书已具。仲景治心气不足，吐血衄血，泻心汤用大黄、黄芩、黄连，或曰心气既不足矣，而不用补心汤，更用泻心汤何也？答曰：若心气独不足，则须当不吐衄也，此乃邪热因心气不足而客之，故令吐衄。以苦泄其热，就以苦补其心，盖一举而两得之，有是证者用之，无不效，惟在量其虚实而已。

本草又云：恶干漆。

连翘

气平，味苦，苦微寒，气味俱轻，阴中阳也，无毒。

手足少阳经、阳明经药。

《象》云：治寒热瘰疬，诸恶疮肿，除心中客热，去胃虫，通五淋。

《心》云：泻心经客热，诸家须用，疮家圣药也。

《珍》云：诸经客热，非此不能除。

本草云：主寒热鼠瘘，瘰疬，痈肿瘿瘤，结热蛊毒，去寸白虫。

《液》云：入手足少阳。治疮疡，瘤气瘿起，结核有神，与柴胡同功，但分气血之异耳。与鼠粘子同用，治疮疡别有神效。

连轺

气寒，味苦。

本经不见所注，但仲景古方所注云，即连翘之根也。方言熬者，即今之炒也。

人参

气温。味甘。甘而微苦微寒，气味俱轻，阳也。阳中微阴，无毒。

《象》云：治脾肺阳气不足，及能补肺，气促，短气少气，补而缓中，泻脾、肺、胃中火邪，善治短气。非升麻为引用不能补上升之气，升麻一分，人参三分，为相得也。若补下焦元气，泻肾中火邪，茯苓为之使。

《心》云：补气不足而泻肺火，甘温而补阳利气。脉不足者是亡血也，人参补之益脾。与干姜同用补气。里虚则腹痛，此药补之，是补不足也。

《珍》云：补胃，喘嗽勿用，短气用之。

本草云：主补五脏，安精神，定魂魄，止惊悸，除邪气，明目，开心益智，疗肠胃中冷，心腹鼓痛，胸胁逆满，霍乱吐逆，调中，止消渴，通血脉，破坚积，令人不忘。

《液》云：味既甘温，调中益气，即补肺之阳，泄肺之阴也。若便言补肺，而不论阴阳寒热，何气不足则误矣。若肺受寒邪，宜此补之；肺受火邪，不宜用也。肺为天之地，即手太阴也，为清肃之脏，贵凉而不贵热，其象可知。若伤热则宜沙参，沙参味苦甘，微寒，无毒，主血积惊气，除寒热，补中益肺气，疗胃痹，心腹痛，结热邪气头痛，皮间邪热，安五脏，补中。人参补五脏之阳也，沙参苦微寒，补五脏之阴也，安得不异。

易老云：用沙参代人参，取其味甘可也。

葛洪云：沙参主卒得诸疝，小腹及阴中相引痛如绞，自汗出欲死，细末，酒调服方寸匕，立瘥。

日华子云：治恶疮疥癣及身痒，排脓，消肿毒。

海藏云：今易老取沙参代人参，取其甘也。若微苦则补阴，甘者补阳经，虽云补五脏，亦须各用本脏药相佐使，随所引而相辅一脏也，不可不知。

沙参

味苦甘，微寒，无毒。

治证附前人参条下。

半夏

气微寒，味辛平，苦而辛。辛厚苦轻，阳中阴也。生微寒，熟温，有毒。

入足阳明经、太阴经、少阳经。

《象》云：治寒痰，及形寒饮冷伤肺而咳，大和胃气，除胃寒，进食。治太阴痰厥头痛，非此不能除。

《心》云：能胜脾胃之湿，所以化痰，渴者禁用。

《珍》云：消胸中痞，去膈上痰。

本草云：主伤寒寒热，心下坚，下气，咽喉肿痛，头眩，胸胀咳逆，肠鸣，止汗，消心腹胸膈痰热满结，咳嗽上气，心下急痛坚痞，时气呕逆，消痈肿，堕胎，疗痿黄，悦泽面目。生令人吐，热令人下。用之汤洗去滑令尽，用生姜等分制用，能消痰涎，开胃健脾。射干为之使，恶皂荚，畏雄黄、生姜、干姜、秦皮、龟甲，反乌头。

《药性论》云：半夏使，忌羊血、海藻、饴糖。柴胡为之使，俗用为肺药，非也。止吐为足阳明，除痰为足太阴。小柴胡中虽为止呕，亦助柴胡能主恶寒，是又为足少阳也。又助黄芩能去热，是又为足阳明也。往来寒热在表里之中，故用此有各半之意。本以治伤寒之寒热，所以名半夏。经云肾主五液，化为五湿，自入为唾，入肝为泣，入心为汗，入脾为痰，入肺为涕。有涎曰嗽，无涎曰咳，痰者因咳而动脾之湿也。半夏能泄痰之标，不能泄痰之本，泄本者，泄肾也。咳无形，痰有形，无形则润，有形则燥，所以为流湿润燥也。

五味子

气温，味酸，阴中阳，微苦。味厚气轻，阴中微阳，无毒。

入手太阴经。

入足少阴经。

《象》云：大益五脏。

孙真人云：五月常服五味子以补五脏气，遇夏月季夏之间困乏无力，无气以动，与黄芪、人参、麦门冬，少加黄柏煎汤服，使人精神顿加，两足筋力涌出，生用。

《珍》云：治咳嗽。

《心》云：收肺气，补气不足，升也，酸以收逆气。肺寒气逆，则

以此药与干姜同用治之。

本草云：主咳逆上气，劳伤羸瘦，补不足，益气强阴，益精，养五脏，除热。

日华子云：明目，暖水脏，治风下气，消食，霍乱转筋，痃癖，奔豚冷气，消水肿，反胃，心腹气胀，止渴，除烦热，解酒毒，壮筋骨。五味皮甘肉酸，核中辛苦，都有咸味，故名五味子。仲景八味丸用此为肾气丸，述类象形也。

孙真人云：六月常服五味子，以益肺金之气，在上则滋源，在下则补肾，故入手太阴、足少阴也。

甘遂

气大寒，味苦甘，甘纯阳，有毒。

本草云：主大腹疝瘕，腹满，面目浮肿，留饮宿食，破坚消积，利水谷道，下五水，散膀胱留热，皮中痞热，气肿满。瓜蒂为使，恶远志，反甘草。

《液》云：可以通水，而其气直透达所结处。

《衍义》云：此药专于行水攻决为用，入药须斟酌用之。

《珍》云：若水结胸中，非此不能除。

大戟

气大寒，味苦甘，阴中微阳，有小毒。

本草云：治蛊毒十二水，腹满急痛，积聚中风，皮肤疼痛，吐逆，颈腋痈肿，头疼发汗，利大小肠，此泽漆根也。

《液》云：与甘遂同为泄水之药，湿胜者苦燥除之，反甘草。与芫花、黄药子等分，水糊为丸，桐子大，每服十丸，伤风寒葱白汤下，伤食陈皮汤下，或十五丸微加至止亦可。芫花别有条，海藏十枣汤同用。

《珍》云：泻肺，损真气。

荛花

气微寒，味苦辛，有毒。

本草云：主伤寒温疟，下十二水，破积聚大坚癥瘕，荡涤肠胃中留癖，饮食寒热邪气，利水道，疗痰饮咳嗽。

《衍义》云：仲景以荛花治利者，以其行水也，水去则利止，其意如此，用时斟酌，不可太过与不及也，仍察其须有是证方可用之。仲景小青龙汤，若微利，去麻黄，加荛花，如鸡子熬令赤色用之，盖利水也。

海藻

气寒，味咸。

本草云：主瘿瘤气，颈下核，破散结气，痈肿癥瘕坚气，腹中上下鸣，下十一水肿，疗皮间积聚，暴瘼，留气热结，利小便。

《珍》云：洗去咸，泄水气。

商陆根

气平，味辛酸，有毒。

本草云：主水胀满，瘕痹，熨除痈肿，杀鬼精物，治胸中邪气水肿，痿痹，腹满洪，直疏五脏，散水气。如人形者有神效。

《珍》云：辛酸同用，导肿气。

旋覆花

气温，味咸甘，冷利，有小毒。

本草云：主补中下气，消坚软痞，消胸中痰结，唾如胶漆，脐下膀胱留饮，利大肠，通血脉。发汗、吐、下后，心下痞，噫气不除者，宜此。

仲景治伤寒汗下后，心下痞坚，噫气不除，旋覆代赭汤。

胡洽治痰饮，两胁胀满，旋覆花丸用之尤佳。

泽泻

气平，味甘，甘咸寒。味厚阴也，降也，阴中微阳。

入手太阳经、少阴经。

《象》云：除湿之圣药，治小便淋沥，去阴间汗。无此疾服之，令人目盲。

《心》云：去旧水，养新水，寒水气须用。

《珍》云：渗泻止渴。

本草云：治风、寒、湿痹，乳难消水，养五脏，益气力，肥健，补虚损五劳，除五脏痞满，起阴气，止泄精、消渴、淋沥，逐膀胱三焦停水。

扁鹊云：多服，病人眼。

《衍义》云：其功尤长于行水。

仲景云：水搐烦渴，小便不利，或吐或泻，五苓散主之。方用泽泻，故知其用长于行水，《本经》又引扁鹊云，多服病人眼，诚为行去其水故也。仲景八味丸用之者，亦不过接引桂、附等归就肾经，别无他意。凡服泽泻散人，未有不小便多者，小便既多，肾气焉得复实？今人止泄精，多不敢用。

《本经》云：久服明目，扁鹊谓多服昏目，何也？易老云：去胞中留垢，以其味咸能泄伏水，故去留垢，即胞中久陈积物也。入足太阳、少阴，仲景治太阳中风入里渴者，五苓散主之。

红豆

气温，味辛，无毒。

本草云：主阳虚水泻，心腹绞痛，霍乱，呕吐酸水，解酒毒。不宜多服，令人舌粗，不能饮食。

《液》云：是高良姜子。用红豆复用良姜，如用官桂复用桂花同意。

肉豆蔻

气温，味辛，无毒。

入手阳明经。

本草云：主鬼气，温中，治积冷，心腹胀痛，霍乱中恶，冷疰呕沫，冷气，消食止泄，小儿伤乳霍乱。

甘松

气平，味甘温，无毒。

本草云：主恶气，卒心腹痛满，治黑皮䵟䵳，风疳齿䘌。

蜀漆

气微温，味辛，纯阳，辛平，有毒。

《珍》云：破血。

《心》云：洗去腥，与苦酸同用，导胆。

本草云：主疟及咳逆寒热，腹中癥坚痞结，积聚邪气，蛊毒鬼疰，疗胸中邪结气，能吐出之。

成无已注云：火邪错逆，加蜀漆之辛以散之。

蒲黄

气平，味甘，无毒。

本草云：主心腹膀胱寒热，利小便，止血，消瘀血。又云：治一切吐衄唾溺崩泻扑癥带下等血，并皆治之，并疮疖，通月候，堕胎，儿枕急痛，风肿鼻洪，下乳，止泄精血利。如破血消肿则生用，补血止血则炒用。

天门冬

气寒，味微苦，苦而辛。气薄味厚，阴也，甘平大寒，无毒，阳中之阴。

入手太阳经。

足少阴经。

《象》云：保肺气。治血热侵肺，上喘气促，加人参、黄芪为主用之，神效。

《心》云：苦以泄滞血，甘以助元气，及治血妄行，此天门冬之功也。

本草云：主诸暴风湿偏痹，强骨髓，杀三虫，去伏尸，保定肺气，去寒热，养肌肤，益气力，利小便，冷而能补。久服延年多子孙，能行步益气，入手太阴、足少阴经，荣卫枯涸，湿剂所以润之，二门冬、人参、北五味子、枸杞子同为生脉之剂，此上焦独取寸口之意。

日华子云：贝母为使，镇心，润五脏，益皮肤，悦颜色，补五劳七伤，治肺气并嗽，消痰及风痹热毒，游风烦闷，吐血。去心用。

麦门冬

气寒，味微苦甘，微寒，阳中微阴也，无毒。

入手太阴经。

《象》云：治肺中伏火，脉气欲

绝，加五味子、人参，三味为生脉之剂，补肺中元气不足。

《珍》云：行经酒浸、汤浸，去心治经枯。

《心》云：补心气不足，及治血妄行，补心不足。

本草云：主心腹结气，伤中伤饱，胃络脉绝，羸瘦短气，身重目黄，心下支满，虚劳客热，口干燥渴，止呕吐，愈痿蹷，强阴益精，消谷调中，保神，定肺气，安五脏，令人肥健，美颜色，有子。地黄、车前子为之使，恶款冬花、苦瓠，畏苦参、青蘘，入手太阴。

《衍义》云：治肺热之功为多，其味苦，但专泄而不专收，寒多人禁服。治心肺虚热及虚劳。麦门冬、地黄、麻仁、阿胶润经益血，复脉通心，二门冬、五味子、枸杞子同为生脉之剂。

萎蕤

气平，味甘，无毒。

本草云：主中风暴热，不能动摇，跌筋结肉诸不足，心腹结气，虚热湿毒，腰痛，茎中寒，及目痛眦烂泪出，久服去面黑䵟。

《心》云：润肺除热。

茵陈蒿

气微寒，味苦平，阴中微阳，无毒。

入足太阳经。

《象》云：除烦热，主风湿热邪结于内。去枝梗，用叶。

本草云：治风湿寒热，邪气热结，黄疸遍身发黄，小便不利，除头热，去伏瘕，入足太阳。

仲景茵陈栀子大黄汤治湿热也，栀子柏皮汤治燥热也。如苗涝则湿黄，苗旱则燥黄。湿则泻之，燥则润之可也。此二药治阳黄也。韩祗和、李思训治阴黄，茵陈附子汤，大抵以茵陈为君主，佐以大黄、附子，各随其寒热也。

《珍》云：治伤寒发黄。

艾叶

气温，味苦，阴中之阳，无毒。

本草云：止下痢吐血，下部䘌疮，辟风寒，令人有子，灸百病。重午日日未出时，不语采。

《心》云：温胃。

白头翁

气寒，味辛苦，无毒，有毒。

本草云：主温疟狂易音羊，寒热癥瘕，积聚瘿气，逐血止痛，疗金疮鼻衄。

《心》云：下焦肾虚，纯苦以坚之。

一名野丈人，一名胡王使者。

百合

气平，味甘，无毒。

本草云：主邪气腹胀心痛，利大小便，补中益气，除浮肿胪胀，痞满寒热，遍身疼痛，及乳难喉痹，止涕。

仲景治百合病，百合知母汤、百合滑石代赭石汤，有百合鸡子汤、百合地黄汤，或百合病已经汗者，或未经汗下吐者，或病形如初，或病变寒热，并见《活人书》。治伤寒腹中疼，百合一两，炒黄为末，米饮调服。

孙真人云：治百合阴毒，煮百合浓汁，服一升。

苁蓉

气温，味甘咸酸，无毒。

本草云：主五劳七伤补中，除茎中寒热痛，养五脏，强阴，益精气，多子，妇人癥瘕，除膀胱邪气，腰痛，止痢，久服轻身。

《液》云：命门相火不足，以此补之。

玄参

气寒，味苦咸，无毒。

《象》云：足少阴肾之君药也，治本经须用。

本草云：主腹中寒热积聚，女子产乳余疾，补肾气，令人目明，主暴中风伤寒身热，肢满狂邪，忽不知人，温疟洒洒，血瘕，下寒血，除胸中气，下水，止烦渴。

易老云：玄参乃枢机之剂，管领诸气上下，肃清而不浊，风药中多用之，故《活人书》治伤寒阳毒，玄参升麻汤治汗下吐后毒不散，则知为肃清枢机之剂。以此论之，治空中氤氲之气，无根之火，以玄参为圣药。

款冬花

气温，味甘辛，纯阳，无毒。

《珍》云：温肺止嗽。

本草云：主咳逆上气，善喘喉痹，诸惊痫，寒热邪气，消渴，喘息呼吸。杏仁为之使，得紫菀良，恶皂荚、硝石、玄参，畏贝母、辛荑、麻黄、黄芪、黄芩、黄连、青葙。

《药性论》云：君，主疗肺气心促，急热乏劳，咳连连不绝，涕唾稠粘，肺痿肺痈吐脓。

日华子云：润心肺，益五脏，除烦，补劳劣，消痰止嗽，肺痿吐血，心虚惊悸。

《衍义》云：有人病嗽多日，或教以燃款冬花三两枚于无风处，以笔管吸其烟，满口则咽之，数日效。

《时习》云：仲景射干汤用之。

紫参

气微寒，味苦辛，无毒。

本草云：主心腹积聚，寒热邪气，通九窍，利大小便，疗肠胃大热，唾血衄血，肠中聚血，痈肿诸疮，止渴益精。

仲景治痢，紫参汤主之。紫参半斤，甘草二两，水五升，煎紫参，取二升，却内甘草，煎取半升，分温三服。

苦参

气寒，味苦，气沉，纯阴。

《心》云：除湿。

本草云：主心腹结气，癥瘕积聚，黄疸，溺有余沥，逐水，除痈肿，补中，明目止泪，养肝胆气，安五脏，定志益精，利九窍，除伏热肠澼，止渴醒酒，小便黄赤，疗恶疮下部䘌，平胃气，令人嗜食轻身。

《衍义》云：有人病遍身风热细疹，痒痛不可任，连胸胫脐腹近阴处皆然，涎痰亦多，夜不得睡，以苦参末一两，皂角二两，水一升，揉滤取汁，银石器熬成膏，和苦参末为丸，如梧桐子大，食后，温水下二十丸至三十丸，次日便愈。

《时习》云：苦参揩齿，久能病腰。

芦根

气寒，味甘。

本草云：主消渴客热，止小便，《金匮玉函》治五噎膈气烦闷，吐逆不下食，芦根五两剉，水三盏，煮二盏，去租服，无时。

射干又名乌扇

气平，味苦微温，有毒。

本草云：主咳逆上气，喉闭咽痛，不得消息，散结气，腹中邪逆，食饮大热，疗老血在心脾间，咳唾，言语气臭，散胸中热气。

《衍义》云：治肺气喉痹为佳。

仲景治咽中动气或闭塞，乌扇汤中用。

《时习》云：仲景射干汤用之。

《心》云：去胃痈。

败酱

气微寒平，味苦咸，无毒。

入足少阴经。

手厥阴经。

本草云：主暴热火疮，赤风疥瘙，疽痔，马鞍热气，除痈肿，浮肿结热，风痹不足，产后疾痛。

仲景治腹痈有脓者，薏苡仁附子败酱汤。薏苡仁十分，附子二分，败酱五分，三物为末，取方寸匕，以水二升，煎取一升，顿服之，小便当下，愈。

败蒲

气平。

本草云：主筋溢恶疮。

《药性论》云：亦可单用，主破血。取蒲黄、赤芍药、当归、大黄、朴硝同服，治跌仆瘀血。

陈藏器云：《圣惠方》治霍乱。

苇叶

《液》云：同芦差大耳。

防己

气寒，味大苦辛，苦，阴也。平，无毒。

通行十一经。

《象》云：治腰以下至足湿热肿盛，脚气，补膀胱，去留热，通行十二经。去皮用。

本草云：主风寒温疟热气诸痫，除邪，利大小便，疗水肿风肿，去膀胱热，伤寒寒热邪气，中风手脚挛急，止泄，散痈肿恶结，诸蜗疥癣虫疮，通腠理，利九窍。

《药性论》云：汉防己，君。又云：木防己，使。畏女菀、卤咸。去血中湿热。

牵牛

气寒，味苦，有小毒，黑白二种。

本草云：主下气，疗脚满水肿，除风毒，利小便。

海藏云：以气药引之则入气，以大黄引之则入血。

张文懿云：不可耽嗜，脱人元气。余初亦疑此药不可耽嗜，后见人有酒食病痞，多服食药以导其气，及服藏用神芎丸，及犯牵牛等丸，如初服即快，药过再食，其病痞依然。依前又服，其痞随药而效，药过后病复至，以至久服，则脱人元气而犹不知悔，戒之！惟当益脾健胃，使元气生而自能消磨水谷，其法无以加矣。

《心》云：泻元气，去气中湿热。凡饮食劳倦皆血受病，若以此药泻之，是血病泻气，使气血俱虚损，所伤虽去，泻元气损人不知也。经所谓毋盛盛，毋虚虚，毋绝人长命，此之谓也。用者戒之！白者亦同。

罗谦甫云：牵牛乃泻气之药，试取尝之，便得辛辣之味，久而嚼之，猛烈雄壮，渐渐不绝，非辛而何？续注味苦寒，果安在哉？又曰：牵牛感南方热火之化，所生者也，血热泻气，差误已甚。若病湿胜，湿气不得施化，致大小便不通，则宜用之耳。湿去其气周流，所谓五脏有邪，更相平也。经所谓一脏未平，以所胜平之，火能平金，而泻肺气者即此也。然仲景治七种湿证，小便不利，无一药犯牵牛者，仲景岂不知牵牛能泻湿利小便？为湿病之根在下焦，是血分中气病，不可用辛辣气药，泻上焦太阴之气故也。仲景尚不敢轻用如此，世医一概而用之可乎？又曰：牵牛辛烈，泻人元气，比诸辛药尤甚，以辛之雄烈故也。

三棱

气平，味苦，阴中之阳，无毒。

《象》云：治老癖癥瘕结块，妇人血脉不调，心腹刺痛。须炮用。

《珍》云：破积气，损真气。虚者勿用。

《液》云：又治气胀，血脉不调，补五劳，通月经，消瘀血。色白，破血中之气。

蓬莪茂

气温，味苦辛，无毒。

《象》云：治心膈痛，饮食不消，破痃癖气最良。炮用。

本草云：治妇人血气，丈夫奔豚，治心腹痛，中恶疰忤鬼气，霍乱冷气，吐酸水，解毒，饮食不消。酒研服。

《液》云：色黑破气中之血。入气药发诸香，虽为泄剂，亦能益气，故孙用和治气短不能接续，所以大小七香丸、集香丸散及汤内多用此也。

草龙胆

气寒，味大苦，气味厚，阴也。无毒。

《珍》云：纯阴，酒浸上行。

《心》云：除下焦之湿，及翳膜之湿。

《象》云：治两目赤肿睛胀，瘀肉高起，疼痛不可忍，以柴胡为主，治眼中疾必用之药也。去芦。

瓜蒌根

气寒，味苦，味厚，阴也。

本草云：主消渴，身热烦满，大热，补虚安中，通月水，消肿毒瘀血及热狂。

《心》云：止渴，行津液。苦寒与辛酸同用，导肿气。

《珍》云：苦，纯阴。若心中枯渴者，非此不能除。

地榆

气微寒，味甘酸，苦而酸。气味俱厚，阴也。

本草云：主妇人乳产七伤，带下，月水不止，血崩之疾，除恶血，止疼痛，肠风泄血。

《象》云：治小儿疳痢，性沉寒，入下焦，治热血痢。去芦。

《心》云：去下焦之血，肠风下血，及泻痢下血，须用之。

《珍》云：阳中微阴，治下部血。

紫草

气寒，味苦，无毒。

本草云：主心腹邪气，五疸，补中益气，利九窍，通水道，治腹肿胀满。去土用茸。

茜根

味苦，阴中微阳。

《珍》云：去诸死血。

《药性论》云：主治六极伤心肺，吐血泻血。

日华子云：止鼻洪，月经不止。

菊花

苦而甘寒，无毒。

《心》云：去翳膜，明目。

《珍》云：养目血。

《药性论》云：使，治身上诸风。

日华子云：治四肢游风，利血脉，心烦，胸膈壅闷。

葶苈

气大寒，味苦辛，无毒。

本草云：主癥瘕积聚结气，饮食寒热，破坚逐邪，通利水道，下膀胱水，伏留热气，及皮间邪水上出，面目浮肿，身暴中风热痱痒，利小便，久服令人虚。又云：疗肺壅上气咳嗽，定喘促，除胸中痰饮。

《液》云：苦、甜二味主治同，仲景用苦，余方或有用甜者，或有不言甜苦者，大抵苦则下泄，甜则少缓，量病虚实用之，不可不审。本草虽云治同，甜苦之味，安得不异？榆白皮为之使，恶僵蚕、石龙芮。仲景葶苈大枣泻肺汤用之。

王不留行

味苦，阳中之阴，甘平，无毒。

《珍》云：下乳引导用之。

《药性论》云：治风毒，通血脉。

日华子云：治游风风疹，妇人月经不匀。

通草

气平，味甘辛，阳也，无毒。灯草同。

《象》云：治阴窍不利，行小水，除水肿闭，治五淋。生用。

《珍》云：泻肺，利小便。甘平以缓阴血。

日华子云：明目退热，催生下胞、下乳。

木通

气平，味甘，甘而淡，性平，味薄，阳也。无毒。

《象》云：主小便不利，导小肠热。去皮用。

《心》云：通经利窍。

本草云：除脾胃寒热，通利九窍、血脉、关节，令人不忘，散痈肿诸结不消，堕胎去虫。

瞿麦

气寒，味苦辛，阳中微阴也。

《象》云：主关格诸癃结，小便不通，治痈肿排脓，明目去翳，破胎下闭血，逐膀胱邪热。用穗。

《珍》云：利小便，为君主之用。

本草云：出刺，决痈肿，明目

去翳，破胎堕子，下闭血，养肾气，逐膀胱邪逆，止霍乱，长毛发。

车前子

气寒，味甘咸，无毒。

《象》云：主气癃闭，利水道，通小便，除湿痹，肝中风热，冲目赤痛。

本草云：主气癃止痛，利水道，通小便，除湿痹，男子伤中，女子淋沥，不欲食，养肺强阴益精，令人有子，明目，治目热赤痛，轻身耐老。

东垣云：能利小便而不走气，与茯苓同功。

石韦

此一条与《本经》无一字同，恐别是一物，有误，姑存之。名远墨子、血见愁、鹿衔草也。

《时习》云：今一种作青茗帚，名蚁子槐，作血见愁。又隰州鼓角楼上一种名血见愁，俱能破瘀血。《时习》补：或人言紫花似旋风草，但花不白。又有一种花黄叶似槐，结角如绿豆，俗呼夹竹梅。

《局方本草》：石韦味苦甘平，无毒，主劳热邪气，五癃闭不通，利小便水道，止烦下气，通膀胱满，补五劳，安五脏，去恶风，益精气。

《药性论》云：使，治劳及五淋，胞囊结热不通，膀胱热满。

日华子云：治淋遗溺，杏仁为之使，得菖蒲良。生华阴，又有生古瓦屋上者名瓦韦，用治淋亦佳。

白附子

阳，微温。

《珍》云：主血痹，行药势。

本草云：主心痛血痹，面上百病，行药势。

胡芦巴

苦，纯阴。

《珍》云：治元气虚冷，及肾虚冷。

本草云：得槐香子、桃仁治膀胱甚效，腹胁胀满，面色青黑，此肾虚证也。

马兜铃

苦，阴中微阳。味苦寒，无毒。

《珍》云：去肺热，安肺气，补肺。

本草云：主咳嗽痰结。

《药性论》云：平。能主肺气上急，坐息不得，主咳逆连连不止。

日华子云：治痔瘘疮，以药瓶中烧熏病处。入药炙用，是土青木香独行根子也。

《圣惠方》：治五肿蛊毒。

《图经》云：辛，名土青木香。实，主肺病；根，治气下膈，止刺痛。

白及

苦甘，阳中之阴，味辛苦平，微寒，无毒。

《珍》云：止肺涩，白蔹治证同。

本草云：主痈肿恶疮败伤阴死肌，胃中邪气，贼风鬼击，痱缓不收，白癣疥虫。

《药性论》云：使，治热结不消，主阴下痿，治面上皯疱。

天南星

味苦辛，有毒。

《珍》云：治同半夏。

陈藏器云：主金疮伤折瘀血，取根捣敷伤处。

日华子云：味辛烈，治扑损瘀血，主蛇虫咬，敷疥癣毒疮。

郁金

味辛苦，纯阴。

《珍》云：凉心。

《局方本草》：郁金味辛，苦寒，无毒。主血损下气，生肌止血，破恶血、血淋、尿血、金疮。

《药性论》云：单用亦可，治妇人宿血结聚，温醋磨服。

《经验方》云：尿血不定，葱白相和煎服，效。

本草云：生蜀者佳，胡人谓之马蒁，亦啖马药用。治胀痛，破血而补。

佛耳草

气热，味酸。

《象》云：治寒嗽及痰，除肺中寒，大升肺气，少用。款冬花为使，过食损目。

蛇床

味苦辛，甘平，无毒。

本草云：主妇人阴中肿痛，男子阴痿湿痒，除痹气，利关节，癫痫恶疮，温中下气，令妇人子脏热，男子阴强，久服轻身好颜色，令人有子。一名蛇粟、蛇米，五月采阴干，恶牡丹、巴豆、贝母。

汤液本草卷下

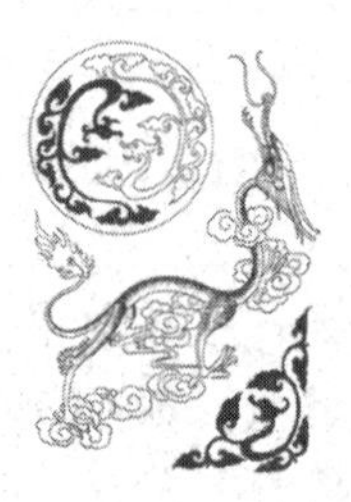

海藏　王好古　类集
新安　吴勉学　校正

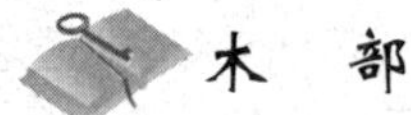

木　部

桂桂心、肉桂、桂枝附

气热，味甘辛，有小毒。

入手少阴经。

桂枝入足太阳经。

本草云：主温中，利肝肺气，心腹寒热冷疾，霍乱转筋，头痛腰痛，出汗，止烦止唾，咳嗽鼻齆，能堕胎，坚骨节，通血脉理疏不足，宣导百药，无所畏，久服神仙不老。生桂阳，二月、八月、十月采皮，阴干。有菌桂、牡桂、木桂、筒桂、肉桂、板桂、桂心、官桂之类，用者罕有分别。《衍义》所言，不知何缘而得官之名，予考本草有出观、宾、宜、韶、钦诸州者佳，世人以笔书多而懒书之，故只作官也，如写黄蘗作黄柏，薑作姜同意。菌桂生交趾山谷，牡桂生南海山谷，木桂生桂阳。从岭至海尽有桂树，惟柳州、象州最多。本草所说菌桂、牡桂、板桂，厚薄不同。大抵细薄者为枝为嫩，厚脂者为肉为老，处其身者为中也，不必色黄为桂心，但不用皮与里，止用其身中者为桂心，不经水而味薄者亦名柳桂，易老用此以治虚人，使不生热也。《衍义》谓桂大热，《素问》谓辛甘发散为阳，故张仲景桂枝汤治伤寒表虚，皆须此药，是专用辛甘之意也。又云：疗寒以热，故知三种之桂，不取菌桂、牡桂者，盖此二种性止温而已，不可以治风寒之病。独有一字桂，《本经》谓：甘辛大热，正合《素问》辛甘发散为阳之说，尤知菌桂、牡桂不及也。然《本经》止言桂，而仲景又言桂枝者，盖亦

取枝上皮也。其本身粗厚处亦不中用，诸家之说，但各执一己见，终无证据。今又谓之官桂，不知何缘而立名？虑后世以为别物，故于此书之。又有桂心，此则诸桂之心，不若一字桂也。《别说》交广商人所贩者，及医家见用，惟陈藏器之说最是。然菌桂厚实，气味厚重者，宜入治脏及下焦药，轻薄者宜入治眼目发散药。《本经》以菌桂养精神，以牡桂利关节，仲景伤寒发汗用桂枝。桂枝者，桂条也，非身干也，取其轻薄而能发散。一种柳桂，乃小嫩枝条也，尤宜入上焦药。仲景汤液用桂枝发表，用肉桂补肾，本乎天者亲上，本乎地者亲下，理之自然，性分之所不可移也。一有差易，为效弥远。岁月既久，习以成弊，宜后世之不及古也。桂心通神不可言之，至于诸桂数等，皆大小老壮之不同。观作官也。本草所言有小毒，或云久服神仙不老，虽云小毒，亦从类化，与黄芩、黄连为使，小毒何施；与乌、附为使，止是全得热性；若与有毒者同用，则小毒既去，大毒转甚；与人参、麦门冬、甘草同用，能调中益气，则可久服。可知此药能护荣气而实卫气，则在足太阳经也。桂心入心，则在手少阴也。若指荣字立说止是血药，故经言通血脉也。若与巴豆、硇砂、干漆、川甲、水蛭、虻虫如此有毒之类同用，则小毒化为大毒，其类化可知矣。汤液发汗用桂枝，补肾用肉桂，小柴胡止云加桂何也？《药象》谓：肉桂大辛，补下焦热火不足，治沉寒痼冷，及治表虚自汗，春夏二时为禁药。

《珍》云：秋冬治下部腹痛，非桂不能止也。

《心》云：桂枝气味俱轻，故能上行发散于表。内寒则肉桂，补阳则柳桂：桂辛热散经寒，引导阳气。若正气虚者以辛润之，散寒邪，治奔豚。

柏子仁

气平，味甘辛，无毒。

本草云：主安五脏，除风湿痹，益气血，能长生，令人润泽，美颜色，耳目聪明，用之则润肾之药也。《药性论》云：柏子仁君，恶菊花，畏羊蹄草。能治腰肾中冷，膀胱冷脓宿水，兴阳道，益寿，去头风，治百邪鬼魅，主小儿惊痫。柏子仁，古方十精丸用之。

侧柏叶

气微温，味苦，无毒。

本草云：吐血衄血，及痢血，崩中赤白，轻身益气，令人耐寒暑。《药性论》云：侧柏叶苦辛性涩，治冷风历节疼痛，止尿血。与酒相宜。

柏皮

本草黑字柏白皮，主火灼烂疮，长毛发。

槐实

味苦酸咸，寒，无毒。

《珍》云：与桃仁治证同。

《药性论》云：臣，治大热难产。皮煮汁，治淋，阴囊坠肿，气瘤。又：槐白皮治口齿风疳。

日华子云：槐子治丈夫、女人阴疮湿痒，催生吞七粒。皮治中风，皮肤不仁，喉痹，洗五痔，产门痒痛，及汤火疮，煎膏止痛，长肉，消痈肿。

《别录》云：八月断槐大枝，使生嫩蘖，煮汁酿酒，疗大风痿痹甚效。槐耳主五痔心痛，女人阴中疮痛，景天为之使。槐花味苦，无毒，治五痔心痛眼赤，杀腹脏虫及热，治皮肤风，肠风泻血，赤白痢：槐胶主一切风，化痰，治肝脏风，筋脉抽掣，急风口噤，四肢不收，顽痹或毒风，周身如虫行，或破伤风，口眼偏斜，腰膝强硬。槐叶平，无毒，煎汤洗小儿惊痫壮热，疥癣丁疮。皮茎同用良。

槐花

苦，薄阴也。

《珍》云：凉大肠热。

蔓荆子

气清，味辛温苦甘，阳中之阴。太阳经药。

《象》云：治太阳经头痛，头昏闷，除目暗，散风邪药。胃虚人勿服，恐生痰疾。拣净，杵碎用。

《珍》云：凉诸经血，止头痛，主目睛内痛。

本草云：恶乌头、石膏。

大腹子

气微温，味辛，无毒。

本草云：主冷热气攻心腹，大肠壅毒，痰膈醋心，并以姜、盐同煎。《时习》谓：是气药也。

孙真人云：先酒洗，后大豆汁洗。仲景用。

日华子云：下一切气，止霍乱。通大小肠，健脾开胃，调中。

酸枣

气平，味酸，无毒。

本草云：主心腹寒热，邪结气聚，四肢酸疼，湿痹，烦心不得眠，脐上下痛，血转久泄，虚汗烦渴，补中，益肝气，坚筋骨，助阴气，令人肥健。久服安五脏，轻身延年。

胡洽治振悸不得眠：人参、白术、白茯苓、甘草、生姜、酸枣仁六物煮服。

《圣惠方》：胆虚不眠，寒也。

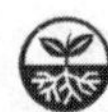

酸枣仁炒香，竹叶汤调服。

《济众方》：胆实多睡，热也。酸枣仁生用末，茶姜汁调服。

胡椒

气温，味辛，无毒。

本草云：主下气温中，去痰，除脏腑中风冷。向阳者为胡椒，向阴者为荜澄茄。胡椒多服损肺，味辛辣，力大于汉椒。

《衍义》云：去胃中寒痰吐水，食已即吐，甚验。过剂则走气，大肠寒滑亦用，须各以他药佐之。

川椒

气热温，味大辛，辛温大热，有毒。

《象》云：主邪气温中，除寒痹，坚齿发，明目，利五脏。须炒去汗。

《心》云：去汗。辛热，以润心寒。

本草云：主邪气咳逆，温中，逐骨节皮肤死肌，寒湿痹痛，下气，除六腑寒冷，伤寒温疟，大风汗不出，心腹留饮宿食，肠澼下痢，泄精，妇子字乳余疾，散风邪瘕结，水肿黄疸，鬼疰蛊毒，耐寒暑，开腠理。闭口者杀人，恶栝蒌、防葵，畏雌黄。

吴茱萸

气热，味辛苦，气味俱厚，阳中阴也。辛温大热，有小毒。

入足太阴经、少阴经、厥阴经。

《象》云：食则令人口开目瞪，寒邪所隔，气不得上下，此病不已，令人寒中，腹满膨胀，下利寒气，诸药不可代也。洗去苦味，日干，杵碎用。

《心》云：去胸中逆气，不宜多用，辛热恐损元气。

《珍》云：温中下气，温胃。

本草云：主温中下气止痛，咳逆寒热，除湿血痹，逐风邪，开腠理，去痰冷，腹内绞痛，诸冷实不消，中恶心腹痛逆气，利五脏。入足太阴、少阴、厥阴，震坤合见，其色绿。

仲景云：吴茱萸汤、当归四逆汤、大温脾汤及脾胃药，皆用此也。

《衍义》云：此物下气最速，肠虚人服之愈甚。蓼实为之使，恶丹参、硝石、白垩，畏紫石英。

山茱萸

气平微温，味酸，无毒。

入足厥阴经、少阴经。

本草云：主温中，逐寒湿痹，强阴益精，通九窍，止小便，入足少阴、厥阴。

《圣济经》云：滑则气脱，涩剂所以收之。山茱萸之涩以收其滑，仲景八味丸用为君主，知是涩剂以通九窍。

雷公云：用之去核。一斤取肉四两，缓火熬用，能壮元气秘精。核能滑精，故去之。

《珍》云：温肝。

《本经》云：止小便利。以其味酸，可观八味丸用为君主，其性味可知矣。

《药性论》亦云：补肾添精。

日华子亦云：暖腰膝，助水脏也。

益智

气热，味大辛，辛温，无毒。

主君相二火，手足太阴经。

足少阴经。

本是脾经药。

《象》云：治脾胃中受寒邪，和中益气，治多唾，当于补中药内兼用之，勿多服。去皮用。

本草云：主遗精虚漏，小便遗沥，益气安神，补不足，安三焦，调诸气。夜多小便者，取二十四枚，碎之，入盐同煎服，有神效。

《液》云：主君相二火，手足太阴、足少阴，本是脾药。在集香丸则入肺，在四君子汤则入脾，在大凤髓丹则入肾。脾肺肾，互有子母相关。

厚朴

气温，味辛，阳中之阴。苦而辛，无毒。

《象》云：能治腹胀，若虚弱，虽腹胀皆斟酌用之，寒胀是大热药中兼用。结者散之神药，误用脱人元气，切禁之。紫色者佳，去皮，姜汁制，微炒。

《珍》云：去腹胀，厚肠胃。

《心》云：味厚阴也，专去腹胀满，去邪气。

本草云：主中风伤寒头痛，寒热惊悸，气血痹死肌，去三虫，温中益气，消痰下气，疗霍乱及腹痛胀满，胃中冷逆，胸中呕不止，泄痢淋露，除惊，去留热心烦满，厚肠胃。

《本经》云：治中风伤寒头痛，温中益气，消痰下气，厚肠胃，去腹胀满，果泄气乎？果益气乎？若与枳实、大黄同用，则能泄实满，《本经》谓：消痰下气者是也；若与橘皮、苍术同用，则能除湿满，《本经》谓：温中益气者是也。与解利药同用，则治伤寒头痛；与痢药同用，则厚肠胃。大抵苦温，用苦则泄，用温则补。

《衍义》云：平胃散中用之最调中，至今盛行，既能温脾胃，又能走冷气。

海藏云：加减随证，如五积散治疗同。

本草又云：干姜为使，恶泽泻、

寒水石、硝石。

丁香

气温，味辛，纯阳，无毒。

入手太阴经。

足阳明经、少阴经。

《象》云：温脾胃，止霍乱，消痃癖，气胀反胃，腹内冷痛，壮阳暖腰膝，杀酒毒。

《珍》云：去胃中之寒。

本草云：主温脾胃，止霍乱，壅胀，风毒诸肿，牙齿疳䘌，能发诸香，能疗反胃，肾气奔豚气阴痛，壮阳暖腰膝，消痃癖，除冷劳。

《液》云：与五味子、广茂同用，亦治奔豚之气，能泄肺，能补胃，大能疗肾。

沉香

气微温，阳也。

本草云：治风水毒肿，去恶气，能调中壮阳，暖腰膝，破癥癖冷风麻痹，骨节不任湿风，皮肤痒，心腹痛，气痢，止转筋吐泻。

东垣云：能养诸气上而至天，下而至泉。用为使，最相宜。

《珍》云：补右命门。

乳香

苦，阳。

《珍》云：定诸经之痛。

藿香

气微温。味甘辛，阳也，甘苦纯阳。无毒。

入手足太阴经。

《象》云：治风水，去恶气，治脾胃吐逆，霍乱心痛。去枝梗，用叶。

《心》云：芳馨之气，助脾开胃，止呕。

《珍》云：补卫气，益胃进食。

本草云：主脾胃呕逆，疗风水毒肿，去恶气，疗霍乱心痛，温中快气。治口臭，上焦壅，煎汤漱口。入手足太阴，入顺气乌药则补肺，入黄芪四君子汤则补脾。

檀香

气温，味辛热，无毒。

入手太阴经。

足少阴经。

通行阳明经药。

本草云：主心腹痛，霍乱，中恶鬼气，杀虫。又云：治肾气诸痛，腹痛，消热肿。

东垣云：能调气而清香，引芳香之物上行至极高之分，最宜橙橘之属，佐以姜、枣，将以葛根、豆蔻、缩砂、益智通行阳明之经，在胸膈之上，处咽嗌之中，同为理气之药。

《珍》云：主心腹霍乱中恶，引胃气上升进食。

苏合香

味甘温，无毒。

本草云：主辟恶，杀鬼精物，温疟蛊毒，痫痓，去三虫，除邪，令人无梦魇，久服通神明，轻身长年。生中台川谷。

禹锡云：按《梁书》云，中天竺国出苏合香，是诸香汁煎之，非自然一物也。

槟榔

气温，味辛苦，味厚气轻，阴中阳也。纯阳，无毒。

《象》云：治后重如神，性如铁石之沉重，能坠诸药至于下极。杵细用。

《心》云：苦以破滞，辛以散邪，专破滞气下行。

《珍》云：破滞气，泄胸中至高之气。

本草云：主消谷逐水，除痰癖，下三虫，去伏尸，疗寸白虫。

栀子

气寒，味微苦。味苦，性大寒。味薄，阴中阳也。无毒。

入手太阴经。

《象》云：治心烦懊侬而不得眠，心神颠倒欲绝，血滞小便不利。杵细用。

《心》云：去心中客热，除烦躁，与豉同用。

《珍》云：止渴，去心懊侬烦躁。本草云：主五内邪气，胃中热气，面赤酒疱皶鼻，白癞赤癞疮疡，疗目热赤痛，胸心大小肠大热，心中烦闷，胃中热气。

仲景用栀子治烦，胸为至高之分也，故易老云：轻浮而象肺也，色赤而象火，故能泻肺中之火。本草不言吐，仲景用此为吐药，栀子本非吐药，为邪气在上拒而不下，故令上吐，邪因得以出。经曰：其高者因而越之，此之谓也。或用栀子利小便，实非利小便，清肺也，肺气清而化，膀胱为津液之府，小便得此气化而出也。《本经》谓：治大小肠热，辛与庚合，又与丙合，又能泄戊，其先入中州故也。入手太阴，栀子豉汤治烦躁，烦者气也，躁者血也，气主肺，血主肾，故用栀子以治肺烦，用香豉以治肾躁。躁者，懊侬不得眠也。少气虚满者，加甘草；若呕哕者，加生姜、橘皮；下后腹满而烦，栀子厚朴枳实汤；下后身热微烦，栀子甘草干姜汤。栀子大而长者，染色，不堪入药。皮薄而圆，七棱至九棱者，名山栀子，所谓越桃者是也。

《衍义》云：仲景治伤寒发汗、吐、下后，虚烦不得眠，若剧者必反覆颠倒，心中懊侬，以栀子豉汤治虚烦。故不用大黄，以有寒毒故

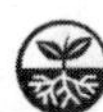

也。栀子虽寒无毒，治胃中热气，既亡血、亡津液，脏腑无润养，内生虚热，非此不可除。又治心经留热，小便赤涩，去皮，山栀子火煨，大黄、连翘、甘草炙等分，末之，水煎三钱匕，服之无不效。

仲景《伤寒论》及古今诸名医，治发黄皆用栀子、茵陈、香豉、甘草四物等分，作汤饮之。又治大病起劳复，皆用栀子鼠矢等汤，并利小便而愈。其方极多，不可悉载。用仁，去心胸中热；用皮，去肌表热。

黄柏

气寒，味苦，苦厚微辛。阴中之阳，降也。无毒。

足太阳经引药。

足少阴经之剂。

《象》云：治肾水膀胱不足，诸痿厥脚膝无力。于黄芪汤中少加用之，使两膝中气力涌出，痿即去矣。蜜炒此一味，为细末，治口疮如神。瘫痪必用之药。

《珍》云：泻膀胱之热，利下窍。

《心》云：太阳经引经药，泻膀胱经火，补本经及肾不足，苦寒安蛔，疗下焦虚，坚肾。经曰：苦以坚之。

本草云：主五脏肠胃中结热，黄疸，肠痔，止泄痢，女子漏下赤白，阴伤蚀疮，疗惊气在皮间肌肤热赤起，目热赤痛，口疮，久服通神。

《液》云：足少阴剂。肾苦燥，故肾停湿也。栀子、黄芩入肺，黄连入心，黄柏入肾，燥湿所归，各从其类也。《活人书》解毒汤，上下内外通治之。恶干漆。

枳实

气寒，味苦酸咸，纯阴。无毒。

《象》云：除寒热，破结实，消痰癖，治心下痞，逆气胁痛。麸炒用。

《心》云：洁古用去脾经积血，故能去心下痞。脾无积血，则心下不痞。治心下痞，散气，消宿食。苦寒炙用，破水积，以泄里除气。

《珍》云：去胃中湿。

本草云：主大风在皮肤中如麻豆苦痒，除寒热结，止痢，长肌肉，利五脏，益气轻身，除胸胁痰癖，逐停水，破结实，消胀满，心下急痞痛，逆气胁风痛，安胃气，止溏泄，明目。生河内川泽，商州者佳。益气则佐之以人参、干姜、白术，破气则佐之以大黄、牵牛、芒硝，此《本经》所以言益气而复言消痞也。非白术不能去湿，非枳实不能除痞，壳主高而实主下，高者主气，下者主血，主气者在胸膈，主血者在心腹。仲景治心下坚大如盘，水饮所作，枳实白术汤主之。枳实七枚，术三两，水一斗，煎取三升，分三服，腹中软即消。

《衍义》云：枳壳、枳实，一物也，小则性酷而速，大则性详而缓，故仲景治伤寒仓卒之病，承气汤中用枳实，此其意也。皆取其疏通决泄、破结实之义，他方但导败风壅之气，可常服者故用枳壳。故胸中痞有桔梗枳壳汤，心下痞有枳实白术汤，高低之分，易老详定为的也。

枳壳

气寒，味苦，苦而酸，微寒。味薄气厚，阳也。阴中微阳，无毒。

《象》云：治脾胃痞塞，泄肺气。麸炒用。

《心》云：利胸中气，胜湿化痰，勿多用，损胸中至高之气。

《珍》云：破气。

本草云：主风痒麻痹，通利关节，劳气咳嗽，背膊闷倦，散留结胸膈痰滞，逐水，消胀满，大肠风，安胃，止风痛。

《药性论》云：枳壳使，味苦辛，治遍身风疹，肌中如麻豆恶痒。壳，高，主皮毛胸膈之病；实，低，主心胃之病，其主治大同小异。

牡丹皮

气寒，味苦辛。阴中微阳，辛苦微寒，无毒。

手厥阴经。

足少阴经。

《象》云：治肠胃积血，及衄血吐血，必用之药。

《珍》云：凉骨蒸。

本草云：主寒热中风，瘈疭，痓，惊痫邪气，除癥坚，瘀血留舍肠胃，安五脏，疗痈疮，除时气头痛，客热五劳之气，腰痛，风噤癫疾。

易老云：治神志不足，神不足者手少阴，志不足者足少阴，故仲景八味丸用之。牡丹乃天地之精，群花之首。叶为阳发生，花为阴成实，丹为赤即火，故能泻阴中之火。牡丹皮，手厥阴、足少阴，治无汗骨蒸；地骨皮，足少阴、手少阳，治有汗骨蒸也。

地骨皮

气寒，味苦，阴也。大寒。无毒，

足少阴经。

手少阳经。

《象》云：解骨蒸肌热，主风湿痹，消渴，坚筋骨。去骨，用根皮。

《心》云：去肌热及骨中之热。

《珍》云：凉血凉骨。

本草云：主五内邪气，热中消

渴，周痹风湿，下胸胁气，客热头痛，补内伤大劳嘘吸，坚筋骨，强阴，利大小肠。

《药性论》云：根皮细剉，面拌，熟煮吞之。主肾家风，益精气。

《衍义》云：枸杞当用梗皮，地骨当用根皮，枸杞子当用其红实。实微寒，皮寒，根大寒。

猪苓

气平，味甘苦、甘寒。甘苦而淡，甘重于苦，阳也。无毒。

入足太阳经、少阴经。

《象》云：除湿，比诸淡渗药大燥，亡津液，无湿证勿服。去皮用。

《心》云：苦以泄滞，甘以助阳，淡以利窍，故能除湿利小便。

《珍》云：利小便。

本草云：主痎疟，解毒蛊疰不祥，利水道，能疗妊娠淋。又治从脚上至腹肿，小便不利。仲景少阴渴者，猪苓汤。入足太阳、少阴。

《衍义》云：行水之功多，久服必损肾气，昏人目，果欲久服者，更宜详审。

茯苓

气平，味淡。味甘而淡，阳也。无毒。

白者入手太阴经、足太阳经、少阳经。

赤者入足太阴经、手太阳经、少阴经。

《象》云：止渴，利小便，除湿益燥，和中益气，利腰脐间血为主，治小便不通，溺黄或赤而不利。如小便利或数服之，则大损人目；如汗多人服之，损真气，夭人寿。医云赤泻白补，上古无此说。去皮用。

《心》云：淡能利窍，甘以助阳，除湿之圣药也。味甘平补阳，益脾逐水。湿淫所胜，小便不利，淡味渗泄，阳也。治水缓脾，生津导气。

《珍》云：甘，纯阳，渗泄止渴。

本草云：主胸胁逆气，忧恚惊邪恐悸，心下结痛，寒热烦满，咳逆，口焦舌干，利小便，止消渴，好唾，大腹淋沥，消膈中痰水、水肿、淋结，开胸腑，调脏气，伐肾邪，长阴，益气力，保神守中。

《液》云：入足少阴、手足太阳。色白者入辛壬癸，赤者入丙丁。伐肾邪，小便多能止之，小便涩能利之，与车前子相似，虽利小便而不走气。酒浸，与光明朱砂同用，能秘真。味甘平，如何是利小便？

茯神

阳也，味甘，无毒。

《珍》云：治风眩心虚，非此不能安。

《药性论》云：君，主惊痫，安神定志，补虚乏，主心下急痛坚满，人虚而小便不利者。

乌药

气温，味辛，无毒。

入足阳明经、少阴经。

本草云：主中恶心腹痛，蛊毒疰忤鬼气，宿食不消，天行疫瘴，膀胱肾间冷气攻冲背膂，妇人血气，小儿腹中诸虫。又云：去猫涎极妙。乌药叶及根，嫩时采，作茶片炙碾煎服，能补中益气，偏止小便滑数。

干漆

气温平，味辛，无毒，有毒。

本草云：主绝伤补中，续筋骨，填髓脑，安五脏，治五缓六急，风、寒、湿痹，疗咳嗽，消瘀血痞结，腰痛，女子疝瘕，利小肠，去蛔虫。生漆去长虫。半夏为之使，畏鸡子，忌油脂。

皂荚

气温，味辛咸，有小毒。

引入厥阴经药。

本草云：主风痹死肌邪气，风头泪出，利九窍，疗腹胀满，消谷，除咳嗽，治囊缩，妇人胞不落，明目益精，可为沐药，不入汤。

日华子云：通关节，除头风，消痰，杀劳虫，治骨蒸，开胃，破坚瘕，腹中痛，能堕胎。柏实为之使，恶麦门冬，畏空青、人参、苦参。

仲景治咳嗽逆上气，唾浊，但坐不得卧，皂荚丸主之。杵末一物，蜜丸桐子大，用枣汤服一丸，日三夜一。

《活人书》：治阴毒。正阳散内用皂荚，引入厥阴也。用之有蜜炙、酥炙、烧灰之异，等分依方。

竹叶

气平，味辛又苦，大寒。辛平，无毒。

本草云：主咳逆上气，溢筋急，恶疡，杀小虫，除烦热风痉，喉痹呕吐。仲景竹叶汤用淡竹叶。

《心》云：除烦热，缓皮而益气。

《珍》云：阴中微阳，凉心经。

竹茹

气微寒，味苦。

本草云：主呕哕，温气寒热，吐血崩中，溢筋。

淡竹叶

气寒，味辛平。

本草云：主胸中痰热，咳逆上气。

《药性论》云：淡竹叶主吐血，热毒风，压丹石药毒，止渴。

日华子云：淡竹及根消痰，治热狂烦闷，中风失音不语，壮热头

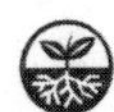

痛头风，并怀孕妇人头旋倒地，止惊悸，温疫速闷，小儿惊痫天吊。茎叶同用。见《局方本草》，今录附于此。

茗苦茶

气微寒，味苦甘，无毒。

入手足厥阴经。

《液》云：腊茶是也。清头目，利小便，消热渴，下气消食，令人少睡，中风昏愦多睡不醒宜用此。入手足厥阴。茗苦茶，苦甘微寒，无毒，主瘘疮，利小便，去痰热渴，治阴证汤药内用此。去格拒之寒，及治伏阳，大意相似。茶苦，经云：苦以泄之，其体下行，如何是清头目？

秦皮

气寒，味苦，无毒。

《液》云：主热利下重，下焦虚。经云：以苦坚之。故用白头翁、黄柏、秦皮苦之剂也。治风、寒、湿痹，目中青翳白膜，男子少精，妇人带下，小儿惊痫，宜作汤洗目。俗呼为白桪木，取皮渍水，浸出青蓝色，与紫草同用，以增光晕尤佳。大戟为之使，恶吴茱萸。

桑白皮

气寒，味苦酸，甘而辛。甘厚辛薄，无毒。

入手太阴经。

《象》云：主伤中五劳羸瘦，补虚益气，除肺气，止唾血热渴，消水肿，利水道。

《心》云：甘以固元气，辛以泻肺气之有余。

本草云：治伤中五劳六极羸瘦，崩中脉绝，补虚益气，去肺中水气，唾血热渴，水肿，腹满胪胀，利水道，去寸白，可缝金疮。出土者杀人。续断、麻子、桂心为之使，忌铁铅。

梓白皮

气寒，味苦，无毒。

本草云：主热，去三虫，治目中疾。生河内山谷，今近道皆有之，木似梧桐。

紫葳即凌霄花

气微寒，味酸，无毒。

本草云：主妇人产乳余疾，崩中，癥瘕血闭，寒热羸瘦，养胎。茎叶味苦，无毒，主痿蹷，益气。

日华子云：根治热风身痒，游风风疹，治瘀血带下。花、叶功用同。又云：凌霄花治酒皶，热毒风刺，妇人血膈游风，崩中带下。

《衍义》云：木也，紫葳花是也。畏卤咸。

诃黎勒

气温，味苦，苦而酸，性平。味厚，阴也，降也。苦重酸轻。无毒。

《象》云：主腹胀满，不下饮食，消痰下气，通利津液，破胸膈结气，治久痢赤白肠风。去核，捣细用。

《心》云：经曰：肺苦气上逆，急食苦以泄之，以酸补之。苦重泻气，酸轻不能补肺，故嗽药中不用。俗名诃子、随风子。

本草云：主冷气，心腹满，下食。仲景治气痢，以诃黎勒十枚，面裹塘灰火中煨之，令面黄熟，去核，细研为末，和粥饮顿服。

《衍义》云：气虚人亦宜缓缓煨熟少服。此物能涩肠而又泄气，盖其味苦涩故尔。其子未熟时，风飘堕者，谓之随风子。

杜仲

味辛甘平温，无毒，阳也，降也。

本草云：主腰脊痛，补中益精气，坚筋骨，强志，除阴下湿痒，小便余沥，脚中酸疼，不欲践地，久服轻身耐老。恶蛇脱皮、玄参。

日华子云：暖治肾劳腰脊挛，入药炙用。

琥珀

气平，味甘，阳也。

《珍》云：利小便，清肺。

本草云：安五脏，定魂魄，消瘀血，通五淋。杵细用。

《药性论》云：君，治产后血疹痛。

日华子云：疗蛊毒，壮心，明目磨翳，止心痛，癫邪，破癥结。

郁李仁

味苦辛，阴中之阳，辛苦阴也。

《珍》云：破血润燥。

本草云：郁李根主齿龂肿，龋齿坚齿，去白虫。

《药性论》云：根治齿痛，宣结气，破积聚。

日华子云：根凉，无毒。治小儿发热，作汤浴。风蚛牙，浓煎含之。

巴豆

气温，味辛，生温熟寒，有大毒。

本草云：主伤寒温疟寒热，破癥瘕结聚，坚积留饮，痰癖，大腹水胀，荡涤五脏六腑，开通闭塞，利水谷道，去恶肉，除鬼毒蛊疰邪物，杀虫鱼，疗女子月闭烂胎，金疮脓血不利，丈夫阴癞，杀斑猫毒，健脾开胃。

易老云：斩关夺门之将，大宜详悉，不可轻用。

雷公云：得火则良。若急治为水谷道路之剂，去皮、心、膜、油，生用；若缓治为消坚磨积之剂，炒

烟去令紫黑，研用。可以通肠，可以止泄，世所不知也。仲景治百病客忤，备急丸主之，巴豆、杏仁例及加减寒热佐使五色并余例，并见《元戎》。

《珍》云：去胃中寒湿。

芫花

气温，味辛苦，有小毒。

本草云：主咳逆上气，喉鸣喘急，咽肿短气，蛊毒鬼疟，痈肿疝瘕，杀虫鱼，消胸中痰水，喜去声唾水肿。五水在五脏皮肤，及腰痛下寒，毒肉毒，久服令人虚。仲景治太阳中风，胁下痛，呕逆者可攻，十枣汤主之。

《液》云：胡洽治痰癖、饮癖，加以大黄、甘草，五物同煎，以相反主之，欲其大吐也。治之大略：水者，肺、肾、胃三经所主，有五脏六腑十二经之部分，上而头，中而四肢，下而腰脐，外而皮毛，中而肌肉，内而筋骨。脉有尺寸之殊，浮沉之异，不可轻泻，当知病在何经何脏，误用则害深。然大意泄湿，内云五物者，即甘遂、大戟、芫花、大黄、甘草也。

苏木

气平，味甘咸，甘而酸辛，性平。

甘胜于酸辛，阳中之阴也，无毒。

本草云：主破血，产后血胀闷欲死者，排脓止痛，消痈肿瘀血，妇人月水不调，及血晕口噤。

《心》云：性平，甘胜于酸辛，去风与防风同用。

《珍》云：破死血。

川楝子

气寒，味苦平，有小毒。

本草云：治伤寒大热烦躁，杀三虫疥疡，利小便，杵细用。

《珍》云:入心,主上下部腹痛。

金铃子

酸苦，阴中之阳。

《珍》云：心暴痛非此不能除，即川楝子也。

没药

味苦平，无毒。

本草云：主破血止痛，疗金疮、杖疮、诸恶疮，痔漏卒下血，目中翳晕痛，肤赤。生波斯国，似安息香，其块大小不定，黑色。

梧桐泪

味咸。

《珍》云：瘰疬非此不能除。

本草云：味咸苦，大寒无毒。主大毒热，心腹烦满，水和服之，取吐。又主牛马急黄黑汗，水研三二两，灌之立瘥。

日华子云：治风蚛牙齿痛，杀

火毒并面毒。

《海药》云：主风疳䘌齿牙疼痛，骨槽风劳，能软一切物。多服令人吐也，又为金银焊药。

桑东南根

《时习》云：根暖，无毒。研汁，治小儿天吊惊痫客忤，及敷鹅口疮，大效。

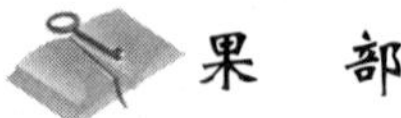

果　部

大枣

气温，味甘，气厚，阳也，无毒。

《珍》云：味甘，补经不足，以缓阴血。

《液》云：主养脾气，补津液强志。三年陈者核中仁，主腹痛，恶气，卒疰忤，治心悬。经云：助十二经脉，治心腹邪气，和百药，通九窍，补不足气。生者多食，令人腹胀，注泄；蒸热食，补肠胃，肥中益气。中满者勿食甘，甘者令人中满，故大建中汤心下痞者，减饴枣，与甘草同例。

生枣

味甘辛。

多食令人多寒热，羸瘦者不可食。叶覆麻黄能令出汗，生河东平泽，杀乌头毒。

陈皮

气温，味微苦，辛而苦，味厚，阴也，无毒。

《象》云：能益气。加青皮，减半，去滞气，推陈致新。若补脾胃，不去白；若理胸中肺气，须去白。

《心》云：导胸中滞气，除客气。有白术则补脾胃，无白术则泻脾胃，然勿多用也。

《珍》云：益气利肺，有甘草则补肺，无甘草则泻肺。

本草云：主胸中痰热逆气，利水谷下气，止呕咳，除膀胱留热停水五淋，利小便，主脾不能消谷，气冲胸中，吐逆霍乱，止泻，去寸白虫，能除痰，解酒毒。海藏治酒毒，葛根陈皮茯苓甘草生姜汤，手太阴气逆上而不下，宜以此顺之。陈皮、白檀为之使，其芳香之气，清奇之味，可以夺橙也。

青皮

气温，味辛，苦而辛，性寒。气厚，阴也。

足厥阴经引经药。

又入手少阳经。

《象》云：主气滞消食，破积结膈气，去穰。

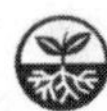

《心》云：厥阴经引经药也，有滞气则破滞气，无滞气则损真气。

《液》云：主气滞下食，破积结及膈气。或云与陈皮一种，青皮小而未成熟，成熟而大者橘也，色红故名红皮，日久者佳，故名陈皮。如枳实、枳壳一种，实小而青未穰，壳大而黄紫色已穰。故壳高而治胸膈，实低而治心下，与陈皮治高、青皮治低同意。又云陈皮、青皮二种，枳实、枳壳亦有二种。

桃仁

气温，味苦甘，性平。苦重于甘，阴中阳也，无毒。

入手足厥阴经。

《象》云：治大便血结、血秘、血燥，通润大便。七宣丸中，专治血结破血。以汤浸去皮尖，研如泥用。

《心》云：苦以泄滞血，甘以生新血，故凝血须用，又去血中之热。

本草云：主瘀血血闭，癥瘕邪气，杀小虫，止咳逆上气，消心下坚，除卒暴击血，通月水，止痛破血，入手足厥阴。

《衍义》云：老人虚秘，与柏子仁、大麻仁、松子仁等分，同研溶，白蜡和丸如桐子大，以少黄丹汤下，仲景治中焦畜血用之。

杏仁

气温，味甘苦，冷利，有小毒。

入手太阴经：

《象》云：除肺燥，治风燥在胸膈间，麸炒，去皮尖用。

《心》云：散结润燥，散肺之风及热，是以风热嗽者用之。

本草云：主咳逆上气，雷鸣喉痹，下气，产乳金疮，寒心，贲豚惊痫，心下烦热，风气往来，时行头痛，解肌，消心下急，杀狗毒，破气，入手太阴。王朝奉治伤寒气上喘冲逆者，麻黄汤内加杏仁、陈皮；若气不喘冲逆者，减杏仁、陈皮，知其能泻肺也。

东垣云：杏仁下喘，用治气也；桃仁疗狂，用治血也。桃杏仁俱治大便秘，当以气血分之。昼则难便行阳气也，夜则难便行阴血也。大肠虽属庚为白肠，若以昼夜言之，气血不可不分也。年虚人大便燥秘不可过泄者，脉浮在气，杏仁、陈皮，脉沉在血，桃仁、陈皮。所以俱用陈皮者，以其手阳明病，与手太阴俱为表里也。贲门上主往来，魄门下主收闭，故王氏言肺与大肠为通道也。

乌梅

气平，味酸，酸温，阳也，无毒。

《象》云：主下气，除热烦满，

安心调中，治痢止渴。以盐为白梅，亦入除痰药。去核用。

《心》云：收肺气。

本草云：主肢体痛，偏枯不仁，死肌，去青黑痣，恶疾，止下痢，好唾口干，去骨间热。又方：治一切恶疮肉出，以乌梅烧为灰，杵末敷上，恶肉立尽。仲景治吐蛔下利，乌梅丸。

木瓜

气温，味酸。

入手足太阴经。

本草云：治脚气湿痹，邪气霍乱，大吐下，转筋不止。益肺而去湿，和胃而滋脾。

《衍义》云：木瓜得木之正，故入筋，以铅白霜涂之则失酸味，受金制也。此物入肝，故益筋与血，病腰肾脚膝无力，此物不可缺也。

东垣云：气脱则能收，气滞则能和。

雷公云：调荣卫，助谷气是也。

甘李根白皮

《时习》云：根皮大寒，主消渴，止心烦，气逆奔豚。仲景奔豚汤中用之。

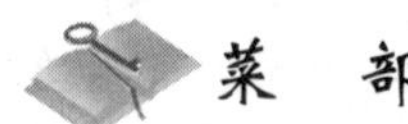

菜　部

荆芥穗

气温，味辛苦。

本草云：辟邪毒，利血脉，通宣五脏不足气，能发汗，除劳渴。杵，和醋封毒肿。去枝梗，手搓碎用，治产后血晕如神。动渴疾，多食薰五脏神，破结气。

生姜

气温，味辛，辛而甘，微温。气味俱轻，阳也。无毒。

《象》云：主伤寒头痛鼻塞，咳逆上气，止呕吐，治痰嗽。生与干同治。与半夏等分，治心下急痛，剪细用。

《心》云：能制半夏、厚朴之毒，发散风寒，益元气，大枣同用。辛温，与芍药同用，温经散寒，呕家之圣药也。辛以散之，呕为气不散也，此药能行阳而散气。

《珍》云：益脾胃，散风寒，久服去臭气，通神明。

孙真人云：为呕家之圣药。

或问：东垣曰生姜辛温入肺，如何是入胃口？曰：俗皆以心下为胃口者，非也。咽门之下受有形之物，系胃之系，便为胃口，与肺同处，故入肺而开胃口也。又问曰：人云夜间勿食生姜，食则令人闭气，

何也？曰：生姜辛温主开发，夜则气本收敛，反食之，开发其气，则违天道，是以不宜食。此以平人论之可也，若有病则不然。姜屑比之干姜不热，比之生姜不润，以干生姜代干姜者，以其不僭故也。

本草云：秦椒为之使，杀半夏、莨菪毒，恶黄芩、黄连、天鼠粪。

干姜

气热，味大辛，辛大热。味薄气厚，阳中之阳也。辛温，无毒。

《象》云：治沉寒痼冷，肾中无阳，脉气欲绝，黑附子为引用，水煎二物名姜附汤，亦治中焦有寒，水洗，慢火炮。

《心》云：发散寒邪，如多用则耗散元气。辛以散之，是壮火食气故也，须以生甘草缓之。辛热散里寒，散阴寒。肺寒与五味同用治嗽，以胜寒蛔。正气虚者，散寒与人参同补药温胃腹中寒，其平以辛热。

《珍》云：寒淫所胜，以辛散之，经炮则味苦。

本草云：主胸满，咳逆上气，温中，止血出汗，逐风湿痹，肠澼下利，寒冷腹痛，中恶霍乱胀满，风邪诸毒，皮肤间结气，止唾血。生者尤良，主胸满，温脾燥胃，所以理中，其实主气而泄脾。

易老云：干姜能补下焦去寒，故四逆汤用之。干姜本味辛，及见火候稍苦，故止而不移，所以能治里寒，非若附子行而不止也。理中汤用此者，以其四顺也。

或云：干姜味辛热，人言补脾，今言泄而不言补者，何也？东垣谓：泄之一字，非泄脾之正气也，是泄脾中寒湿之邪，故以姜辛热之剂燥之，故曰泄脾也。

薄荷

气温，味辛苦，辛凉，无毒。

手太阴经、厥阴经药。

《象》云：能发汗，通骨节，解劳乏，与薤相宜。新病瘥人勿多食，令虚汗出不止。去枝梗，搓碎用。

《心》云：上行之药。

陈士良云：能引诸药入荣卫，又主风气壅并。

葱白

气温，味辛，无毒。

入手太阴经。

足阳明经。

《液》云：以通上下之阳也。《活人书》：伤寒头痛如破，连鬚葱白汤主之。

《心》云：通阳气，辛而甘，气厚味薄，阳也，发散风邪。

本草云：葱实主明目，补中不足。其茎白平，可作汤，主伤寒寒热出汗，中风面目肿，伤寒骨肉痛，喉痹不通，安胎，归目，除肝邪气，安中，利五藏，益目精，杀百药毒。葱根主伤寒头痛。葱汁平温，主溺血，解藜芦毒。

韭白

气温，味辛微酸，无毒。

本草云：归心，安五脏，除胃中热，利病人，可久食。子主梦泄精，溺白。根养发，阴物变为阳。

薤白

气温，味苦辛，无毒。

入手阳明经。

本草云：主金疮疮败，轻身不饥，耐老，除寒热，去水气，温中散结，利病人。诸疮中风寒水肿，以此涂之。下重者，气滞也，四逆散加此，以泄气滞。

《心》云：治泄痢下重，下焦气滞，泄滞气。

瓜蒂

气寒，味苦，有毒。

本草云：治大水，身面四肢浮肿，下水，杀蛊毒，咳逆上气，及食诸果病在胸腹中者皆吐下之，去鼻中息肉，疗黄疸鼻中出黄水，除偏头疼有神，头目有湿宜此。瓜蒂苦以治胸中寒，与白虎同例，俱见知母条下。与麝香、细辛同为使。治久不闻香臭，仲景钤方：瓜蒂一十四个，丁香一个，黍米四十九粒，为末，含水嗃一字，取下。

冬葵子

气寒，味甘，无毒。

本草云：主五脏六腑寒热羸瘦，五癃，利小便，疗妇人乳难内闭，久服坚筋骨，长肌肉，轻身。

《衍义》云：性滑利不益人。患痈疖毒热内攻未出脓者，水吞三五粒，遂作窍，脓出。

蜀葵花

冷，阴中之阳。

《珍》云：赤者治赤带，白者治白带。赤治血燥，白治气燥。

香薷

味辛，微温。

本草云：主霍乱腹痛，吐下，散水肿。

炊单布

《液》云：仲景治坠马，及一切筋骨损方中用，《时习》补入。

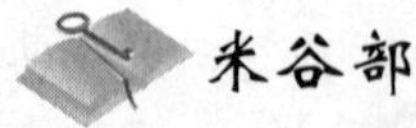

米谷部

粳米

气微寒，味甘苦，甘平，无毒。

入手太阴经、少阴经。

《液》云：主益气，止烦、止

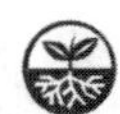

渴、止泄。与熟鸡头相合作粥，食之可以益精强志，耳目聪明。本草诸家共言益脾胃，如何白虎汤用之入肺？以其阳明为胃之经，色为西方之白，故入肺也。然治阳明之经，即在胃也，色白，味甘寒，入手太阴。又少阴证桃花汤用此，甘以补正气；竹叶石膏汤用此，甘以益不足。

《衍义》云：平和五脏，补益胃气，其功莫逮。然稍生则复不益脾，过熟则佳。

赤小豆

气温，味辛甘酸，阴中之阳，无毒。本草云：主下水排脓，寒热，热中消渴，止泄，利小便，吐逆，卒澼下胀满。又治水肿，通健脾胃，赤小豆食之，行小便。久食则虚人，令人黑瘦枯燥。赤小豆花治宿酒渴病，即腐婢也，花有腐气，故以名之。与葛花末服方寸匕，饮酒不知醉。气味平辛，大豆黄卷是以生豆为蘖，待其芽出便曝干用，方书名黄芩皮，产妇药中用之，性平。

黑大豆

气平，味甘。

本草云：涂痈肿。煮汁饮，杀鬼毒，止痛，解乌头毒，除胃中热痹，伤中淋露，逐水胀，下瘀血。久服令人身重。炒令黑，烟未断，热投酒中，治风痹瘫痪，口噤，产后诸风。食罢生服半掬，去心胸烦热，明目，镇心不忘。恶五参、龙胆，得前胡、乌喙、杏仁、牡蛎良。

大麦蘖

气温，味甘咸，无毒。

《象》云：补脾胃虚，宽肠胃。先杵细，炒黄，取面用。

本草云：能消化宿食，破癥结冷气，去心腹胀满，开胃止霍乱，除烦去痰，治产后秘结，鼓胀不通。大麦蘖并神曲二药，气虚人宜服，以代戊己腐熟水谷。与豆蔻、缩砂、木瓜、芍药、五味子、乌梅为之使。

小麦

气微寒，味甘，无毒。

本草云：除热，止燥渴咽干，利小便，养肝气，止漏血、唾血。青蒿散有小麦百粒，治大人、小儿骨蒸肌热，妇人劳热。

神曲

气暖，味甘。

入足阳明经。

《象》云：消食，治脾胃食不化。须于脾胃药中少加之，微炒黄用。

《珍》云：益胃气。

本草云：疗脏腑中风气，调中下气，开胃消宿食，主霍乱心隔气，痰逆，除烦，破癥结及补虚，去冷气，除肠胃中塞不下食，令人好颜色，落胎，下鬼胎，又能治小儿腹坚大如盘，胸中满，胎动不安，或腰痛抢心，下血不止。火炒以助天五之气，入足阳明。

酒

气大热，味苦甘辛，有毒。

本草云：主行药势，杀百邪恶毒气，能行诸经不止，与附子相同。味辛者能散，味苦者能下，味甘者居中而缓也，为导引，可以通行一身之气至极高之分。若味淡者，则利小便而速下。大海或凝，惟酒不冰。三人晨行遇大寒，一人食粥者病，一人腹空者死，一人食酒者安，则知其大热也。

苦酒一名醋，一名醯

气温，味酸，无毒。

《液》云：敛咽疮，主消痈肿，散水气，杀邪毒。余初录本草苦酒条，《本经》一名醯，又一名苦酒，如为一物也。及读《金匮》治黄疸有麻黄醇酒汤，以美清酒五升煮二升，苦酒也。前治黄汗，有黄芪芍药桂枝苦酒汤。

饴即胶饴

气温，味甘，无毒。

入足太阴经药。

《液》云：补虚乏，止渴，去血。以其色紫凝如深琥珀色，谓之胶饴，色白而枯者，非胶饴，即饧糖也，不入药用。中满不宜用，呕家切忌，为足太阴经药，仲景谓呕家不可用建中汤，以甘故也。

香豉

气寒，味苦，阴也，无毒。

《象》云：治伤寒头痛，烦躁，满闷。生用。

《珍》云：去心中懊侬。

本草云：主伤寒头痛，寒热。伤寒初觉头痛，内热脉洪，起一二日，便作此加减，葱豉汤，葱白一虎口，豉一升绵裹，以水三升，煎取一升，顿服取汁。若不汗，加葛根三两，水五升，煮二升，分二服。又不汗，加麻黄三两，去节。

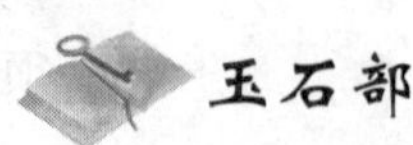

玉石部

石膏

气寒，味甘辛，微寒，大寒，无毒。

入手太阴经、少阳经。足阳明经。

《象》云：治足阳明经中热，发热，恶热，燥热，日晡潮热，自汗，小便滑赤，大渴引饮，肌肉壮热，

苦头痛之药，白虎汤是也。善治本经头痛，若无余证勿用。

《心》云：细理白泽者，良。甘寒，胃经大寒药，润肺除热，发散阴邪，缓脾益气。

《珍》云：辛甘，阴中之阳，止阳明经头痛，胃弱不可服，下牙痛，须用香白芷。

本草云：主中风寒热，心下逆气，惊喘口干，舌焦不能息，腹中坚痛，除邪鬼，产乳金疮，除时气头痛，身热，三焦大热，皮肤热，肠胃中膈气，解肌发汗，止消渴烦逆，腹胀暴气喘息，咽热。亦可作浴汤。

太上云：石膏发汗，辛寒，入手太阴也。

东垣云：微寒，足阳明也。又治三焦皮肤大热，手少阳也。仲景治伤寒阳明证，身热，目痛鼻干，不得卧。身已前，胃之经也；胸，胃肺之室。邪在阳明，肺受火制，故用辛寒以清肺，所以号为白虎汤也。鸡子为之使，恶莽草、马目毒公。

《药性论》云：石膏使，恶巴豆。唐本注：疗风，去热解肌。

滑石

气寒，味甘大寒，无毒。

入足太阳经。

《象》云：治前阴不利，性沉重，能泄上气，令下行，故曰滑则利窍，不可与淡渗同用。白者佳，杵细，水飞用。

本草云：主身热泄澼，女子乳难，癃闭，利小便，荡肠胃，积聚寒热，益精气，通九窍六腑津液，去留结，止渴，令人利中，入足太阳。滑能利窍，以通水道，为至燥之剂。猪苓汤用滑石，与阿胶同为滑利，以利水道。葱豉、生姜同煎，去柤澄清以解利。淡味渗泄为阳，解表利小便也，若小便自利，不宜以此解之。

《衍义》云：暴吐逆，不下食，以生细末二钱匕，温水调服，后以热面压之。

朴硝

气寒，味苦辛。

《象》云：除寒热邪气，逐六腑积聚，结痼血癖，胃中食饮热结，去血闭，停痰痞满，消毒。揉细，生用。

盆硝即芒硝

气寒，味咸。

《心》云：去实热。经云：热淫于内，治以咸寒，此之谓也。

《珍》云：纯阴，热淫于内，治以咸寒。

本草云：主五脏积聚，久热胃

闭，除邪气，破留血，腹中痰实结，转通经脉及月水，破五淋，消肿毒，疗天行热病。

《药性论》云：使，味咸，有小毒。通月闭癥瘕，下瘰疬黄疸，主漆疮，散恶血。

《圣惠方》：治代指，用芒硝煎汤，淋渍之愈。

硝石

气寒，味甘辛，一作苦辛。大寒，无毒。又云咸，又云甜，甜微缓于咸。

《液》云：硝石者，硝之总名也。但不经火者谓之生硝、朴硝，经火者谓之盆硝、芒硝。古人用辛，今人用咸，辛能润燥，咸能软坚，其意皆是。老弱虚人可下者，宜用。若用此者，以玄明粉代之，尤佳。《本经》谓：利小便而堕胎，伤寒妊娠可下者用此，兼以大黄引之，直入大肠，润燥软坚，泻热，子母俱安。经云：有故无殒，亦无殒也，此之谓欤。以在下言之，则便溺俱阴；以前后言之，则前气后血；以肾言之，总主大小便难，溺涩秘结俱为水少。经云：热淫于内，治以咸寒，佐以苦，故用芒硝、大黄，相须为使也。

玄明粉

气冷，味辛甘，无毒。

《液》云：治心热烦躁，五脏宿滞，癥瘕，明目，逐膈上虚热，消肿毒。注中有治阴毒一句，非伏阳不可用。若止用此除阴毒，杀人甚速。牙硝条下太清炼灵砂补注，谓阴极之精，能化火石之毒。

《仙经》云：阴中有阳之物。

硫黄

气温大热，味酸，有毒。

本草云：主妇人阴蚀，疽痔恶血，坚筋骨，除头秃，疗心腹积聚邪气，冷癖在胁，咳逆上气，脚冷疼弱无力，及鼻衄，恶疮，下部䘌疮，止血，杀疥虫。

《液》云：如太白丹佐以硝石，来复丹用硝石之类，至阳佐以至阴，与仲景白通汤佐以人溺、猪胆汁大意相同，所以去格拒之寒，兼有伏阳不得不尔。如无伏阳，只是阴证，更不必以阴药佐之也。硫黄亦号将军，功能破邪归正，返滞还清，挺出阳精消阴，化魄生魂。

雄黄

气温寒，味苦甘，有毒。

本草云：主寒热，鼠瘘，恶疮，疽痔，死肌，疗疥虫䘌疮，目痛，鼻中息肉，及绝筋破骨，百节中大风积聚，癖气中恶，腹痛鬼疰。

赤石脂

气大温，味甘酸辛，无毒。

本草云：主养心气，明目益精，疗腹痛，泄澼下利赤白，小便利，及痈疽疮痔，女子崩中漏下，产难，胞衣不出。久服补髓，好颜色，益志不饥，轻身延年。五色石脂，各入五脏补益。

东垣云：赤石脂、白石脂并温无毒，畏黄芩、芫花，恶大黄。

《本经》云：涩可去脱，为收敛之剂，胞衣不出，涩剂可以下之。赤入丙，白入庚。

《珍》云：赤白石脂俱甘酸，阳中之阴，固脱。

《心》云：甘温，筛末用，去脱涩以固肠胃。

《局方本草》云：青石脂养肝胆气，明目；黑石脂养肾气，强阴，主阴蚀疮；黄石脂养脾气，除黄疸，余与赤白同功。

禹余粮

气寒，味甘，无毒。

本草云：主咳逆寒热，烦满，下痢赤白，血闭癥瘕，大热。

本经云：重可去怯，禹余粮之重为镇固之剂。

本草注云：仲景治伤寒下痢不止，心下痞硬，利在下焦者，赤石脂禹余粮汤主之。赤石脂、禹余粮各一斤，并碎之，以水六升，煎取二升，去租，分二服。

雷公云：看如石，轻敲便碎，可如粉也，兼重重如叶子雌黄，此能益脾，安五脏。

代赭石

气寒，味甘苦，无毒。一名须丸，出姑幕者名须丸，出代都者名代赭。

入手少阴经，足厥阴经。

本草云：主鬼疰，贼风蛊毒，杀精物恶鬼，腹中毒邪气，女子赤沃，漏下，带下百病，产难胞衣不出，堕胎，养血，除五脏血脉中热，血痹血瘀，大人小儿惊气入腹，及阴痿不起。

《圣济经》云：怯则气浮，重则所以镇之。怯者，亦惊也。

铅丹

气微寒，味辛，黄丹也。

本草云：主吐逆反胃，惊痫癫疾，除热下气，止小便利，除毒热筋挛，金疮溢血。又云：镇心安神，止吐血。

本经云：涩可去脱而固气。

成无己云：铅丹收敛神气，以镇惊也。

《药性论》云：君，治消渴，煎膏，止痛生肌。

白粉

本草云：一名胡粉，一名定粉，一名瓦粉。仲景猪肤汤用白粉，非此白粉，即白米粉也。黄延非治胸中寒，是治胸中塞，误写作寒字。

《药性论》云：胡粉，使，又名定粉。味甘辛，无毒，能治积聚不消。焦炒，止小儿疳痢。

陈藏器云：主久痢成疳。粉和水及鸡子白，服以粪黑为度，为其杀虫而止痢也。

紫石英

气温，味甘辛，无毒。

入手少阴经，足厥阴经。

本草云：主心腹咳逆邪气，补不足，女子风寒在子宫，绝孕十年无子，疗上气心腹痛，寒热邪气结气，补心气不足，定惊悸，安魂魄，填下焦，止消渴，除胃中久寒，散痈肿，令人悦泽。久服温中，轻身延年。得茯苓、人参、芍药，共疗心中结气；得天雄、菖蒲，共疗霍乱。长石为之使，畏扁青、附子，不欲鮀甲、黄连、麦句姜。

《衍义》云：仲景治风热瘛疭风引汤，紫石英、白石英、寒水石、石膏、干姜、大黄、龙齿、牡蛎、甘草、滑石等分，上㕮咀，以水一升，煎去三分，食后量多少温呷之，不用渣，立效。

伏龙肝

气温，味辛。

《时习》云：主妇人崩中吐血，止咳逆，止血，消痈肿。

《衍义》云：妇人恶露不止，蚕沙一两炒，伏龙肝半两，阿胶一两，同为末，温酒调，空心服三二钱，以止为度。

《药性论》云：单用亦可。咸，无毒。

日华子云：热，微毒。治鼻洪肠风，带下血崩，泄精尿血，催生下胞，及小儿夜啼。一云治心痛，及中风心烦。

陶隐居云：此灶中封釜月下黄土也。

白矾

气寒，味酸，无毒。

本草云：主寒热泄泻，下痢白沃，阴蚀恶疮，消痰止渴，除痼热，治咽喉闭，目痛，坚骨齿。

《药性论》云：使，有小毒。生含咽津，治急喉痹。

朱砂

味甘。

《珍》云：心热者，非此不能除。

《局方本草》云：丹朱味甘，微寒，无毒。养精神，安魂魄，益气明目，通血脉，止烦渴。

《药性论》云：君，有大毒。镇心抽风。

日华子云：凉，微毒。润心肺，

恶磁石，畏咸水。

硇砂

味咸。

本草云：破坚癖，独不用，入群队用之。味咸苦，辛温，有毒，不宜多服。主积聚，破结血，烂胎止痛，下气，疗咳嗽宿冷，去恶肉，生好肌，柔金银，可为焊药。

《药性论》云：有大毒，畏浆水，忌羊血。味酸咸，能腐坏人肠胃。生食之，化人心为血。能除冷病，大益阳事。

日华子云：北庭砂，味辛酸，暖，无毒，畏一切酸。补水脏，暖子宫，消冷癖瘀血，宿食气块，痃癖，及妇人血气心痛，血崩带下。凡修制用黄丹石灰作匮，煅赤，使用无毒。柔金银，驴马药亦用。

东流水

味平，无毒。

《时习》云：千里水及东流水主病后虚弱，扬之万过煮药，收禁神效。二者皆堪荡涤邪秽。此水洁净，诚与诸水不同，为云母所畏，炼云母粉用之。

甘澜水

《时习》云：扬之水上成珠者是也。治霍乱及入膀胱，治奔豚药用之，殊胜。

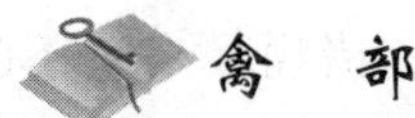

禽　部

鸡子黄

气温，味甘。

本草云：阴不足补之以血。若咽有疮，鸡子一枚去黄，苦酒倾壳中，以半夏入苦酒中，取壳置刀环上熬，微沸去渣，旋旋呷之。又主除热，火疮痫痉，可作琥珀神物。黄和常山末为丸，竹叶汤服，治久疟不差；黄合须发煎消为水，疗小儿惊热下痢。

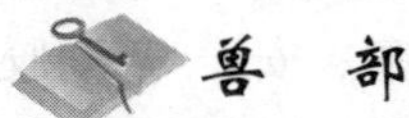

兽　部

龙骨

气平，微寒。味甘，阳也。无毒。

本草云：主心腹鬼疰，精物老魅，咳逆，泄痢脓血，女子漏下，癥瘕坚结，小儿热气惊痫，疗心腹烦满，四肢痿枯，汗出，夜卧自惊，恚怒伏气在心下，不得喘息，肠痈内疽，阴蚀，止汗，缩小便，溺血，养精神，定魂魄，安五脏。

本经云：涩可去脱而固气。

成无己云：龙骨、牡蛎、铅丹皆收敛神气以镇惊，凡用烧通赤为粉。畏石膏。

《珍》云：固大肠脱。

麝香

气温，味辛，无毒。

本草云：主辟恶气，杀鬼精物，疗温疟蛊毒痫痓，去三尸虫，疗诸凶邪鬼气，中恶心腹暴痛，胀急痞满，风毒，妇人产难堕胎。

牛黄

气平，味苦，有小毒。

本草云：主惊痫寒热，热盛狂痓，逐鬼除邪，疗小儿百病，诸痫热，口噤不开，大人癫狂，又堕胎，久服令人不忘。又云：磨指甲上黄者为真。又云：定魂魄，人参为使，得牡丹、菖蒲利耳目，恶龙骨、龙胆、地黄，畏牛膝。

犀角

气寒，味苦酸咸，微寒，无毒。

《象》云：治伤寒温疫头痛，安心神，止烦乱，明目镇惊，治中风失音，小儿麸豆，风热惊痫。镑用。

本草云：主百毒蛊疰，邪鬼瘴气，杀钩吻、鸩羽、蛇毒，除邪不迷惑，魇寐，疗伤寒温疫，头痛寒热，诸毒气，能治一切疮肿，破血。

《液》云：升麻代犀角，说并见升麻条下。易老疗畜血分三部，上焦畜血，犀角地黄汤；中焦畜血，桃仁承气汤；下焦畜血，抵当汤丸，丸但缓于汤耳。三法的当，后之用者，无以复加。

阿胶

气微温，味甘辛，无毒，甘辛平。

味薄气厚，升也，阳也。

入手太阴经。

足少阴经、厥阴经。

《象》云：主心腹痛内崩，补虚安胎，坚筋骨，和血脉，益气止痢。炮用。

《心》云：补肺金气不足，除不足，甘温补血。出东阿，得火良。

本草云：主心腹内崩，劳极洒洒如疟状，腰腹痛，四肢酸痛，女子下血，安胎，丈夫小腹痛，虚劳羸瘦，阴气不足，脚酸不能久立，养肝气，益肺气。肺虚极损，咳嗽，唾脓血，非阿胶不补。仲景猪苓汤用阿胶，滑以利水道。《活人书》四物汤加减例：妊娠下血者，加阿胶。

猪肤

气寒，味甘。

入足少阴经。

《液》云：猪皮味甘寒。猪，水

畜也，其气先入肾，解少阴客热，是以猪肤解之。加白蜜以润燥除烦，白粉以益气断痢。

猪胆汁

气寒，味苦咸，苦寒。

《液》云：仲景白通汤加此汁，与人尿咸寒，同与热剂合，去格拒之寒；又与醋相合，内谷道中，酸苦益阴，以润燥泻便。

《本经》云：治伤寒热渴。又白猪蹄可用，杂青色者不可食，疗疾亦不可。

《心》云：与人尿同体，补肝而和阴，引置阳不被格拒，能入心而通脉。

獭肝

味甘，有毒。

本草云：主鬼疰蛊毒，却鱼鲠，止久嗽，烧灰服之。

豭鼠粪

治伤寒劳复。经言：牡鼠粪，两头尖者是，或在人家诸物中遗者。

人尿

《时习》云：疗寒热头疼，温气。童男子者尤良。

《衍义》云：人尿须用童男者。产后温一杯，压下败血恶物。久服令人及虚，气血无热尤不可多服，此亦性寒，故治热劳方中亦用也。

日华子云：小便凉，止劳渴嗽，润心肺，疗血闷热狂，扑损瘀血晕绝，及蛇犬等咬，以热尿淋患处。难产胞衣不下，即取一升，用姜、葱煎，乘热饮即下。

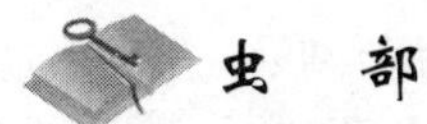

虫　部

牡蛎

气微寒，味咸平，无毒。

入足少阴经。

《象》云：治伤寒寒热温疟，女子带下赤白，止汗，止心痛气结，涩大小肠，治心胁痞。烧白，杵细用。

《珍》云：能软积气之痞。经曰：咸能软坚。

《心》云：咸平。熬，泄水气。

本草云：主伤寒寒热，温疟洒洒，惊恚怒气，除拘缓鼠瘘，女子带下赤白，除留热在关节，荣卫虚热往来不定，烦满，止汗，心痛气结，止渴，除老血，涩大小肠，止大小便，疗泄精，喉痹咳嗽，心胁下痞热，能去瘰疬一切疮肿。入足少阴，咸为软坚之剂，以柴胡引之，故能去胁下之硬；以茶引之，能消结核；以大黄引之，能除股间肿。

地黄为之使，能益精收涩，止小便，本肾经之药也，久服强骨节，杀邪鬼，延年。贝母为之使，得甘草、牛膝、远志、蛇床子良，恶麻黄、吴茱萸、辛荑。

《药性论》云：君主之剂，治女子崩中，止血及盗汗，除风热，定痛，治温疟。又和杜仲服，止盗汗。为末，蜜丸，服三十丸，令人面光白，永不值时气。又治鬼交精出，病人虚而多热加用之，并地黄、小草。

陈士良云：牡蛎捣粉粉身，治大人、小儿盗汗。和麻黄根、蛇床子、干姜为粉粉身，去阴汗。《衍义》意同。

文蛤

气平，味咸，无毒。

本草云：主恶疮，蚀五痔，咳逆胸痹，腰痛胁急，鼠瘘，大孔出血，崩中漏下，能利水。治急疳蚀口鼻，数日尽欲死，烧灰，腊猪脂和涂之。坠痰软坚，止渴，收涩固济。蛤粉也，咸能走肾，可以胜水。文蛤尖而有紫斑。

虻虫

气微寒，味苦平，有毒。

本草云：主目中赤痛，眦伤泪出，瘀血血闭，寒热酸惭，无子，炒去翅、足。

水蛭一名马蟥

气微寒，味咸苦平，有毒。

本草云：主逐恶血，瘀血月闭，破血瘕积聚，无子，利水道，堕胎。炒用，畏盐。苦走血，咸胜血，仲景抵当汤用虻虫、水蛭，咸苦以泄畜血，故经云：有故无殒也。虽可用之，亦不甚安，莫若四物汤加酒浸大黄各半，下之极妙。

䗪虫

味咸寒，有毒。

本草云：主心腹寒热洒洒，血积癥瘕，破坚，下血闭，生子大良。仲景主治久瘕积结，有大黄䗪虫丸。

《衍义》云：乳汁不行，研一枚，水半合，滤清汁服，勿令服药人知之。

鼠妇

气温，微寒，味酸，无毒。

本草云：主气癃不得小便，妇人月水闭，血瘕，痫痓寒热，利水道。仲景治久疟，大鳖甲丸中使之，以其主寒热也。

《衍义》云：鼠妇，湿生虫也。

蜘蛛

微寒。

本草云：主大人小儿㿗疝。七月七日取其网，疗喜忘。仲景治杂病，狐疝，偏有大小，时时上下者，蜘蛛一十四个，熬焦，桂半两。研

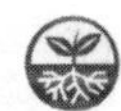

细为散，八分匕，酒调服，日再，蜜丸亦通。

蛴螬

微寒、微温，味咸，有毒。

本草云：主恶血血瘀，痹气破折，血在胁下坚满痛，月闭，目中淫肤，青翳白膜，吐血在胸中不去，及破骨踒折血结，金疮血塞，产后中寒，下乳汁。仲景治杂病方，大黄䗪虫丸中用之，以其主胁下坚满也。《续传信方》治喉痹，取虫汁点在喉中，下即喉开也。《时习》补入。

蜜

气平微温，味甘，无毒。

本草云：主心腹邪气，诸惊痫痓，安五脏诸不足，益气补中，止痛解毒，除众病，和百药，养脾气，除心烦，饮食不下，止肠澼，饥中疼痛，口疮，明耳目。

《液》云：凡炼蜜必须用火熬开，以纸覆经宿，纸上去蜡尽，再熬色变，不可过度，令熟入药。

蜣螂

气寒，味酸，有毒。

本草云：治小儿惊风瘛疭，腹胀寒热，大人癫疾狂易，手足端寒，支满奔豚。

日华子云：堕胎，治疰忤。和干姜，敷恶疮，出箭头。

《图经》云：心主丁疮。

《衍义》云：大小二种，一种大者为胡蜣螂，身黑光，腹翼下有小黄子，附母飞行，昼不出，夜方飞，至人家户庭中见灯光则来；一种小者，身黑暗，昼方飞出，夜不出。今当用胡蜣螂，以其小者研三十枚，以水灌牛马肠结，佳。

鳖甲

气平，味咸，无毒。

本草云：主心腹癥瘕坚积，寒热，去鼻中息内，阴蚀，痔恶肉，疗温疟，血瘕腰痛，小儿胁下坚。

《衍义》云：治劳瘦，除骨热极佳。

蛇蜕

《心》云：去翳膜用之，取其意也。

日华子云：止呕逆，小儿惊悸客忤，催生，疬疡，白癜风。煎汁敷，入药炙用。

蝉蜕

《心》云：治同蛇蜕。

《药性论》云：使，治小儿浑身壮热惊痫，兼能止渴。又云：其蜕壳头上有一角如冠状，谓之蝉花，最佳，味甘寒，无毒，主小儿天吊惊痫瘛疭，夜啼心悸。

白僵蚕

味咸辛平，无毒。

本草云：主小儿惊痫夜啼，去三虫，灭黑皯，令人面色好，男子阴疡病，女子崩中赤白，产后余痛，灭诸疮瘢痕。生颖川平泽，四月取自死者，勿令中湿，湿中有毒，不可用。

斑猫

味辛酸，有毒。

本草云：主寒热鬼疰蛊毒，鼠瘘疥癣，恶疮疽，蚀死肌，破石癃血积，伤人肌，堕胎。畏巴豆。

乌蛇

无毒。

本草云：主诸风瘙瘾疹，疥癣，皮肤不仁，顽痹诸风。用之炙，入丸散，浸酒合膏。背有三棱，色黑如漆，性善不噬物，江东有黑稍蛇，能缠物至死，亦是其类，生商洛山。

五灵脂

味甘温。无毒。

本草云：主疗心腹冷气，小儿五疳，辟疫，治肠风，通利气脉，女子月闭，出北地，此是寒号虫粪也。

绯帛

《液》云：主恶疮，丁肿毒肿，诸疮有根者。作膏用帛如手大，取露蜂房弯头棘刺烂草节二寸许，乱发烧末作膏，主丁疮肿。又主小儿初生脐未落时，肿痛水出，烧为末，细研敷之。又五色帛，主盗汗，拭干讫。弃五道头，仲景治坠马，及一切筋骨损方中用。

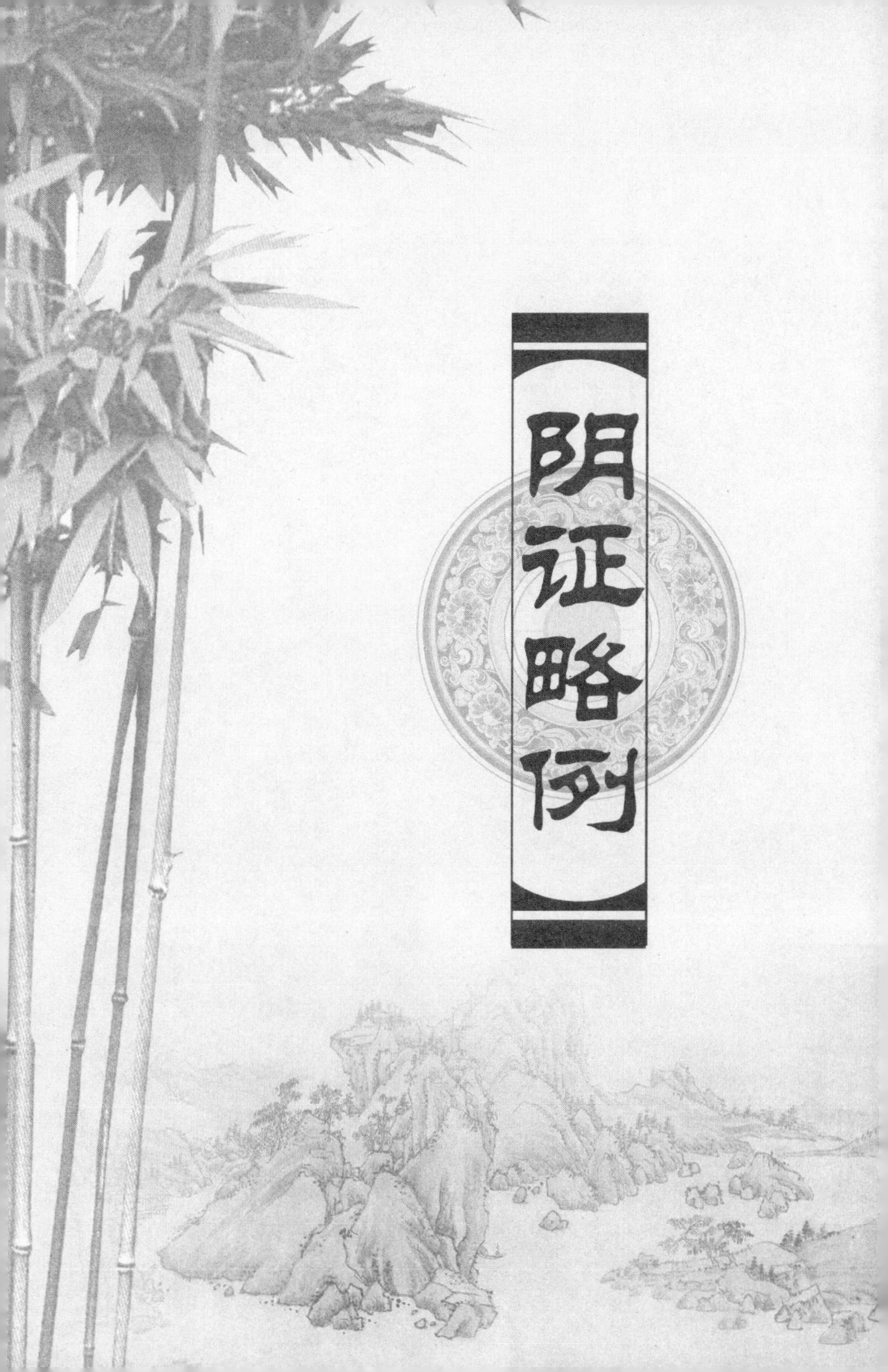

阴证略例

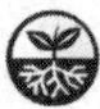

阴证略例序

人生天地间而阴阳命之气，其受病亦不外乎此，医家言视证察脉则必本诸阴与阳，自轩岐以来诸书可考也。至汉长沙张仲景著《伤寒》一书，其言备矣，其法皆出伊尹汤液，如《易》之于数，《春秋》之于法，盖万世不可易者。其论气脉形声，以测人之脏腑经络之微，亦不过曰如是为阳，如是为阴，如是为寒，如是为热，如是为有余，如是为不足，以决人之死生之变于征兆之前，使夫学者可以按而知之，苟能详辨而勿失，则思过半矣。然混茫乎疑似之中，轇轕乎毫厘之间，自非精思入神，冥合造化，则不能也。是以古者之言医也，皆聪明有道之士，如孙思邈、陶隐居、葛稚川之徒，何如人也。迨夫叔世末流，多出于粗工庸人间，袠衣峨冠，挟方寸之囊，自命为医工，然试读其书，音读音豆且不知，况能索理于精微之地哉！如赵括之用兵，徒能诵其父之书，旋取覆败之祸，如又不能诵其书，则其为败宜如何哉？夫阴阳二证也，寒与温之味，从而用之亦二也。其主治嗜好又有大不同者，甚者各主一偏，互相诋訾。殊不知桂枝、承气之一倒置，则毙之患立见。异时承平，贵人挟朔方鞍马劲悍之气，加以膏粱肥浓之养，故糁以刚剂，往往而中。或者遂狃于此，以为人之为病皆然，热黜阴候不论，岂理也哉！且四方风土既殊，而人之禀受亦异，而一律按之，其可乎？盖亦求其至当而已矣。呜呼！中古以降，老寿少而夭阏多，岂真不幸与？盖医者心术之偏，其蔽必至于杀人；儒者心术之偏，其蔽必至于误天下，如宋之王安石是也。偏之为害之烈如此。夫窃尝谓：受天地中和之性，得圣人公恕之学，不以利欲一毫入于其心，而后可以为儒为医矣。天地万物一理也。圣人之道一中而已，《中庸》曰：致中和天地位焉，万物育焉，而况医乎？海藏先生王君进之家世赵人，早以通经举进士，晚独喜言医，始从东垣、李明之，尽传其所学，后乃精研极思轩岐以来诸家书，驰骋上下数千载间，如指诸掌，予在大梁时，闻其名诸公间籍甚，独以未识为恨。今年秋来晋州，始得候先生于馆舍，观其气和而凝，志一而定，有道者也，与之游甚闲，暇日出一编书授予，且谓予曰：伤寒，人之大疾也，其候最急，而阴证毒为尤惨，阳则易辨而易治，阴则难辨而难治。若夫阳证热深而厥，不为难辨，阴候寒盛，外热反多，非若四逆脉沉细欲绝易辨也。至于脉鼓击有力，加阳脉数倍，内伏太阴，发烦躁，欲坐井中，此世之所未喻也。予恐其误，积思十余年，盖考自岐伯，迄今洁古老人，撥其精要，附以己说，厘为三十余条，有证有药，有论有辨，名之曰《阴证略例》。将锓以传，以诏后学，且与天下卫生之君子共之，子盍为我题其端？予退而伏读之，善之曰：异乎哉，未有是书也！其于救物利生之念深矣。至其论阳证见阴脉者死，谓有外阳内阴，若与阳药犹可生，若及阴阳易分寒热，阴阳易随仲景三经用药，皆出古人言意之表，学者又不深思而熟味之。噫！世之著书立言者多矣，其甚高难行、泛言无实者亦有之。然则是书之出，其知者必以为精思妙用所传，证以古今，不可诬也。其不知者则茫然无考，诋以为悠悠谈甚高难行也。予以为获一人贤者之知，不犹愈千百愚人之不知者，则是书可以传信行世无疑矣。故内翰王君从之，尝题曰：世所未闻，真知言哉！比先生过上党，主吾故人文之，疗数阴疾尤奇中，皆书中所可概见者。文之始亦骇，不敢用，及已试，叹曰：误人多矣。昔太仓公所上治验，太史氏列之传末，近代钱仲阳尝所治病，阎孝忠记于论证后，今从先生得所书，主治次第，谨编如左方，亦足以证愚者之不知者。文之姓宋氏，讳廷圭，长平人，世亦号善医云。岁癸卯冬十一月中浣日王官麻革信之谨题

门人皇甫濊　张沌　宋廷圭　张可
弋彀英同校正　燕山吴玉君美　助缘

祭神应王文

窃以济世须医，去疾先药，论江方海，眩目骇心，人皆于此，泥小技作当涂，视大经为何物。及其临胗，莫知所措。况夫病者虚实互见，寒热交分，气运加临，脉候不应，苟或圭黍之差，已有云渊之失。故有者甚而无者生，轻者危而重者毙，夭横盈郊，冤枉举世。每怜孑孑之幽魂，谁听嗷嗷之夜泣，痛矣如斯，心乎不已，耽嗜数年，裒成此集。总前圣之嘉言，为后学之法则，虽治伤寒，独专阴例，列古于前，评今于后，区别余三十条，收拾过二万字，不必泛天风，彻海波，尽在乎耳目矣！优而柔之，使自得之，厌而饫之，使自趋之。深有望于好生之君子，于戏欲广当世，敬以先神，伏冀鉴辉，庶几绵历。王好古惶恐顿首谨言。

圣贤所言阴证，如岐伯、阿衡、仲景、叔和，故已备矣；活人、许学士、韩祗和、成无己，又甚详矣。后人尚有采择未精，览读有阙，予所以从而次第之。然今之病者，得之有内外之异，或不与经符，合之有色脉之殊，或不与方契，形候相若，似是而非，众所共疑，莫之能辨，取其如此者，又从而比类之。非帘视壁听，仿佛未真也，阴阳寒热，如辨黑白矣。使医者不动声色，蠲去疾疴，免横夭以无辜，皆康宁而得寿，予所愿也。每虑浅识，或有所遗，敬俟来贤，幸为改正。

壬辰岁夏四月初十日海藏老人古赵王好古序

岐伯阴阳脉例

《内经》云：人迎一盛病在少阳，二盛病在太阳，三盛病在阳明，四盛已上为格阳。

启玄子云：阳脉法也，少阳胆脉也，太阳膀胱脉也，阳明胃脉也。《灵枢经》曰：一盛而躁，在手少阳；二盛而躁，在手太阳；三盛而躁，在手阳明。手少阳，三焦脉；手太阳，小肠脉；手阳明，大肠脉。一盛者，谓人迎之脉，大于寸口一倍也。余盛同法。四倍已上，阳盛之极，故格拒而食不得入也。正理论曰：格则吐逆。

寸口一盛病在厥阴，二盛病在少阴，三盛病在太阴，四盛已上为关阴。

启玄子云：阴脉法也，厥阴肝脉也，少阴肾脉也，太阴脾脉也。《灵枢经》曰：一盛而躁，在手厥阴；二盛而躁，在手少阴；三盛而躁，在手太阴。手厥阴，心包脉也；手少阴，心脉也；手太阴，肺脉也。盛法同阳。四倍已上，阴盛之极，故关闭而溲不得通也。正理论曰：关则不得溺。

人迎与寸口俱盛四倍已上，为关格之脉，羸不能极于天地之精气，则死矣。

《枢》曰：阴阳俱盛，不得相营，故曰关格，非止吐逆、不得溺而已也。

问难附　又举言外意

海藏云：岐伯阴阳二脉，王注为足经，却举《灵枢》手经，何也？

答曰：正经既言五脏之本，又言脾胃、大小二肠、膀胱、三焦为仓廪之本，营之所居。经云：三焦者，水谷之道路，故云仓廪。乃知手足经俱有，故言足经，而次举《灵枢》手经也。若躁为手经，不躁为足经。此王注虽举格阳为吐逆，关阴为不得溺，皆引正理为证以比之。大抵格阳关阴，亦岂止吐逆不得溺而已哉！至于上而不欲食，下而不得便，亦关格之病也，故易老有内伤之阴证，大意亦出于此。云岐子别有关格一转。

上此一条，举古人言外之意。

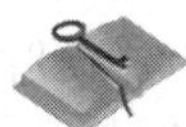

洁古老人内伤三阴例消导吐下

论曰：人之生也，由五谷之精气所化，五味之备，故能生形。经曰：味归形。若伤于味，亦能损形。今饮食反过其节，肠胃不能胜，气不及化，故伤为脾。论曰：饮食自倍，肠胃乃伤。或失四时之调养，故能为人之病也。经曰：气口曰坤，口乃脾之候，故脾胃伤。气口紧盛而伤者，有多少有轻重焉。如气口一盛，脉得六至，则伤于厥阴，乃伤之轻也，槟榔丸主之；气口二盛，脉得七至，则伤于少阴，乃伤之重也，煮黄丸主之；气口三盛，脉得八九至，则伤于太阴，乃伤之尤重也，故填塞闷乱，心胸大痛，兀兀欲吐，得吐则已，俗呼为食迷风是也。经曰：上部有脉，下部无脉，其人当吐，不吐则死。宜吐之，以瓜蒂散。如不能，则无治也。经曰：其高者因而越之，其下者引而竭之。如伤之太甚，仲景三物备急丸下之。

海藏云：洁古所论内伤三经，盖出于《内经灵枢》岐伯阴脉法。

槟榔丸　治饮食过多，心腹膨闷。

槟榔一分　木香一分　枳实半两，炒　牵牛头末，半两　陈皮去白，秤半两

上为极细末，醋糊丸，桐子大，米饮生姜汤下二十丸。

煮黄丸　治前症，甚则两胁虚胀。

雄黄一两，研　巴豆半两，去皮心膜，研如泥，入雄黄再研匀

上二味，入白面二两，同和研匀，滴水丸桐子大，滚浆内十二丸煮熟，漉入冷浆令沉，每一时辰，浸药冷浆下一丸，凡尽十二时也。不必尽剂，以利为度，否则再服。又治胁下痃癖痛如神。

瓜蒂散　治大实大满，气上冲，上部有脉，下部无脉，填塞闷乱者，当吐之。

瓜蒂一分　赤小豆一分

上为极细末，温水少许，调一钱匕，以吐为度。如伤之太重，备急丸下之，此急剂也。经云：其下者引而竭之。此之谓也。

备急丸

干姜一两，生　大黄一两，生　巴豆半两，去心膜，研泥，摊新瓦去油，取霜

上细末，炼蜜丸桐子大，温水下三二丸，无时，以利为度，以意

消息渐加。

金露丸 治时疾内伤，心下痞气不降，米不化。

大黄一两 枳实半两，炒 桔梗二两 牵牛头末，一分

上细末，姜糊丸，蒸饼亦得，桐子大，温水下二三十丸，常服减半。内伤戊火已衰，不能制物，寒药太多，固非所宜，故以温剂主之。

枳术丸 本仲景汤也，易老改丸。治老幼虚弱，食不消，脏腑爽。

枳实三分，麸炒黄色 白术一两

上为细末，荷叶裹烧，饭为丸，或姜浸征饼丸亦得，桐子大，米饮下三二十丸，食后。小儿丸小。

海藏云：洁古既有三阴可下之法也，必有三阴可补之法，予欲举此内伤三阴可补之剂。未见仲景药时，人皆不言三阴，既举仲景药分而三之，人皆得知有三阴也。古人曷尝不尽，今人但未之读而未之知，而不能言耳！

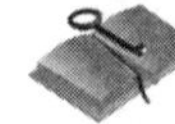

海藏老人内伤三阴例

可温色脉分三经并药附

若饮冷内伤，虽先损胃，未知色脉各在何经。若面青黑，脉浮沉不一，弦而弱者，伤在厥阴也；若面红赤，脉浮沉不一，细而微者，伤在少阴也；若面黄洁，脉浮沉不一，缓而迟者，伤在太阴也。

伤在厥阴

若面青或黑，或青黑，俱见脉浮沉不一，弦而弱，伤在厥阴肝之经也。

当归四逆汤

当归 桂 芍药 细辛各一两 通草 甘草各六钱三字

上剉麻豆大，每秤三钱，水一盏半，枣一二枚，煎至七分，去滓，温服。

若其人病内有久寒者，宜当归四逆汤内加吴茱萸生姜汤主之。

当归四逆汤加吴茱萸生姜汤

当归一两 桂一两 芍药一两 细辛一两 大枣八个 甘草 通草各六钱三字 吴茱萸七合，汤漫洗 生姜二两半

上剉如麻豆大，每服秤三钱，水一盏半，煮至八分，去滓，温服，日三。仲景法：一剂分五服，清酒煎。

吴茱萸汤

吴茱萸一两半，汤洗三次 人参三分 生姜一两半 大枣三个

上剉如麻豆大，以水二大盏半，煮取七分，去滓，分二服。若急者，阴毒甘草汤、白术散、附子散、正阳散、肉桂散、回阳丹、返阴丹。至于阴盛格阳，霹雳散、火焰散。随经部分选用之。

伤在少阴

若面红或赤，或红赤俱见，脉浮沉不一，细而微者，伤在少阴，肾之经也。

通脉四逆汤又方甘草炙六钱二字半。

甘草二两，炙　附子一两，生用，去皮，破八片　干姜一两，炮

面赤者，加连须葱白九寸；腹中痛者，去葱白，加白芍药二两；呕者，加生姜二两；咽痛者，去芍药，加桔梗一两；利止脉不出者，去桔梗，加人参二两。

上剉如麻豆大，每服秤三钱，水一盏半，煮至七分，去滓，温服。未差，若急，更作一剂。其脉续续有力者愈，无力者不愈。

四逆汤上三味是也。

伤在太阴

若面黄或洁，或黄洁俱见，脉浮沉不一，缓而迟者，伤在太阴，脾之经也。

理中丸品药各从类生，昼三夜一。

人参一两，腹痛者倍之　甘草炙　白术　姜各一两

上细末，炼蜜和丸鸡子黄大。以汤数合，和丸，研碎，温服之，日三夜二。腹中未热，盖至三四丸，煎热粥饮投之，微温覆，勿揭衣。丸不及汤。

海藏云：大便结者宜丸，大便耎者宜汤。仲景云：无阳阴强大便硬者，不可下，下之则清谷腹满。以上三经脉皆云浮沉不一者，以其皆似孤亡之体也。又云：日三夜二，读之极无味，然仔细思之，利害非轻。恐人不识，故有阴阳寒热各从类生一条。

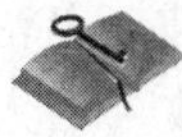

阴阳寒热各从类生服药同象

假令附子与大黄合而服之，昼服则阳药成功多于阴药，夜服则阴药成功多于阳药，是从其类也。况人之疾，独不然乎？若病阳症，昼则增剧，夜则少宁；若病阴症，昼则少宁，夜则增剧。是人之阴阳寒

热，从天地之行阴行阳也，寒热之化，以此随之。故前人治阴证用阳药续于夜半之后者，所以却类化之阴而接身与子所生之阳也。《通玄类证》云：小建中汤后亦举日三夜二，及尺脉不至者加黄芪。

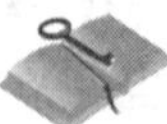

问湿胜用丸问难附

予尝云：大便耎者宜汤，大便结者宜丸，以丸蜜润也。仲景治霍乱吐下，脾湿大胜而用丸，何也？

答曰：以湿言之，岂有润之之理！此正湿已太过，津液极亡，所以转筋也。筋得血而养，故能屈伸。下利既多亡阴，失血反成枯燥，燥则所以不能屈伸也，故湿剂以润之，只用丸也，与妇人血崩过极不止而用四物汤润剂同意。十剂之法，要当谨察。

理中汤

人参一两　干姜炮　甘草炙　白术各二两

腹痛者，加人参一两；寒者，加干姜一两半；渴欲得水者，加白术一两半；脐上筑者，肾气动也，去术，加桂四两；吐多者，去术，加生姜三两；下多者，还用术；悸者，加茯苓二两；或四肢拘急腹痛者，或腹满下利转筋者，去术，加附子一枚生用。

上剉如麻豆大，每秤三钱，水一盏半，煮至七分，去滓，温服，日三。

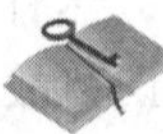

仲景活人许学士改名三药

海藏云：理中汤加减八法，并无寒药。吐利后有表者表之；汗出厥者温之；既吐且利，小便复利，大汗出，内寒外热者亦温之。至于吐下后汗出不解，厥逆脉欲绝者，四逆主之。以是知此候无阳证，皆阴证也。

仲景人参桂枝汤，理中汤加桂枝，太阳未除，下之成协热利，心下痞，表里不解者；《活人》此理中汤内加青陈皮，名治中汤，治胸膈病；许学士改《活人》方，作补脾丸，治劳则补子，如子富而父不贫，不特虚则补其母也。

以上三证，若有外感与内证饮冷极者，宜五积散。

伊尹汤液论例

海藏曰：皇甫先生云仲景广汤液为十卷。文潞公云仲景为群方之祖。朱奉议云：仲景泻心汤比古汤液则少黄芩，后人脱落之。许学士亦云伊尹汤液论大柴胡汤八味，今监本无大黄，只是七味，亦为脱落之也。以是知仲景方皆汤液也。

四顺散、理中汤、四逆汤、通脉四逆汤、术附汤、姜附汤、真武汤、白通汤，俱见仲景条下。

其余杂见诸方，凡称仲景者皆是。

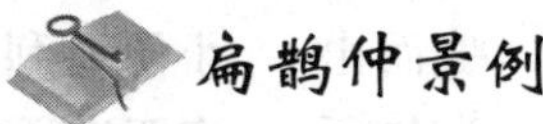

扁鹊仲景例

生气通天雾露说，在神术六气加减后。

扁鹊云：一呼四至，一吸四至，病欲甚，洪大者烦满，沉细者腹中痛，滑者伤热，涩者中雾露。

仲景云：从霜降以后，至春分已前，凡有触冒霜露，体中寒邪而病者，皆谓之伤寒也。

雾露雨湿山岚同为清邪

海藏云：霜露雾露，久雨清湿之气，山岚障气等，皆谓之清邪也。有单衣而感于外者，有空腹而感于内者，有单衣、空腹而内外俱感者，所禀轻重不一，在人本气虚实之所得耳！岂特内寒饮冷，误服凉药，而独得阴证哉？重而不可治者，以其虚人内已伏阴，外又感寒，内外俱病，所以不可治也。

仲景阴证例

仲景紧脉，俱见许学士条下。

又云：寸口脉阴阳俱紧者，法当清邪中于上焦，浊邪中于下焦。清邪中于上，名曰洁也；浊邪中于下，名曰浑也。阴中于邪，必内栗也，表气微虚，里气不守，故使邪中于阴也；阳中于邪，必发热头痛，项强颈挛，腰痛胫酸，所谓中雾露之气。故曰清邪中上，浊邪中下。阴气为栗，足膝逆冷，便溺妄出，表气微虚，里气微急，三焦相混，内外不通，上焦怫郁，脏气相熏，口烂食龂也。中焦不治，胃气上冲，脾气不转，胃中为浊，荣卫不通，血凝不流。若冲气前通者，小便赤，大便赤黄，与热相搏，因热作使，游于经络，出入脏腑，热气所遏，则为痈脓。若阴气前通者，阳气厥微，阴无所使，客气内入，嚏而出之，声嗢咽塞，寒厥相逐，为热所拥，血自下，状如豚肝，阴阳俱厥，脾气孤弱，五液注下，下焦不阖，清便下重，令便数难，脐腹湫痛，命将难痊。

吴茱萸汤

食谷欲呕，属阳明也，吴茱萸汤主之。得汤反剧者，属上焦也，治上焦。少阴吐利，手足逆冷，烦躁欲死者，吴茱萸汤主之。厥阴干呕，吐涎沫者，头痛极甚，吴茱萸汤主之。

四逆汤

自利不渴者，属太阴，以其脏寒故也，宜服四逆辈。太阴手足自温，脉浮者，桂枝汤。脉浮而迟，表热里寒，下利清谷者，四逆汤主之。少阴病饮食入口则吐，心中温温欲吐，复不能吐，始得之，手足寒，脉弦迟者，此胸中实，不可下也，当吐之。若膈上有寒饮，干呕者，不可吐也，当温之，宜四逆汤主之。少阴病，脉沉者，急温之，宜四逆汤。大汗若下利而厥冷者，四逆汤主之。大汗出，热不去，内拘急，四肢疼，又下利厥逆而恶寒者，四逆汤主之。下利腹胀满，身疼痛者，先温里，乃攻表。温里宜四逆汤，攻表宜桂枝汤。呕而脉弱，小便复利，身有微热见厥者难治，宜四逆汤主之。属厥阴。吐利汗出，发热恶寒，四肢拘急，手足厥冷，四逆汤主之。吐利小便复利而大汗出，下利清谷，内寒外热，脉微欲绝者，四逆汤主之。病发热头痛，身体疼痛，当救里，宜四逆汤主之。

通脉四逆汤

少阴病，下利清谷，里寒外热，手足厥逆，脉微欲绝，身反不恶寒，其人面色赤，或腹痛，或干呕，或咽痛，或利止脉不出，通脉四逆汤主之。下利清谷，里寒外热，汗出而厥者，通脉四逆汤主之。此属厥阴。

当归四逆汤

手足厥寒，脉细欲绝者，当归四逆汤主之。

白通汤

少阴病，下利脉微者，白通汤

主之。

白通加猪胆汁汤

少阴病，下利脉微，与白通汤：利不止，厥逆无脉，干呕烦者，白通加猪胆汁汤主之。服汤，脉暴出者死，微续者生。

真武汤

太阳病发汗，汗出不解，其人仍发热，心下悸，头眩，身瞤动，振振欲擗地者，真武汤主之。少阴病，二三日不已，至四五日，腹痛，小便不利，四肢沉重疼痛，自下利者，为有水气，其人或咳，或小便利，或下利，或呕者，真武汤主之。

小建中汤

伤寒，阳脉涩，阴脉弦，法当腹中急痛，先与小建中汤服之。伤寒二三日，心中悸而烦者，小建中汤主之。

理中汤

胸痹，心下痞鬲，气结胸满，胁下逆气抢心，理中汤主之。治脾胃不和，中寒上冲，胸胁逆满，心腹疠痛，痰逆恶心，或时呕吐，心下虚痞，隔塞不通，饮食减少，短气羸瘦，温中逐水，止汗去湿。又治肠胃冷湿，泄泻注下，水谷不分，腹中雷鸣，及伤寒时气，及里寒外热，霍乱吐利，手足厥冷，胸痹心痛逆气，并皆治之。有寒者，加附子。胸痹胁下妨闷者，加枳实半两，茯苓半两。此方自晋宋已后至唐名医治心腹病者，无有不用此汤，或作丸随证加减，各有其法。

理中丸

霍乱，头痛发热，热多欲饮水，五苓散主之；寒多不用水者，理中丸主之。大病差后，喜唾，久不了了，胸中有寒，当以丸药温之，宜理中丸。

桂枝附子汤

伤寒八九日，风湿相搏，身体疼痛，不能自转侧，不呕不渴，脉浮虚而涩者，桂枝附子汤主之。

附子汤

少阴病，得之一二日，口中和，其背恶寒者，当灸之，附子汤主之。少阴病，身体痛，手足寒，骨节痛，脉沉者，附子汤主之。

术附汤

伤寒八九日，风湿相搏，身体疼烦，不能自转侧，不呕不渴，脉浮虚而涩，桂枝附子汤。若其人大便坚，小便自利，术附汤主之。

姜附汤

若下之后，复发汗，昼日烦躁不得眠，夜而安静，不呕不渴，无表证，脉沉微，身无大热者，姜附汤主之。

海藏云：若自汗者，术附汤；

若无汗，姜附汤。

茯苓四逆汤

发汗若下之，病仍不解，烦躁者，茯苓四逆汤主之。

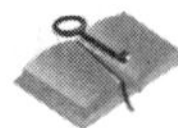易老法霍乱吐泻足阳明总摄六经

大抵仲景药为主，理中汤、理中丸、五苓散、建中汤、平胃散、四君子汤之类。

假令胃与太阳经并，脉浮者，于前所用药内加：自汗者加桂枝；无汗者加麻黄，以其有头项肢节痛故也。

假令胃与少阳经并，脉弦者，于前所用药内加柴胡、干木瓜，以其胁下痛故也。

假令胃与阳明本并，脉实者，于前所用药内加大黄，以其吐泻后大小便不通故也。

假令胃与太阴经并，脉沉细者，于前所用药内加芍药、干姜，以其腹痛体重故也。

假令胃与少阴本并，脉沉迟者，于前所用药内加姜、附，以其四肢拘挛身寒故也。

假令胃与厥阴本并，脉微缓者，于前所用药内加姜、附、当归、吴茱萸，以其四肢厥逆冷故也。厥阴本药，吴茱萸汤、当归四逆汤皆是。

霍乱与少阴证寒热同候

海藏云：霍乱头痛发热，其邪自风寒而来。中焦为寒热相半之分，邪稍高者居阳分，则为热，热多饮水者，五苓散以散之；邪稍下者居阴分，则为寒，寒多不饮水者，理中丸以温之。所以同少阴入里，与手经接为热，大承气汤下之；与足经接为寒，四逆汤温之。

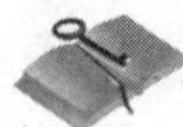叔和阴脉例注仲景阴证具载

海藏云：仲景阴脉，皆叔和次之，药具见仲景本经条下。

沉涩弱弦微

按之似有举还无，气满三焦脏

腑虚。冷气不调三部壅，通肠建胃始能除。右沉脉。

涩脉关前胃气并，当关血散不能停。尺部如斯逢逆冷，体寒脐下作雷鸣。右涩脉。

关前弱脉阳道虚，关中有此气多疏。若在尺中阴气绝，酸疼引变上皮肤。右弱脉。

寸口脉紧一条弦，胸中急痛状绳牵。关中有弦寒在胃，下焦停水满丹田。右弦脉。

微脉关前气上侵，当关郁结气排心。尺部见之脐下积，身寒饮水即呻吟。右微脉。

阴毒六歌

阴毒伤寒身体重，背强眼痛不堪任。小腹痛急口青黑，毒气冲心转不禁。四肢逆冷唯思吐，咽喉不利脉细沉。若能速灸脐轮下，六日看过见喜深。脐下五穴，并见宜灸条下。

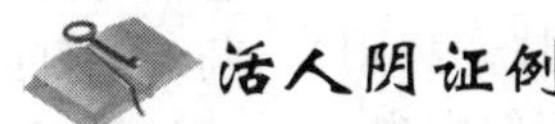

活人阴证例

三阴论

太阴、少阴、厥阴，皆属阴证也。太阴者，脾也；少阴者，肾也；厥阴者，肝也。

何谓太阴证？太阴脾之经，主胸膈䐜胀。《甲乙经》云：邪生于阳者，得之风雨寒暑；邪中于阴者，得之饮食居处，阴阳喜怒。又曰：贼风虚邪者阳受之；饮食不节、起居不时者阴受之。阳受之则入腑，阴受之则入脏。入六腑则身热不得卧，为喘呼；入五脏则䐜满闭塞，下为飧泄，久为肠澼。

何谓少阴证？少阴肾之经，主脉微细，心烦，但欲寐，或自利而渴。经云：一二日少阴病者，何也？谓初中病时，腠理寒，使入阴经，不经三阳也。

伤寒虽是三阴三阳，大抵发于阳则太阳也，发于阴则少阴也，此二经为表里，其受病最为多。阳明、太阴受病颇稀。至于少阳、厥阴，肝胆之经，又加少焉。凡病一日至十二三日，太阳证不罢者，但治太阳。有初得病便见去声少阴证者，直攻少阴，亦不必先自巨阳，次传而至。

盖寒气入太阳，即发热而恶寒；入阴经，只恶寒而不发热也。三阴中寒，微则理中汤，稍厥或中寒下利，即干姜甘草汤。

手足指头微冷寒谓之清音去声，

此未消吃四逆，盖疾轻故也，只可服理中干姜之类。大段重者用四逆汤，无脉者用通脉四逆汤也。

何谓厥阴？厥阴肝之经，主消渴，气上冲，心中疼热，饥不欲食，食则吐蛔，下之则利不止也。若阴气独盛，阳气暴绝，则为阴毒，其证四肢逆冷，脐腹筑痛，身如被杖，脉沉疾，或吐利，当急救，可灸脐下，服以辛热之药，令阳气复而大汗解矣！古人云：辛甘发散为阳，谓桂枝、甘草、干姜、附子之类，能复其阳气也。微则用辛甘，甚则用辛苦热。阴极发躁，阴证似阳也，学者当以脉别之。

阴毒三阴混说

问：手足逆冷，脐腹筑痛，咽喉疼，呕吐下利，身体如被杖，或冷汗烦渴，脉细欲绝者，何也？

此名阴毒也。阴毒之为病，初得病手足冷，背强咽痛，糜粥不下，毒气攻心，心腹痛，短气，四肢厥逆，呕吐下利，体如被杖，宜服阴毒甘草汤、白术散、附子散、正阳散、肉桂散、回阳丹、返阴丹、天雄散、正元散、退阴散之类，可选用之。大抵阴毒本因肾气虚寒，或因冷物伤脾，外伤风寒，内既伏阴，外又感寒，或先外寒而内伏阴，内外皆阴，则阳气不守，遂发头痛腰重，腹痛，眼睛疼，身体倦怠，四肢逆冷，额上手背冷，汗不止，或多烦渴，精神恍惚如有所失，三二日间或可起行，不甚觉重。诊之则六脉俱沉细而疾，尺部短小，寸口或大。

阳证六脉俱浮大，或沉取之大而不甚疾者，非阴证也。大抵阳毒伤寒，其脉多弦而洪数；阴毒伤寒，其脉沉细而弦疾，不可不知也。

若误服凉药，则渴转甚，躁转急，有此病证者，更须急服辛热之药，一日或二日便安。若阴毒渐深，其候沉重，四肢逆冷，腹痛转甚，或咽喉不利，心下胀满结硬，躁渴虚汗不止。

上此一条服凉药躁渴转甚，当服热药可也。

阳盛则身热而无汗，阴盛则身冷而有汗。岐伯云：阳胜则身热，腠理闳，喘粗，为之俯仰，汗不出而热；阴胜则身寒，汗出，身常清，数躁而寒，寒则厥。清即冷也。

上此岐伯说阴躁之原。

或时郑声，指甲面色青黑，六脉沉细而疾，一息七至已来。有此证者，速于气海或关元二穴，灸三二百壮，以手足温和为效，仍兼服正阳散、回阳丹、天雄散、白术散，内外通，遂令阳气复而大汗解矣。

阴独盛而阳气暴绝，则为阴毒；若阳独盛而阴气暴绝，则为阳毒。大凡阴阳离绝，非大汗不能复正气也。

阴阳则夫妇也，各得中则和，若偏胜则各专以权，至于极，继之以离矣！药石以攻邪，邪去正复，是犹鞭挞以教而欲并生也。

若阴毒已深，疾势困重，六脉附骨，取之方有，按之即无，一息八至以上，或不可数，至此则药饵难为攻矣！但于脐中用葱熨法，或灼艾三五百壮已来，手足不温者，不可治也。如手足得温，更服热药以助之。若阴气阳气来，即渐减热药而调治之。

若阳气乍复，往往却烦躁，慎不可投凉药，烦躁甚者，再与返阴丹即定。常须识此，勿令误也。

问：胸膈不快，膜满闭塞，唇青手足冷，脉沉细，少情绪，或腹痛者，何也？

此名太阴也。近人多不识阴证，才见胸膈不快，便投食药，非其治也。大抵阴证者，由冷物伤脾胃，阴经受之也，主胸膈膜满，面色及唇皆无色泽，手足逆冷，脉沉细，少情绪，亦不因嗜欲，但内伤冷物，或损动胃气，遂成阴证。复投巴豆之类，胸膈愈不快，或吐而利，经一二日，遂致不救，盖不知寒中太阴脾之经也。

上膈不快，不可用食药，下之则成痞。

海藏云：阴证胸膈不快，此无病形也，若投巴豆之药，即取有形病也，故轻则转痞，重则成痨，尤重则一二日遂成不救也。故《活人》、《本经》云：丸子巴豆，乃攻食积耳！

问：万一饮食不节，胸膈不快，寒中阴经，何法以治？

答曰：急则理中汤加青陈皮，剉如麻豆大，服一二剂，胸膈即快。枳实理中丸、五积散尤良。

五积散一句，是兼表也，或原有表证，或自内而之外，传至极高之分，则宜是药。若无表则不宜用此也，用理中法足矣。

问：脉微细，欲吐不吐，心烦，但欲寐，六七日自利而渴者，何也？

此名少阴也。少阴之为病，欲吐不吐，心烦，但欲寐，六七日自利而渴者，虚也，故引水自救。若小便色白者，少阴病形悉具矣。小便色白者，以下焦虚有寒，不能制水，故令色白也，四逆汤主之。

举阳证　少阴证，口燥舌干而渴者，须急下之，不可缓也，宜大承气汤主之。若脉沉而迟者，须温之，四逆汤主之。盖以口燥舌干而渴者知其热，脉沉而迟者别其寒也。

少阴病属肾，古人谓之肾伤寒也。肾伤寒口燥舌干而渴，固当急下，大抵肾伤寒亦多表里无热，但若烦愦默而极，不欲见光明，有时腹痛，其脉沉细，旧用四逆汤，古人恐其热，不敢遽用，云肾病而体犹有热者，可服黄连龙骨汤。若已十余日，下利水止，手足彻冷，乃无热候，可服增损四顺散。

上此一条，虽有肾病，而体犹有热一句，亦当以久暂察之，不可乍见便以为身热也。

不用四逆用黄连，及手足冷却用四顺，亦不甚的当。

举阳证　少阴病，若恶寒而倦，时时自烦，不欲厚衣者，大柴胡汤下之。少阴病，始得之，反发热，脉沉者，麻黄附子细辛汤微汗之。少阴病，得之二三日，常见少阴无阳证者，亦须微发汗，宜麻黄附子甘草汤。此学者不可不知也。

阴证似阳

问：身微热，烦躁，面赤，脉沉而微者，何也？

此名阴证似阳也。阴发躁，热发厥，物极则反也。大率以脉别之为准，诸数为热，诸迟为寒，无如此最为验也。

上此一句，可以为世法。

假令身体微热，烦躁面赤，其脉沉而微者，皆阴证也。身微热者，里寒故也；烦躁者，阴盛故也；面戴阳者，下虚故也。治者不看脉，以虚阳烦躁，误以为实热，反与凉药，则气消成大病矣！《外台秘要》云：阴盛发躁，欲坐井中，宜以热药治之。仲景少阴证，面赤者，四逆加葱白主之。

上外热内寒，烦躁，不可用凉药。

阴盛格阳

问：身冷，脉细沉疾，烦躁而不饮水者，何也？

此名阴盛格阳也。伤寒阴盛格阳者，病人身冷，脉细沉疾，烦躁而不饮者是也。若欲引饮者，非也。不欲饮水者，宜服霹雳散，须臾躁止得睡，汗出即差。此药通散寒气，然后热气上行，汗出乃愈。火焰散、丹砂丸并主之。

阴阳易　分阴阳二

问：身体重少气，阴肿入里，腹内绞痛，热上冲胸，头重不欲举，眼中生花，妇人则里急，腰胯连腹内痛者，何也？

此名阴阳易也。伤寒病新差，阴阳气未和，因合房室，则令人阴

肿，入腹绞痛，妇人则里急，腰胯连腹痛，名为阴阳易也。其男子病新差，未平复，而妇人与之交接得病，名曰阳易；其妇人病新差，未平复，男子与之交接得病，名曰阴易。若二男二女，并不相易。所以呼为易者，阴阳相感动甚，毒疫着人，如换易然。其病状身体热冲胸，头重不能举，眼中生花，四肢拘急，小腹绞痛，手足拳则皆死。其亦有不即死者。病若小腹里急，热上冲胸，头重不欲举，百节解离，经脉缓弱，血气虚，骨髓竭，便翕翕气力转小，著床而不能摇动，起止仰人，或引岁月不死。烧裈散、豭鼠粪汤、竹皮汤、干姜汤、青竹茹汤、当归白术汤，可选用之。

孙兆药

孙兆口诀，治阴盛格阳伤寒，其人必躁热，不欲饮水者，宜服霹雳散。

附子一枚，烧灰存性，为末，蜜水调下，为一服而愈。此逼散寒气，然后热气上行而汗出乃愈。

阴毒甘草汤

治伤寒时气，初得病一二日，便结成阴毒，或服药后六七日以上至十日，变成阴毒，身重背强，腹中绞痛，咽喉不利，毒气攻心，心下坚强，气短不得息，呕逆，唇青面黑，四肢厥冷，其脉沉细而疾。仲景云：阴毒三候，身如被杖，咽喉痛，五六日可治，至七日不可治也。

甘草炙　升麻　当归各二分　雄黄一分　蜀椒一分，去目　鳖甲一两半，醋炙　桂枝二分

上吹咀，每服五钱，水一盏半，煎至八分，去滓服。如人行地五里，须臾进一服，温覆取汗，毒当从汗出，汗出即愈。若未愈，作再服。

上此一条，举仲景言，至七日不可治，有别说。

举仲景六七日不可治何也

问：活人阴毒甘草汤举仲景云：阴毒三候，五六日可治，至七日不可治者，何也？

答曰：假令内伤冷物，中焦不和，或显少阴，或显厥阴，二脉无定，内阴之极，阳气逆而上行，至阳明则多错语，至太阳头复微痛，至少阳寒热间作，即非少阳外感正病也。然此经虽有寒热，其实脾先受之，卯酉之间，土居其中，是通胆肺，故如是也。内阳之外，至此欲竭，所以至七日不可治也。阴证舌缩者，知心火绝也，则神去矣。又云：失神者亡。若阳证舌缩者，知少阴无水也。外感传六经，当先表而后下；内感传三阴，则止治三

阴药内增损加减，不复再用凉药也。内阳之外，不必次第传遍三阳，但至一经，却便至极高之分，所以七日不可治也。总六经俱尽之意，所以不必次第传遍三阳也。

海藏云：惟附子散明注阴毒唇青面黑，正阳散明注阴毒面青舌黑，二证别无伏阳，故药味皆温热辛甘而无苦寒也。

附子散

治阴毒伤寒，唇青面黑，身背强，四肢冷。

附子三分，炮裂，去皮脐　桂心半两　当归半两，剉，炒　半夏一分，姜制　干姜一分，炮　白术半两

上件为细末，每服二三钱，水一中盏，生姜半钱，煎至六分，去滓，不计时候热服，衣覆取汗，如人行地十里。未汗，再服。

正阳散

治阴毒伤寒，面青，张口气出，心下硬，身不热，只额上有汗，烦渴不止，舌黑多睡，四肢俱冷。

附子一枚，炮裂，去皮脐　皂荚一挺，醋炙，去皮弦子　干姜一分　甘草一分，炙　麝香一钱，另研

上细末，每服一钱，水一中盏，煎至五分，不计时候，和滓热服。

霹雳散

治阴盛格阳，烦躁不饮水。

附子一枚，半两者，炮热取出，用冷灰焙之，细研，入真腊茶一大钱和匀

分作二服，水一盏，煎至六分，临熟入蜜半匙，放温，或冷服之。须臾，躁止得睡，汗出即差。

火焰散

治伤寒恶候。

舶上硫黄　附子去皮，生用　新腊茶各一两

上为细末，先将好酒一升调药，分大新碗口中，于火上摊荡令干，合于瓦上，每一碗下烧艾熟一拳大，以瓦搘起，无令火著，直至烟尽，冷即刮取，却细研入瓷合盛。每服二钱，酒一盏，共煎七分，有火焰起，勿讶。伤寒阴毒者，四肢冷，脉沉细，或吐或泻，五心躁烦，胸中结硬，或转作伏阳在内，汤水不下，或无脉，先吃一服，如吐，却更进一服。服后心中热，其病已差，下至脏腑中。表未解者，浑身壮热，脉气洪大，宜用发表药。或表解者，更不发热，便得眠睡，浑身有汗，方可用下胸膈行脏腑药，渐用调和脾胃、补治元气汤散。如服此药，三二服不应者，不可治也。

论下膈行脏腑不可轻

海藏云：表后既解，不发热，得睡，身有汗，方可用下脏腑药，此一句利害非轻。若稍少有痞结，

亦当求脉之虚实，而下膈行脏腑，脉实则可，脉虚只宜和脾胃补元气。下文云：二药不应，犹不可治，可以妄下行脏腑乎？用者宜详。

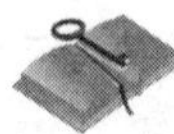

举仲景先温后下不可轻

仲景伤寒脉浮，自汗出，小便数，心烦微寒，脚挛急。与桂枝汤，欲攻表，误也。得之便厥，咽中干，躁烦吐逆，作甘草干姜汤与之，以复其阳。若厥愈足温者，更作芍药甘草汤与之，其脚即伸。若胃气不和谵语者，少与调胃承气汤。

上此一条，先温后下，不可轻用，内别有消息。

丹砂丸

治伤寒阴阳二毒相伏，危恶形证。

舶上硫黄　水银　太阴石　太阳石　元精石各一两　硝石半两

上件药末，先用无油铫子，以文武火炒，下诸药末，令匀如灰色，研细如粉面，生姜自然汁浸，饪饼丸绿豆大。每服五丸，龙脑、牛黄、生姜、蜜水下，压躁也。若阳毒，枣汤下，阴毒，桂汤下。慎不得于屋底炒。

系阴阳二毒相伏匿

海藏云：此丸为阴阳二毒相伏匿，故用脑子、牛黄、蜜水调下。若明见只是阴证，别无伏阳，不宜用此下之。若有伏阳，当以仲景翕奄沉脉法责之，在许学士破阴丹条下。叔和云：短脉阴中有伏阳。

肉桂散

治伤寒服冷药过度，心腹胀满，四肢逆冷，昏沉不识人，变为阴毒恶证。

肉桂三分　赤芍药一两　陈皮一两　前胡一两　附子一两，炮　当归一两　白术三分　吴茱萸半两，洗，炒　木香三分　厚朴三分，制　良姜三分　人参一两

上粗末，每服五钱，水一中盏，枣三枚，煎至六分，去滓，不拘时候，稍热服。

上此一条，以其先是阳证，为服凉药过多，变为阴毒，故内有前胡一味，知少阳不止，乃用药之过也。与泻心汤加附子相似。

回阳丹

治阴毒伤寒，面青，手足逆冷，心腹气胀，脉沉细。

硫黄半两，研　木香半两　荜澄茄半两　附子半两，制　干姜一分　干蝎半两，炒　吴茱萸半两，汤洗，炒

上细末，酒煮糊为丸桐子大，每服三十丸，生姜汤下，频服，复以热酒一盏投之，以衣盖取汗。

返阴丹

治阴毒伤寒，心神烦躁，头痛，四肢逆冷。

硫黄三两　太阴玄精石　消石各二两　附子半两，炮　干姜半两　桂心半两

上件药，用生铁铫铺玄精石末一半，次铺消石一半，中间下硫黄末，著消石盖硫黄，都以玄精石盖上讫，用小盏合著，以三斤炭末，烧令得所，勿令烟出，直俟冷取出，细研如面，后三味捣罗为末，与前药同研令匀，软饭和丸桐子大。每服十五丸，艾汤下，频服，汗出为度。重则加三十丸。此方甚验，喘促吐逆者，入口便止。

上此一条，与丹砂丸中药味相似，当从阴阳二毒相伏匿法用之。

天雄散

治阴毒伤寒，身重背强，腹中疠痛，咽喉不利，毒气攻心，心下坚强，短气呕逆，唇青面黑，四肢厥逆，其脉沉细而疾。

天雄一两，炮，去皮脐　麻黄半两，去根节　当归半两　白术半两　半夏半两，洗　肉桂一两　川椒一分，去目，炒　生姜二钱　厚朴一两，去皮，姜制　陈皮一钱，去白

上粗末，每服五钱，水一盏，人生姜半钱，枣三枚，煎至五分，去滓，无时，稍热服，如人行十里，未汗再服。

白术散

治阴毒伤寒，心间烦躁，四肢逆冷。

川乌头一两，炮，去皮脐　桔梗一两　附子一两，炮　白术一两　细辛一两，去苗　干姜半两，炮

上细末，每服一钱，水一中盏，煎至六分，稍热服，和滓，无时。

诸药寒佐品

海藏云：仲景白通汤、通脉四逆汤用猪胆汁苦寒，人溺咸寒。成无己云：所以去格拒之寒也。孙兆霹雳散用蜜水，活人霹雳散、火焰散用腊茶，返阴丹用消石，许学士正元散用大黄，此数法与白通汤、通脉四逆汤用猪胆汁、人溺同意，皆所以去格拒之寒气也。以上诸热药等，或用麻黄，或用升麻，或用前胡，皆所以随经而用之也。明汤液善加减者，要当识此。

许学士阴证例

阴毒三候

始得阴毒候 阴毒本因肾气虚寒，因欲事或食冷物，而后伤风，内既伏阴，外又伤寒，或先感外寒而后伏阴，内外皆阴，则阳气不守，遂发头痛腰重，眼睛疼，身体倦怠而甚热，四肢厥逆冷，额上及手背冷汗不止，或多烦渴，精神恍惚，如有所失，三二日间或可起行，不甚觉重。诊之则六脉沉细而疾，尺部短小，寸口或大六脉俱浮大，或沉取之大而不甚疾者，非阴证也。若服凉药，则渴转甚，躁转急。有此病证者，急服还阳退阴之药即安，惟补虚和气而已，宜服正元散、退阴散、五胜散。阴证不宜发汗，如气正脉大，身热而未差，用药发汗无妨。

阴毒渐深候 或寸口小而尺脉微大亦同。积阴感于下，则微阳消于上，故其候沉重，四肢逆冷，腹痛转甚，或咽喉不利，或心下胀满，结鞕躁渴，虚汗不止，或时狂言，爪甲面色青黑，六脉沉细而一息七至以来。有此证者，速宜于气海或关元二穴灸三二百壮，以手足和暖为效，仍服金液丹、来复丹、玉女散、还阳散、退阴散之类，随证选用之。

阴毒沉困候 沉困之候，与前渐深之候皆同，而更加困重。六脉附骨取之方有，按之即无，一息八至以上，或不可数，至此则药饵难为功矣。但于脐中灼艾半枣大，三二百壮以来，手足不和暖不可治也。偶复和暖，则以硫黄及热药助之。若阴气散，阳气来，渐减热药而和治之，以取差也。

正元散

治伤寒始觉吹冻著四肢头目，百节疼痛，急煎此服，如人行五里再服，或连三服，汗出立差。若患阴毒伤寒，入退阴散半钱同煎。或伤冷伤食，头昏气满，及心腹诸疾，服之无有不效。

麻黄　陈皮　大黄　甘草　干姜　肉桂　白芍药　附子　半夏　吴茱萸

以上皆可制者制之，各等分

上麻黄加一半，茱萸减一半，同为末，每服一大钱，水一盏，生姜五片，枣一枚，煎至七分，热呷出汗，以衣被覆盖，汗出候干，解去衣。如是阴毒，不可用麻黄出汗。

元阳丹

乌头、干姜等分，并生用，酒面糊丸桐子大，每用十丸，生姜汤下，食前。治气痛，亦治阴毒。

退阴散

治阴毒伤寒，手足逆冷，脉沉细，头痛腰重，连三服。小腹伤冷，每服一字，入正元散同煎，入盐一捻。阴毒证咳逆，煎半盏，细细热呷之便止。

川乌头　干姜等分

上为粗末，炒令转色，放冷，为细末，每服一钱，水一盏，盐一捻，煎半盏，去滓，温服。

五胜散

治伤寒头痛壮热，骨节疼痛，昏沉困倦，咳嗽鼻塞，不思饮食。兼治伤寒夹冷气，慢阴毒。

甘草　五味子　石膏各一两　干姜三两半　白术一两半

上为末，每服二钱，水一盏，入盐少许，煎七分，通口服。如冷气相夹，入姜枣煎。若治阴毒，入艾叶少许同煎。

玉女散下血

治阴毒气攻上腹痛，四肢逆冷恶候。

川乌头去皮脐

冷水浸七日后，薄切曝干，纸袋盛。遇有患者，取为细末一大钱，盐一小钱，水一盏半，煎至七分，通口服。压下阴毒，所便后如猪血相似。未已，良久再服之。

运阳散

治阴毒面色青，四肢逆冷，心躁腹痛。

硫黄为末

上用新汲水调二钱，良久，或寒一起，或热一起，便看紧慢，汗出差。

辨少阴紧脉证仲景悉附

有人患伤寒六七日，心烦昏睡，多吐，小便白色，自汗。予诊之，寸口尺中俱紧。予曰：寒中少阴之经，是以脉紧。仲景云：病人脉紧而汗出者，亡阳也，属少阴，法当咽痛而复下利。盖谓此也。或曰：脉紧属七表，仲景紧脉属少阴，紧脉属阳邪属阴邪？予曰：仲景脉寸口俱紧者，清邪中于上焦，浊邪中于下焦。又云：阴阳俱紧者，口中气出，唇口干燥，倦卧足冷，鼻中涕出，舌上滑苔，勿妄治也。又云：紧则为寒。又云：诸紧为寒。又云：或难曰紧脉从何而来？师曰：假令

已汗若吐，以肺里寒，故令脉紧；假令咳，坐饮冷水，故令脉紧；假令下利胃虚，故令脉紧。又曰：寸口脉微，尺脉微，尺脉紧，其人虚损多汗：由是观之，则是寒邪之气入人经络所致，皆虚寒之脉也。其在阳经则浮而紧，在阴经则沉而紧。故仲景云：浮紧者名为伤寒。又曰：阳明脉浮而紧者，必潮热。此在阳则浮而紧也，在阴则沉而紧。故仲景云：寸口脉微，尺脉紧，至七八日自下利，脉暴微，手足反温，脉紧反出去者，此欲解也。此在阴则沉而紧也。仲景云：浮为在表，沉为在里；数为在腑，迟为在脏。欲知表里脏腑，先以浮沉迟数为定，然后兼于脉而别阴阳也。故论伤寒，当以仲景脉法为准。伤寒之必本仲景，犹兵家之必本孙吴也。舍是而之他者，是犹舍规矩而求方圆，舍律吕而正五音，可乎？

活人丹砂丸论阴阳二毒相伏，破阴只是伏阳一脉，阴中伏阳脉，即翕奄沉也。

破阴丹

硫黄　水银各一两　青皮　陈皮各半两，为末

上将硫黄铫子内熔，次下水银，用铁杖打匀，令无星，倾入黑茶盏内，研细，入末二味匀研，用厚麸糊丸桐子大。每服三十丸。如烦躁，冷盐汤下；阴证，冷艾汤下。此一条与杨氏五神丹相若。

伏阳一证

此证六脉沉不见，深按至骨则弱紧有力，头痛身温，烦躁，指不皆冷，中满恶心，医多不识。学士脉曰：此阴中伏阳也，脉之当矣。学士却云仲景无此证，非无此证也。用热药则阴邪隔绝，反生客热；用寒药则阳气销铄，愈益毒气。必须散阴导火之剂，使火出水平，上下升降，大汗而解，或躁扰不宁，勿惊可也。活人例后，举前贤诸去格拒之寒，大热药中，佐以人溺、胆汁、茶、蜜、盐之类，虽各随经，大抵与学士破阴导阳之意同。吾是以知仲景有此证也，但言简而意有余矣。明者当识！

有人初得病，四肢逆冷，脐下筑痛，身疼如被杖，盖阴证也。急服金液、破阴等丹。其脉遂沉而滑，沉者阴也，滑者阳也，病虽阴而见阳脉，有可生之理，仲景所谓阴病见阳脉者生也。仍灸气海、丹田百壮，手足温，阳回得汗而解。或问滑脉之状，如何便有生理？予曰：仲景云翕奄沉。曰：何谓也？沉为纯阴，翕为正阳，阴阳和合，故名曰滑。古人论滑脉，虽云往来前却

流利展转，替替然与数相似，仲景三语而尽也。此三字极难晓会。然翕合也，言张而复合也，故曰翕为正阳；沉言忽降而下也，故曰沉为正阴；方翕而合，俄降而下，奄谓奄忽之间。仲景论滑脉，可谓谛当矣。其言皆有法，故读者极难晓会。

仲景评辨二章脉歌

浮大数动滑阳脉，阴病见阳生可得。
沉涩弦微弱属阴，阳病见阴终死厄。
阴阳交互最难明，轻重斟量当别白。
轻手脉微为在表，表实浮而兼有力。
但浮无力表中虚，自汗恶风常淅淅。
重手脉沉为在里，里实脉沉为亦实。
重手无力大而虚，此是里虚理审的。
风则虚浮寒牢坚，水停水蓄必沉潜。
动则为痛数为热，支饮应须脉急弦。
太过之脉为可见，不及之脉亦如然。
荣卫太甚名高章，高章相搏名曰纲。
荣卫微时名卑蝶，卑蝶相搏名捐阳。
荣卫既和名缓迟，缓迟名沉此最良。
九种脉中辨疾证，长沙之脉妙难量。
阳结蔼蔼如车盖，阴结循竿亦象之。
阳盛则促来一止，阴盛则结缓而迟。
纵横逆顺宜审察，残贼灾怪要须知。
右手气口当主气，主血人迎在其位。
气口紧盛伤于食，人迎紧盛风邪炽。
数为在腑迟为脏，浮为在表沉为里。
脉浮而缓风伤荣，浮坚涩坚寒伤卫。
脉微大忌令人吐，欲下须防虚且细。
沉为气弱汗为难，三者须要当审记。
阳加于阴有汗证，左手沉微却应未。
趺阳胃脉定死生，太溪肾脉为根蒂。
脉来六至或七至，邪气渐深须用意。
浮大昼加病属阳，沉细夜加分阴位。
九至以上来短促，状若涌泉无入气。
更加悬绝渐无根，命绝天真当死矣。
病人三部脉调匀，大小浮沉迟速类。
此是阴阳气已和，勿药自然应有喜。

学士脉歌一篇，即仲景评辨二章也，要当识之。

韩祇和温中例

三阴总论

夫伤寒病之说，始自黄帝已开其端，至仲景方陈其条目，后世肤浅之学莫知其数。立言者只云病在表可发汗，病在里可下之，或云不

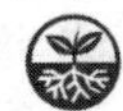

可汗，或云不可下，即未尝有温中之说。仲景《伤寒例》云：尺寸俱沉细，太阴受病也；尺寸俱沉，少阴受病也；尺寸俱微缓，厥阴受病也。又辨太阴证云：太阴病，脉浮，可发汗，宜桂枝汤。又手足温，自利不渴，宜四逆汤。又腹满时痛，桂枝加芍药汤。辨少阴证云：少阴证，始得之，发热脉沉，麻黄细辛附子汤。又少阴病二三日，麻黄附子甘草汤。又少阴病，身体疼痛，手足寒，骨节痛，脉沉，附子汤。又厥阴病，吐利，手足逆冷，烦躁欲死，吴茱萸汤。又少阴病，脉沉，急温之，宜四逆汤。今举仲景论中数条，最是治三阴病之良法。今世之用，尚有未尽证者。愚尝校自至和初岁，迄于今三十余年，不以岁之太过不及为则，每至夏至以前，有病伤寒人十中七八，两手脉俱沉细数，多是胸膈满闷，或呕逆，或气塞，或腹鸣，或腹痛，与仲景三阴病说，脉理同而证不同，因兹不敢妄投仲景三阴药。才见脉沉及胸膈满，便投下药下之，往往不救。尝斟酌仲景理中丸与服之，其病势轻者，即胸中便快，其病势重者，半日许满闷依然。或有病人脉沉细迟，投仲景四逆汤温之，多药力太热，后必发烦躁。因较量此形证，今别立方以治之，得多对证之药，不可不传焉。

上此一条，非四逆热而不当也，仲景当汉之末，韩氏当宋之隆，时世异也。

病人但两手脉沉细数，或有力，或无力，或关脉短及力小，胸膈塞闷，气短不能相接者，便可随脉证投温中药以治之。此一法甚活。

病人两手脉沉迟，或缓或紧，皆是胃中寒也。若寸脉短及力小于关尺者，此阴盛阳虚也。或胸膈塞闷，腹中胀满，身体拘急者，手足逆冷，急宜温之。

若立春以后至清明以前，宜温中汤主之；清明以后至芒种以前，宜橘皮汤主之；芒种以后至立秋以前，宜七物理中丸主之。此皆随时也。

温中汤

丁皮一两　干姜二钱　白术二钱　陈皮二钱　丁香二钱　厚朴一两，姜制

上为末，每服二钱，水一盏，葱白三寸，荆芥五穗，煎至七分，去滓，热服。三服未快，手足尚逆，呕吐，更加舶上丁皮二钱，干姜二钱，炮用。

橘皮汤

陈皮一两　藿香三钱　白术二钱　葛根二钱　厚朴一两，姜制

上为末，每服二钱，水一盏，生姜一块枣大破，同煎至七分，去滓，热服。如三服未快，手足尚逆，呕吐不定，加半夏三钱，丁香桂枝半两，每服加葱白三寸煎服。

七物理中丸

白术二钱　干生姜一钱　人参三钱　桔梗三钱　葛根三钱　藿香叶二钱

上细末，炼蜜为丸弹子大，每服一丸，水一盏，煎至七分，和滓热服。如三服未快，手足尚逆，呕者，加半夏二钱，干姜二钱炮。

和解因时　寸口脉小

病人两手脉沉细无力，虽三部脉力停，亦是阴气盛也，更不须候寸脉短治之，或胸胁满闷，身体拘急疼痛，手足逆冷，速宜温中药和之。

上此一条，不须候寸脉短一句，然当不若曰三部既沉，便是无寸口也。

若立春以后至清明以前，宜厚朴丸主之；清明以后至芒种以前，宜白术汤主之；芒种以后至立秋以前，宜橘皮汤主之。

上此一条，李思训举和解因时一说，与韩氏相似。然汤液仲景四时之法，固以备矣，以其后人不识，故韩、李为是丁宁也，此亦大概耳！若应见违时，只可随应见而治之。

海藏云：仲景既言春为温病，夏为热病，长夏为大热病，随经之药，加减轻重，便为因时和解也。正治应见，便是活法，韩、李因时定药，是则然矣！证复违时，定药难用，若用定药，却是不因时也。假令立春、清明、芒种、立秋，即岁之主气也，定时也。若岁之客气，司天在泉，太过不及，胜复淫，至而不至，未至而至，岂可定时为则邪？主气为病，则只论主气；客气为病，则只论客气；主客相胜，上下相召，有万不同之变。人之禀受虚实，亦犹是也。以此言之，则仲景大经之言尽矣，但患世之医者不知耳！此亚圣言简而意有余也。后之贤者，辞多而意少，务救一时之弊，云此韩、李为是因时一说也。是说也，又为庸医执方疗病者设，非敢为仲景别立一法也。噫！二公虽不足为汉之仲景，亦足以为今之仲景也。

厚朴丸

当归半两　丁香枝杖，半两　厚朴一两，姜制　细辛一钱　人参三钱　甘草半两，炙　干姜半两，炮

上为末，炼蜜为丸，弹子大，每服一丸，水一盏，煎至六分，和滓热服。三服后脉尚细，及寸脉尚细无力，每服加葱白三寸，同煎服。

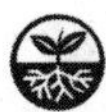

此一条言寸脉小者，阳不及九天也，加葱以通经。

白术汤

白术　半夏　当归　厚朴制　干生姜以上各半两　丁香三钱

上为末，每服三钱，水一盏，生姜一枣大，打破，同煎至七分，去滓热服。三五服后脉未有力，寸脉尚小，加细辛半两，每服加葱白三寸，同煎服之。寸口小，加细辛散阴升阳。

橘皮汤

橘叶半两　藿香三钱　葛根三钱　半夏半两　厚朴姜制，半两

上为末，每服三钱，水一盏，生姜一如枣大，同煎至七分，去滓热服。三五服后脉尚小，手足逆冷，加细辛三钱。

病人胸膈满闷，时时呕逆，肢节疼，两胁下痛，腹中鸣，此是有停饮，宜二苓汤。

二苓汤

赤茯苓　木猪苓　白术各半两　滑石一两　通草一钱　白豆蔻一钱　丁皮三钱　陈皮二钱　桂枝半两

上为末，每服三钱，水一盏，煎至七分，去滓热服。小便未快，加瞿麦三钱。呕未止，加半夏半两。淅淅恶寒甚，每服加葱白三寸。

上此一条，与李思训调小便例同。

灰包熨法

病人服前药，胸膈不满闷者，此上焦有阳也，或药力太过，上焦有热，腹满虚鸣，时时疠痛。此是被阳药消逐，得上焦阴气并入下焦也。虽是下焦积寒冷，上焦阳盛，更难投温下焦药也。当用灰包法：炭灰或桑柴灰二三升许，入好醋拌和，干湿得所，铫内炒令灰热，以帛包裹，置脐下熨之，频换灰包令常热，以腹不满痛为度。或初熨时，病人不受者，勿听，但令极熨之，不住灰包可也。如灰包熨后，得下利一两行，或小便二三升，或微似有汗，此是阴气外出，或下泄也，勿疑之，病轻者乃得愈也。后出余气而解，举此为例。

霜露饮冷寸脉小同候

病人三部脉沉，寸脉力小于关、尺，此为阴盛，当投温中药以消阴

气。温中药者厚朴汤，陈皮、人参、白术、藿香、当归、干姜、细辛之类是也。

海藏云：霜露山岚雨湿雾露之气与饮冷，寸口脉小，同诊一法，神术汤后举此。韩氏三部脉沉，寸口小于关、尺，为证一体。

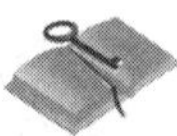

阳气下陷躁

病人若因服下药太过，两手脉沉细数，肢体逆冷，烦躁而渴者，此是阳气下陷入丹田，阴气厥逆满上二焦，故令人躁，此名下阴躁也。医者见病人烦躁，又不询其端由，亦不详其脉理，便用凉药治之。凉药既下，病势愈甚，至于困极不救者多矣！

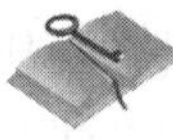

阳证下之成阴

病人因下之太过，两手脉沉迟细而无力，或遍身及四肢逆冷，烦躁而渴，或引饮不休，好泥水中卧者，须用性热药治之。凡投性热药，皆须冷服，何故如是？今谓病人腹中阴气太盛，若投汤剂，即阴阳相击，药下即吐，须候汤剂极冷即投之。投之不吐者，盖腹中阴气与冷饮相逢，即同气相从尔，故药下不吐也。药虽冷，久则必热，所谓始同而终异也。故醇酒冷饮，久即发热。假令投仲景四逆汤之类，一依前说。若病人不烦躁，即热药可温服之，下后躁渴引饮不休，与伤冷只好饮冷同意。

上此一条，本是阳证下之成阴，非阳气上行而躁，乃阳气下陷而躁，即同伏阴脉也。叔和云：短脉阴中有伏阳。

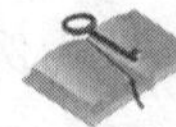

热药冷服脉内有伏阳品

海藏云：热药冷服，内有伏阳则可，若脉已虚，按之全无力，或病人素无所养，只可温服，不然阴气必不能酝酿回阳，利害非轻。

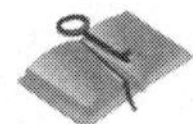

海藏老人阴证例总论

神术汤三阳证加减　吹奶。

治内伤饮冷，外感寒邪无汗者。

苍术制，二两　防风二两　甘草炒，一两

上㕮咀，生姜水煎，加葱白三寸，治吹奶如神。调六一散三钱。

太阳证发热恶寒，脉浮而紧者，加羌活。

太阳证脉浮紧中带弦数者，是有少阳也，加柴胡。弦为弦而有力。

太阳证脉浮紧中带洪者，是有阳明也，加黄芩。

以上三证，约量每服加二钱匕。不论三阳，妇人服者，加当归尤佳。

神术汤六气加减例

太阳寒水司天，加桂枝、羌活。

阳明燥金司天，加白芷、升麻。

少阳相火司天，加黄芩、地黄生。

太阴湿土司天，加白术、藁本。

少阴君火司天，加细辛、独活。

厥阴风木司天，加川芎、防风。

上神术汤六气加减法，非止为司天之气设也。至于岁之生气，与月建日时同，前应见者，皆当随所应见，依上例而加减之。

日华子云：滑石治乳痈，利津液。《生气通天》云：平旦人气生，日中而阳气隆，日西而阳气已虚，气门乃闭。是故暮而收拒，无扰筋骨，无见雾露，反此三时，形乃困薄。

王氏云：阳气出则出，阳气藏则藏。晚阳气衰，内行阴分，故宜收敛以拒虚邪。动筋骨则逆阳精耗，见雾露则寒湿交侵，顺此三时，乃天真久远。

扁鹊云：脉一呼一吸，皆四至而涩者，邪中雾露之气。

仲景云：清邪中于上焦。又云：霜降已后，春分已前，中雾露者，皆为伤寒。

神术加藁本汤　每服内加二钱匕，以意消息。

神术加木香汤　每服内加二钱匕，以意消息。

问：病人中霜雾山岚雨湿之气，头项身体不甚痛，但四肢沉困，饮食减少，或食已痞闷，寸脉隐小，与内伤饮冷相似，何也？

答曰：此膏粱少有，贫素气弱之人多有之，以其内阴已伏，或空腹晨行，或语言太过，口鼻气消，阴气复加，所以成病。经云：天之邪气，感则害人五脏。虽不饮冷，寸口亦小。又云：伤于湿者，下先受之。故从内感而求其类也。仲景云：浊气中于下焦，以此。

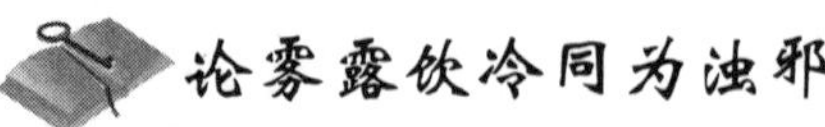

论雾露饮冷同为浊邪

经云：清邪中于上焦，浊邪中于下焦，均雾露也，故寸口小。内伤饮冷，寸口亦小。雾露入腹，虽不饮冷，与饮冷同。内伤饮冷虽非雾露，与雾露同，何哉？脉皆阴而寸口小耳，此云岐子复断浊邪中于下，为饮冷同伤也。韩氏言寸口脉微而小，即不可下，则阴盛阳气不能升于九天可知矣！

白术汤

治内伤冷物，外感风邪有汗者。

白术二两　防风二两　甘草一两，炙

上㕮咀，每服秤三钱，水一盏，生姜三片，同煎至七分，去滓，温服无时，一日止一二服，待二三日渐渐汗少为解。活人防风白术牡蛎汤，当在此下。

风温证加减四

风温证，面赤自汗，嘿嘿不欲语，但欲寐，两手脉浮而缓，或微弱，此证不宜发汗。若汗之，似令人筋惕肉瞤，或谵言独语，或烦躁不卧。若下之，直视失溲便。若火之，发狂似惊痫，一逆尚引日，再逆促命期。《活人》本方威蕤汤，以有麻黄，故不敢用，宜用上白术汤主之。

头眩汗出，筋惕肉瞤者，加牡蛎。

腰背强硬者，加羌活。

舌干发渴者，加人参。

身灼热甚者，加知母。若内伤冷者不加。

体重多汗者，加黄芪。

黄芪汤

治伤寒内感拘急，三焦气虚自汗，及手足自汗，或手背偏多，或肢体振摇，腰腿沉重，面赤目红，但欲眠睡，头面壮热，两胁热甚，手足自温，两手心热，自利不渴，大便或难，或如常度，或口干咽燥，或渴欲饮汤，不欲饮水，或少欲饮水，呕哕间作，或心下满闷，腹中疼痛，或时喜笑，或时悲哭，或时太息去声，或语言错乱失志。世疑作谵语狂言者，非也，神不守室耳！始得病，瘖寐之间，或恐或悸，头项不甚痛，行步只如旧，阴气盛阳气走也。两手脉浮沉不一，或左右

往来无定，便有沉、涩、弱、弦、微五种阴脉形状，举按全无力，浮之损小，沉之亦损小，皆阴脉也。宜先缓而后急，缓宜黄芪汤。

人参　黄芪味甘者　白茯苓　白术　白芍药以上各一两　甘草七钱半，炒

呕吐者，加藿香半两，生姜半两，如无，干者代之。

上㕮咀，生姜水煎，量证大小加减多少用之可也。如大便结者，宜调中丸主之。

调中丸

白术　白茯苓去皮　干生姜　人参　甘草炙

上等分，为极细末，炼蜜丸，每两作十丸或五丸，每服一二丸，水少许，煎服之。

问：三四日后渐重，必躁乱不宁者，何也？

经云：阳盛则发厥，阴盛则发躁，物极则反也。《外台秘要》云：阴盛发躁，名曰阴躁，欲坐井中。然阴躁一证，汗下后多有之。仲景云：汗下后仍不解，烦躁者，茯苓四逆汤主之。内感阴证，饮冷胃寒而躁者，与汗下后烦躁同。厥阴热上冲胸而发躁者，火独炎上故也。

若病重急治者，宜黄芪汤内每服加干姜重一钱，与仲景理中汤同意。大便结者，理中丸主之。

理中丸

人参　白术　甘草炙　干姜炮，恐热，以干生姜代之

上等分，炼蜜丸，每两作五丸，白汤化下，水煎服之亦得。缓后失治，急也。

尤急者，若无汗，宜附子干姜甘草汤；若自汗者，宜附子白术甘草汤。量脉证可宜四逆汤、真武汤、通脉四逆汤等，宜选用治之。至于用附子，不得已也。若身与四肢俱热，不至于凉，或厥逆，不宜用附子，故理中有四顺理中汤、丸之名。四顺者，手足自温不厥逆是也。

急则失治，尤急也。

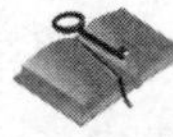

论阴证躁不躁死生二脉

阴证阳从内消，服温热药烦躁极甚，发渴欲饮，是将汗也，人不识此，反以为热，误矣！热上冲胸，服温热药烦躁少宁，反不欲饮，中得和也。人若识此，续汤不已愈矣！一则始病不躁，药而躁，脉当浮之实大，阳气充也，手足温和则生；若浮之损小，阳气走也，手足厥逆

则死。一则始病躁，药而不躁，脉沉之实大，阳气回也，手足温和则生；沉之损小，阳气消也，手足厥逆则死。二证服温热药，阳气不能充与不能回者，经云：责其无火也。

问:下之,而其脉反大者,何也?

答云：下之而脉小者，理所当然。小犹可生，生之则易。仲景云：下之而脉反大者，虚也，阳将走而变。医若不识而复下之，则气消而成大阴矣！亦有阴躁发热不止，大渴欲饮冷，热上冲胸，火独炎上，亦将尽也。以阴遍身皆寒，惟存胸中火，阴独持权，不相管辖，追而至此，与下之而脉大同意。下之脉大，别不见热处，阴躁发热，但脉小耳！一则见脉不见证，一则见证不见脉。又经云：下利脉大者，虚也，以其强下之故也。设脉浮革，固卤肠鸣者，属当归四逆汤。革为寒，寒虚相搏则肠鸣。

发汗病不解，反恶寒者，虚故也，芍药甘草附子汤主之。发汗若下之，病仍不解，反烦躁，茯苓四逆汤主之。汗下后，白日烦躁不得眠，夜而安静，不呕不渴，无表证，脉沉微，身无大热者，干姜附子汤主之。

举古人论阴证例

若病在少阴，则有面赤，默默不欲语，但欲寐，或四肢厥逆，或身表如冰石，脉沉细。

若病在厥阴，则四肢厥逆，爪甲青，面黧目黑色，或自汗不止，脉沉弦无力。

若病阴毒证，身表如冰石，四肢厥逆，体如被杖，脉沉细而微，或六至以至八至、九至、十至而不可数，此等阴证，易为明辨。

惟太阴一证，手足自温，自利不渴，尺寸脉俱沉而弱。仲景云：宜温之，重则四逆汤。若脉浮者桂枝汤。惟此一证，与内感外阳内阴相似。外阳内阴者，即前黄芪理中等汤，调中、理中等丸所治者是也。此等阴证，非古人不言，仲景评脉，首言大、浮、数、动、滑，此名阳也；沉、涩、弱、弦、微，此名阴也。非止为外感设，内感之理在其中矣。又云：阳涩而阴弦，腹中急痛者，小建中汤主之，则内外所感明矣！至如所言阴病见阳脉者生，阳病见阴脉者死，此一句即圣人大概之言也。以其阳病见阴脉，故有外阳内阴者，与阳药俱得其生矣。

药当从温，不可遽热，黄芪汤之类是也。

上此一条，说古人不尽之意。

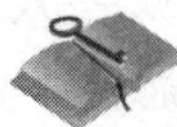

论元阳中脱有内外

或有人饮冷内伤，一身之阳便从内消，身表凉，四肢冷，脉沉细，是谓阴证，则易知之。若从外走，身表热，四肢温，头重不欲举，脉浮弦，按之全无力。医者不察，便与表药双解等，复使汗出，三焦之气绝，以此杀人者多矣！或自服蜜茶及沐浴盖覆，强令汗出，以致变证不救，如此自杀者亦多矣！身冷脉沉，服调中药，阳自内之外，身体温和而愈。脉浮弦细者，服调中药，阳从内生，唤入外热，复得脉平温和而愈。此证不可不察也。故仲景云：太阳病发热恶寒，热多寒少，脉微弱者，此无阳也，不可发汗。

上此一条，双解、蜜茶、沐浴，阴证皆不可用。

又经云：脉濡而紧，濡则胃气微，紧则荣中寒，阳微卫中风，发热而恶寒，荣紧胃气冷，微呕心内烦。医为有大热，解肌又发汗，亡阳虚烦躁，心下苦痞坚，表里俱虚竭，卒起而头眩，客热在皮肤，怅快不得眠，不知胃气冷，紧寒在关元。

上此仲景濡、紧二脉，即外热内寒证也。

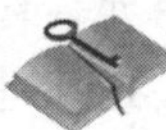

论宜灸不宜灸并汤沐四肢法

古人谓少阴、厥阴、阴毒三证则宜灸，或用葱熨等法，皆为身表凉故也。若阴气在内，阳气在外，身表壮热，手足大温或热不等，则不宜灸之。若遇前三证，用热醋炒麸注布袋中，脐下熏蒸熨极妙。又云：三阴证，陷骨歧骨间三三七壮灸，足温生。

《活人》阴证，诸药不效，并汤水不下，身冷脉绝，气息短，不知人，用葱熨法，本为上热下寒也。二法虽妙，莫若用上醋拌麸炒热，注布袋中，脐下熏蒸，比上二法尤速。若更以葱白煎浆作汤，以沐四肢亦可。若病人服药后，欲作汗时，用汤沐以接四肢阳气尤佳。

外接法

干姜二，炮，为细末，石决明一，另研细，秤，拌匀，每用二三钱匕，手心中以津唾调如泥，以手奄其阴，至暖汗出为度。以牡蛎代决明亦可，牡蛎烧粉用。

一法丁香、荜拨、干姜、牡蛎。

一法治水癞偏大，上下不定，疼痛不止，牡蛎不以少多，盐泥固济，炭三斤，煅令火尽，冷取二两，干姜一两，炮，为细末，二味和匀，冷水调得所，涂病处，小便大利即愈。

脐下六穴

神阙一穴，脐中，禁针，刺之令人出恶汁不止。

阴交一穴，脐下一寸。

气海一穴，一名孛央，阴交下五分。

石门一穴，脐下二寸，三焦之募，女子禁灸，恐绝产也。

关元一穴，脐下三寸，小肠之募，为下纪三阴，任脉会。

中极一穴，脐下四寸，为气原。

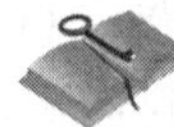

论谵言妄语有阴阳

举阳证《活人》云：发躁，狂走妄言，面赤咽痛，身斑斑若锦文，或下利黄赤为阳毒者，以其脉洪大而实，或滑或促，故用酸苦之药治之。

成无己云：有汗出谵语，有下利谵语，有下血谵语，有热入血室谵语，有三阳合病而谵语，有过经不解而谵语，皆阳证也。惟有发汗过多，亡阳谵语者，不可下，柴胡桂枝汤主之。此外感汗多亡阳谵语也。

海藏云：有内感伤冷，语言错乱，世疑作谵语者，神不守舍也，止是阴证，此特脉虚而不实耳！

《内经》云：谵妄悲笑，皆属于热。《难经》谓：面赤，喜笑，烦心，亦属于热。大抵此等证脉皆洪实，按之有力。若此等证脉按之无力，即阴气内充，阳气外游于皮肤之间，是无根之火也。阳气及心火入于皮肤之间，肺主皮毛，故有谵妄悲笑及面赤喜笑烦心之证。岂特是哉！所有胸背两手瘢出者，有唾血丝者，有鼻中微衄者，不当作阳证，当作阴证治之。故《活人》辨证，不取诸于他，而独取诸脉，无如此最为验也。其言可谓尽善矣，可谓尽美矣！

本草孙真人热药治血证三

《本草》云：干姜止唾血。硫黄治衄血。孙真人用桂心治唾血。

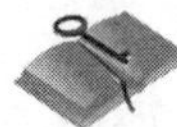

论下血如豚肝

下血如豚肝者，饮冷太极，脾胃过寒，肺气又寒，心包凝泣，其毒浸渗，入于胃中，亦注肠下，所以便血如豚肝，非若热极妄行下血而为鲜色也。此中气分而下行，故令人便血。若中气逆而上行，故令人呕血吐血也。亦非若阳证上行而溢出鲜血也。大抵阴阳二证，上行者为呕为吐为溢，顺行者为下为便为泻，其名虽异，其实则同。

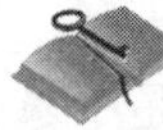

论阴阳二络

《甲乙经》云：经者所不可见者也，络者所可见者也，外之沟渠是已。然络亦有不可见者乎？曰：六腑连及五脏，是为所不可见之之络也。阳络泛溢，《难经》云：宜砭射之。阴络为病，何以知之？黄帝曰：邪热入于阳络，则为鼻血；邪热入于阴络，则为后血。以是知阴络病也。鼻血者在上，溺与后血者在下也，若吐呕者，是知在中也。至于伤寒上厥下竭之证，或从耳目，或从口鼻，血俱出于上窍，然各随其脏与经也。

谵语死脉

扁鹊云：病若谵言妄语，身常有热，脉当洪大而反手足厥逆，脉沉细而微者死也。

又云：假令心病，何以知伤寒得之？然当谵言妄语。何以言之？肺主声，故知肺邪入心，为谵言妄语也。其病身热，洒洒恶寒，甚则唾咳。其脉浮大而涩。

仲景云：谵言妄语，身微热，脉浮大，手足温者生，逆冷脉沉细者，不过一日死矣！

又云：谵言妄语，脉涩者死。

以上皆阳证得阴脉也。

又云：发汗多，重发汗者必亡其阳，谵语脉短者死。

上此重发汗亡阳者，变阴也，又得阴脉死也。

论自汗分阴阳

成无己云：伤风自汗，汗出恶风寒者，有表也。汗出不恶风寒者，表解里未和也。有阳明发热汗出，此为热越。有阳明发热汗多者，下之。

海藏云：内感伤冷，自汗，大恶风寒，汗出身凉不热者，阴证也；汗出身热得阴脉者，亦阴证也。

论手足自汗

手少阳之脉，三焦之经，起于小指、次指之端，上出两指之间，循手表腕，出臂外两骨之间，上贯肘云云。手背偏多者，三焦之气脱也。经云：手足濈然汗出，大便鞕而谵语，下之则愈。以其热聚胃，津液旁达，故手足漐漐汗出也。成无己云：寒聚于胃，有手足汗出者乎？经云：阳明中寒者不能食，小便不利，手足濈然汗出，欲作痼瘕，即是中寒也。

海藏云：故内感阴证，有手足逆冷而自汗者，手足自温而自汗者，厥阴、太阴之异也。

上此一条，虽是三焦四逆温和，关他二经，不可不知。

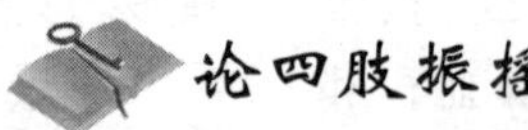

论四肢振摇

成氏责其为虚寒，欲汗之，其人必虚蒸而振，下后复汗而振者，表里俱虚也。亡血发汗则寒栗而振，气血俱虚也。有振振欲擗地者，有振振动摇，二者皆汗多亡阳，经虚不能自主持，故振也，非振栗之可比也。

经曰：若吐下后，心下逆满，气上冲胸，起则头眩，发汗则动经，身为振摇者，茯苓桂枝白术甘草汤主之。

太阳病发汗不解，其人仍发热，心下悸，头眩，身瞤动，振振欲擗地者，真武汤主之。二药皆温经益血助气之剂。

海藏云：惟好饮房室之人，真元耗散，血气俱虚，或因劳而振，或不因劳而振，或因内感阴盛阳脱

而振者，皆阴证也。

初病形状

若因房室而得，便有阴阳易条中形状，头重不欲举，目暗生花，热上冲胸，少气，声不出，少腹小腹痛引阴中，或阴入于里，胫寒而痛。此等阴证，四肢故多振摇。始得此病时，脉虽举按有力，不可作阳证治之，若与阴药，变寒必矣！亦不可用太热之药，作阴极治之，热过则转生他证。当以补气温血之药调之，元气渐生，可得而愈。若脉已微，面色眉间变黑，唇吻不收，爪甲微青，当用热药攻之。若经汗下，热药不可热服，当令似温，则阴气不拒。经云：热因寒用，此之谓也。

上此一论，自为颇有理，可以发明古人所不言处。

论阴证始终形状杂举例

若病人面赤者，下虚也。手足振摇者，为元气无主持也。腰腿沉重者，三阴经受寒湿也。或恐或悸者，知阴寒之邪在手足少阴也。喜笑则为痴，悲怕则为惨，手少阴、太阴也。头项不甚痛，行步只如旧，知寒邪之气不在经而在里也。若头项痛者，内之外逆上行而至于经矣。或已有冬伏寒邪，始得内感便发，头项痛亦无定也。或时太息者，《灵枢》云：心不足则心系急，心系急故太息以舒之。是知手少阴心火不足也。前人云去声是已。

以上初病时，多有形状如此等类。

身如被杖者，阳气尽而血脉凝涩，不能荣于身也。色青黑，肾肝子母二色，真脏见也。手足倦而卧者，四肢之阳气尽，而阴气贵收也。卧而面壁者，阴欲静也。恶闻人与语者，阴欲默也。昏昏欲寐者，元气杂绝，邪热攻肺也。或欲寐以自养，及目白睛而赤者，肺受火邪也。三四日之间，或可行步，不甚觉重者，阳犹在外也。五六日阴盛，热药不能回者，阴主杀而暴绝，非若阳气徘徊不已，而欲其生生也。初病面赤胀者，下虚故也。至于死，先青而后赤者，阳气不生，温令不行，而就北方寒也，其逆行如此。经云：阳气前绝，阴气后竭者，其人死，身色必青；阴气前绝，阳气后竭者，其人死，身色必赤。若阴阳二毒相匿，或只伏阳，此等阴证，或身半以上经汗死，即不青黑者亦有之。

遍身青黑如花厥

厥阴有遍身青黑如花厥状，何也？

答曰：阳气不能营运于四肢，身表经络遏绝，气欲行而不得行，及其得行而遽止之，故行处微紫色，不得行而止处不青则黑也。所以身如被杖，有有处，有无处也。遍身俱黑，阳气全无也。故《经络论》云：寒多则凝泣，凝泣则青黑；热多则淖泽，淖泽则黄赤。此之谓也。

伤寒发厥有阴阳

夫厥者，有阴有阳。初得病身热，三四日后，热气渐深，大便秘结，小便黄赤，或语言谵妄而反发热者，阳厥也。初得病，身不热，三四日后，阳气渐消，大便耎利，小便清白，或语言低微而不发热者，阴厥也。二证人多疑之，以脉皆沉故也。然阳厥而沉者，脉当有力；阴厥而沉者，脉当无力也。若阳厥，爪指有时而温；若阴厥，爪指时时常冷也。仲景云：伤寒三二日、四五日厥者，必发热，前热者后必厥，厥深者热亦深，当下之，宜承气汤。又云：伤寒脉滑而厥者，里有热也，白虎汤主之。仲景云：伤寒下利清谷，里寒外热，手足厥而脉微，微者里有寒也。汗出而厥者同。又云：阴病下利而脉微者，里有寒也，白通汤主之。

一法无脉利不止，白通加猪胆汁，以其咽干而烦也。

以上病急，或尤急，多有此形状等类。

论阴证发渴

举阳证　夫足少阴肾经，其直行者，上贯肝膈入肺中，系舌本，肾恶燥，故渴而引饮。经云：口燥舌干而渴，尺寸脉俱沉，则知肾受热邪，为阳证也，当下之。

阴证口干舌燥，非热邪侵凌肾经也，乃嗜欲之人，耗散精气，真水涸竭，元气阳中脱坎内阳爻是也。饮食伤冷，变为枯阴，阳从内消者，或不渴，阳游于外者，必渴而欲饮也。然欲饮，则饮汤而不饮水，或有饮水者，纵与不任，若不忍戒，误多饮者，变由是而生矣。此等舌干欲饮冷水，抑而与之汤，及得饮汤，胸中快然，其渴即解。若以渴为热，汤能解之乎？不惟不能解其

渴，其热从而愈甚矣。以是知为阴证也，夫何疑之有！

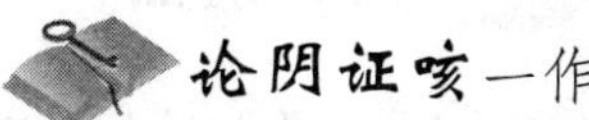

论阴证咳一作吃逆

许学士退阴与正元同煎，以治阴证咳逆

夫逆病咳逆，火炎上，使阴气不内也。阴气者，即吸入之阴气也。阴证内寒，与吸入之阴同类，当气顺下而无咳逆也。今阴证咳逆，吸入之阴不得内者，何气使然哉？举阳证且阳证咳逆者，胃热失下也。阴气先绝，阳气后亦将竭，火独炎上，逆出阴气而为咳逆也。阴证者，内已伏阴，阴气太甚，肾水擅权，肝气不生，胃火已病，丁火又消，所有游行相火，寒邪迫而萃集于胸中，亦欲尽也。故令人发躁，大渴引饮，并去盖覆，病人独觉热，他人按执之，身体肌肉骨髓血脉皆寒。此火即无根之火也，故用丁香、干姜之类热药温胃，其火自下，咳逆方止。非若凉膈、泻心，以治阳证，自上而下，泻退其火，阴气乃生。阴证咳逆，从呕哕而生，胃寒呕哕不已，咳逆继之，其声怏怅，连续不已，声末而作咳逆，古人云烦冤是也。烦冤者，有情不能诉，有怀不能吐，故为怏怅，唯阴证阳脱而咳逆者，其状似之。阳证咳逆，内热与上热相接，渴逆止在喉中；阴证咳逆，呕从内出，或先作去声，或与去声相并而至喉中，故用温胃益肺之药主之。中既温，天五之气与残火自下，又与胃中温药相接，变而阳气生也。殆无异丧家之人，遑遑无依，契昔挽留，故都是反与相并立而干成其事，阴气始退，阳气渐生，脉亦从之而得以获生也。

《灵苑》治阴证咳逆匀气散。

川乌头尖者三个，炮制，去皮脐

上为细末，每服二钱，黑豆二十一粒，糖沙鸡头实大，水一盏，同煎至六分，乘热细细饮之。

《本事》治阴毒吃逆。

川乌头　干姜　附子俱炮　肉桂　芍药　甘草炙　半夏　吴茱萸　陈皮　大黄

上各等分，为末，每服一钱，水一盏，生姜三五片，煎至七分，去浊滓取清，热呷。

阴证发热

《活人》云：发热恶寒者，太阳也。身热汗出濈濈然者，阳明也。脉细头痛呕而发热者，少阳也。

问：阴证有发热者，何也？

答曰：太阴、厥阴皆不发热，只少阴有发热二条，仲景谓之反发热也。少阴始得之，发热脉沉者，麻黄附子细辛汤主之。少阴病下利清谷，里寒外热，手足厥逆，脉不出者，通脉四逆汤主之。断云：大抵阴证发热，终是不同，须脉沉细，或下利，手足厥。另有阴躁发热，欲坐井中一条。此例当在少阴条下。

仲景云：吐利汗出，发热恶寒，四肢拘急，手足厥逆，四逆汤主之。又云：吐利，小便复利而大汗出，下利清谷，内寒外热，脉微欲绝者，四逆汤主之。病发热头痛，身体不痛疼，当救里，四逆汤主之。下利清谷，里寒外热，汗出而厥者，通脉四逆汤主之。大汗出，热不去，内拘急，四肢疼，又下利厥逆而恶寒者，四逆汤主之。

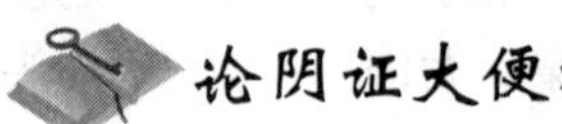

论阴证大便秘

阴阳二结，寒热不同，为躁一也。盛暑烁金，严冬凝海是也。

举阳证　经云：其脉浮而数，能食不大便者，此为实，名阳结；其脉沉而迟，不能食，身体重，大便反鞕者，名曰阴结。又云：无阳阴强，大便鞕者，不可下，下之则清谷腹满，宜理中丸主之。叔和云：弦冷肠中结。洁古云：脉沉弦，不能食而不大便，则为阴冷结也。

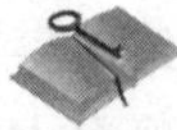

论阴证小便不通举仲景、《活人》例卷末有外接法

举阳证　假令阳病者，太阳之标不解，复入于本，发热恶寒而渴，五苓散主之。是湿热在下，故令秘而不通。余证不通者，随经而治之。若阴证不通者，脉迟细，浮中沉不一，阴气已盛，阳气欲绝，小便当自利，而色白反不通者，阴无以化，凝泣枯涸，如水之结冰，津液不行，

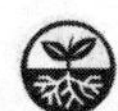

故闭而不通也，当用热药主之。阴得阳而化，津液乃行，所以便也。大不可用利小便之药利之，四逆汤加茯苓是也，与仲景硫黄丁香豆蔻散内有滑石同意。大抵非茯苓、滑石二药利小便也，盖二味引热药下行，不入他经，为效速也。

经云：阳明中寒者不能食，小便不利，手足濈然汗出，欲作痼瘕，即是中寒，与此同意。《内经》云：诸寒收引，皆属肾水。引而下之者，小便自利，收而闭之者，小便不通也。又经曰：肾主大小二便。虽阴阳二证，在其中矣。

成无己云：阴阳相杂为之和，阴阳相离为之结。火亦有下收字处，以其心虚也。

仲景真武汤加减例云：小便自利者，去茯苓一味。四逆散加减法：小便不利者，加茯苓。小柴胡加减法：小便不利者，加茯苓。《活人》云：阴证腹痛，小便不利者，真武汤也。

《活人》云：若阴证加以小便不通，及阴囊缩入小腹，绞痛欲死者，更以脐下二寸石门穴，大段急灸之，仍须与返阴丹、当归四逆加吴茱萸生姜汤，慎勿与寻常利小便药也。寻常利小便药，多用冷滑之剂。此是阴毒气在小腹所致也，当知。

仲景风湿相搏，骨节疼烦，不得屈伸，近则痛转剧，汗出短气，小便不便，恶风不欲去衣，或身肿者，甘草附子汤主之。海藏云：加茯苓尤佳。发汗病不解，反恶寒者，虚也，芍药甘草附子汤主之。

海藏云：加大黄芪尤佳。若腹痛者，尤宜此汤。仲景云：阳明中寒者不能食，小便不利，手足濈然汗出，欲作痼瘕，即是中寒也。

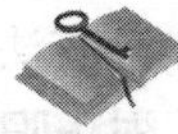

论阴证小便赤

举阳证　伤寒外感，四肢微厥，邪热入里，大便燥，小便赤而涩少，是谓热也。惟阴证内感，阳走于外，虚热在皮毛之间，肺气受邪，下输于膀胱，故令小便如灰汁，兼胃虚不能食。戊与癸合，虚邪所化，赤如灰汁，色虽如此，但溺时茎中不涩而快利也。

论后出余气而解

病人服温热之药，时有下气者，知阴气出也。韩氏治下焦寒，用灰包熨法，得下利一两行，小便一两次，及少有汗，阴气出而下泄，知其为必解也。予以是知服调中、理中及诸附子等药后，时有下气者，阴化而出，即为解。若遇外阳内阴之证，身表四肢尽热，语言错乱，疑作谵语，阳证者当去盖覆，令胸臆两手微露见风，以手按执之，久之肌肉骨间不热者，即非阳证，真阴证也。

上此一条，后辨谵语形状。

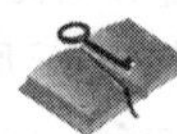

论狂言若有所失

恍惚狂言，若有所遗，妄闻妄见。意有所期，及从而叩，或忘或知，神去而溃，命将何依！世人不识，反作热疾，以脉别之，自然不疑。故经曰：数问其情。以从其意，得神者生，失神者亡。正谓是也。

问：内感阴证，有汗而解，有无汗而解者，何也？

答曰：有汗而解者，或壮年津液尚全，或温之早而得治，或传不逆而顺经，或素得养而强本，所以俱汗而解也；无汗而解者，或老年血气俱衰，或温之迟而失治，或经过期而不传，或素无养而亏本，所以俱无汗而解也。有汗而解者，间有所遗；无汗而解者，邪岂能尽？故神痴而弱，不能复旧，须待饮食渐增，因食微润，然后定其中外，各守其乡。医者不可不知。

《衍义》曰：太阴元精石合他药，涂大风疾，别有法。阴证伤寒，指甲面色青黑，六脉沉细而疾，心下胀满结鞕，躁渴，虚汗不止，或时狂言，四肢逆冷，咽喉不利，腹疼痛，亦须佐他药兼之。《图经本草》已有法，惟出解州者良。

附正阳丹

古方不用，今《活人》伤寒其著者，治伤寒三日，头痛壮热，四肢不利，正阳丹。太阴元精石、消石、硫黄各二两，硇砂一两，四物都细研，入瓦瓶子固济，以炭半斤，于瓶子周一寸熁之，约近半日，令药青紫色，住火待冷，取出，用腊

月雪水拌匀，湿入瓷瓶子中，屋后北阴下阴干，又入地埋二七日，取出细研，以面糊为丸鸡头实大。先用热水浴，后以艾汤研下一丸，以衣盖取汗出为差。

论脉次第

外感者，先太阳，次阳明，次少阳，次太阴，次少阴，次厥阴；内感者，先三阴而无定，次少阳，次阳明，次太阳，为极高之分。

阳从内消，从右手脉先陷，左手浮，右手沉。

阳从外走，从左手脉先陷，右手浮，左手沉。

其脉或有不然者，阴阳之变易无定也。许学士云：阴阳交互最难明，正在此耳。

阳脉沉而滑，若浮者，欲升而汗也。

阴脉沉而细，本体也。

若浮而有力者，阳气生也。

若浮而无力者，阳气走也。

若浮若沉，或有力，或无力，阴阳交争而未定也，惟外热内寒者，多有此脉。

用附子法

古人用附子，不得已也，皆为身凉脉沉细而用之。若里寒身表大热者不宜用，以其附子味辛性热，能行诸经而不止，身尚热，但用干姜之类，以其味苦，能止而不行，只是温中一法。若身热消而变凉，内外俱寒，姜、附合而并进，温中行经，阳气俱生，内外而得，可保康宁，此之谓也。若身热便用附子，窃恐转生他证，昏冒不止。可慎！可慎！

论阴阳易分热寒

阴阳各相易证，仲景止用烧裩散，言至简而意至有余也。故朱奉议立阴阳易证为二条，后人始知有寒热之别也。故热者有上烧裩散，而又有竹皮汤、青竹茹汤，寒者有豭鼠粪汤，而又有当归白术汤。至于校正方妙香丸条下，治杂病阴阳易，药中有牛黄、脑、麝之类，是知治热证也，岂可一涂而取哉？学者详之。

圣人立阴阳易条，虽不尽言，特举其宏纲而已，是以后之述者，尽心焉尔矣可也。

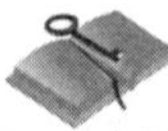论阴阳易分三经用药

海藏云：若阴阳易证，果得阴脉，当随证用之。

若脉在厥阴，当归四逆汤送下烧裈散。

若脉在少阴，通脉四逆汤送下烧裈散。

若脉在太阴，四顺理中汤送下烧裈散。

所用之药，各随其经而效为之速也，宜矣！

上此一条，随经药下烧裈散，所以补古人所不完处。

扁鹊治阴阳方　仲景治阴阳方

扁鹊云：治阴阳易伤寒，烧妇人月经衣，热水服方寸匕。仲景云：伤寒阴阳之为病，其人身体重，少气，少腹里急，或引阴中拘挛，热上冲胸，头重不欲举，眼中生花，膝胫拘急者，烧裈散主之。

烧裈散

上取妇人中裈近隐处剪烧灰，以水和服方寸匕，日三服，小便即利，阴头微肿则愈。妇人病取男子裈裆，烧灰用之。

《活人》豭鼠粪汤

疗伤寒病后男子阴易。

韭白根一把　豭鼠粪一十四枚

上二味，以水二升，煮取半升，去滓，再煎三沸，温温尽服。必有粘汗出为效，未汗再服，亦理诸般劳复。鼠屎，两头尖者是也。

海藏云：经不言豭鼠粪，只言牡鼠粪两头尖，治劳复。文具鼹鼠条下，又分鼠也，并不见豭鼠之名。晏鼠大兽如猪，分鼠之形，以其肥亦如猪形，豭之名想亦出此。牡即父也，雄也，在野难得，在人家诸物中遗下两头尖者，亦可用。豭，牡豕也，子路佩豭。

许慎云：菜一名久者，谓之韭，园人种之，岁三四割，其根不伤，冬培之，先春复生，信乎其久者也。

《易稽览图》云：政道得则阴物变阳。郑康成云：若葱变韭是也，

然则葱冷而韭温可验。

《活人》治阴阳易证，豭粪汤用韭白根，非独取其性温也，盖亦取其阴物变阳之意，述类象形，古人以至于此。

竹皮汤

疗交接劳复，卵肿，腹中绞痛，便绝。

竹皮青刮一升

上一味，以水三升，煮一升半，绞去滓，分服立愈。

青竹茹汤

妇人病未平复，因有所动，致热气上冲胸，手足拘急搐搦，如中风状，宜青竹茹汤。

瓜蒌根无黄者一两　青竹茹刮半斤，淡竹是也

上以水二升半，煮取二合，去滓，分二三服。

当归白术汤

妇人未平复，因有所动，小腹急痛，腰胯疼，四肢不住举动，无热发者，宜当归白术汤。

白术一分　当归一分　桂枝一分　附子一分，生　生姜半两　甘草一分　芍药一分　人参一分　黄芪一分

上剉如麻豆大，以水三升，煮取一升半，去滓，通口服一盏，食顷，再服，温覆微汗差。

海藏云：四肢不住举动振摇，即反覆皆是。

发明仲景活人

烧裈散灰性虽无寒热，只是推出阴中外来著人邪气，述类象形之法，圣人以至于此。故成无已云：烧裈散导出阴气是也。若阳脉用竹皮、青竹茹汤，若阴脉用豭鼠粪、当归白术等汤。此朱公出人意表，而后之述者之不可及也。

妙香丸

辰砂飞研，九两　龙脑　腻粉研　麝香研，各三分　牛黄三钱　金箔九十个，研　巴豆三百一十五个，去皮心膜，炒热，研如面，去油

上合研匀，炼蜜出净黄蜡六两，入白沙蜜三分，同炼令匀，为丸，每两作三十丸。

若男子妇人因病伤寒时疾，阴阳气交，结伏毒气，胃中喘躁，眼赤，潮发不定，再经日数七八日已下，至半月日未安，医所不明证候，脉息交乱者，可服一丸，或分作三丸亦可，并用龙脑、腻粉、米饮调半盏已来，下此一服，每丸上用针

投一眼子。如有余说，尽依《局方》法。

仲景、《活人》举阴阳易证，若脉果阴，当用烧裈散下之，入三经药内调服，最为的当。其余杂阴证内，但有腰膝冷痛，宜各本经药内加丁香、沉香二味，不惟腰膝得暖，抑亦沉坠峻下入于阴部，为效速也。兼二药本经所言，治肾气壮阳，与诸姜、桂、乌、附、茱萸等药，佐使相助，为效大倍，不可不知。

医书辞藻，比之儒书，甚不美于观览，非若嘲风弄月之篇之畅怀也，非若礼义廉耻之典之壮志也，又非若忠节孝行之传之耸动人之奇称也，故士宦恶其技之末而不之学焉。是以世人所重者鲜，一旦抱疾，委命他人，岂其智邪？况伤寒古今为一大病，阴证一节，害人为尤速。予因暇日，集此《略例》，庶几有望于好生之君子者，或有人焉。读是书也，当反复披玩，前后贯通，但云此非空谈，施于实用可也。若悟则康宁可期，昧则疾横继至，利害天壤，可不畏欤！知乎此则畅怀之乐，壮志之快，奇称之美，悉备于我，味孰大焉！既足以却疾活命，又足以保命延年，其乐宁有涯诶哉！范文正公云：不为名相，当为名医。意亦不出此耳！

七月十三日再题

予作《阴证论》一书，其本有三，有多寡之异焉，非固如是之不同也。大抵圣贤之言，非一读而能尽，故每有所得，不敢以前说为已定、为已足，而不为之增益也。故初本在河南，傅梦臣辈所录，则简而少；次本在吾乡，寄北京时，颇增三二论；自壬辰至丙申几五载，而复增随条，并药后断例。前人所言本意，与其所从来，或为之是，或为之小异，或又有言外不尽之机，一一具陈之。欲质之明者，则求之诸郡而不可得。但读之既笑且嘻，长叹而已。不知何日复得吾东垣李先生一问之，吾之心始可以少安矣。吾之所以书此者，犹恐其未尽前人之意耳！

丙申秋二十有一日再题

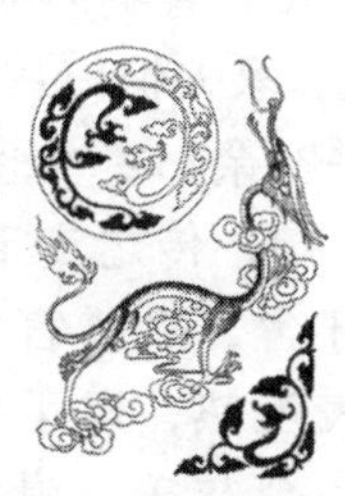

海藏治验录

外阳内阴

牌印将军完颜公之子小将军，病伤寒六七日，寒热间作，腕后有癍三五点，鼻中微血出。医以白虎汤、柴胡等药治之不愈。及余诊之，两手脉沉涩，胸膈间及四肢按执之殊无大热，此内寒也。问其故，因暑热卧殿角之侧，先伤寒，次大渴，饮冰酪水一大碗。外感者轻，内伤者重，外从内病，俱为阴也。故先癍衄，后显内阴，寒热间作，脾亦有之，非往来少阳之寒热也。与调中汤，数服而愈。

阳　狂

彰德张相公子谊夫之妻许氏，乃状元许先之之女，绍明之妹也。病阳厥怒狂，发时饮食四五倍，骂詈不避亲疏，服饰临丧，或哭或歌，或以刃伤人，不言如哑，言即如狂，素不知书识字，便读文选。人皆以为鬼魔。待其静诊之，六脉举按皆无，身表如冰石，其发也叫呼，声声愈高。余昔闻洁古老人云：本经言夺食则已，非不与之食而为夺食也，当以药大下之而使不能食，为之夺食也。予用大承气汤下之，得藏府数升，狂稍宁。待一二日复发，又下之，得便数升，其疾又宁。待一二日又发，三下之，宁如旧，但不能食。疾稍轻而不已，下之又五七次，计大便数斗，疾缓身温，脉生，至十四日其疾愈，脉如旧，困卧三四日后起苏，饮食微进，又至十日后得安。始得病时，语言声怒非常，一身诸阳尽伏于中，隐于胃，非大下之可乎？此易老夺食之意也。

上阳狂一条，本不当列阴证中，今暨阴狂证并列，其狂则一，其为寒热二也。差之毫厘，谬以千里，读者至此，其三复之。

阴　狂

宝丰阿磨堆候君辅之县丞，为亲军时，饮食积寒，所伤久矣。一日病，其脉极沉细易辨，即阴证无疑。内寒外热，故肩背胸胁癍出十数点，语言狂乱。家人惊曰：发癍，谵语，莫非热乎？余曰：非也。阳为阴逼，上入于肺，传之皮毛，故癍微出；神不守舍，故错言如狂，非谵语也。肌表虽热，以手按执，须臾冷透如冰。余与姜、附等药，前后数日，约二十余两后，出大汗而愈。及见庭中物色、儿童、鸡犬，指之曰：此正我二三日间梦中境物也。然则神不守舍信矣！愈后起行，其狂又发，张目而言曰：今我受省札为御马群大使，如何不与我庆。及诊之，脉又沉迟，三四日不大便。余与理中丸，三日内约半斤，其疾全愈。候公之狂，非阳狂之狂，乃失神之狂，即阴也，但脉阴为验。学者当审，独取诸脉，不凭外证可也。

阴易

宝丰候八郎，外感风，内伤冷，自服通圣散，大汗出，内外阳气俱脱，不及治而死。其子国华，又病伤寒四五日，身微癍，渴饮水。及诊之，沉弦欲绝，厥阴脉也。温药数日不已，又以姜、附等药，微见脉生。因渴私饮水一盂，脉复退，但见头不举，目不开。问之，则犯阴易。若只与烧裈散，则寒而不济矣：遂煎吴茱萸汤一大服，调烧裈散，连进二服，作大汗。两昼夜汗止。何以然？以其至阴，汗从骨髓中得温而出，所以两昼夜方止。

夜服

宝丰弋唐臣，时始冠，平日饮食嗜冷，久遂成阴证，脉迟七八至一止，二三日后脉仅三至。余亟进温热之剂数服，四五日不解，遂续夜半一服，昼三夜一，脉颇生。一夕误阙其药，明旦证遂增剧，复连进前药，七日兼夜，脉生，大汗而解。人问其故，余曰：人与天地同一气耳。阳病昼剧而夜宁，阴病夜剧而昼宁，各从其类而化也。今病阴极，至夜尤甚，故令夜半服药。何以然？所以却类化之阴，而接子后所生之阳，则阴易退而阳易生矣！此一条具见前章。

阴血

潞州义井街北浴堂秦二母，病太阴证，三日不解，后呕逆恶心，而脉不浮。文之与半硫丸二三服，不止，复与黄芪建中等药，脉中得之极紧，无表里，胸中大热，发渴引饮。众皆疑为阳证，欲饮之水，余与文之争不与。又一日与姜、附等药，紧脉反细沉，阳犹未生，以桂、附、姜、乌之类酒丸，每百丸接之，二日中凡十余服，渴止，脉

尚沉细，以其病人身热，躁烦不宁，欲作汗，不禁其热，去其衣被盖覆，体之真阳营运未全，而又见风寒，汗不能出，神愦不醒。家人衣之，装束甚厚，以待其㽿。但能咽物，又以前丸接之，阳脉方出而作大汗。盖其人久好三生茶，积寒之所致也。愈后，原秘大小始得通利，翌日再下瘀血一盆如豚肝。然文之疑不能判，余教以用胃风汤加桂、附，三服血止。其寒甚如此，亦世之所未尝见也，治宜详之。大抵前后证变之不同，以脉别之，最为有准，不必求诸外证也。

鼓击脉

子秦二又病，太阳证悉具，其脉浮数，初为阳证，经所受邪也，神术汤解之，未三日变为阴证，何以然？旺火投盛水也。以其素服三生茶及好食诸冷物，数年来脏腑积而为痼疾，一身之经皆凝寒浸渍，酝酿而成太阴。脉亦从此而变其状，非浮非沉，上下内外举按极有力，坚而不柔，非若阳脉来之有源，尺以下至宛中全无，惟三部中独见鼓击，按之触指，突出肤表异常。紧为甚，所禀元阳无一身游行之火，独萃于胸中，寒气逼之，故搏而大，有加数倍，往来不可以至数名，纵横不可以巨细状。五日后文之与姜、附等剂而复振摇，又与真武、四逆等汤，烦躁大渴不止，若更接姜、附，其汗必作。其人自疑为热而益饮水，及得水稍苏斯须，脉陷沉而紧，厥逆神愦。至六日晡前后，大便秘结，小便赤色而少，强溲得涓滴，时手冷至肘，足冷至膝，脉将绝而不可救，欲复与四逆等汤，恐烦躁私饮而生变。文之请曰：何法以治？余教以乌、附、姜、桂、良姜等，佐以芍药、茴香之类，酒糊丸，引而下之，而使不僭。急服之百丸，昼夜相接八九，阳气从下复生，胸膈不烦躁，不思水，与温剂则微咽，大便软，屡下，气阴得以出，小便通快成剂如灰汁，脉微生，服丸至千半，阳气遍体，作汗而愈。后神又不全，少气乏力，又与温中等药数服，然后良愈。非平昔饮冷，肠胃积寒之久者，脉不如此之鼓击也。鼓击者何？虽可谓大，非大也，忿怒也，宜详审辨认，世罕有之。大抵此脉属紧，比紧为尤甚，故名鼓击也。仲景云：诸紧为寒。又云：脉浮而紧，寒在表也；脉沉而紧，寒在里也。紧似弦而非，有如牵绳之状，即为紧也，非带洪而有源也。成无己云：累累如循长竿，连连而强直也。通真子歌云：紧若牵绳转索初。海藏云：牵绳之紧，循竿之直，二者皆近于鼓击，鼓击者，尤甚于二脉数倍。启玄子云：盛脉同阳，四倍已上，阴之极也。

腹　痛

潞州提领姬世英，平昔好冷物凉药，自谓膏粱充肥必多热，因眼疾，又并服寒剂，数日遂得阴病，脉紧而无力，自胸至脐腹下，大痛剧甚，凡痛则几至于毙。去岁已尝有此证，求治于宋文之得愈。今复病，尤甚于去年，又亟命文之。文之与姜、附等剂，虽稍苏，痛不已。遂以文之所用方内倍芍药令服之。予谓病者曰：良久痛当自胸中下，节次至腹，或大便得利，或后出余气，则寒毒得以出矣。后果如其言。翌日愈后，令常服神应丸，以断其积寒之根。

后　序

《阴证略例》一册，元·海藏老人王好古撰。以伤寒阴证较阳证尤难辨，故作专书以发明之。审证用药，具有条理，前有麻革信之序。考《四库》著录海藏医书有《医垒元戎》十二卷，《此事难知》二卷，《汤液本草》三卷，独无此书，盖当时尚未出也。而明人编《东垣十书》者，亦未见此书，知为罕靓之秘笈矣。此本前有虞山钱曾遵王藏书一印，又有惠定宇手定本一印，又有孙印从沾庆增氏二印，中有惠栋之印字曰定宇二印，后有孙庆增家藏一印，近为吾友震泽吴君晓钲所得，真旧钞也。好古，字进之，赵州人，以进士官本州教授，自金入元，少时与李杲东垣同游张元素洁古之门，而年辈较晚，其后复从学于东垣，故《医垒元戎》称先师洁古老人，又称东垣李明之先生。而此书麻序但云海藏先生王君进之，家世赵人，早以通经举进士，晚独喜言医，始从东垣李明之，尽传其所学。册末自题亦云不知何日复得吾东垣李先生一问之，并不及洁古，何欤？然书中首列岐伯阴阳脉例，即次以洁古老人内伤三阴例，乃次以海藏老人内伤三阴例，而伊尹、扁鹊、仲景诸例具编于后，虽不称先师，而尊师之意已隐然见于言外矣！或有訾其用药过于温热者，不知专论阴证，何可杂入阳证治法。海藏著述俱存，岂但能治阴证不能治阳证者，安得以后人不辨阴阳，偏执贻误，追咎古人哉？自序题壬辰岁，为金哀宗天兴元年，即蒙古太宗四年，册末自题称丙申秋，乃蒙古太宗八年，金亡已三年矣。麻序题岁癸卯，则太宗后乃马真氏称制之二年也。《医垒元戎》成于丁酉岁，在此书后一年，唯《此事难知》自序题至大元年，则上距金亡已七十余年，岂海藏享上寿至武宗时犹存耶？抑至大当是至元刊本之讹耶？并书以俟考。

同治三年岁在甲子秋七月乌程汪曰桢书于上海寓舍

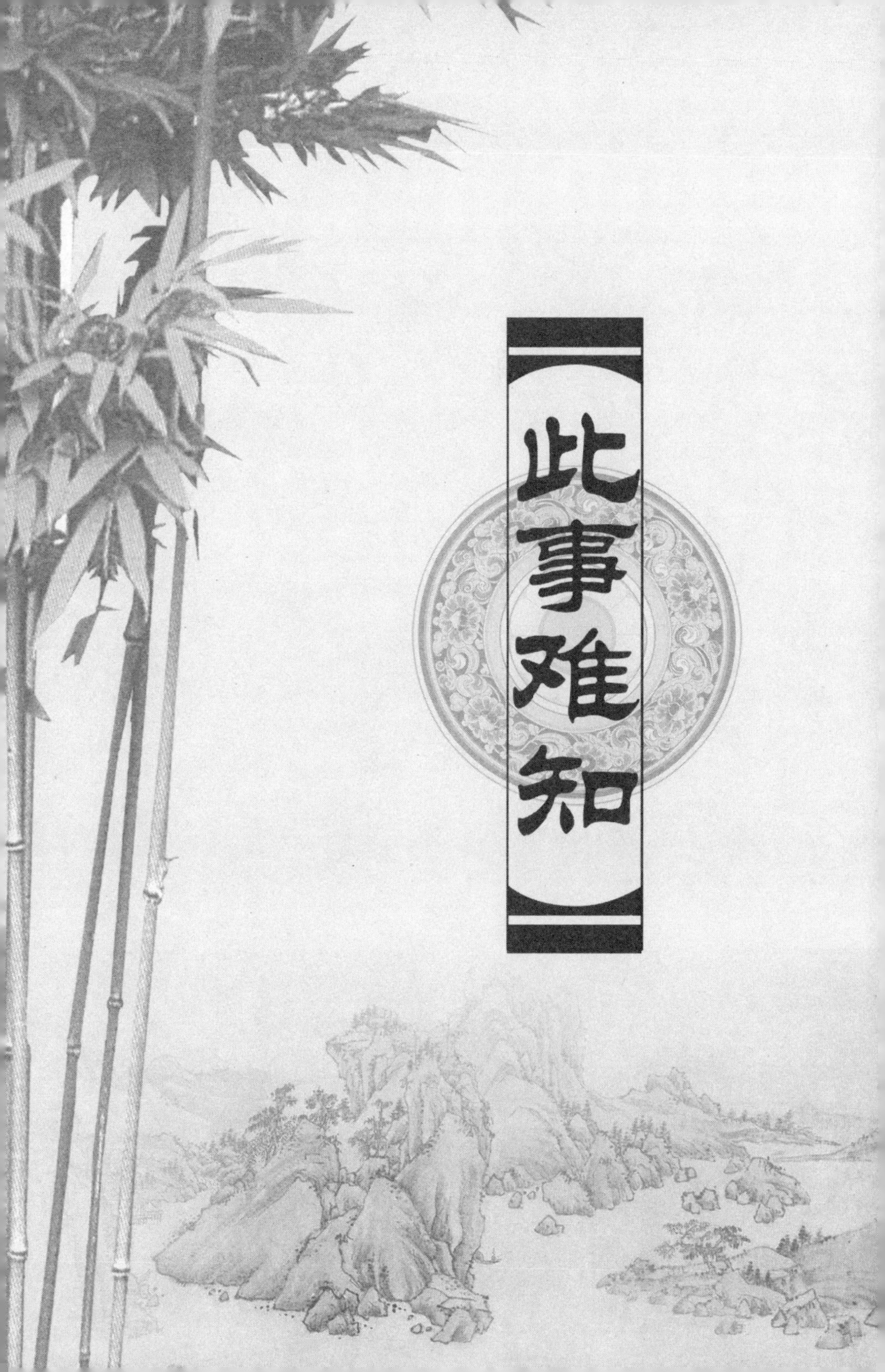
此事难知

东垣先生《此事难知》序

予读医书几十载矣，所仰慕者，仲景一书为尤焉。然读之未易洞达其趣，欲得一师指之，遍国中无有能知者。寤而思，寐而思，天其勤恤，俾我李公明之，授予及所不传之妙。旬储月积，浸就编帙，一语一言，美无可状，始而终之，终而始之，即无端之圜璧也。或有人焉，厌闻而恶见者，岂公徒使之然哉？彼未尝闻，未尝见，耻夫后于人之过也。因目之曰《此事难知》，以其不因师指也。人徒见是书为伤寒之法，而不知上合轩岐之经，中契越人之典，下符叔和之文，兹又言外不传之秘，具载斯文矣。

时至大改元秋七月二十有一日古赵王好古识

《此事难知》后序

东垣先生医书一帙，予府已锓梓传于世矣。今又得一书，亦东垣治疾之法，名曰《此事难知》。盖医之为道，所以续斯人之命，而与天地生生之德，不可一朝泯也。秦焚六经而废周公、孔子之道，幸而医书存世。考诸经者，则知黄帝与岐伯之论辩，反覆推明五运七气之秘，以立补泄之法，所以拯斯人之疾，而人之死生系焉。岐黄既远，求能推诸五运七气，而察阴阳升降之候，定脏腑虚实之所因，合经络上下之所属，而能起死回生者鲜矣。噫！克绍三明之者，其惟东垣先生乎？先生是书，乃言外不传之秘，诚为人所难知。然方剂虽载其妙理，有不可得而明言者，在乎心领而神会耳。唐·许胤宗曰：医者，意也。思虑精则得之，此之谓欤！而孟轲氏曰：梓、匠、轮、舆，能与人规矩，不能与人之巧。亦此谓也。予用寿行而与四方之士共焉，则济人利物之一端，未必无小补云！

成化甲辰岁仲夏既望荆南一人识

此事难知集卷上

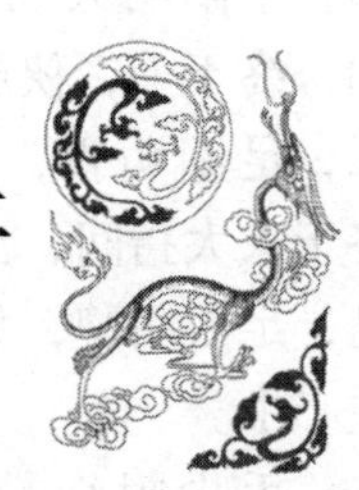

新安　吴勉学　校

医之可法

自伏羲、神农、黄帝而下，名医虽多，所可学者有几人哉？至于华氏之剖腹、王氏之灸针，术非不神也，后人安得而效之？非岐伯之圣经，雷公之《炮炙》，伊贽之汤液，箕子之《洪范》，越人之问难，仲景之《伤寒》，叔和之《脉诀》，士安之《甲乙》，启玄子之传注，钱仲阳之论议，皆其活法。所可学者，岂千方万论印定后人眼目者所能比哉？其间德高行远，奇才异士，与夫居缙绅、隐草莽者，然有一法一节之可观，非百代可行之活法，皆所不取也。岂予好辩哉？欲使学者观此数圣贤，而知所可慕而已。或有人焉，徒能广览泛涉，自以为多学，而用之无益者，岂其知本？

或问手足太阳手足阳明手足少阳俱会于首然六阳会于首者亦有阴乎

答曰：有。六腑者六阳也，五脏者五阴也。肺开窍于鼻，心开窍于舌，脾开窍于口，肝开窍于目，肾开窍于耳，是五阴也。又有厥阴与督脉会于巅，是六阴也。耳者，肾也，复能听声，声为金，是耳中有肺也。鼻者，肺也，复能闻臭，是鼻中有心也。舌者，心也，复能知味，是舌中有脾也。目有五轮，通贯五脏。口为脾，脾为坤土，主静而不动，故无所兼。言耳、鼻、舌各兼一，目兼四，此与督脉，共计十三阴也。脑为诸体之会，即海也，肾主之，是为十四阴矣！

经脉终始

寅，手太阴肺，始于中焦，终于次指内廉，出其端。

卯，手阳明大肠，始于大指次指之端，终于上，侠鼻孔。

辰，足阳明胃，始于鼻，交頞中，终于入大指间，出其端。

巳，足太阴脾，始于大指之端，终于注心中。

午，手少阴心，始于心中，终于循小指之内，出其端。

未，手太阳小肠，始于小指之端，终于抵鼻，至目内眦，斜络于顴。

申，足太阳膀胱，始于目内眦，终于小指外侧，出其端。

酉，足少阴肾，始于小指之下，终于注胸中。

戌，手厥阴心包，始于胸中，终于循小指次指，出其端。

亥，手少阳三焦，始于小指次指之端，终于至目兑眦。

子，足少阳胆，始于目兑眦，终于小指次指，循大指内，出其端，贯爪甲，出三毛。

丑，足厥阴肝，始于大指聚毛之上，终于注肺中。

手之三阳，从手走头；足之三阳，从头走足，是高能接下也。

足之三阴，从足走腹；手之三阴，从腹走手，是下能趋上也。

故上下升降而为和。《易》曰：天道下济而光明，地道卑而上行。《易》曰：山泽通气，故气寄于辛，用于寅，平旦始从中焦注，循天之纪，左旋至丑而终。昼夜通行五十度，周流八百一十丈。夫倡则妇随，血随气而上行，殊不见润下之意。经云：气主煦之，升也；血主濡之，润也。《书》云：水曰润下：如何说得从气之血，有不行之体，如百川右行，东至于海。请示。

日 用

腹临泰壮夬乾姤，遁否观剥坤二六。
青白正分开与辟，赤黑往来通道路。
泰即居艮否居坤，乾作天门巽地户。
气终于丑始于寅，血谛辛阴从下去。
丙潜壬内却从高，顺至乙穴还上注。
妇随夫唱几曾停，万派千流无暂住。
血气包含六子中，昼夜行流五十度。
食时骸理敬修行，玄府身周匀闭拒。
排山倒海毒非常，撩鼻燃髭心不怖。
天长地久太虚持，不亏八一元来数。
休说乘虚谩履空，赢取康宁三六足。
知之非难行之难，造次颠沛宜常虑。

人肖天地

且天地之形如卵，横卧于东、南、西、北者，自然之势也。血气运行故始于手太阴，终于足厥阴。帝曰：地之为下否乎？岐伯曰：地为人之下，太虚之中也。曰：冯乎？曰：大气举之也。是地如卵黄在其

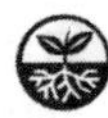

中矣！又曰：地者，所以载生成之形类也。《易》曰：坤厚载物，德合无疆。信乎天之包地，形如卵焉。故人首之上，为天之天；足之下，为地之天。人之浮于地之上，如地之浮于太虚之中也。地之西始于寅，终于丑；血之东根于辛，纳于乙，相随往来不息，独缺于乾巽，为天地之门户也。启玄子云：戊土属乾，己土属巽。遁甲曰：六戊为天门，六己为地户。此之谓也。经云：天地者，万物之上下；左右者，阴阳之道路；气血者，父母也；父母者，天地也。血气周流于十二经，总包六子于其中，六气，五行是也。无形者包有形，而天总包地也。天左行而西气随之，百川并进而东血随之。

问脾寄于坤如何是损至第三若从脾为第二从肾为第四请言脾数

答曰：脾虽寄于坤，实用于巳，从上肺、心，从下肾、肝、脾中得三数也。如气寄于辛而用于寅，包络、三焦寄于丑而用于申也，此人之所以肖天地而生。《易》曰：乾为首，坤为腹，震为足，巽为股，坎为耳，离为目，艮为手，兑为口。

明经络之数有几

答曰：十二大经之别，并任、督之别，脾之大络脉，别名曰大包，是为十五络，诸经皆言之。予谓胃之大络，名曰虚里，贯膈络肺，出于左乳下，其动应衣，脉宗气也，是知络有十六也。

问三焦有几

答曰：手少阳者，主三焦之气也。《灵枢经》云：足三焦者，太阳之别也，并太阳之证，入络膀胱约下焦。是知三焦有二也。

问脏腑有几

答曰：肝、心、脾、肺、肾，兼包络，一名命门，为六脏；胆、小肠、胃、大肠、膀胱，兼三焦，为六腑。计之十二矣，故包则为一腑矣，是为十三矣。经曰：胞移热于膀胱，则癃、溺血。又云：胞痹者，少腹膀胱按之内痛者，若沃以汤。注云：膀胱，胞内居之。内外二境图云：膀胱者，胞之室也。以是知为十三脏腑矣。

伤寒之源

冬伤于寒，春必温病。盖因房室劳伤与辛苦之人，腠理开泄，少阴不藏，肾水涸竭而得之，无水则春木无以发生，故为温病。至长夏之时，时强木长，因绝水之源，无以滋化，故为大热病也。伤寒之源如此。《四气调神论》曰：运冬气则少阴不藏，肾气独沉。广成子云：无劳汝形，无摇汝精。《金匮真言》曰：夫精者，身之本也，故藏于精者，春不病温。注云：冬不按跻，精气伏藏，阳不妄升，故春不病温。又经云：不妄作劳。又云：不知持满。又云：水冰地坼，无扰乎阳。又云：无泄皮肤，使气亟夺。启玄子云：肾水王于冬，故行夏令则肾气伤。春木王而水废，故病于春也。逆冬则伤肾，故少气以奉春生之令也。是以春为温病，夏为热病，长夏为大热病，其变随乎时而已。邪之所感浅者，其病轻而易治；深者，其病重而难治；尤深者，其病死而不治。

冬伤于寒春必温病

冬伤于寒者，冬行秋令也，当寒而温，火胜而水亏矣。水既已亏，则所胜妄行，土有余也；所生受病，木不足也；所不胜者侮之，火太过也。火、土合德，湿、热相助，故为温病，使民腠理开泄，少阴不藏，惟房室劳伤，辛苦之人得之，若此者皆为温病。所以不病于冬而病于春者，以其寒水居卯之分，方得其权，大寒之令复行于春，腠理开泄，少阴不藏，房室劳伤，辛苦之人阳气泄于外，肾水亏于内，当春之月，时强木长，无以滋生化之源，故为温病耳。故君子周密于冬，少阴得藏于内，腠理以闭拒之，虽有大风苛毒，莫之能害矣！何温病之有哉！人肖天地而生也，冬时阳气俱伏于九泉之下，人之阳气俱藏于一肾之中，人能不扰乎肾，则六阳安静于内。内既得以安，外无自而入矣。此伤寒之源，非天之伤人，乃人自伤也。伤于寒者，皆为病热，为伤寒气乃热病之总称，故曰伤寒。知寒受热邪明矣。六阴用事于冬，阳气在内，周密闭藏可矣。反劳动之，而泄于外，时热已伤于水矣。至春之时，木当发生，阳已外泄，孰为鼓舞？肾水内竭，孰为滋养？此两者同为生化之源，源既已绝，木何赖以生乎？身之所存者，独有热也，时强木长，故为温病矣。

春伤于风夏生飧泄

木，在时为春，在人为肝，在天为风。风者无形之清气也。当春之对，发为温令，反为寒折，是三春之月，行三冬之令也，以是知水为太过矣。水既太过，金肃愈严，是所胜者乘之而妄行也。所胜者乘之，则木虚明矣。故经曰：从后来者为虚邪。木气既虚，火令不及，是所生者受病也，故所不胜者侮之。

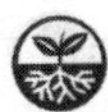

是以土乘木之分，变而为飧泄也。故经曰：清气在下，则生飧泄。以其湿令当权，故飧泄之候发之于夏也。若当春之时，木不发生，温令未显，止行冬令，是谓伤卫。以其阳气不出地之外也，当以麻黄汤发之。麻黄味苦，味之薄者，乃阴中之阳也，故从水中补木而泻水，发出津液为汗也。若春木已生，温令已显，阳气出于地之上，寒再至而复折之，当以轻发之，谓已得少阳之气，不必用麻黄也。春伤于风，夏生飧泄。所以病发于夏者，以其木绝于夏，而土王于长夏，湿本有夏行之体，故飧泄于夏也。不病于春者，以其春时风虽有伤，木实当权，故飧泄不病于木之时，而发于湿之分也。经曰：至而不至，是为不及，所胜妄行，所不胜者薄之，所生者受病。此之谓也。

夏伤于暑秋必痎疟

暑者，季夏也。季夏者，湿土也。君火持权不与之子，暑湿之令不行也。湿令不行，则土亏矣。所胜妄行，木气太过，少阳王也。所生者受病，则肺金不足。所不胜者侮之，故水得以乘之土分。土者，坤也，坤土申之分，申为相火，水入于土，则水火相干，而阴阳交争，故为寒热。兼木气，终见三焦，是二少阳相合也，少阳在湿土之分，故为寒热。肺金不足，洒淅寒热。此皆往来未定之气也，故为痎疟，久而不愈：疟不发于夏，而发于秋者，以湿热在酉之分，方得其权，故发于大暑已后也。

秋伤于湿冬生咳嗽

秋者，清肃之气，收敛下行之体也，为湿所伤，是长夏之气不与秋令也。秋令不及，所胜妄行，故火得以炎上而克金，心火既形于肺，故肺气逆而为咳。所不胜者侮之，木气上行与火同，得动而不息也。所生者受病，故肾水亏也。长夏已亢，三焦之气盛也。命门者三焦之舍也，故迫肾水上行，与脾土湿热相合为痰，因痰而动于脾之湿也，是以咳嗽有声有痰。咳嗽不发于秋，而发于冬者，以其六阴之极，肃杀始得其气，故肺不咳嗽于秋，而咳嗽于冬也。咳嗽者，气逆行上也。气上行而逆，故面目发微肿，极则身体皆肿，变为水气。故曰：浊气在上，则生䐜胀。又曰：诸气膹郁，皆属肺金。此之谓也。春伤于风，夏伤于暑，冬伤于寒，辞理皆顺，时字伤令字也；独秋伤于湿，作令字伤时字，读者不疑也。此四者皆无所亢，而害其所乘之子也。邪从后至，言岁之主气，各差其分而为病，一定之法也。若说秋字伤湿字，其文与上三句相通，其理与法不相通，大抵理与法通，不必拘于文也。故说《诗》者，不以文害辞，不以辞害意，以意逆志为得之矣：故曰：春伤于风，说作人为风所伤，非也。若是则止当头痛，恶风，自汗，何以言夏为飧泄哉？今言春伤于风，即是时伤令也，明矣！经云：东方来者为婴儿风，其伤人也，外在于筋，内舍于肝。又曰：春甲乙所伤，谓之肝风。用此二句以较前文，则辞理自通矣。

问两感邪从何道而入

答曰：经云：两感者，死不治。自太阳与少阴俱病，头痛，发热，恶寒，口干，烦满而渴。太阳者，腑也，自背俞而入，人之所共知；少阴者，脏也，自鼻息而入，人所不知也。鼻气通于天，故寒邪无形之气从鼻而入。肾为水也，水流湿，故肾受之。经曰：伤于湿者，下先受之。同气相求耳。又云：天之邪气，感则害人五脏。以是知内外两感，脏腑俱病，欲表之，则有里；欲下之，则有表。表里既不能一治，故死矣。故云：两感者不治。然所禀有虚实，所感有浅深，虚而感之深者必死，实而感之浅者，犹或可治。治之而不救者有矣，夫未有不治而获生者也。予尝用此，间有生者，十得二三，故立此方，以待好生君子用之。解利两感神方。

大羌活汤

防风　羌活　独活　防己　黄芩　黄连　苍术　白术　甘草炙　细辛去土，各三钱　知母生　川芎　地黄各一两

上㕮咀，每服半两，水二盏，煎至一盏半，去柤，得清药一大盏，热饮之。不解再服，三四盏解之亦可，病愈则止。若有余证，并依仲景随经法治之。

清气为荣

清者，体之上也，阳也，火也。离中之阴降，午后一阴生，即心之生血，故曰：清气为荣。

浊气为卫

浊者，体之下也，阴也，水也。坎中之阳升，子后一阳生，即肾阳举而使之，故曰：浊气为卫。地之浊不升，地之清能升，六阳举而使之上也；天之清不降，天之浊能降，为六阴驱而使之下也。经曰：地气上为云，天气下为雨；雨出地气，云出天气。此之谓欤！

其用在下胆胃膀胱大肠小肠

天、六腑、气、表，其体在上，其用在下。

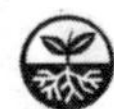

其用在上两目两耳鼻口舌

地、五脏、血、里，其体在下，其用在上。

格则吐逆　九窍　五脏

阴极，自地而升，是行阳道，乃东方之气，金石之变，上壅是也。极则阳道不行，反闭于上，故令人吐逆。是地之气不能上行也，逆而下降，反行阴道，故气填塞而不入，则气口之脉大四倍于人迎。此清气反行浊道也，故曰格。

关则不便　下窍　六腑

阳极，白天而降，是行阴道，乃西方之气，膏粱之物，下泄是也。极则阴道不行，反闭于下，故不得小便。是天之气不得下通也，逆而上行，反行阳道，故血脉凝滞而不通，则人迎之脉大四倍于气口。此浊气反行清道也，故曰关。

三阳气血多少

寅为少阳，何以复为太阳？一阳初出地之外，即嫩阳也，故谓之少阳；二阳过卯，故谓之阳明；三阳至巳，故谓之太阳之气，升至极之分，便是太阳也。三阳俱为太阳之气，居其底却为少阳也。以此推之，三阳所呼之名异，非有二体也，以其从多少而言之耳！

阳气之极，举阴于九天之上，故水自天而降，故太阳即为寒水也，所以血多而气少。阳明居太阳、少阳之中，二阳合明，故曰阳明，阴阳等也，所以气血俱多。少阳者，初出之气，少而不能鼓舞阴气，阳伏地中尚多，故为龙火，为震，为雷，为足，俱属地之下也，所以气多血少。少阳极举阴于九天之上，肺为卫天之极表也，所以上气，故肺受之。至高者，肺也，故为手太阴，阴于此为秋气而复降。重阳补下焦元气，重阴补上焦元气。辛为天之味，能补地之分，自上而降于下也；苦为地之味，能补天之分，自下而升于上也。此二者，皆从其源也。六阳俱极举阴于九天之上，故阴自天而降，是阴降于九天之上，而姤卦之阴复何以从下生？盖阴之首虽从天而降，其阴之尾已至地矣！故阴从地而生，所以一阴从五阳之下也。凡所生者，从下皆从乎地也，故地为万物之母。又云：非母不生，从地而生者为春气，从天而降者为秋气，九天之上为夏，九天之下为冬。

气血之体

以上下言之，有若立轮，外焉天道左旋而西，中焉地道右旋而东，似不相侔。大抵血随气行，夫唱妇随是也。血虽从气，其体静而不动，故气血如磨之形，上转而之西，下安而不动，虽云不动，自有东行之意。以其上动而下静，不得不尔也。天地之道，如故汉守所言从乎天也，自艮而之巽；晋令所言从乎地也，自乾而之坤，是以乾坤之用备矣。言天道者，从外而之内也；言地道者，从内而之外也。从外之内者，伤寒也；从内之外者，杂病也。

辨表里中三证

假令少阳证，头痛，往来寒热，脉浮弦，此三证但有一者，是为表也。口失滋味，腹中不和，大小便或闭而不通，或泄而不调，但有一者，是为里也。如无上、下、表、里证，余者皆虚热也，是在其中矣。

辨阴阳二证

阴证：身静，重语无声，气难布息，目睛不了了，鼻中呼不出，吸不入，往来口与鼻中气冷，水浆不入，大小便不禁，面上恶寒，有如刀刮。

阳证：身动，轻语有声，目睛了了，鼻中呼吸出入，能往而能来，口与鼻中气皆然。

辨表伤阴阳二证

身表凉，知在阴经也，名曰阴证。

身表热，知在阳经也，名曰阳证。

辨内外伤

伤风，鼻中气出粗，合口不开，肺气通于天也。伤食，口无味，涎不纳，鼻息气匀，脾气通于地也。

外伤，一身尽热，先太阳也。从外而之内者，先无形也。

内伤，手足不和，两胁俱热，知先少阳也。从内之外者，先有形也。

内外俱伤，人迎气口俱盛，或举按皆实大，表发热而恶寒，腹不和而口液，此内外两伤也。

凡诊，则必扪手心、手背，手心热则内伤，手背热则外伤，次以脉别之。

辨伤寒言足经不言手经

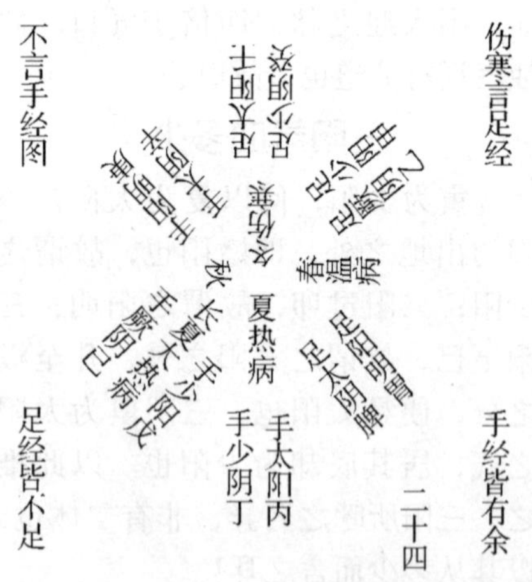

冬伤于寒者，春必温病，夏为

热病，长夏为大热病。盖因房室劳伤与辛苦之人得之，水亏无以奉春生之令，故春阳气长而为温病也。夏为热病者，是火先动于火未动之时，水预亏于水已王之日，故邪但藏而不为病也。夏令炎蒸，其火既王与前所动者，客邪与主气二火相接，所以为热病也。长夏为大热病者，火之方与秋之分，皆手经居之；木之方与春之分，皆足经居之，所伤者皆足经不足，及夏火王，客气助于手经，则不足者愈不足矣。故所用之药，皆泄有余，而非足经药。何以然？泄有余则不足者补矣。此伤寒本足经，只言足经，而不言手经也，大意如此。至于传手经者，亦有之，当作别论，与夫奇经之病，亦在其中矣。

六经传足传手经则愈

阳中之阴水，太阳是也。为三阳之首，能巡经传，亦越经传。

阳中之阳土，阳明是也。夫阳明为中州之土，主纳而不出，如太阳传至此，名曰巡经传也。

阳中之阳木，少阳是也。上传阳明，下传太阴，如太阳传至此，为越经传也。

阴中之阴土，太阴是也。上传少阳为顺，下传少阴为逆，此为上下传也。如太阴传太阳，为误下传也。

阴中之阳水，少阴是也。上传太阴为顺，下传厥阴为生，如太阳传至此，乃表传里也。

阴中之阴木，厥阴也。上传少阴为实，再传太阳为自愈也。

太阳六传

太阳者，乃巨阳也，为诸阳之首。膀胱经病，若渴者，自入于本也，名曰传本。

太阳传阳明胃土者，名曰巡经传，为发汗不彻，利小便余邪不尽，透入于里也。

太阳传少阳胆木者，名曰越经传，为原受病，脉浮，无汗，当用麻黄而不用之故也。

太阳传少阴肾水者，名曰表传里，为得病急，当发汗而反下，汗不发，所以传也。

太阳传太阴脾土者，名曰误下传，为原受病，脉缓，有汗，当用桂枝而反下之所致也。当时腹痛，四肢沉重。

太阳传厥阴肝木者，为三阴不至于首，唯厥阴与督脉上行，与太阳相接，名曰巡经得度传。

太　阳　证

太阳证，头项痛，腰脊强，发热，恶寒，无汗，脉尺寸俱浮而紧，是发于阳。阳者，卫也。麻黄汤主之。

麻黄一两半，去节　桂枝一两，去皮　杏仁二十粒，浸汤，去皮尖　甘草半两，炙

上剉，每服五钱，水一盏煎，温服。

太阳证，头项痛，腰脊强，发热，恶寒，自汗，脉尺寸俱浮而缓者，荣也，桂枝汤主之。

桂枝去皮　芍药　甘草各等分

上剉，每服八钱，水一盏半，姜、枣同煎，温服。

桂枝麻黄各半汤

太阳证，头痛，发热，自汗，恶风，脉当缓而反紧，伤风得伤寒脉也。

太阳证，头痛，发热，无汗，恶寒，脉当急而反缓，伤寒得伤风脉也。

二证脉不同本经，大青龙汤主之。易老桂枝麻黄各半汤，此言外之意。杨氏云：非明脉者，不可用大青龙汤，以其有厥逆、筋惕、肉瞤及亡阳之失也。故易老改为九味羌活汤，而不用桂枝、麻黄也。羌活汤，不论有汗、无汗，悉宜服之，但有缓急不同矣。九味羌活汤药证加减、服饵缓急，具见于后。

桂枝二麻黄一汤

太阳证，发热，恶寒，自汗，脉缓。

太阳证，发热，恶风，无汗，脉缓。

此易老原将麻黄一桂枝二治上二证，后复改用羌活汤。

太阳头痛

太阳膀胱脉浮紧，直至寸口，所以头痛者，头与寸口俱高之分也。兼厥阴与督脉会于巅，逆太阳之经，上而不得下，故壅滞为头痛于上也。左手浮弦，胸中痛也；沉弦，背俞痛。右手浮弦者亦然。头痛者，木也，最高之分惟风可到，风则温也，治以辛凉，秋克春之意，故头痛皆以风药治之者，总其体之常也，然各有三阴、三阳之异焉。故太阳则宜川芎，阳明则宜白芷，少阳则宜柴胡，太阴则宜苍术，少阴则宜细辛，厥阴则宜吴茱萸也。

治三阳则不可越经

假令治太阳、阳明，不可遗太阳而只用阳明药，余仿此。用三阳经解药后，身番覆重者，若烦，则是有阳明也；若不烦而番覆轻者，知不传三阴也。不传三阴，则为解也。大抵三阴之体静重，与湿相同。伤寒五日后，无汗，谓谷消、水去、形亡，故下之；三日前，谓内有水谷，故汗之。

问桂枝汤发字

发汗，或云当得汗解，或云当发汗、更发汗、并发汗，宜桂枝汤者数方，是用桂枝发汗也。复云：无汗不得服桂枝。又曰：汗家不得重发汗。又曰：发汗过多者，却用桂枝甘草汤，是闭汗也。一药二用，如何说得？仲景发汗，与《本草》之义相通为一？答曰：《本草》云：桂味辛、甘、热，无毒，能为百药长，通血脉，止烦。出汗者，是调血而汗自出也。仲景云：脏无他病，发热，自汗者，此卫气不和也。又云：自汗者为荣气和，荣气和则外不谐，卫气不与荣气相和谐也，荣气和则愈，故皆用桂枝汤调和荣卫。荣卫既和，则汗自出矣。风邪由此而解，非桂枝能开腠理，发出汗也。以其固闭荣血，卫气自和，邪无容地而出矣，其实则闭汗孔也。昧者不解闭汗之意，凡见病者，便用桂枝汤发汗，若与中风自汗者合，其效桴鼓。因见其取效而病愈，则曰：此桂枝发出汗也，遂不问伤寒无汗者，亦与桂枝汤，误之甚矣。故仲景言，无汗不得服桂枝，是闭汗孔也。又云：发汗多，叉手冒心，心悸欲得按者，用桂枝甘草汤，是亦闭汗孔也。又曰：汗家不得重发汗，若桂枝汤发汗，是重发汗也。凡桂枝条下言发字，当认作出字，是汗自然出也，非若麻黄能开腠理而发出汗也。《本草》出汗二字，上文有通血脉一句，是非三焦卫气皮毛中药，是为荣血中药也。如是则出汗二字，当认作荣卫和，自然汗出，非桂开腠理而发出汗也。故后人用桂治虚汗，读者当逆察其意则可矣。噫！神农之作于其前，仲景之述于其后，前圣后圣，其揆一也。

太阳禁忌不可犯

小便不利，不可更利之，利之是谓犯本，犯本则邪气入里不能解，此犯之轻也，以是五苓散不可妄用。大便不可易动，动之是谓动血，动血是谓犯禁，此犯之重也。表在不可下，下之是为犯禁，此犯之尤重也。下之，为恶风、恶寒、头痛，待表证悉罢，方可下之也。脉浮紧者，犯之必结胸；脉浮缓者，犯之必痞气。

太阳证当汗

不咽干，不衄，不淋，不渴，小便自利，不经发汗，则当发之。

太阳证不当汗

咽干，淋，渴，鼻衄，小便不利，已经发汗，不得重发。如无以上忌证，虽发汗，邪气未尽，亦得重发之。

当汗而不汗生黄

其证为风寒所伤，阳气下陷入于内，而拥寒水上行于经络之间，本当发汗，因以彻其邪，医失汗之，故生黄也。脾主肌肉、四肢，寒湿与内热相合，而生黄也。

当汗而发汗过多成痓

其证因发汗太过，腠理开泄，汗漏不止，故四肢急，难以屈伸。

不当汗而汗成畜血

畜血，其证燥火也，当益津液为上，而反汗，以亡其津液，其毒扰阳之极，则侵阴也，故燥血而畜于胸中也。

血证见血自愈

太阳病入膀胱，小便利而赤，畜血证也。血自下者，愈也。

知可解

战而汗解者，太阳也；不战有汗而解者，阳明也；不战无汗而解者，少阳也。若先差经，必不尔矣。

太阳传阳明，其中或有下证，阳明证反退，而热兼不渴，却退显少阳证，是知可解也。

太阳证知可解者，为头不痛，项不强，肢节不痛，则知表易解也。

阳明知可解者，为无发热、恶寒，知里易解也。

少阳证知可解者，寒热日不移时而作，邪未退也。若用柴胡而移其时，早移之于晏，晏移之于早，气移之于血，血移之于气，是邪无可容之地，知可解也。

知不可解

服解药而去沉困，只头痛，目闷，是知湿去而风不去，则欲解也；若风去而湿不去，则不解，何以然？风则高，湿则下，而入里也。

脉知可解不可解

可解之脉浮而虚，不可解之脉浮而实。浮而虚者，只是在表；浮而实者，知已在里也。汗多不解者，转属阳明也。伤寒不头痛，知邪不在经；若头痛者，知邪在经也

易老解利法

经云：有汗不得服麻黄，无汗

不得服桂枝。若差服，则其变不可胜数，故立此法，使不犯三阳禁忌。解利神方。

九味羌活汤

羌活治太阳肢节痛，君主之药也，然非无以为主也，乃拨乱反正之主。故大无不通，小无不入，关节痛非此不治也　防风治一身尽痛，乃军卒中卑下之职，一听军令，而行所使，引之而至　苍术别有雄壮上行之气，能除湿，下安太阴，使邪气不纳，传之于足太阴脾　细辛治足少阴肾苦头痛　川芎治厥阴头痛在脑　香白芷治阳明头痛在额　生地黄治少阴心热在内　黄芩治太阴肺热在胸　甘草能缓里急，调和诸药

以上九味，虽为一方，然亦不可执。执中无权，犹执一也。当视其经络前、后、左、右之不同，从其多、少、大、小、轻、重之不一，增损用之，其效如神。即此是口传心授。㕮咀，水煎服。若急汗，热服，以羹粥投之；若缓汗，温服之，而不用汤投之也。

脉浮而不解者，先急而后缓。

脉沉而不解者，先缓而后急。

九味羌活汤不独解利伤寒，治杂病有神。

中风行经者，加附子；中风秘涩者，加大黄；中风并三气合而成痹等证，各随十二经上、下、内、外、寒、热、温、凉、四时、六气，加减补泻用之。炼蜜作丸尤妙。

当汗而下之成协热利

当各随三阳本证，表药发之，发之表解，下利自愈，若不愈者，方可以利药治之。

太阳一下有八变

太阳病下之，其脉促，不结胸者，此为欲解也。脉浮者，必结胸；脉紧者，必咽痛；脉弦者，必两胁拘急；脉细数者，头痛不止；脉沉紧者，必欲呕；脉沉滑者，协热利；脉浮滑者，必下血。

里传表

太阳病，反下之，因而腹满时痛者，属太阴也，桂枝加芍药汤主之。至于大实痛者，胃也，桂枝加大黄汤主之。已传戊，妇告夫也，所以为里传表，即名误下传也。

伤寒杂证误下变有轻重

或问曰：伤寒、杂证一体，若误下之，甚者变大？答曰：非一体也，伤寒误下，变无定体；杂病误下，变有定体。何以然？伤寒自外而入阳也，阳主动；杂病自内而出阴也，阴主静。动者犯之，其变无穷；静者犯之，其变止痞与腹胁痛而已。故变无穷者为重，痞与腹胁痛者为轻也。

五苓散为下药

五苓散为下药，乃太阳里之下药也。太阳高则汗而发之，下则引而竭之。渴者，邪入太阳本也，当下之，使从膀胱出也。

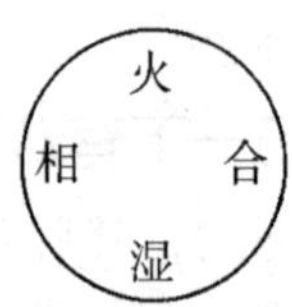

肾燥，膀胱热，小便不利，此药主之。小便利者，不宜用。然太阳病，热而渴，小便虽利，亦宜五苓散下之。

当服不服则生何证

答曰：当服不服，则谷消，水去，形亡，必就阳明燥火戊胃发黄，故有调胃汤证。此太阳入本失下也，由不曾服五苓散。

不当服服之则生何证

答曰：不当服而服之，是为犯本，小便强利，津液重亡。侵阳之极则侵阴，而成血证也。轻则桃仁承气汤，重则抵当汤。故五苓散调和阴阳者也，乃太阳、阳明之间，故为调和之剂。

酒毒小便赤涩宜五苓散

若热在中焦，未入太阳之本，小便自利而清，是津液已行，若与五苓散利之，是重涸肾水也。不惟重涸肾水，酒毒之热亦不能去，故上下不通而溺涩，则为发黄也。若入血室，则为畜血也。

五苓散以泻湿热

火　土　入水

假令太阳证，伤寒自外入，标本有二说：以主言之，膀胱为本，经络为标；以邪言之，先得者为本，后得者为标。此标先受之，即是本也；后入于膀胱，本却为标也，此乃客邪之标本也，治当从客之标本。

小肠，火为本。

膀胱，水为本。

寒毒之气，从标入本，邪与手经相合，而下至膀胱，五苓散主之。桂枝，阳中之阳：茯苓，阳中之阴，相引而下入于本，道出邪气。

手经　自上之下　足经
丙火　　　　　　　　壬水
小肠　自下之上　膀胱

火邪之气，从下之上，以内为本。水中有火，火为客气，当再责其本。两肾相通，又在下部，责在下焦。下焦如渎，相火明也，生地黄、黄柏主之。邪从本受，下焦火邪，遗于小肠，是热在下焦，填塞不便，自内而之外也。

表之里药

桂、术、泽泻、猪苓、茯苓，为阳中之阴。

里之表药

生地黄、黄柏、黄连，为阴中之阳。

治酒病，宜发汗。若利小便，炎焰不肯下行，故曰火郁则发之。辛温散之，是从其火体也。是知利小便，利湿去热，不去动大便，尤为踈远。大便者，有形质之物；酒者，无形水也，从发而汗之，最为之近，是湿热俱去。治以辛温，发其火也；佐以苦寒，除其湿也。

加减凉膈退六经热

易老法：凉膈散减大黄、芒硝，加桔梗，同为舟楫之剂，浮而上之，治胸膈中与六经热，以其手足少阳之气，俱下胸膈中，三焦之气同相火，游行于身之表，膈与六经，乃至高之分，此药浮载，亦至高之剂，故能于无形之中，随高而走，去胸膈中及六经热也。

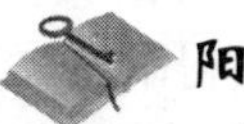

阳 明 证

阳明证，身热，目疼，鼻干，不得卧，不恶风寒而自汗，或恶热，脉尺寸俱长，白虎汤主之。

石膏辛寒入肝　知母苦寒入肾

甘草　粳米之甘居中，挽二药上下

阳明证禁忌不可犯

不当发汗，不当利小便。若发汗，利小便，竭其津液，则生畜血证也。唯当益津液为上，以其火就燥也。益津液者，连须葱白汤是也。汗多亡阳，下多亡阴，小便重利之走气，三者虽异，为言少津液则一也。

汗多亡阳

汗者，本所以助阳也。若阳受阴邪，寒结无形，须当发去阴邪，以复阳气，所谓益阳而除风寒客气也。阴邪已去，而复汗之，反伤阳也。经曰重阳必阴，故阳气自亡。汗多亡阳，此之谓也。

下多亡阴

下者，本所以助阴也。若阴受阳邪，热结有形，须当除去已败坏者，以致新阴，此所谓益阴而除火热邪气也。阳邪已去，而复下之，反亡阴也。经曰重阴必阳，故阴气自亡。下多亡阴，此之谓也。

汗无太早

非预早之早，乃早晚之早也。谓当日午以前为阳之分，当发其汗；午后阴之分也，不当发汗。故曰：汗无太早，汗不厌早，是为善攻。

下无太晚

非待久之晚，乃当日巳后为阴之分也，下之；谓当巳前为阳之分也。故曰：下无太晚，下不厌晚，是为善守。汗本亡阴，以其汗多，阳亦随阴而走。下本泻阳，以其下多，阴亦随阳而走。故曰：汗多亡阳，下多亡阴也。

若犯发汗多，畜血上焦为衄。

若犯利小便多，畜血下焦为发狂。其人如狂也。

白虎加桂枝汤

伤寒，脉尺寸俱长，自汗大出，身表如冰石，至脉传入于里，细而小，其人动作如故，此阳明传入少阴，戊合癸耶，夫传妇也，白虎加桂枝汤主之。然脉虽细小，亦当以迟疾别之，此证脉疾而非迟，故用此法。

白虎加栀子汤

治老幼及虚人伤寒五六日，昏冒，谵语，或小便淋，或涩，起卧无度，或烦而不眠也，并宜此药。

伤暑有二

白虎加人参汤

动而伤暑，心火大盛，肺气全亏，故身热，脉洪大，动而火胜者，热伤气也，白虎加人参汤主之。辛苦人多得之，不可不知也。

白虎加苍术汤

静而伤暑，火乘金位，肺气出表，故恶寒，脉沉疾。静而湿胜者，身体重也，白虎加苍术汤主之。安乐之人多受之，不可不知也。

春不服白虎，为泻金也；秋不服柴胡，为泻木也。此言体之常。

栀子豉汤

烦者，气也；躁者，血也。气主肺，血主肾，故用栀子以治肺烦，用香豉以治肾躁。烦躁者，懊侬不得眠也。

少气，虚满者，加甘草；如若呕哕者，加生姜、橘皮。下后腹满而烦者，栀子厚朴枳实汤；下后身热，微烦者，栀子甘草干姜汤。

烦　躁

火入于肺，烦也；火入于肾，躁也。烦、躁俱在上者，肾子通于肺母也。发润如油，喘而不休，总言肺绝。鼻者，肺之外候，肺气通于鼻。鼻中气出粗大，是肺也。发者，血之余，肾气主之。发润如油，火迫肾水至高之分，是水将绝也。仲景以发润、喘大为肺绝，兼其肾而言之。发在高巅之上，虽属肾，肺为五脏之至高，故言肺绝兼肾也。大抵肺肾相通，肺既已绝，则肾不言而知其绝矣。或曰：烦者，心为

之烦；躁者，心为之躁，何烦为肺，躁为肾耶？夫心者，君火也，与邪热相接，上下通热，金以之而燥，水以之而亏，独存者，火尔，故肺、肾与心合而为烦躁焉。此烦虽肺，躁虽肾，其实心火为之也。

若有宿食而烦躁者，栀子大黄汤主之。

问邪入阳明为谵语妄言错失此果阳明乎

答曰：足阳明者，胃也，岂有其言哉？伤寒始自皮毛入，是从肺中来，肺主声，入于心则为言。胃即戊也，戊为火化，下从肾、肝。

伤寒杂证发热相似药不可差

伤寒表证，发热，恶寒而渴，与下证同，但头痛，身热，目疼，鼻干，不得卧，白虎汤主之，乃阳明经病也。正阳阳明气病，脉洪大，先无形也。杂病里证，发热，恶热而渴，但目赤者，病脏也，手太阴肺不足，不能管领阳气也，宜以枸杞、生地黄、熟地黄之类主之。脉洪大，甚则呕血，先有其形也。

二证相似药不可差

气病在表，误用血药，无伤也，为安血而益阴也。血病在里，误用气药白虎汤者，非也，为泻肺而损阴也。

狂言谵语郑声辨

狂言者，大开目，与人语，语所未尝见之事，即为狂言也。谵语者，合目自言，言所日用常见常行之事，即为谵语也。郑声者，声战无力，不相接续，造字出于喉中，即郑声也。

呕吐哕胃所主各有经乎

答曰：胃者，总司也，内有太阳、阳明、少阳三经之别，以其气血多少而与声、物有无之不同。即吐属太阳，有物无声，乃血病也。有食入即吐，食已则吐，食久则吐之别。

呕属阳明，有物有声，气血俱病也。仲景云：呕多，虽有阳明证，不可下。

哕属少阳，无物有声，乃气病也。以此推之，则大便亦各有经耳！但察其有物无声、有物有声、无物有声，则知何经也。至于脾病，后出余气，以五臭分之，则知何脏入中州而病也。

阳证发癍

有下之早而发者，有失下而发者，有胃热胃烂而发者，然得之虽殊，大抵皆戊助手少阴心火，入于手太阴肺也，故红点如癍，生于皮毛之间耳。白虎汤、泻心汤、调胃承气汤，从所当而用之，及当以肺脉别也。

伤寒之经有几

答曰：有九。太阳、阳明、少阳、太阴、少阴、厥阴，是为六也；有太阳阳明，有少阳阳明，有正阳阳明，是为三也，非九而何？阳明者，太阳、少阳俱入于胃，故曰正阳阳明也。前三经者，阳明自病，不入于里者，谓之在经，不为正阳阳明矣！

三阳从中治

太阳阳明，大承气汤；少阳阳明，小承气汤；正阳阳明，调胃承气汤。以汗证言之，以少阳居其中，谓太阳证为表，当汗；阳明证为里，当下；少阳居其中，故不从汗下，和之，以小柴胡汤从少阳也。以下证言之，阳明居其中，谓太阳经血多气少，阳明经气血俱多，少阳经气多血少。若从太阳下，则犯少阳；从少阳下，则犯太阳，故止从阳明也。此三阳合病，谓之正阳阳明，不从标本，从乎中也。缘阳明经居太阳、少阳之中，此经气血俱多，故取居其中，是以不从太阳，少阳，而从阳明也。阳明自病，调胃承气汤主之；三阳并病，白虎汤主之，是从乎中也。

经言胃中有燥屎五六枚何如

答曰：夫胃为受纳之司，大肠为传导之腑，燥屎岂有在胃中哉？故经言谷消，水去，形亡也。以是知在大肠，而不在胃中明矣。

胃实者，非有物也，地道塞而不通也，故使胃实，是以腹如仰瓦。注曰：《难经》云：胃上口为贲门，胃下口为幽门，幽门接小肠上口。小肠下口即大肠上口也。大、小二肠相会为阑门。水渗泄入于膀胱，柤滓入于大肠，结于广肠。广肠者，地道也。地道不通，土壅塞也，则火逆上行至胃，名曰胃实。所以言阳明当下者，言上下阳明经不退也。言胃中有燥屎五六枚者，非在胃中也，通言阳明也，言胃是连及大肠也。以其胃为足经，故从下而言之也。从下而言，是在大肠也。若胃中实有燥屎，则小肠乃传导之腑，非受盛之府也。启玄子云：小肠承奉，胃司受盛，糟粕受已复化，传入大肠，是知燥屎在大肠之下，即非胃中有也。

如何是入阴者可下

答曰：阳入于阴者可下，非入太阴、少阴、厥阴之三阴也，乃入三阳也。三阳者，非太阳、少阳、阳明之三阳也，乃胃与大、小二肠

之三阳也。三阳皆为腑，以其受盛水谷，传导有形，故曰入于阴也。仲景云：已入于腑者可下。此之谓也。

评热论藏字

黄帝问：伤寒或愈，或死，其死皆以六七日，其愈十日已上者何？岐伯对：以热虽甚不死，两感者死。帝问其状，岐伯云：一日太阳，二日阳明，三日少阳，继之三阳经络皆受病，而未入于藏者，可汗而已。此藏物之藏，非五脏之脏也。若三阳经入于藏物之藏，是可泄也。可泄一句，于此不言，便言四日太阴，五日少阴，六日厥阴，于此却不言可泄，但言三阴、三阳、五脏、六腑皆受病，荣卫不行，五脏不通，则死。此一节是言两感也，故下文却言两感于寒者，七日巨阳衰，至十二日六经尽衰，大气皆去，其病已矣，是通说上文六日所受之病也。以此知前文四日太阴，五日少阴，六日厥阴，皆在经络，故十二日愈也，岂可便以太阴、少阴、厥阴为可泄乎？帝问治，岐伯对以治之各通其脏脉，日衰已矣，是通说上文六日所受之病，并十二日衰已之意尽矣。终复言其未满三日可汗而已，又言其满三日可泄而已一句，只是重前文三阳受病，未入于藏者可汗，其满三日，已入于藏物之藏者可泄也。后三阴经，岐伯虽不言可汗、可泄，止是在经者便可汗，在藏物之藏者便可下也。何必穿凿无已，以前三日为三阳，后三日为三阴耶？若认藏字为五脏之脏，则前后颠倒不通；若认藏字作藏物之藏，则前后辞理皆顺矣！故仲景曰：已入于府者可下。《新校正》云：府字当作藏字，《太》云亦《素》云，作府何疑之有？

仲景太阳阳明，大承气；少阳阳明，小承气；正阳阳明，调胃承气，是三阳已入于藏者泄之也。太阴，桂枝汤；少阴，麻黄附子细辛汤；厥阴，当归四逆汤，是三阴未入于藏者汗之也。

大承气汤

大、小、调胃三承气汤，必须脉浮，头痛，恶风，恶寒，表证悉罢，而反发热，恶热，谵言妄语，不大便者，则当用之。凡用下药，不论大小，若不渴者，知不在有形也，则不当下。若渴者，则知缠有形也，缠有形是为在里，在里则当下，大承气汤主之。

大黄用酒浸，治不大便，地道不通行，上引大黄至巅而下。

厚朴姜汁制，治肠胁䐜胀满。

芒硝治肠转矢气，内有燥屎。《本

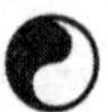

草》云：味辛以润肾燥。今人不用辛字，只用咸字，咸能耎坚，与古人同意。

枳壳麸炒，治心下痞，按之良久，气散病缓。此并主心下满，乃肝之气盛也。

六腑受有形，主血，阴也。

大黄　　芒硝

大实　　燥屎

浮　手足阳明大肠　胃

沉　手足太阴肺　　脾

痞　　大满

枳实　　厚朴

五脏主无形，是气，阳也。

小承气汤

小承气汤，治实而微满，状若饥人食饱饭，腹中无转失气。此大承气只减芒硝，心下痞，大便或通，热甚须可下者，宜用此。

大黄生用　厚朴姜制　枳壳麸炒

张仲景曰：杂证用此，名曰三物厚朴汤。

调胃承气汤

调胃承气汤，治实而不满。不满者，腹状如仰瓦。腹中转而失气，有燥屎，不大便而谵语者。

大黄酒浸，邪气居高，非酒不至，譬如物在高巅，人力之所不及，则射以取之，故以酒炒，用大黄生者，苦泄峻必下，则遗高之分邪热也，是以愈后或目赤，或喉痹，或头肿，或膈食上热疾生矣

甘草炙，经云：以甘缓之　芒硝以辛润之，又曰以咸耎之

以上三法，不可差也。若有所差，则无形者有遗。假令调胃承气证，用大承气下之，则愈后元气不复，以其气药犯之也；大承气证，用调胃承气下之，则愈后神痴不清，以其气药无力也；小承气证，若用芒硝下之，则或下利不止，变而成虚矣。三承气岂可差乎？

大柴胡汤

大柴胡汤，治有表复有里。有表者，脉浮，或恶风，或恶寒，头痛，四症中或有一二尚在者乃是，十三日过经不解是也。有里者，谵言妄语，掷手扬视，此皆里之急者也。欲汗之则里已急，欲下之则表证仍在，故以小柴胡中药调和三阳，是不犯诸阳之禁；以芍药下安太阴，使邪气不纳；以大黄去地道不通；以枳实去心下痞闷，或湿热自利。若里证已急者，通宜大柴胡汤，小柴胡减人参、甘草，加芍药、枳实、大黄是也。欲缓下之，全用小柴胡加枳实、大黄亦可。

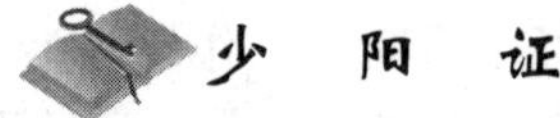

少　阳　证

小柴胡汤

少阳证，胸胁痛，往来寒热而呕，或咳而耳聋，脉尺寸俱弦，小柴胡汤主之。

柴胡少阳，半夏太阳，黄芩阳明，人参太阴，甘草太阴，姜、枣辛甘发散。

上各随仲景本条下加减用之，则可矣。药如本法。

少阳证禁忌不可犯

忌发汗，忌利小便，忌利大便，故名三禁汤，乃和解之剂。若犯之，则各随上、下、前、后本变，及中变与诸变，不可胜数，医者宜详之。

如何是半表半里

答曰：身后为太阳，太阳为阳中之阳，阳分也；身前为阳明，阳明为阳中之阴，阴分也。阳为在表，阴为在里，即阴阳二分，邪在其中矣。治当不从标本，从乎中治，此乃治少阳之法也。太阳膀胱，水寒也；阳明大肠，金燥也。邪在其中，近后膀胱水则恶寒，近前阳明燥则发热，故往来寒热也。此为三阳之表里，非内外之表里也。但不可认里作当下之里，故以此药作和解之剂，非汗非下也。

半表半里有几

邪在荣卫之间，谓之半表里也。太阳、阳明之间，少阳居身之半表里也。五苓散分阴阳，膀胱经之半表里也。理中汤治泻、吐，上下之半表里也。

问妇人经病大人小儿内热潮作并疟疾寒热其治同否

答曰：帝问：病之中外者何？岐伯对曰：从内之外者，调其内；若盛于外者，先治内而后治外。从外之内者，治其外；若盛于内者，先治外而后治内。此言表里所出之异也。又云：中外不相及，则治主病者。中外不相及者，半表半里也，自外入者有之，自内出者亦有之。外入、内出虽异，邪在半表半里则一也，此中外不相及为少阳也。治主病者，治少阳也。帝问：寒热之病，恶寒发热如疟，或发一日，或发间日。岐伯对：以胜复之气会遇之时有多有少，阴多阳少，其发日远；阳多阴少，其发日近，此胜复相薄，盛衰之节，疟亦同法。疟者，少阳也。少阳者，东方之气也，逆行则发寒，顺行则发热，故分之气异，往来之不定也。妇人经水适断，病作少阳治之，伤寒、杂病一体。经云：身有病而有邪脉，经闭也。又云：月事不来者，胞脉闭也。经闭者，尺中不至；胞闭者，生化绝源，二者皆血病也，厥阴主之。厥阴病则少阳病矣，累及其夫也。小儿外感、内伤，若有潮作寒热等证，并同少阳治之，男女同候。已上男子、妇人、小儿、闺女，或实作大热，或变成劳，脉有浮、中、沉之不同，故药有表、里、和之不一，察其在气、在血，定其行阴、行阳，使大小不失其宜，轻重各得其所，逆从缓急，举无不当，则可以万全矣。此少阳一治，不可不知也。

热有虚实外何以别

答曰：五脏，阴也，所主皆有形，骨、肉、筋、血、皮毛是也。此五脏皆阴足，是为实热，阴足而热不能起理也。阴足而热反胜之，是为实热。若骨痿、肉烁、筋缓，血枯、皮聚毛落，五阴不足，而为热病，是虚热。

少阳杂病

妇人先病恶寒，手足冷，全不发热，脉八至，两胁微痛，治者便作少阳治之。或曰：是则然矣！论犹未也。至如无寒热，无胁痛，当作何经治？或者不敢对。恶寒为太阳，脉八至且作阳治，当不从标本，从乎中也。治此者，少阳也。若曰：脉八至作相火，亦少阳也，兼又从内而之外也，是又当先少阳也。此不必论两胁痛与不痛，脉弦与不弦，便当作少阳治之。

阳盛阴虚发寒者何

答曰：为阳在内，侵于骨髓；阴在外，致使发寒。治当不从内、外，从乎中治也，宜小柴胡汤调之，倍加姜、枣。

平日潮热

热在行阳之分，肺气主之。故用白虎汤，以泻气中之火。

日晡潮热

热在行阴之分，肾气主之。故用地骨皮饮，以泻血中之火。

白虎汤，其脉洪，故抑之，使秋气得以下降也。地骨皮饮，其脉弦，故举之，使春气得以上升也。

肺	气	石膏	辛	肾	气	知母
	血	黄芩	苦		血	黄柏

地骨皮泻肾火，总治热在外。地为阴，骨为里，皮为表。

牡丹皮治胞中火，无汗而骨蒸。牝牡乃天地之称也，牡为群花之首。叶为阳，发生也；花为阴，成实也。

丹者，赤也，火也，能泻阴中之火。四物汤加上二味，治妇人骨蒸。知母泻肾火，有汗而骨蒸。

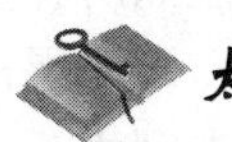

太 阴 证

腹满，咽干，手足自温，自利不渴，时腹痛，脉尺寸俱沉细。

太阴可汗

太阴病，脉浮者，可汗，宜桂枝汤。

太阴可温

自利不渴者，属太阴，以其藏有寒故也。当温之，宜四逆辈。此条虽不言脉，当知沉迟而弱。

仲景理中汤、丸，暨易老人参黄芪汤，量其轻重，或温或热，人之强弱虚实，所可宜者，选而用之。

太阴有可下者乎

答曰：有。经云：本太阳证，医反下之，因而腹满时痛者，太阴也，桂枝芍药汤主之；大实痛者，桂枝加大黄汤。易老云：此非本有是证，以其错下，脾传于胃，故误下传。

知可解

太阴中风，四肢烦疼，阳微阴涩而长者，欲愈。表少里和脉长者，为阳渐生也。此一证，太阴便从外感。太阴病欲解时，从亥至丑上也。

太阴证禁忌不可犯

太阴之为病，腹满而吐，食不下，自利益甚，时腹自痛。若下之，则胸下结硬。太阴为病，脉弱，其人续自便利，设当行大黄、芍药者，宜减之，以其人胃气弱，易动故也。伤寒而脉浮缓，手足自温者，系在太阴。小便自利者，则不发黄。日久利益甚，必自止者，便硬，乃入腑传阳明也。

腹痛部分

中脘痛，太阴也，理中、建中、黄芪汤类主之。

脐腹痛，少阴也，四逆、真武、附子汤类主之。

少腹痛、小腹痛，厥阴也，重则正阳、回阳丹之类，轻者当归四逆汤。

太阴传少阴，痛甚者，当变下利不止。

杂证而痛，四物苦楝汤、酒煮当归丸、增损当归丸之类。

夏，肌热，恶热，脉洪疾，手太阴、足阳明主之，黄芩芍药汤。

秋，肌热，恶寒，脉沉疾，足少阴、足太阴主之，桂枝芍药汤。

腹痛，腹痛者，芍药甘草汤主之。

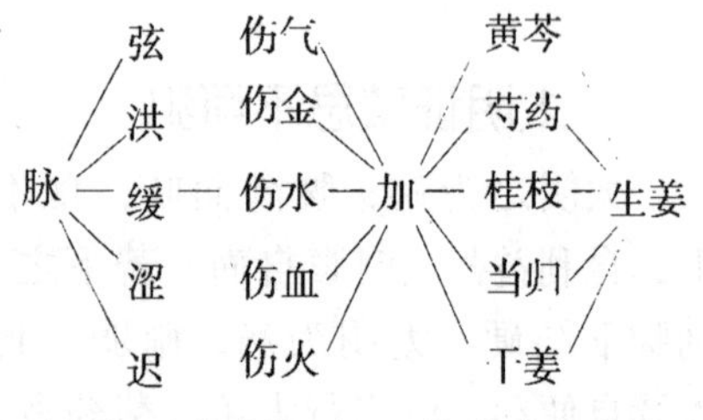

腹不满者加枣，若满者不加。

脾虚满者，黄芪汤，芍药停湿。

中满者，勿食甘二药，用甘引至满所脾实。

平胃散，苍术泄湿，小便不利者利之。

大便秘，实痞，厚朴、枳实。

大便利，虚痞，芍药、陈皮。

伤食满者，伤厥阴，是以腹胀满者，皆属木。

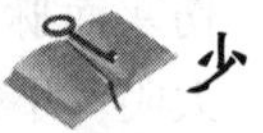

少　阴　证

少阴证，口燥舌干而渴，脉尺寸俱沉疾，则大承气汤；沉迟则四逆汤。

少阴邪入于里，上接于心，与火俱化而克金，恶候，或见气死入胃，脉沉细而疾，疾则大承气下之，下于本与水俱化，而为寒厥逆，或见身冷静重，脉沉细而迟，迟则四逆汤温之。疾虽可下，若疾而无力者，亦不可下，为阳将尽也。

少阴证，口燥舌干而渴，身表凉，脉沉细而虚，泻心汤主之，此有形无形之药也。

伤寒外证全在下证，大热而脉反细小，不可下，泻心汤主之。少阴受病，身凉，无汗，体沉，或体轻，脉沉，有头痛，不厥，麻黄附子泻心汤主之。

走无形证

其人病身热而烦躁不宁，大小便自利，其脉浮洪而无力，按之全无者，附子泻心汤主之。

走有形证

其人病上吐下泻不止，当渴而反不渴，其脉微细而弱，理中汤主之。渴而脉沉有力而疾者，五苓散主之。

少阴证，发热，脉沉者，必当汗。

缓汗之，麻黄附子细辛汤。

微汗之，麻黄附子甘草汤。

少阴证下利辨

色青者，当下；色不青者，当温。

少阴证口中辨

口中和者，当温；口干燥者，当下。

少阴证咽喉辨

热者，甘草汤；寒者，半夏汤；寒热者，桔梗汤。

通脉四逆汤，姜、附加甘草。为脉沉细而迟弦。姜、附以治寒，甘以缓之，为肝苦急也。其证小便自利，子能令母实，自东之北，为逆行也。

姜、附加葱白。为脉沉细而迟涩。姜、附以治寒，辛以润之，为肾恶燥也。其证大便自利，冷主气，自北而西，此亦以为逆行也。

少阴禁忌不可犯

脉细沉数，病为在里，不可发汗。

脉微者，不可发汗。

尺脉微弱涩者，便不可下。

麻黄附子细辛汤，体沉加防己、苍术，乃胜湿也；体轻加石膏、知母，乃胜热也。

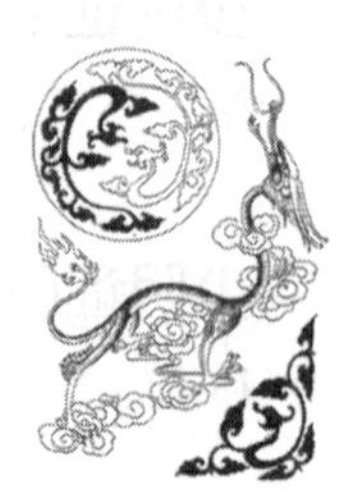

此事难知集卷下

前后虚实图

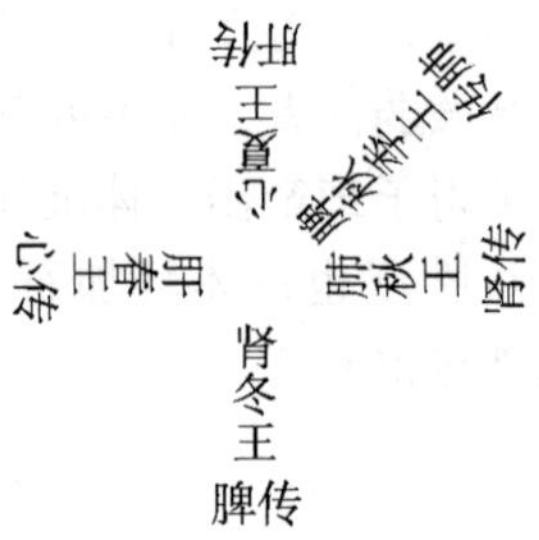

假令脾、肺虚则补其母，谓肺病而补其脾也，则肾自平矣。假令脾、肺实则泻其子，谓脾病而泻其肺也，则心自平矣。《难经》云：从前来者为实邪，从后来者为虚邪，从所不胜来者为贼邪，从所胜来者为微邪，自病者为正邪。

假令心病，中风得之为虚邪，伤暑得之为正邪，饮食、劳倦得之为实邪，伤寒得之为微邪，中湿得之为贼邪。

假令心病得脾脉，土在火之分也，克火之水退而不敢至，火独王于南方，是从前来者为实邪也。

假令心病得肝脉，木在火之分也，土退而不敢至。土退而不至，则克火之水随木而至，是从后来者为虚邪也。

假令脾、肺虚，脾母能令肺子虚也，用理中汤，非补脾也，脾中补肺也。故曰：虚则补其母。以其脾为生肺之本也，则用人参、白术之类。大经曰：滋苗者必固其根。此之谓也。

假令脾、肺实，肺子能令脾母实也，用泻黄散，非泻脾也，脾中泻肺也。故曰：实则泻其子。以其脾为生肺之上源，则用栀子、石膏之类。大经曰：伐下者必枯其上。此之谓也。

天和六脉，六甲王脉，四时平脉，合而用之，则天、地、人三才之道备矣。

诸经皆言大则病进者何也

答曰：散而浮大者，心也。心主无为，相火用事，是为相应，以五服言之，王畿中也；以王畿言之，

九重中也。君主无为，当静以养血。若浮大而出于外，非其所宜也。以王道言之，《书》云：外作禽荒，未或不忘。经云：主不明，则十二官危矣！此散而浮大者，君主兼臣下之权而不知反，故曰大则病进。

南政甲巳所临之岁，司天在泉，但见君火在上者，上不应；在下者，下不应。

北政但见君火在上，则下不应；在下，则上不应；在左，则右不应；在右，则左不应。当沉而浮，当浮而沉也。

南政以前为左，以后为右，君也。

北政以前为右，以后为左，臣也。

启玄子云：天地阴阳，视之可见，何必思诸冥昧，演法推求，智极心劳而无所得耶？

《难经》仲景合而为一

仲景先太阳，次阳明，后少阳，自无形传有形，从外而之内者也。仲景之所言，天令而暴至者也。《难经》先少阳，次阳明，后太阳，自有形传无形，从内而之外者也。故《难经》之言，言杂病而久疾者也。

仲景叔和合而为一

仲景言弦、涩为阴，叔和言弦、涩为阳，何意？大抵弦、涩，东、西也。以南北分之，故有阴阳之别，涩本燥火，弦本水少，虽有南、北之分，总而言之，则不离诸数为热，诸迟为寒。仲景、叔和，言本两途，非相违背，合而论之，皆是也。仲景所言，言伤寒自外而入者；叔和所言，言五脏自内而出者。

图涩弦论　王叔和　张仲景

浮阳正

阴分阳　涩　弦　阳分阴

沉阴正

伤寒从气而入，故仲景以弦脉为阴，自艮而之内，从外入，先太阳也，位在东北。

北弦　胸中痛　寒在胃　停水满丹田　南

日赤叫呼烦躁　大肠　胃　三焦

右　寸肺　关脾　尺命门

左　寸心　关肝　尺肾　寒

引饮脉八九至　小肠　胆弦　膀胱

南弦　理中汤　子能令母实　北

杂病从血而出，故叔和以弦脉

为阳，自巽而之外，从内出，先少阳也，位在东南。

固卫之阳桂枝人参甘草汤

凡在右者，皆受左克。

里　自右之左　　主从客变

右　大肠庚肺辛涩　　胃戊脾己缓命门相火　　洪

左　心丁小肠丙洪　　肝乙胆甲弦肾癸膀胱壬　　沉

表　自左之右　　客从主变

凡在左者，皆克诸右。

浮克浮　　沉克沉

表里所当汗下

手太阴复主表证，却当汗。

右行阴二十五度　肺大肠　脾胃命门　心包三焦八里主下

左行阳二十五度　心小肠　肝胆肾　膀胱七表主汗

足厥阴复主血证，却当下。

仲景浮汗而沉下

右手沉实，调胃、承气。

左手沉实，桃仁、抵当。

《难经》沉汗而浮下

右手浮实，枳实、牵牛。

左手浮实，桃仁、四顺。

右手，杂病是为之表，伤寒是为之里。

左手，杂病是为之里，伤寒是为之表。

伤寒入里见标脉则生

假令胃病下之，脉浮而汗出是也。

杂病出表见标脉则死

假令脾病补之，脉弦而面青是也。

察色脉以定吉凶

脉，地也；色，天也。地生天则顺，天生地则逆。

假令得弦脉而面赤色，地生天也，地生天则顺也。儿扶母兮，瘥速也。

假令得弦脉而面黑色，天生地也，天生地则逆也。母抑子兮，退迟也。

色者，阴中之阳气也，本乎天。

脉者，阳中之阴气也，本乎地。

弦有浮沉

浮为甲化，《素》言天，化，泄土。

沉为乙不化，《难》言地，不化，泄木。

泄土者，栀子、黄柏。

泄木者，防风、羌活。

洪浮者为丙，便有水化，从其变也。

洪沉者为丁，只是火化，从其常也。

针　经

甲、丙、戊、庚、壬皆变，乙、丙、己、辛、癸不变。并只言木。杂病原无表证者，不可言左手，有下证，只当言右手，足阳明中求之。

伤寒原有表证者，可言左手，有下证，下证者，血证也，当于足厥阴中求之。

相合脉经

脉之相合，各有虚实，不可作一体观之。假令洪、弦相合，洪，客也；弦，主也，子能令母实也。弦、洪相合，弦，客也；洪，主也，母能令子虚也。余藏可以类推之。至于手、足之经亦相合，假令伤寒脉浮紧而带洪者，即手经丙也，余仿此。假令侮所不胜者，挟其势也。脉弦而入金之分，非挟火之势，则不敢侵金之分。

弦而带数，甲终于甲也；弦而带洪，壬终于丙也。

四正脉伤之图

沉丁浮丙
水伤洪脉
也方北克

沉乙浮甲
气伤弦脉
也方西克

沉辛浮庚
血伤涩脉
也方东克

沉癸浮壬
火伤迟脉
也方南克

脉当有神

脉之不病，其神不言，当自有也。脉既病，当求其中神之有与无焉。谓如六数、七极，热也，脉中有力，即有神也；三迟、二败，寒也，脉中有力，即有神也。热则有神当泄其热，则神在焉；寒则有神当去其寒，则神在焉。寒、热之脉无力，无神，将何药而泄热去寒乎？苟不知此，而遽泄去之，将何依以生？所以十亡八九。故经曰：脉者，血气之先。又云：血气者，人之神，可以不谨养乎？不可不察其有无乎！

治病必当求责

假令治病，无问伤寒、畜血、结胸、发黄等病诸证，并一切杂证，各当于六经中求责之。谓如发黄证，或头痛，腰脊强，恶寒，即太阳证也；或身热，目疼，鼻干，不得卧，即有阳明证也。余皆仿此。

更有手足经或一经非本家病而自他经流入者亦当求责

谓如手阳明流入足阳明，是上流下也，本非足经病，当于手经中求之。是知治足经者，非也。亦有下而流上者。其余诸经相贯通者，皆然。更有支别流入者，亦有同邻而病者。合为表里者，邻也。亦有夫妇各相传授者，甲传己之类，脾传胃之类亦是，皆当求责之。凡言虚实，皆当于子母中求责之。

治病必求其本

假令腹痛，桂枝加芍药、大黄。桂枝加大黄，何为不只用芍药，大黄之属却于桂枝汤内加之？大抵治病必求其责。知从太阳中来，故以太阳为本也。又如结胸证，自高而下，脉浮者不可下，故先用麻黄汤解表已。脉沉，然后以陷胸汤下之，是亦求其本也。至于畜血下焦，血结膀胱，是亦从太阳中来，侵尽无形之气，乃侵膀胱中有形血也。

形不足者温之以气精不足者补之以味

谓寒伤形，热伤气，形、气能自伤也，此云不足者，皆太过也，以其太过则自伤，自伤则不足矣。

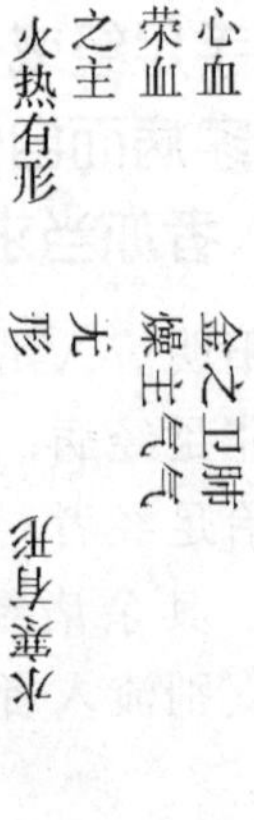

心血
荣血
之主
火热有形

肺卫气
金之主
燥气
无形

水寒有形

《金匮真言》云：冬，按跷，四时各有病者何？盖五藏之阳气皆伏于肾中，动有深浅，随行动而病，故于四时而各异也。

痛随利减

诸痛为实，痛随利减。世皆以“利”为“下之”者，非也。假令痛在表者，实也；痛在里者，实也；痛在血气者，亦实也。在表者汗之则痛愈；在里者下之则痛愈；在血气者散之、行之则痛愈，岂可以“利”字只作“下之”乎？但将“利”字训作“通”字，或训作“导”字，则可矣。是以诸痛为实，痛随利减，汗而通导之利也，下而通导之亦利也，散气、行血皆通导而利之也。故经曰：诸痛为实，痛随利减。又曰：通则不痛，痛则不通。此之谓也。

抑本

假令高者抑之，非高者固当抑也，以其本下，而失之太高，故抑之而使下。若本高，何抑之有？

假令下者举之，非下者固当举也，以其本高，而失之太下，故举之而使高。若本下，何举之有？

虚实

假令水在木之分，是从后来，从后来者为虚邪。虽在水为虚邪，

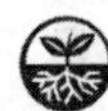

则木本虚矣。经曰：母能令子虚。

假令火在木之分，是从前来，从前来者为实邪。虽在火为实邪，则木本实矣。经曰：子能令母实。

假令两手脉中弦，无表证，乃东方实也，是西方肺气大不足也，缘母虚所致也。当大补其脾，微补其肺，大泄其火，微泄其水。杂证诸论云：先调其气，次论诸疾况，此乃本经不足之证也。《难经》云：东方实，是西方虚也。又云：欲泄其邪，先补其虚，此之谓也。如是之证，当以温药补脾，以气药燥剂为用。如正气已胜，当以泄火、泄风之药清高凉上，勿令入胃中，此为全治。益黄、白术、半夏、茯苓、甘草。酒病得之，加泽泻。手、足阳明二燥用益黄者，燥湿而补其气也，实泄黄也。泄火木、泄青之类，羌活、防风、生地黄、黄连等分，黄芩倍之。凡用药补，即用各方之生数，理中丸、建中汤是也；泻即用各方之成数，七宣丸、七圣丸是也。

问两手寸关弦疾脾弱火胜木旺土亏金烁当作何治

答曰：不从标本，从乎中治也。木，标也；土，本也；火，中也。烁金亏土旺木者，皆火也，仲阳安神丸主之。山芋、门冬，益金之气，金气胜则木自平；凝水石、牙硝，火中添水，使变为湿热也。湿热者，季夏之令也，非土而何？故用朱砂以坠火下行，是已将退与子，权行湿令也，是以弦得除而土自王也。秋喘，加人参与丹砂等，夏则不加。养气者，加沉香。欲发汗者，临卧先服白粥一杯，后药之则汗也。寒热，神少，振摇，小便淋，或多或少，大便走，完谷不化，口干舌缩，唇吻有疮，心下痞，大渴引饮，恶干喜湿，目花，四肢无力，怠惰嗜卧，食不入，皮肤燥涩，面色黧黑，肌肉销铄，胸腹中急，额上汗出，此法泄火益湿补气，脉弦、浮、沉同治。气不化，小便不利，湿润肌滑，热蒸阴少气不化。

气走，小便自利，燥肌，燥涩为迫，津液不能停，离硃丹主之。弦数者，阳陷于内，从外而之内也。弦则带数，甲终于甲也；紧则带洪，壬终于丙也。

若弦虚则无火，细则无水，此二脉从内之外也，不宜离硃丹。

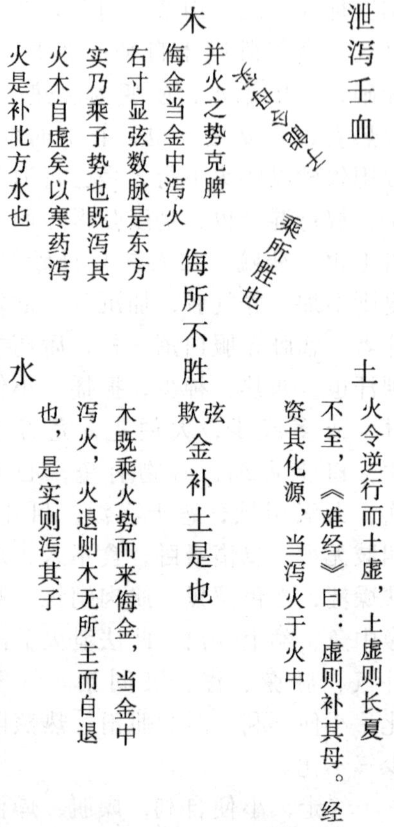

泄泻壬血

水中泻火

乘所胜也

木

并火之势克脾侮金当金中泻火右寸显弦数脉是东方实乃乘子势也既泻其火木自虚矣以寒药泻火是补北方水也

侮所不胜

弦欺金补土是也

土

火令逆行而土虚，土虚则长夏不至，《难经》曰：虚则补其母。经曰：资其化源，当泻火于火中

水

木既乘火势而来侮金，当金中泻火，火退则木无所主而自退也，是实则泻其子

六月大热之气反得大寒之病气难布息身凉脉迟二三至何以治之

答曰：病有标本，病为本，令为标。用寒则顺时而失本，用热则从本而逆时，故不从标本，而从乎中治。中治者，用温也。然则温不能救大寒之病，用姜、附则不可。若用姜、附，似非温治之。不然，衰其大半乃止，脉反四至，余病便天令治之足矣。虽用姜、附，是亦中治也，非温而何？经曰：用热远热。虽用之不当，然胜主可化，亦其理也。

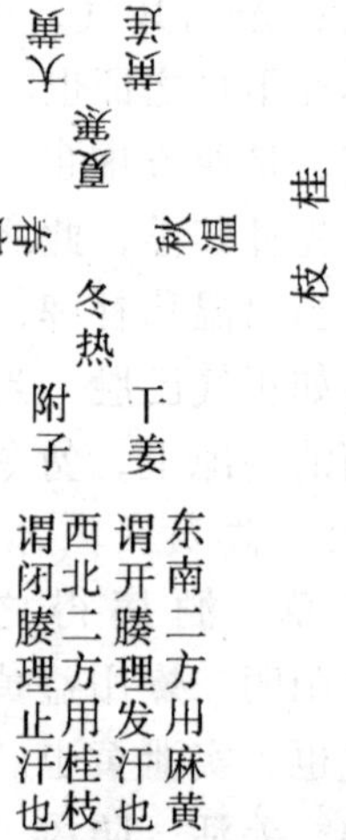

黄连　大黄

夏寒

春凉　秋暑

桂枝　麻黄

冬热

干姜　附子

东南二方用麻黄谓开腠理发汗也

西北二方用桂枝谓闭腠理止汗也

表：实实，麻黄汤。虚虚，桂枝汤。

中：实，调胃承气汤。虚，小建中汤。

沉：实，大承气汤。虚，四逆汤。

《素问·咳论》一十一证各随脏腑汤液之图

《素问·咳论》一十一证

久咳不已，三焦受之，其状咳而腹满，不欲食，饮此皆聚于胃，关于肺，使人多涕唾，而面浮肿，气逆也。钱氏异功散

咳

肺 麻黄汤

大肠 遗矢 赤石脂禹余粮汤 桃仁汤 不止 猪苓汤分水

脾 升麻汤

胃 吐虫出 乌梅丸

心 桔梗汤

小肠 失气 芍药甘草汤

肝 小柴胡汤

胆 呕胆汁 黄芩加半夏生姜汤

肾 麻黄附子细辛汤

膀胱 遗溺 茯苓甘草汤

五脏低 六腑高 药不尔

各随脏腑汤液之图

《素问》五脏疟证候汤液之图

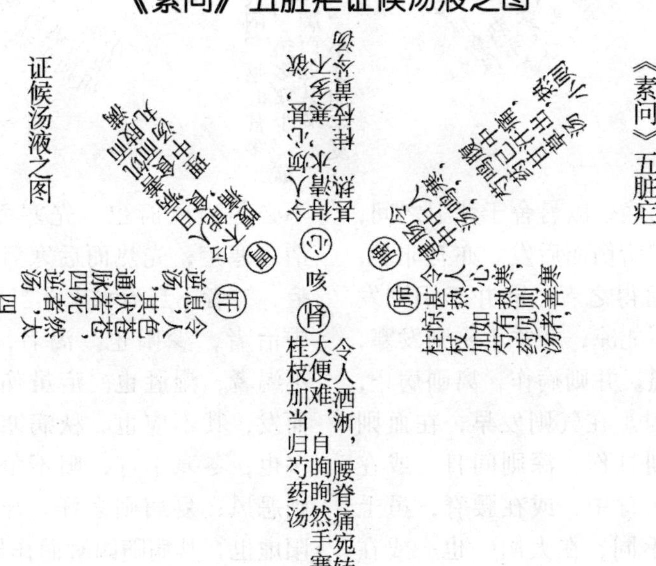

《素问》六经疟候汤液之图

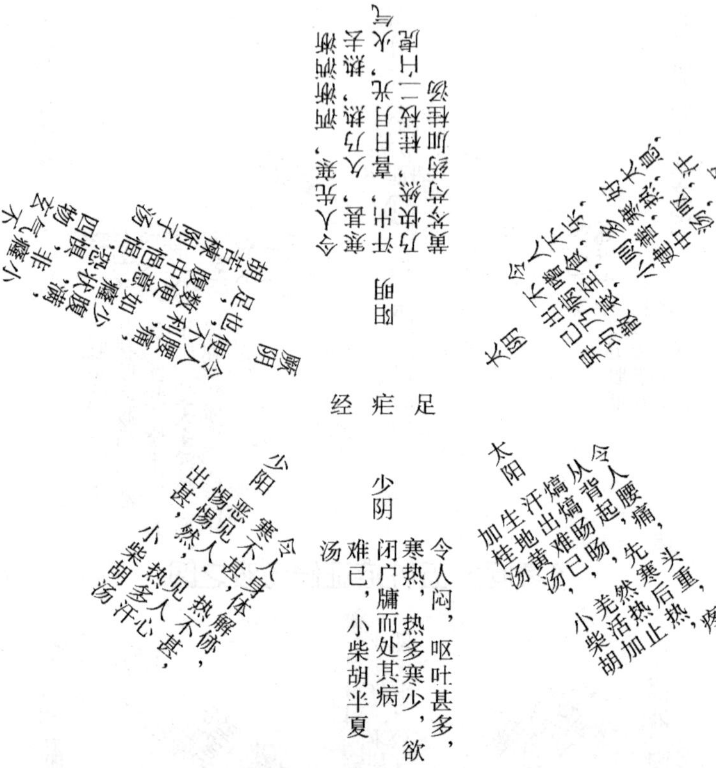

足疟经

阳明：令人先寒，洒淅洒淅，寒甚久乃热，热去汗出，喜见日月光火气，乃快然，桂枝二白虎，黄芩芍药加桂汤

太阴：令人不乐，好太息，不嗜食，多寒热，汗出，病至则善呕，呕已乃衰，小建中汤，异功散

太阳：令人腰痛，头重，疼从背起，先寒后热，熇熇暍暍然，热止汗出难已，羌活加生地黄汤，小柴胡加桂汤

少阴：令人闷，呕吐甚多，寒热，热多寒少，欲闭户牖而处，其病难已，小柴胡半夏汤

少阳：令人身体解㑊，寒不甚，热不甚，恶见人，见人心惕惕然，热多汗出甚，小柴胡汤

厥阴：令人腰痛，少腹满，小便不利，如癃状，非癃也，数便，意恐惧，气不足，腹中悒悒，四物玄胡苦楝附子汤

疟之为病，以暑舍于荣卫之间，得秋之风寒所伤而后发。亦有非暑，感冒风寒而得之者。邪并于阳则发热，冰水不能凉；邪并于阴则发寒，汤火不能温。并则病作，离则病止，作止故有时。在气则发早，在血则发晏。浅则日作，深则间日。或在头项，或在背中，或在腰脊，虽上下远近之不同，在太阳一也。或在四肢者，风淫之所及，随所伤而作，不必尽当风府也。先寒而后热者，谓之寒疟；先热而后寒者，谓之温疟，二者不当治水火，当从乎中治。中治者，少阳也。渴者，燥胜也；不渴者，湿胜也。疟虽伤暑，遇秋而发，其不应也。秋病寒甚，太阳多也；冬寒不甚，阳不争也；春病则恶风；夏病则多汗。汗者，皆少阳虚也，其病随四时而作异形如此。又有得之于冬而发之于暑，邪舍于

肾，足少阴也；有藏之于心，内热蓄于肺，手太阴也。至于少气烦冤，手足热而呕，但热而不寒，谓之瘅疟，足阳明也。治之奈何？方其盛矣，勿敢必毁；因其衰也，事必大昌，治法易老疟论备矣！

治当顺时

夏，天气上行；秋，天气下行，治者当顺天道。谓如先寒后热，太阳阳明病，白虎加桂也，此天气上行宜用之。若天气下行，则不宜泻肺，宜泻相火命门则可矣。亦有内伤冷物而作者，当先调中，后定疟形，治随应见，乃得康宁。亦有久而不差者，当求虚实，以脉为期，虚补实泻，可使却疾，此之谓也。

问《素问》、《难经》、《铜人》经络所病各异者如用针当从何法

答曰：《素问》者，从天之六气言也；《难经》者，从地之血脉言也；《铜人》者，从经言人也。从天而言，先气而后血；从地而言，亦先气而后血；从人而言，在天地之间。从地之病而言，即地中之气病，故血从而病也。从天而言，先是动，后所生；从地而言，亦先是动，而所生之病后也。

问寒病服热药而寒不退热病服寒药而热不退其故何也

启玄子云：热不得寒，是无水也；寒不得热，是无火也。寒之不寒，责其无水；热之不热，责其无火。经云：滋其化源。源既已绝，药之假不能滋其真水火也。

疾有自误

或始不早治，日数久淹，或困乃求医，法不及用，病势已盈，岂为天命。

病有变怪仲景平脉法第二

及诊得脉，形证相应，因与服汤，食顷变大吐下、腹痛，是为变怪。或有旧时服药，今乃作发，是亦谓之灾怪耳。

喘论此论当以经言邪气盛则实断之

华佗云：盛而为喘，减而为枯。故《活人》亦云：发喘者，为有余也。凡看文字，须得会得本意。盛而为喘者，非肺气盛也；喘为肺气有余者，亦非气有余也。气盛当认作气衰，有余当认作不足。肺气果盛，又为有余，则当清肃下行而不喘。以其火入于肺，衰与不足而为喘焉。故言盛者，非言肺气盛也，言肺中之火盛也；言有余者，非言肺气有余也，言肺中之火有余也。

故泻肺以苦寒之剂，非泻肺也，泻肺中之火，实补肺气也，用者不可不知。

桔梗枳壳汤

《活人书》言：治痞当知是痞，宜先用桔梗枳壳汤。非用此以治心下痞也，审知错下必成痞证，是气将陷而过于胸中，故先用此，使不致于痞也。若已成痞而用此，则失之晚矣，不惟不能消痞，胸中之气反病矣。“先”之一字，预早之意也。先用枳壳汤，若不应，后以仲景痞药治之则可。若热枳壳汤以治痞，其害亦深矣！“先”之一字，不可不知也。

寻衣撮空何脏所主

寻衣撮空，许学士说作肝热风淫末疾，故手为之寻衣撮空。此论虽然，莫若断之为肺热，似为愈矣，其人必谵语妄言。经曰：肺入火为评言，兼上焦有疾，肺必主之。手经者，上焦也。二者皆当其理，果何如哉？天地互为体用，此肺之体，肝之用。肝主诸血，血者，阴物也，此静体何以自动？盖肺主诸气，为气所鼓舞，故静得动。一者说肝之用，一者说肺之体，此天地互为体用，二者俱为当矣。是知肝藏血，自寅至申，行阳二十五度，诸阳用事，气为肝所使；肺主气，自申至寅，行阴二十五度，诸阴用事，血为肺所用。

三法五治论

若五治不分，邪僻内作，工不能禁。夫治病之道有三法焉，初、中、末也。

初治之道，法当猛峻者，谓所用药势疾利猛峻也。缘病得之新暴，感之轻，得之重，皆当以疾利猛峻之药急去之。

中治之道，法当宽猛相济，为病得之非新非久，当以缓疾得中之养正去邪，相兼济而治之。养正去邪者，假令如见邪气多，正气少，宜以去邪药多，正气药少。凡加减药法，如此之类，更以临时对证消息，增减用药，仍依时令行之无忌也。更加针灸，其效甚速。

末治之道，法当宽缓。宽者谓药性平善，广服无毒，惟能养血气安中。盖为病证已久，邪气潜伏至深而正气微少，故以善药广服，养正多而邪气自去。更加以针灸，其效必速：夫疗病之道，有五治法焉，和、取、从、折、属也。

一治各有五五五二十五治如火之属衰于戌金之属衰于辰是也

一治曰和，假令小热之病，当以凉药和之，和之不已，次用取。二治曰取，为热势稍大，当以寒药取之，取之不已，次用从。三治曰从，为势既甚，当以温药从之，为药气温也，味随所为，或以寒因热用，味通所用，或寒以温用，或以发汗之，不已又再折。四治曰折，为病势极甚，当以逆制之。逆制之不已，当以下夺之，下夺之不已，又用属。五治曰属，为求其属以衰之。缘热深陷在骨髓间，无法可出，针药所不能及，故求其属以衰之。缘属之法，是同声相应，同气相求。经曰：陷下者灸之。夫衰热之法同前所云，火衰于戌、金衰于辰之类是也。如或又不已，当广其法而治之。譬如孙子之用兵，若在山谷，则塞渊泉；在水陆，则把渡口；在平川广野，当清野千里。塞渊泉者，刺俞穴；把渡口者，夺病发时前；清野千里者，如肌羸瘦弱，宜广服大药以养正。

夫病有中外，治有缓急。在内者，以内治法和之。

气微不和，以调气法调之。

在外者，以外治法和之。

其次大者，以平气法平之。

盛甚不已，则夺其气，令其衰也。故经曰：调气之方，必别阴阳，定其中外，各守其乡。

内者内治，外者外治，微者调治，其次平治，盛者夺之，汗者下之。

面部形色之图

察色分位　坤胃遗散至肾死　兑肺　乾大肠遗散至肝死

额　　离心　　坎肾颐

精明五色　巽胆遗散至脾死　震肝　艮小肠遗散至肺死

天元图

《七十四难》曰：从其首，系其数。

间象　在表　五化叠元　以应望闻

肝　青大敦木井　臊曲泉水合　酸中封金经　呼太冲土俞　泣行间火荥

心　赤少府火荥　焦少冲木井　苦少海水合　言灵道金经　汗神门土俞

脾　黄太白上俞　香大都火荥　甘隐白木井　歌阴灵泉水合　涎商丘金经

肺　白经渠金经　腥太渊土俞

辛鱼际火荥　哭少商木井　涕尺泽水合

肾　黑阴谷水合　腐复溜金经　咸太溪土俞　呻然谷火荥　液涌泉木井

地元图

《六十八难》曰：元证脉合，复生五象。

井心下满　胆元证　身热　体重节痛　喘嗽寒热　逆气泄

荥身热　心下满小肠　元证　体重　寒热　逆气

俞体重节痛　心下满胃　身热　元证　寒热　逆气

经喘咳寒热　心下满大肠　身热　体重　元证　逆气

合逆气而泄　心下满膀胱　身热　体重　寒热　元证

假令胆病善洁，面青，善怒元证，得弦脉脉合，又病心下满当刺胆井；如见善洁，面青，善怒，脉又弦，又病身热当利胆荥；又病体重节痛当刺胆俞；如见善洁，面青，善怒，脉又弦，又病喘咳寒热当刺胆合。余经例仿此。假令肝经淋溲，便难，转筋，春刺井，夏刺荥，秋刺经，冬刺合。

人　元　例

《六十五难》说合《七十三难》说荥

在经木、火、土、金、水

再分七象以应切脉　独包七法

有阴阳　配合　父子　兄妹

接经　平经说象　拔源

阴　阳　例

阴阳者，子午也，谓荥合、水火之称，名曰阴阳也，十二经皆有之，或感得父气，或感得母气而病焉。子午者，乾坤也，乾坤包六子，六子附乾坤也。故《七十难》云：春夏各致一阴，秋冬各致一阳。春夏刺井、荥，秋冬刺经、合，是各致一阴一阳之义。亦谓井、经近乎子、午，然当微泻其井，大泻其荥，微补其经，大补其合。或补泻反作，是寒则留之，热则疾之，故微大补泻，以应春食凉，夏食寒，秋食温，冬食热。假令胆病善洁，面青，善怒，脉得浮之实大，沉之损小，是感得父气为阳中之阳，当于本经中泻火补水；却得浮之损小，沉之实大，是感得母气为阴中之阳，当于本经中泻水补火。

配　合　例

《七十七难》曰：上工治未病者，见肝之病，则知肝当传于脾，故先实其脾气，无令受肝之邪气也。假令见肝病，欲实其脾者，先于足

太阴经中补土字一针，又补火字一针，后于足厥阴肝经内泻木字一针，又泻火字一针。

子　母　例

假令见肝病满闷，淋溲，便难，转筋，又见心病烦心，心痛，掌中热而哕，当于足厥阴肝经内木火二字各一针。

兄妹例已上子母兄妹名曰四针象

假令见足厥阴肝之经太过，又兼见胆之证太过，是为兄妹。当泻肝经内木、火二字各一针，又泻胆经内木、火二字各一针。此五法乃人元法也。

接经手、足经同

《内经》曰：留瘦不移，节而刺之，使十二经无过绝。假令十二经中是何经略不通行，当刺不通行凝滞经，俱令接过节。如刺之，无问其数，以平为期。如诸经俱虚，补十二经；如诸经俱实，泻十二经。补当随而济之，泻当迎而夺之。

平经说象《七十九难》

为见诸经中无过与不及之病而有病。

《八十难》曰：有见如入，谓左手见气来至乃内针，针入见气尽乃出针，非用迎随补泻之法。不虚不实，不虚谓真气未虚，不实谓邪气未实。以此故自取其经施其法也。

拔　源　例

假令针本经病了，又于本经原穴亦针一针。如补肝经，亦于肝原穴上补一针；如泻肝经来，亦于肝经原穴上泻一针。如余经有补、泻，针毕仿此例，亦补、泻各经原穴。

接经　补遗

又补其母，亦名随而济之；又泻其子，亦名迎而夺之；又随呼吸出内，亦名迎随也。

两胁痛，少阳丘墟。心痛，少阴太溪并涌泉，足厥阴原穴。腰痛，昆仑、委中出血。喘满，痰实如胶，太溪。呕哕无度，手厥阴大陵。头痛，手、足太阳原。热无度，不可止，陷谷出血。小肠疝气痛，足厥阴太冲。百节酸疼，实无所知，三棱刺绝骨出血。

妇人血不止，刺足太阴井。喉闭，手、足少阳井。并少商，手、足太阴井。大烦热不止，昼夜无力，刺十指间出血，谓八阳大节。眼发睛欲出，亦须大刺。目痛，大眦痛，刺太阳井。头中痛不可忍，卒疝痛。妇人阴中痛，皆刺足厥阴井。目痛，小眦痛，刺少阳井。心痛，脉沉，肾原穴。脉弦，肝原穴。涩脉，肺原穴。缓脉，脾原穴。身之前，足阳明原穴。身之后，足太阳原穴。身之侧，足少阳原穴。灸一身之内，分为八方。脐已上至鸠尾，以年为壮，大椎已下至腰中，以年为壮。手足四分，自井为一，荥为二，至合为五之类，自胆中分四向，如井、荥数倍之，百会为一分，亦如胆中法。凡欲灸者，先诊其脉，若浮者，不可灸，灸之必变。

月晦前、后各二日属坤，为癸乙，月缺，无泻。

月望前、后各二日属乾，为甲壬，月满，无补。

初三日至上弦，属震，仰盂，为庚；

上弦日至月望，属兑，上缺，为丁；

月望日至下弦，属巽，为风，为辛；

下弦日至月晦，属艮，纳雨，为丙。

天　元　图

《七十四难》曰：从其首，系其数。间象、在表、五化叠元，并见前图。拾遗。夫天元法者，谓之五化叠元，当从其首，系其数。首者，寅方春也，在人为肝。是从东方，顺天轮数至所主之处，计从几数，却于所受病一方倒叠回去，数至依前数尽处，便于元受病一方穴内，泻所止之方来路穴也。不得于所主之方内经中泻之，勿误。

假令病者闻香臭二者，心主五臭也，入脾为香臭。从东数致所主之处，所主五臭者，心也。东一、南二，计得二数，却当于受病之方倒叠回去。脾一、心二，元数二也，是数至心。心者，荥火也。当于受病之方内泻荥火，是脾经泻火都是也。或曰：何以倒叠数？对曰：此从地出，为天轮所载，右迁于天，不当于所显之虚治之，此舟行岸移之意也。

地　元　图

《六十八难》曰：元证脉合，复生五象。

在表，间象，以应望、闻及肝胆各五法。并见前图。

人元法例前图已载七象、七法，见前人元例后。并见前图。

大接经从阳引阴

足太阳膀胱经之脉，出于至阴，小指外侧，去爪甲角如韭叶，为井金，足小指之端也。十呼。

足少阴肾之脉，涌泉，足心也，起于小指之下斜趣。三呼。

手厥阴心包脉，其直者，循中指，出其端，去爪甲如韭叶陷中，为井，中冲穴也。其支者，别掌中，循小指次指，出其端。

手少阳三焦之脉，起于小指次指之端，去爪甲如韭叶，为井。三呼

足少阳胆之脉，起于窍阴，小指次指之端，去爪甲如韭叶，为井。其支者，上入大指歧骨内，出其端，还贯爪甲，出三毛。三呼，二十呼。

足厥阴之脉，起于大指之端，入聚毛之际，去爪甲如韭叶，为井，大敦穴也，及三毛中。十呼，六呼。

手太阴肺之脉，起于大指之端，出于少商，大指内侧也，去爪甲如韭叶，为井。其支者，出次指内臁，出其端。

手阳明大肠之脉，起于大指次指之端，入次指之内侧，去爪甲角如韭叶，为井。一呼，中指内交。三呼。

足阳明胃之脉，起于大指次指之端，去爪甲如韭叶，为井。其支者，大指间出其端。一呼。

足太阴脾之脉，起于足大指端，循指内一侧，去爪甲角如韭叶，为井，隐白也。十呼。

手少阴心之脉，起于小指内，出其端，循指内臁之端，去爪甲角如韭叶，为井。三呼。

手太阳小肠之脉，起于小指之端，循指之端，去爪甲一分陷中，为井。五呼。

大接经从阴引阳

手太阴肺之脉，起于大指端，出于少商，大指内侧也，去爪甲角如韭叶，为井。其支者，出次指内臁，出其端。

手阳明大肠之脉，起于大指次指之端，入次指内侧，去爪甲如韭叶，为井。一呼。

足阳明胃之脉，起于大指次指之端，去爪甲如韭叶，为井。一呼。其支者，大指出其端。

足太阴脾之脉，起于足大指端，循指内侧，去爪甲角如韭叶，为井，隐白也。

手少阴心之脉，起于小指内，出其端，循指内臁之端，去爪甲角如韭叶，为井。

手太阳小肠之脉，起于小指之端，去爪甲下一分陷中，为井。

足太阳膀胱之脉，出于至阴，小指外侧，去爪甲角如韭叶，为井金，足小指之端也。

足少阴肾之脉，起于小指之下，为井，涌泉穴也。

手厥阴心包之脉，其直者，循中指，出其端，去爪甲角如韭叶陷中，为井，中冲穴也。其支者，别掌中，循小指次指，出其端。

手少阳三焦之脉，起于小指次指之端，去爪甲角如韭叶，为井。

足少阳胆之脉，出于窍阴，足小指次指之端，如韭叶，为井。其支者，上入大指歧骨内，出其端，还贯爪甲，出三毛。

足厥阴肝之脉，起于大指之端，入聚毛之际，去爪甲如韭叶，为井，大敦及三毛中。六呼。

凡此大接经，从阴引阳，从阳引阴。

东垣二十五论后录。

诸经头痛

阳明头痛，自汗，发热，白芷。少阳头痛，脉弦，往来寒热，柴胡。太阳头痛，恶风，恶寒，川芎。太阴头痛，痰实体重，腹痛，半夏。少阴头痛，手三阴、三阳经不流行，而足寒逆，为寒厥头痛，细辛。厥阴头痛，项痛，脉微浮缓，欲入太阳，其疾痊矣。然而亦当用川芎。气虚头痛，黄芪。血虚头痛，当归。诸气血俱虚头痛，黄芪、当归。伤寒头痛无汗麻黄汤，有汗桂枝汤。太阳经所发阳明头痛，白虎汤。少阳头痛，柴胡汤。太阴头痛脉浮桂枝汤，脉沉理中汤。少阴头痛脉沉，微热，麻黄附子细辛汤。厥阴头痛外伤本经，桂枝麻黄各半汤。

呕而微吐水吴茱萸汤，内亦病也。

易老曰：非白术不能去湿，非枳实不能消痞，非天雄不能补上焦之阳虚，非附子不能补下焦之阳虚。

治目地芝丸定志地黄丸

治目不能远视，能近视，或亦妨近视，或脉风成疠，地芝丸主之。

生地黄爆干，四两　天门冬汤炮，去心　枳壳面炒，去穰，二两　甘菊花未开者，秤二两

上为细末，炼蜜为丸如梧桐子大。如能饮食，茶清汤下；不能饮食，温酒下；食后改熟地黄亦可。此说亦见《病机气宜》目门下亦有。

治目不能近视，反能远视，服局方定志丸。

目能远视，责其有火；不能近视，责其无水，法当补肾。目能近视，责其有水；不能远视，责其无火，法当补心。补肾，补足少阴。补心，补手少阴。补肾，六味地黄丸加牡蛎。补心，定志丸加茯苓。

不能近视，晨服地黄丸。}手、足少
不能远视，卧服定志丸。}阴经。

治精滑固真丸

治精滑久不愈，固真丸。

单牡蛎不以多少，砂锅子内煅，醋淬七遍，为末，醋糊为丸如梧桐子大，每服五十丸，空心盐汤下。

脾胃虚渴不止

六脉俱弦，指下又虚，脾胃虚

弱痛也，食少而渴不已，心下痞，腹中痛，或腹中狭窄如绳束之急，小便不利，大便不调，精神短少。此药专治大渴不止，腹中窄狭，所食减少，大有神效。

白茯苓去皮　陈皮去白　人参　生姜先用滚汤掠过，焙干，各秤一两

秋时减姜一半；如脉弦，或腹中急甚，加甘草三钱。

上同为末，炼蜜为丸，如弹子大，每服一丸，白汤化下。食前空心细嚼，白汤送下亦可。忌生冷硬物，及怒发思虑过节。

腹胀便血内寒朱砂丹

六脉沉紧，按之不鼓，膀胱胜小肠也，或泻利不止而腹胀，或纯便血赤血，或杂脓血，便虽多而不渴，精神短少，或面白脱色，此失血之故。或面黄而气短，此元气损少之故。且小肠者，手太阳经丙火也；膀胱者，足太阳经壬水也。是壬水乘丙小肠之位，小肠为壬所克而外走也。诸手经短而足经长，兼以五行相克论之，俱是足经。此火投于水，大寒之证，宜温之则愈。其与《难经》一证，寒热相反，亦名曰小肠泻，亦作泄。海藏云：此杂病火投于水，变为寒证。又外伤足太阳膀胱经，左脉俱浮，为表阳之候也，忽变为内寒，亦旺火投盛水，而屈丙就壬化。脉反不浮而微沉，此内病与外病俱有。此火投水例，非精于脉诊者，孰能知之，姜附赤石脂朱砂丹。

生附子半两　生干姜半两，不泡　朱砂一两，另研　赤石脂一两半，水飞

上为细末，酒糊丸如黑豆大，每服十五丸至二三十丸，米饮汤下，茯苓煎汤下尤妙。

东垣云：因看卢氏《医镜》，见此一药味数，分两同，惟丹砂用伏火者，及治病有差。所治者，小便数而不禁，怔忡多忘，魇梦不已，不同耳。见其不同，审而详之，乃得此之治法不差，且泛举之。经言肾主大、小便，肝主小便淋溲。《难经》云：小肠为赤肠。是面赤色及便溺赤色者，皆出心与小肠，南方赤色，显于外也。经言：下焦如渎者，正谓大小便也。大便为阴，为有形，乃下焦之下者也。肾脏病为肾主大便，不言大肠者，明子行父之道。小便为气所化，乃下之高者也，谓肝主小便淋溲，亦是子行父道，为腑病。诸气化者皆腑，诸有形血化者皆脏病所主。此腑言膀胱病，二证俱在，下焦则同染，有形、无形及在腑、在脏有殊，俱是丹田衰败。不言及心火者，以其相火代

行君之令故也。细分之，则膀胱壬水胜丙小肠者，是不传入阴，故泄血。泄血利不禁，为有形质病，且不传阴，则阴不病。何为有形病？此为阴之体也，为腑之用也，天地阴阳互为体用。以斯可见，是明五脏者，为六腑所用，六腑为五脏所用明矣，是有形皆为传阴也。夫小便不禁，是膀胱不约为遗溺，此不传阴也，是丹田胞络受寒，为壬所克。大抵诸腑皆盛有形物，有形病者在腑，责其所来，皆在脏也。用伏火丹砂者，去其寒性耳。治法同者，以其俱在下焦，补诸形火，同在胞络耳，以其胞与肾相对，有渠相通故也。肾主大便，肝主小便，所治安得不殊？经曰：肾、肝同归一治。经又云：少阳主骨所生病。膀胱却主筋所生病，亦可知也。小便不禁，茯苓汤下；大便有病，米饮汤送下。

脏腑实秘麻仁丸

凡脏腑之秘，不可一例治，有虚秘，有实秘。实秘者，能饮食，小便赤，麻仁丸、七宣丸之类主之。

胃虚而秘厚朴汤

胃虚而秘者，不能饮食，小便清，厚朴汤主之。

厚朴生姜制，三两　白术五两　枳实麸皮炒，一两　陈皮三两　甘草炙，三两　半夏曲三两

上为粗末，每服五钱，水一盏半，生姜五片，枣三枚，煎至一盏，空心服。

实秘者，物也；虚秘者，气也。

脉中少有力，浮则似止，胸中元气不及也，加人参、五味子、麦门冬、益智仁、沉香、丁香、川芎、白豆蔻。

气血弱者，不可服枳壳，以损其气也。

气血盛者，不可服丁香，以盛其益气也。

脉弦而虚，不可损气；脉大而实，不可益气。

气虚则生脉散，气实则三才丸。

内外诸疮所主方

地之湿气，感则害人皮肉筋脉，内托散主之，以其外受也。膏粱之变，足生大疔，辛甘之过也，七圣散主之，以其内发也。去桂，加当归。疮肿消者，生姜自然汁调轻粉涂之。

诸疮有恶肉者，膏药内入巴豆、雄黄少许，不伤良肉，止去恶肉。不惟恶疮，若瘑疽有死肉不能去者，巴豆霜上之，深则纴之，浅则干掺之，以膏药外护之，大效。

三焦寒热用药图

部位	症	用药	
上焦热	小便不利	栀子	黄芩
中焦热		黄连	芍药
下焦热		黄柏	大黄

部位	症	用药	
上焦寒	大便、小便通	陈皮　厚朴	
中焦寒		藿香　白芷	有一身尽热
下焦寒		干姜　丁香肉	有一身尽寒
		桂　附子　沉香	

经云：无阳则阴无以生，无阴则阳无以化。又云：膀胱者，津液之府，气化则能出矣。

大头痛论

夫大头痛者，虽为在身在上，热邪伏于已，又感天地四时非节瘟疫之气所著，所以成此疾。至于溃裂脓出，而又染他人，所以谓之疫疠也。大抵足阳明邪热大甚资实，少阳相火为之炽多，在少阳，或在阳明，甚则逆传太阳。视其肿势在何部分，随其经而取之。湿热为肿，木盛为痛。此邪发于首，多在两耳前后，所先见出者为主为根，治之宜早，药不宜速，恐过其病，上热未除，中寒已作，有伤人命矣。此疾是自内而之外也，是为血病。况头部受邪，现见于无形之处，至高之分，当先缓而后急。先缓者，谓邪气在上，所著无形之分，既著无形，所传无定，若用重剂大泻之，则其邪不去，反过其病矣。虽用缓药，若急服之，或食前，或顿服，咸失缓之体，则药不能腾升，徐溃无形之邪。或药性味、形状拟象服饵，皆须不离缓体，及寒药或炒或酒浸之类皆是也。后急者，谓前缓剂已经高分，泻邪气入于中，是到阴部入于中，染于内之有形质之所。若药不速去，反损阴分，此中治却为客热所当急也。治客以急，此之谓也。治主以缓，先缓谓也。谓阳邪在上，阴邪在下，各为本家病，不从先后，错其缓急，不惟不能解其纷，而复致其乱矣。此所以治主当缓，治客当急，谓阳分受阳邪，阴分受阴邪者，主也；阳分受阴邪，阴分受阳邪者，客也。凡所谓急者，当急去之，此治客以急也。假令少阳、阳明之为病，少阳者，谓邪出于耳前后也；阳明者，首面大肿也，先以黄芩、黄连、甘草，通炒剉煎，少少不住服呷之。或一剂毕，再用大黄，或酒浸，或煨，又以鼠粘子新瓦上炒，吹咀，煎成去柤，纳芒硝各等分，亦时时呷之，当食后用。徐得微利，并邪气已，只服前药；如不已，再服后药，依前次第用之，取利已却止。如阳明渴者，加石膏；少阳渴者，加栝蒌根汤。阳明行经，加升麻、葛根、芍药之类，选而加之；太阳行经，加羌活、荆芥、防风之类，选而加之，并与上药相合用之，不可独用。散者，散也。此一节亦见《病机气宜》。治洪、长、伏三脉，风痫、惊痫、发狂，恶人与火者，灸第三椎、第九椎，服《局方》妙香丸，以针投眼子透，冷水内浸少时服之，如本方法。治弦、细、缓三脉，诸痫似狂，李和南五生丸。大凡治杂病，先调其气，次疗诸疾，无损胃气，是其要也。若血受病，亦先调气，谓气不调则血不行。又气为之纲，夫也，夫不唱，妇不随也。如妇人病经，先柴胡以行经之表，次四物以行经之里，亦先气而后血也。不能饮而渴，不能食而小便黄或涩，皆因胃气虚而生热，有形之物不入，火炎上而渴，戊就癸而化，所以小便黄赤如枣汁，法当补胃。以钱仲阳白术散，干葛、木香、藿香等药治之。

上焦渴，小便自利，白虎汤；

中焦渴，大小便不利，调胃承气汤；

下焦渴，小便赤涩，大便不利，大承气汤。

有六经发渴各随经药治之

表热，恶热而渴者，白虎汤。

皮肤如火燎，而以手重取之，不甚热者，肺热也，或目白睛赤，烦躁引饮，单黄芩一物。

两胁肌热，脉浮弦者，柴胡饮子。

一身热，或日晡潮热，皆血热也，四顺饮子。

夜则行阴，若发热者，血热也，四顺饮、桃仁汤选而用之。当视其有表入里、腹痛、血刺腹痛、中无转失气之类。

昼则明了，夜则谵语，热入血室，无犯胃气及上二焦，不治自愈。若甚则四顺饮子、桃仁承气汤证相似，当下者用之。

寅申发热，两胁不盛，亦为柴胡证。

表里内外俱热者，大柴胡汤。

昼则行阳，气也，柴胡；夜则行阴，血也，四顺。治项后侧少阳经中疙瘩，不变肉色，不问大小及月日深远，或有赤硬肿痛。

生山药一挺，去皮　蓖麻子二个，去壳

上二味，研匀摊帛上，贴之如圣。

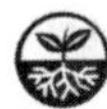

两手大热，为骨厥，如在火，可灸涌泉三壮或五壮，立愈。

治臁刃脚膝疮方

治臁刃及脚膝生疮，《局方》虚损门黄芪丸，服之则愈。

定痈疽地方

定痈疽死之地方：一伏兔，二腓腨，三背，四五脏俞，五项上，六脑，七髭，八鬓，九颐。

问三焦有几血海异同

手少阳三焦之经，起于小指次指之外侧，出其端，终于目锐眦。足少阳胆之经，起于目锐眦，终足大指三毛。头至心为上焦，心至脐为中焦，脐至足为下焦，此又足太阳之别也。又《灵枢》云：脐下膀胱至足，为足三焦。右手尺脉为命门，包络同诊，此包络亦有三焦之称，为命门之火，游行于五脏之间，主持于内也。手三焦主持上也，足三焦主持下也，上、中、下三焦通为一气，卫于身也，为外护。既已头至心，心至脐，脐至足为状也，呼为三焦有名也，以为无状可呼。经云：三焦者，水谷之道路也，却是有形状，何以然？上焦者，主内而不出；中焦者，主腐熟水谷；下焦者，主出而不纳。故经曰：上焦如雾，中焦如沤，下焦如渎也。手经者，主持上也；足经者，主持下也；命门者，主持中也；为卫者，护持外也。三焦元气为父之气散也，包络相从母也，并行而不相离，母之元气也，故俱会于胸中。经云：膻中之分，父母居之，气之海也，如天地之尊，不系五形。清邪中于上焦，名曰洁也，头痛，项强，腰脊痛；浊邪中于下焦，名曰浑也，阴气为傈，便溺妄出。表虚里急。上焦、下焦与中焦相混，上焦怫郁，脏气相薰，中焦不治，胃气上冲，荣卫不通，血凝不流。若卫气前通者，小便赤黄，与热相搏，因热作使，游于经络，出入脏腑。阴气相通，阳气后微，阴无所使，客气内入，嚏而出之，声嗢音兀咽塞，寒厥热壅，必然下血。阴阳俱厥，脾弱液下。下焦不阖，清便下重，便数而难，脐肠湫痛，命将难全，此命门之脉诊在右手尺也。经曰：五脏不和，五液注下，当阖不阖，便溺俱脱，生气绝矣，所以腹脐湫痛也，故曰命将难全。前三焦自外而入，后三焦自内而出，如雾不散而为喘满，此出而不内也；沤不利而为留饮，留饮不散，久为中满，上不能内，下不能出也；渎不利而为肿满，此因上内而下不出也。此三焦之所不归也。三焦有藏而无府，在内则游行，是在血也；在外则固护，是在气也。上焦如雾者，气也；下焦如渎者，血也；中焦者，气血分之也。下焦在脐下，膀胱上口，主分别清浊，出而不内，即传道也。治在脐下，名曰三焦，其府在气冲中。又云：有藏无府。成氏云：血室者，血之所居也，荣卫停止之所，经脉流会之处，冲脉是矣。冲者，奇经之一也，起于肾下，出于气冲，并足阳明经，夹脐上行，至胸中而散，为诸经之会。启玄子云：冲为血海，诸经朝会，男子则运而行之，女子则停而止之，皆谓之血室。《内经》曰：任脉通，冲脉盛。男既运行，女既停止。故运行者，无积而不满也；停止者，有积而能静也。不满者，阳也，气也；能满者，阴也，血也。故满者以时而溢，为之信有期也。溢，动也。乾道成男，坤道成女，故运行者，阳之象也；停止者，阴之象也。气血荣卫，男女皆有，内外谐和，其脉同诊。脉者，血之府也，故为气血之先，室为藏物之舍，亦为府也。三焦之府在气冲中，为男女血海之府。经又曰：有藏而无府，从无形而言之；有藏有府，从有形而言之也。清邪、浊邪所伤，三焦齐病，亦同两感。经云：心包络主之，脉出胸中，下膈，历络三焦。此其所以相与相火并行，与命门之脉同诊于右尺中也。

陈氏五运六气后有君火二论。即陈蓬运气图也。

许先生论关中梁宽甫证

右胁，肺部也。咳而唾血，举动喘促者，肺胗也。发热，脉数，不能食者，火来刑金，肺与脾俱虚也。肺脾虚而火乘之，其病为逆。如此者，例不可补泻。盖补金则虑金与火持而喘咳益增；泻火则虑火不退位而痃癖反盛。正宜补中益气汤也，先扶元气，少少以治病药和之。闻已用药而不获效，意必病势苦逆，而药力未到也。当与宽甫熟论，远期秋凉，庶就使平复。盖肺病恶春夏火气，至秋冬则退也。正宜于益气汤中，随四时阴阳、升降浮沉、温凉寒热。升降浮沉则顺之，寒热温凉则反之，顺其理和其气，为治之大方也。及见有证，增损服之，或觉气壅，间服加减枳术丸，或有间服加减枳术汤，数月后，庶逆气稍回，逆气回则治法可施。但恐已至色青、色赤，脉弦、脉洪，则无及矣。

近世论医，有主河间刘氏者，有主易州张氏者。盖张氏用药，依准四时阴阳升降而增损之，正《内经》四气调神之义，医而不知此，

是妄行也；刘氏用药，务在推陈致新，不使少有怫郁，正造化新新不停之义，医而不知此，是无术也。然而主张氏者，或未尽张氏之妙，则瞑眩之药，终莫敢投，至失机后时而不救者多矣；主刘氏者，未悉刘氏之蕴，则劫效目前，阴损正气，遗祸于后日者多矣！能用二家之长，而无二家之弊，则治法其庶几乎！

论史副使病证

史副使病，不见色脉，不能解料。然以既愈复发言之，则亦恐宜取张氏依准四时阴阳升降用药，以扶元气，庶他日既愈而遂愈也。宽甫病候，初感必深，所伤物恐当时消导不尽，停滞淹延，变生他证，以至于今，恐亦宜仿刘氏推陈致新之意，少加消导药于益气汤中，庶有渐缓之期也。

王太医圆明膏

圆明膏，太医王教授传。

槐英半斤，河水四斤，浸二宿，熬槐英，取汁二升　黄连四两　川芎　防风各一两　当归　秦皮各二两

已上五味，剉如绿豆大，用河水六升，浸一宿，熬取汁三升，将槐英柤并此五味柤，再用水四升，熬取二升，通前共五升，相合铜锅内，用木炭文武火熬，入去蜡净蜜四斤。净蜜法：取蜜四升，入锅内微熬，勿令滚，其蜡沫尽浮在面上，急取下，以纸覆蜜面，候冷取纸，蜡自随纸去。再温蜜热，以绵滤入药汁内，同煎一时许，入下项飞石一十三两：

金星石　银星石　代赭石　菩萨石　寒水石　紫石英　云母石并白矾少许，同捣细　滑石　井泉石　玄精石各一两，另研为细末　黄丹三两，研令极细

已上一十一味，相合再研，水飞，焙干，共得一十三两，研开入药汁内，又熬一时，入后淬炉甘石二两。淬法：炉甘石不以多少，用木炭火煅红，童子小便蘸，再煅红，再淬，凡七次，以碎为度，再研，水飞，焙干，净秤二两，入药汁内，又熬一时，入下项药：

铜绿半两，研　青盐半两，研　雄猪胆七枚，取汁　白丁香一合水浸，研取清汁　鹰条三钱，如取上汁用

已上药同熬，万转成膏。凡熬时用槐柳枝不住手搅，勿令尘入锅中，须于净室内熬膏，盛人磁器中，俟冷入下项细末。药不可热，热则药力去矣！

乳香　没药　轻粉　蕤仁去皮，各半两用　朱砂　牛黄　脑子　血竭各钱　杏仁去皮，半两　南鹏砂一钱

上件各别研，令极细。

珍珠　珊瑚　紫贝　硇砂　石斛　白矾　绿矾　朴硝各一钱　盆硝半钱

上用预留原熟清药汁，同研极细烂，搅入药中令匀，如常法点之，神效。

海藏癍论萃英

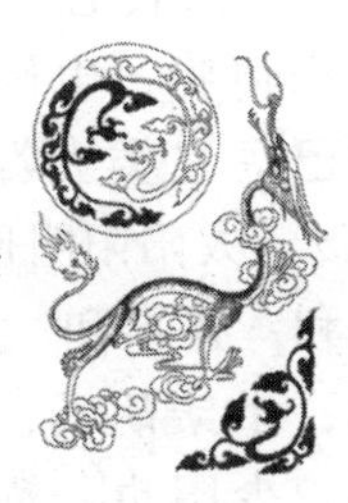

海藏癍论萃英

新安　吴勉学　校

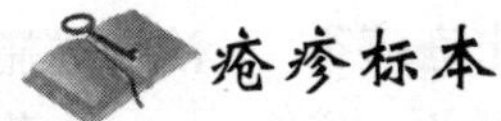

疮疹标本

昔睦亲宫十太尉病疮疹，众医治之。王曰：疹未出，属何脏腑？一医言胃气热，一医言伤寒不退，一医言在母腹中有毒。钱氏曰：若言胃气热，何以乍凉乍热？若言母腹中有毒，属何脏也？医曰：在脾胃。钱氏曰：既在脾胃，何以惊悸？钱曰：夫胎在腹中，月至六七，则已成形，食母秽液，入儿五脏，食至十月，满胃脘中，至生之时，口有不洁。产母以手拭净，则无疾病。俗以黄连汁压之，方下脐粪及涎秽也。此亦母之不洁，余气入儿脏中，本先因微寒入而成。疮疹未出，五脏皆见病证，内一脏受秽多者，乃出疮疹。初欲病时先呵欠，顿闷，惊悸，乍凉乍热，手足冷，面腮赤燥，咳嗽，喷嚏，此五脏证俱见。呵欠，顿闷，肝也；时发惊悸，心也；乍凉乍热、手足冷，脾也；面赤、腮颊赤、喷嚏，肺也；惟肾无候，以在腑下，不能食秽故也。凡疮疹乃五脏毒，若出归一证，肝水疱，肺脓疱，心癍，脾疹，惟肾不食秽毒而无诸证。疮黑者属肾，由不慎风冷而不饱内虚也。又用抱龙丸数服愈，以其别无他候，故未发出则见五脏证，已出则归一脏矣。

海藏云：本先因微寒入一句，并由不慎风冷而不饱内虚一句，勿认作寒证，当识用抱龙丸，即知癍疹多热也。

治小儿壮热，昏睡，伤风，风热，疮疹，伤食，皆相似未能辨认，间服升麻葛根汤、惺惺散、小柴胡汤甚验，盖此数药通治之，不致误也。惟伤食则大便酸臭，不消化，畏食或吐，宜以药下之。

海藏云：伤食宜以药下之者，当详其所伤何物，生硬寒热不等，不可遂用巴豆之类大毒之药下之。升麻葛根汤，太阳阳明也；惺惺散，风热咽不利，脾不和，少阳渴，小便不利也；小柴胡汤，往来寒热，胸胁微痛，少阳也。然欲知其经，当以脉别之。

小儿耳冷骫冷，手足乍暖乍凉，面赤，时嗽时嚏，惊悸，此疮疹欲发也，未能辨认，间服升麻汤、消毒散，已发未发皆宜服，仍用胡荽酒、黄柏膏。暑月烦躁，食后与白虎汤、玉露散；热盛与紫雪；咽喉或生疮，与甘桔汤、甘露散。余依钱说。大人小儿同治法，惟剂小大不同耳。

海藏云：消毒散，太阳药；白虎汤，治身热，目疼，鼻干，不得卧，阳明药也，正为泄时暑之剂；甘露饮子，肺肾药也；甘桔汤，少阴药也；紫雪、天门冬、麦门冬、黄芩、地黄为血剂；玉露散，肺肾药；石膏、寒水石为气剂。

升麻葛根汤方在前保命小儿门内。

海藏云：太阳阳明之剂。

惺惺散 治伤寒时气，风热痰壅咳嗽及气不和。

桔梗 细辛去叶 人参 甘草炒 白茯苓去皮 白术 栝蒌根各一两

上同为细末，每服二钱，水一盏，入薄荷五叶，煎至七分，温服。如要和气，入生姜五片同煎，用防风一分，用川芎一分，此又一法。

海藏云：此加减四味，亦各随经证也。

消毒散 治疮疹未出，或已出未能匀遍。又治一切疮，凉膈去痰，治咽喉痛。

牛蒡子二两，炒 甘草半两，剉，炒 荆芥穗二钱半

上同为粗末，每服三钱，水一盏半，去柤，温服。

海藏云：此前数方，皆温平之剂。一法加防风、薄荷。

黄柏膏 治疮疹已出，用此药涂面，次用胡荽酒，外治法。

黄柏一两 新绿豆一两半 甘草四两

上同为细末，生油调，从耳前至眼眶并厚涂之，日三两次，如早用，疮不至面，纵有亦少。

胡荽酒

胡荽细切四两，以好酒二盏，煎一二沸，入胡荽再煎少时，用物合定放冷。上每吸一两口，微喷，从顶至足匀遍，勿喷头面，病人左右，常令有胡荽，即能辟去汗气，疮疹出快。

四圣散 治疮疹出不快及倒靥。

紫草茸 木通剉 甘草剉，炒 枳壳麸炒，去穰

上同为粗末，每服一钱，水一中盏，煎至八分，温服无时。

甘露饮子 治心胃热，咽痛，口舌生疮，并疮疹已发未发并可服之。又治热气上攻，牙龈肿，齿动摇。

生地黄 熟地黄 天门冬去心 麦门冬去心 枇杷叶去毛 枳壳麸炒，去穰 黄芩去心 石斛去苗 甘草剉，炒 山茵陈叶

上各等分，为粗末，每服二钱，水一盏，食后温服。牙齿则含嗽并服。

海藏云：甘露饮为血剂。

泻青丸方在保命小儿条下。

海藏云：东垣先生治癍后风热毒翳，膜气晕遮睛，以此剂泻之大效，初觉易治。

补肝丸 四物汤内加防风、羌活等分，为细末，炼蜜为丸是也。

镇肝丸 治肝虚。

泻青丸去栀子、大黄。

地黄丸 治肾虚解颅，即魃病也，治脉毛而虚。

熟地黄八钱 山茱萸 干山药 泽泻 牡丹皮 白茯苓各四钱

上为末，炼蜜丸如桐子大，三岁以下一二丸或三五丸，空心温水下。

泻肾丸 治脉洪而实。前地黄丸熟地黄改生地黄，去山茱萸是也。此治左手本部脉，若右尺洪实，以凤髓丹泻之。此地黄丸即仲景八味丸去桂附，若加五味子为肾气丸。此益肺之原，以生肾水焉。

泻白散 泻肺脾热，目黄，口不吮乳，喘嗽。

桑白皮一两，剉，炒黄 地骨皮一两 甘草半两，炒

上为细末，每服一二钱，水一盏，入粳米百粒同煎，食后服。易老加黄连。

海藏云：治肺热传骨蒸自汗，用此以直泻之。栀子、黄芩亦能泻肺，当以气血分之。

阿胶散 补肺。

阿胶一两半，麸炒 马兜苓半两 甘草炙 鼠粘子炒香，各二钱半 糯米 杏仁七个，去皮尖

上为末，每服一二钱，水一盏，食后。

海藏云：杏仁本泻肺，非若人参、天门冬、麦门冬之补也，当以意消息。

导赤散 泄丙。方在保命小儿条下。

泻心汤 泻丁。

黄连一两，去须

上为极细末，每服一字至五分一钱，临卧温水调下。

海藏云：易老单泻心汤加减法出于此。乃实邪也，实则泄其子。

益黄散 补脾。

青皮 诃子肉 甘草各半两 陈皮一两 丁香二钱

上为细末，每服二钱，水一盏，煎服。

海藏云：此剂泻脾以燥湿。

泻黄散 泻脾热目黄，口不能吮乳。

藿香叶一钱 山栀子仁二两 石膏半两 甘草三两 防风四两

上剉，同蜜酒微炒香，为细末，每服一钱至二钱，水一盏，煎清汁服。

海藏云：此剂泻肺热。

白术散

藿香叶 白术 木香 白茯苓 甘草炒 人参各一两 干葛二两，剉

上为末，每服一钱至二钱，水煎，如饮水者多煎与之。

海藏云：四君子汤加减法，治湿胜气脱，泄利太过。

生犀汤 黄龙汤、犀角地黄汤加减法。

生犀磋，取末，二钱 地骨皮 赤芍药 柴胡 干葛剉，各一两 甘草半两，炙

上为末，每服一二钱，水煎。

海藏云：此少阳、阳明相合也。

宣风散

槟榔二个 橘皮 甘草各半两 牵牛四两，生熟用

上为极细末，三二岁蜜汤调下半钱，已上一钱，食前。

海藏云：与通膈丸相类，上下气血药也。

通膈丸

大黄 牵牛 木通各等分

上为细末，滴水丸，粟粒大，每服三五十丸，量虚实加减。

异功散 温中和气。治吐泄思食，凡小儿虚冷病，先与数服，以正其气。

人参 茯苓 白术 甘草 陈皮各等分

上为细末，每服二钱，水一盏，生姜五片，枣二枚，同煎。

海藏云：四君子补脾汤加减法。

凉惊丸

草龙胆 防风 青黛研，各三钱 龙脑一钱 钩藤末，二钱 黄连半两 牛黄 麝香

上为细末，面糊丸，粟米大，每服一二十丸，金银汤下。

黄耆散 治盗汗。

牡蛎烧　黄耆　生地黄各等分

上为末，水煎。

连翘散　治一切热，兼治疮疹，有神效。

连翘　防风　栀子　甘草

上为末，水煎。

海藏云：治热在外而不厥，此少阳药也。

化毒汤　治小儿疮痘，已出未出并可服之。

紫草茸　升麻　甘草炙。各等分

上㕮咀，水二盏，粳米五十粒同煎。此乃阳明之药也。

紫草木通汤　治小儿疮疹。

紫草　木通　人参　茯苓　粳米各等分　甘草减半

上为末，每服四钱，水煎。此小便不利之剂也。

鼠粘子汤　治小儿疮痘欲出，未能得透皮肤，热气攻咽喉，眼赤心烦。

鼠粘子四两，炒　荆芥穗二两　甘草一两　防风半两

上为细末，沸汤点服，临卧。大利咽喉，化痰涎，止嗽，老幼皆宜。

海藏云：太阳少阳药也，首论温平者此也。

活血散　治疮子或出不快。

白芍药一钱

上酒调，如欲止痛，只用温热水调下。

海藏云：张和之治四肢出不快，加防风大效。此正的太阴药也。

如圣饮子　治小儿疮疹，毒攻咽喉肿痛。

桔梗　甘草生　牛蒡子炒，各一两　麦门冬去心，半两

上为末，竹叶同煎，细细服。

犀角地黄汤方在《拔粹》内《脉诀》中。

洁古老人癍论

论曰：癍疹之病，其为证各异。疮发焮肿于外者，属少阳三焦相火也，谓之癍；小红点行皮肤之中不出者，属少阴君火也，谓之疹。凡显癍证，若自吐泻者，慎勿乱治而多吉，谓邪气上下皆出也。大凡疮疹，首尾皆不可下，恐妄动而变，此谓少阳通表宜和之也。当先安里解毒，次微发之。安里解毒，须安五脏，防风汤是也。如大便不涩者，须微发之药，钱氏方中甚多，宜选用之。如大过秘，宜微利之，当归

丸、枣变百祥丸是也。初知瘫疹，若使之瘫疹并出，小儿难禁，是以别生他证也。首尾不可下者，首曰上焦，尾曰下焦，若能吐利，犹不可下也，便宜安里。若不吐泻者，先安里药三五服。如能食而大便秘结内实者，宜疏利之。若内虚而利者，宜用里药，末后一服，调微发之药服之。大抵安里之药多，发表之药少，秘则微疏之，令邪气不壅并而能作番次，使儿易禁也。身温暖者顺，身凉者逆，二者宜多服防风汤和之安里。若大便实秘，能饮食而内实，宜当归丸微利之。

解毒防风汤

防风一两　地骨皮　黄芪　芍药　荆芥　枳壳　鼠粘子各半两

上为粗末，每服四五钱，水煎。

当归丸

当归半两　甘草一钱　黄连　大黄各二钱半

上先将当归熬膏子入药末，三味为丸，渐加服之，以利为度。

枣变百祥丸　治瘫疹大便秘结。

红芽大戟去骨，一两　青州枣去核，三十个

上用水一碗，同煎至水尽为度，去大戟不用，将枣焙干，可和作剂旋丸，从少至多，以利为度。

海藏老人瘫论

夫瘫之为病，皆由子在母腹中时，浸渍食母血秽，蕴而成毒，皆太阴湿土壅滞，君相二火之所作也。因小儿真气既盛，正气又旺，邪无所容，或因天冷，或因伤表，或因伤里，瘫由是而生焉。治当何如？外者外治，内者内治，中外皆和，其瘫自出。至于恶寒者发之表，大热者夺之，渴者清之，大便秘结者下之，小便不通者利之，惊者安之，泄者分之，何以执一为哉？大抵伤寒同治，最为高论，随经用药，不可阙也。假令五日已里，诸病与瘫疹不能别辨者，不可疑作瘫疹，必须发之，但各从其所伤应见治之，皆不妨：瘫出若强发之，其变不可胜数矣。前人言首尾俱不可下者，何也？曰：首不可下者，为瘫未显于表，下则邪气不得伸越，此脉证有表而无里，故禁首不可下也；尾不可下者，为瘫毒已显于外，内无根蒂，大便不实，无一切里证，下之则瘫气逆陷，故禁尾不可下也。有如所言温暖盖覆不令通风，以其

瘢未出，或身表凉而恶寒，或天令寒而恶冷，温暖盖覆不令通风也。瘢若已出，身热天暄，何必用盖覆，而不使之通风乎？后人执此二句，首尾俱不敢下，温暖不令通风，不知天令之所加，人身之所感，致使误人多矣。大抵前人之言，随时应变，以其所可者而言之，后人不知其变，故执常而不移也。噫！首尾俱不可下者，以其始终脏腑原无凝滞也。若有一切里证及大便结者，安得不下？温暖不使之通风，以其发在冬时，故如此也。若发在夏时，瘢虽未出，亦不用于此也。瘢之用药，大率以脉为主，浮中沉之诊，平举按之候，察其虚实，定其中外，则可以万全矣。

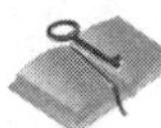

未显瘢证所用之药

外伤升麻汤主之；内伤枳实丸主之；大便耎者枳术丸主之；若伤冷者温之，神应丸主之；恶寒者发之，宜防风苍术汤；表大热者夺之，此表者通言三阳也。夫阳盛则气必上行，言夺者治法不令上行也；渴者清之，大渴者白虎汤，小渴者凉膈散；大便秘结者下之，桃仁承气汤、四顺饮子、柴胡饮子选用，察其在气在血；小便不通者利之，导赤散、八正散之类，当求上下二焦，何经而用之；惊者安之，凉惊丸，重者泻青丸；泄者分之，寒则异功散、四君子汤，热则泽泻茯苓汤。

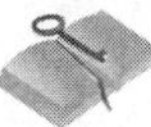

已显瘢证所用之药

出不快，化毒汤；出太多，犀角地黄汤、地骨皮鼠粘子汤；咽不利，桔梗甘草鼠粘子汤；烦者，桔梗甘草栀子汤；肺不利，紫草茸甘草枳壳汤；太阳出不快，荆芥甘草防风汤；阳明出不快，升麻加紫草汤；少阳出不快，连翘防风汤；四肢出不快，防风芍药甘草汤。

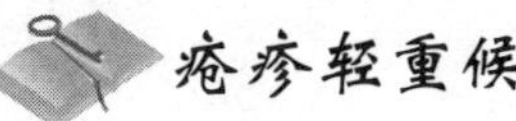

疮疹轻重候

凡未出而发搐者，是外感风寒之邪，内发心热之所作也，当用茶粉下解毒犀角地黄汤主之；一发便密如针头，形势重者，合轻其表而凉其内，连翘升麻汤；若瘢已发密重，微喘饮水者，有热证，用去风药微下之；若出不快，清便自调，知其在表不在里，当微发散，升麻葛根汤；若青干黑陷，身不大热，大小便涩，则是热在内，煎大黄汤下宣风散；若身表大热者，表证未罢不可下；若瘢疹已出，见小热，小便不利，当利小便，八正散；若已发后有余毒未散，复有身热疮肿之类，当用茶粉下解毒丸。疮疹已出，后有声音者，乃形病气不病也；疮疹未出，先声音不出者，乃形不病而气病也；若疮疹出而声音不出者，是形气俱病也，当清其肺气，宜用八风汤，并凉膈散去硝、大黄亦可。

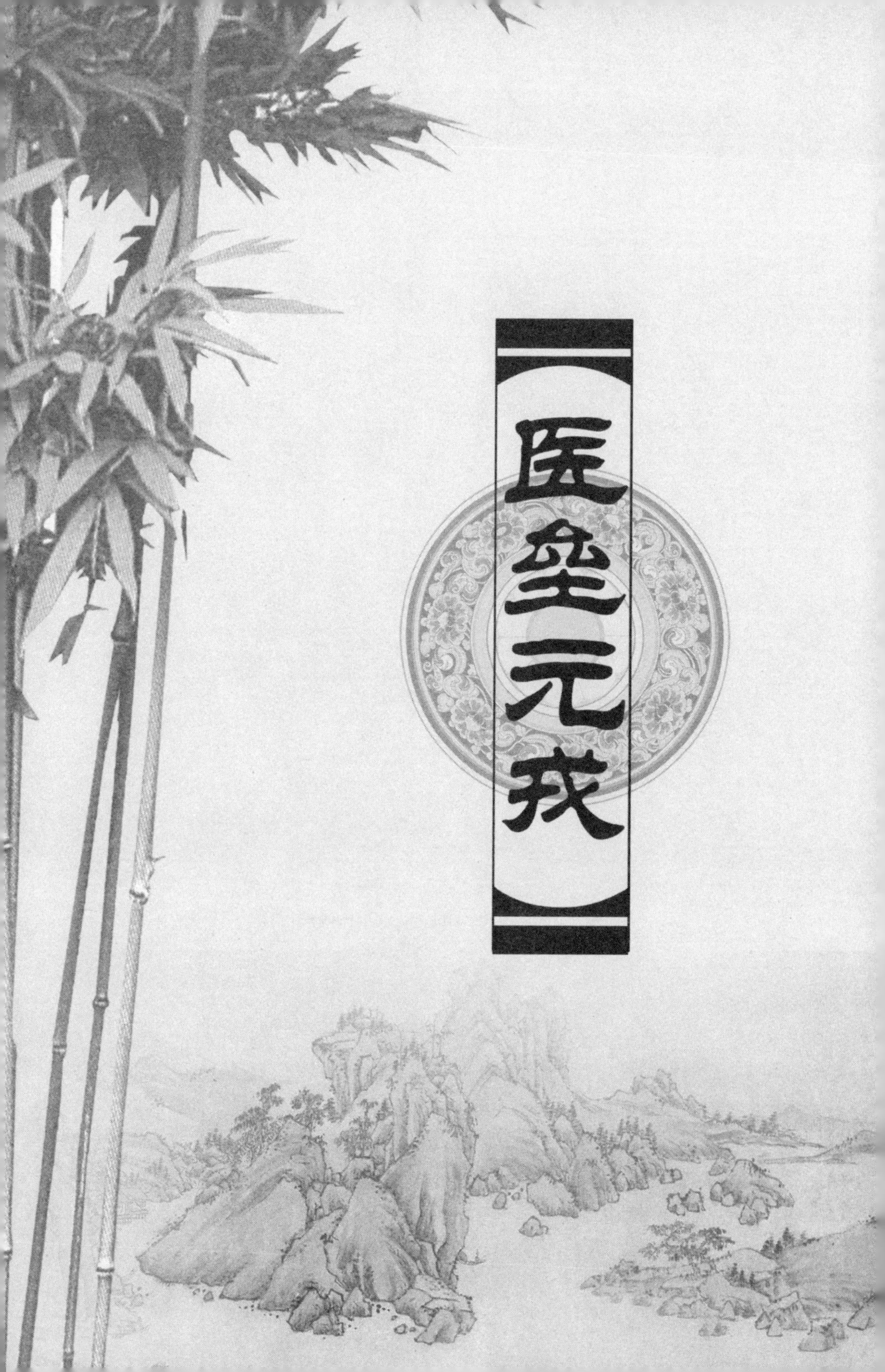
医垒元戎

医垒元戎序

革车千乘，带甲十万，筹策沉机，神鬼猜泣，奇正万全，历古如是。况良医之用药，独不若临阵之用兵乎？奈何世人以平昔鲁莽之浮学，应仓卒无穷之疾变，其不眩骇颠仆者寡矣。况患固多藏于细微，而发于人之所忽，由轻蹈危，疗之求当，苟无妙算深谋成法以统之，则倒戈败绩之不暇，尚何胜之可图哉？则前日门类品目之定，尽计不及之也。予自河南与诸友将弟兵，日从事于患难之场，随病察胗，逐脉定方，开之、劫之、薄之、发之，以尽其宜，吐之、补之、汗之、下之，以极其当。攻守不常，出没无定，大纲小纪，经纬悉陈，本数末度，条理具设前乎？此古人之所隐秘深藏或不尽意者，不啻胸中自有十万精锐，如太阿之在匣中，其辉未尝耀于外，一旦撒而挥之，有以恐人之耳目，特入阵之奇锋，七擒之利刃，其敌可却，其胜可决，而其安可固，如此而后已，故曰医垒元戎云。

丁酉九月二十有九日赵州教授兼提举管内医学王好古进之撰

医垒元戎卷第一

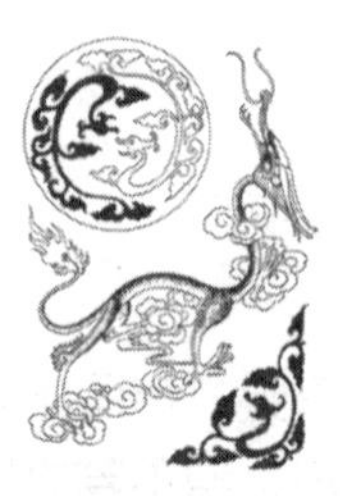

赵州教授兼提举管内医学王好古进之诠次

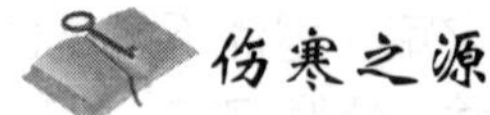

伤寒之源

帝曰：人伤于寒而传为热，何也？岐伯曰：夫寒盛则生热也。寒气外凝内郁之理，腠理坚致，玄府闭致，则气不宣通，湿气内结，中外相薄，寒盛热生，故人伤于寒转而为热。汗之而愈，则外凝内郁之理可知，斯乃新病数日者也。今风寒客于人，使人毫毛毕直，皮肤闭而为热，当是之时，可汗而发也。海藏云：伤寒，冬伤于寒也，邪气内藏，至春夏而变为热病，原受邪气伏藏，遇春夏风寒所伤，外邪唤出内邪也。有有汗者，有无汗者，所以有伤风伤寒之异也。亦有先伤寒而后伤风者，亦有先伤风而后伤寒者，亦有先伤寒而重感寒者，亦有先伤风而重感风者。此四者，汗有多寡，亦有止作，亦有常汗而不止者，有全无汗者。先证重后伤轻，则显重者；先证轻后伤重，则亦显重者。当以脉谨察，不可忽也。利害天壤，死生系焉。有伤于阳者，风雨寒暑是也；有伤于阴者，饮食居处阴阳喜怒是也，其变又有不可深数者。原感风寒与新伤各合而变，有有形无形内外之异，所以治之，当从其变，而药不一也，轻重寒暑在其中矣。

岐伯曰：平旦人气生，日中而阳气隆，日西而阳气已虚，气门乃闭，是故暮而收拒，无扰筋骨，无见雾露，反此三时，形乃困薄。扁鹊：脉一呼一吸皆四至而涩者，邪中雾露之气也。仲景曰：清邪中于上焦。又曰：霜降已后，春分已前，中雾露者，皆为伤寒也。又曰：清邪中于上焦，浊邪中于下焦，与饮食同伤也。此一条议论在《阴证论》

神术汤后雾露条下。

且伤风者恶风，伤雨者恶湿，伤寒者发热恶寒，伤暑者心热畏日，此皆伤于阳者也。饮食不节者，或饥或饱，或冷或硬。居处不时，或塞或通，或劳或逸。阴阳太过者，隐相易之，形状或一或二。喜怒不常者，须心腹之逆满，或隔或痞，此皆伤于阴者也。旧有冬伏之寒邪在经，春夏之复伤而作，伤于阳者则邪气外并，伤于阴者则邪气内并，新伤引出旧伤也。或四季之中有一日两伤，有一时并伤，则内外相合，其变至多矣。或阳证，或阴证，或阴毒，或杂证，俱在其中。先外伤后内伤，外就内而合病。若头痛身疼轻而内伤重者，当先治内之重者，后治外之轻者；先内伤后外伤，内就外而合病。若心腹痞闷轻而外伤重者，当先治外之重者，后治内之轻者。然亦有内外俱轻，亦有内外俱重，当各从其所，可先者而先治，从其所并治者并治，次第不失，万举万全矣。治内兼外者，不可寒下，若下则陷经邪于内；治外兼内者，不可热发，若发则益中热于外。二者皆逆，岂不危乎？药之寒热可轻用哉？

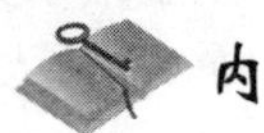

内　伤　论

内伤，先伤胃，或上热下冷，伤食病也，手足四肢微冷者，或四顺两胁热甚，此少阳也。中州先伤，少阳反病者，何也？答曰：内伤者，先伤胃足阳明也。经云：脾胃相通，五谷消，是脾与胃阳戊阴己，共为腐熟，今既胃伤连脾也，且两胁虽为少阳之地，章门二穴所处，即脾之募也，胁安得不热？况从内而至外者，先少阳，内伤中州，而少阳亦病也。假令内伤，有巴豆及诸温热之属，又有备急丸寒热各半之例，又有枳实、大黄、牵牛之属，亦有神曲、麦蘖、缩砂仁及三棱、广茂之例，其药不一，又有玄明丸、煮黄丸种种不一，内伤之疾，岂一药所能毕哉？今人无论证之寒热，人之虚实，便之奭结。只一药而主之，寒热安得不差？所以人病者，虚劳残疾无所不有也。然内伤脾胃，与少阳俱病，此阳病也。若内伤阴病，当以理中，而复脉虚而细，少阴病也。脉虚而弦，厥阴病也。脉弱而虚，太阴本病也。三阴之药俱见《阴证论》。洁古老详说可下之药于前，今又详说可用之药于后，并见

《阴证论》。有无病能食而伤者，有有病不能食而伤者，不可不知。内伤心腹痛而大小便不通，服食药心腹中微快，大小便通，余邪传入于标，头痛发热，后治其标，标药合随三阳经用，轻治即愈。此由内而外，先治其内，后调其外，此其法也。以其饮食过多，伤之太甚，故邪热之气，传入于标，内既以定，外又得安，为之全愈。若冬伏寒之气在经，内伤唤出冬伏之邪，先内伤，次标病，亦如前法，先治内，后治外，此内重而外轻，故如是也。若外重而内轻，先治其外，后治其内可也。以上止是内伤太过，非积寒伤冷也。若积寒伤冷，脉已从阴，虽有标病，不须治标，独治内也。内三阴之经，所用皆温剂，内既得温，标病不发而自愈，何以然？发表之药不远热也。三阴温药，非发表之药，亦不远热。内既以温药，标病从内而变，亦从此而解矣。若错汗之，三焦之气绝而成大阴也。此温中之剂，虽独治内，亦兼治外也，不可不知矣。阴证治本不治标，标本俱得；治标不治本，标本俱失。已有冬伏寒邪，若内伤唤出旧邪，使见太阳证也。若无冬伏寒邪者，止是内伤发出不和邪气，多显少阳证也。两胁热甚，头额痛，手足冷如厥逆状，热甚然后手足温或热，虽手指末亦有微冷者。王朝奉集仲景、《活人》例。

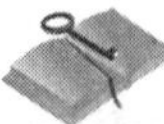

不可汗不可吐不可下

大法：春宜吐，夏宜发汗，秋宜下。凡用发汗及吐下汤药，皆中病便止，不必尽剂也。少阴病，脉微不可发汗，亡阳故也，宜附子汤。阳已虚，尺中脉弱涩，复不可下之，宜小柴胡汤。动气在左、在右、在上、在下，并不可发汗，宜柴胡桂枝汤。少阴病，脉细沉数，病在里，不可发汗，宜当归四逆汤。少阳不可发汗，宜小柴胡汤。咽中闭塞，咽喉干燥，亡血、衄家、淋家、疮家，不可发汗。已上六证并小柴胡汤。下利清谷不可发汗，宜理中汤、四逆之类。若四逆厥及虚家皆不可吐，厥宜当归四逆汤，虚宜附子汤。有热人可黄芪人参建中汤。少阴病，膈上寒，干呕，不可吐，宜小半夏加橘皮汤、温中丸。咽中有动气不可下，咽中闭塞不可下，宜乌扇汤。诸外实者不可下，诸四逆厥者不可

下，虚家亦然。厥宜当归四逆汤，虚宜附子汤。有热人黄芪人参建中汤。本虚攻其热必哕，小柴胡汤。脉浮而紧，法当身痛，宜以汗解，假令尺中脉迟，不可发汗，荣气不足，血少故也，宜小柴胡汤。脉濡而紧，濡则卫气微，紧则荣中寒，阳微卫中风，发热而恶寒，荣紧卫气冷，微呕心内烦，此不可汗，宜小柴胡汤。脉濡而弱，不可发汗，宜小柴胡汤。脉浮而大，浮为气实，大为血虚，小便当赤而难，胞中当虚，今反小便利而大汗出，法应卫家微，可与小建中汤。今反更实，津液四射，荣竭血尽，干烦而不得眠，此不可下，宜与小柴胡汤。脉浮大应发汗，宜柴胡桂枝汤，而反下之，为大逆。脉浮而紧者，不可下，宜桂枝麻黄各半汤。数不可下，宜柴胡桂枝汤。下之必烦利不止，宜葛根黄芩黄连汤。脉濡弱浮数不可下，宜小柴胡汤。脉濡弱微涩，微则阳气不足，中风汗出而反躁烦，涩则无血，厥而且寒，不可下，宜桂枝甘草龙骨牡蛎汤。结胸脉浮大不可下，下之即死，宜小陷胸汤。夫阳病多热者下之则鞕，宜小柴胡汤。太阳发汗不彻，转属阳明，微汗出不恶寒。若太阳证不罢，不可下，下之为逆，宜桂枝麻黄汤。太阳病，有外证未解，不可下，下之为逆，宜桂枝麻黄汤。病发于阳而反下之，热入因作结胸；病发于阴而反下之，因作痞。病脉浮而紧而复下之，紧反入里则作痞。太阳与阳明合病，喘而胸满不可下，宜麻黄杏子甘草石膏汤。太阳与少阳合病，心下鞕，颈项强而眩者，不可下，宜小柴胡汤。四逆厥及虚家皆不可下，厥宜当归四逆汤，虚家宜附子汤。病欲吐者不可下，宜小半夏加橘皮汤。太阴腹痛吐食，自利腹痛，下之必胸下结鞕。厥阴病，渴，气上冲心，心中热，饥不欲食，食则吐蛔，下之利不止。少阴病，饮食入口则吐，心中温温，欲吐复不能吐，始得之，手足寒，脉弦迟者，此胸中寒实，不可下也，宜温中汤、生姜汁、半夏汤。无阳证强大便鞕者，下之必清谷腹满，宜用蜜煎导等法。伤寒五六日不结胸，脉濡而虚复厥者，不可下，此亡血也，宜当归四逆汤，误下即死，宜四逆加人参汤。藏结无阳证，不往来寒热，其人反静，舌上胎滑者，不可攻也，攻谓下也。宜用小柴胡汤，针关元穴。伤寒呕多，虽有阳明证，不可攻之，宜小柴胡汤。阳明病，身面色赤，攻之必发热，宜调胃承气汤。色黄者小便不利也，宜五苓散。阳明病，心下鞕满者，不可攻之，宜生姜泻心汤、半夏泻心汤。攻之利不止者死，宜四逆汤。不可汗吐一条三法，利害非轻，前人多列经后。大抵医之失，只在先药，药之错则变生。若汗下不差，则永无亡阳、生黄、畜血、结胸、痞气及下利洞泄、协热利、痉急、虚劳等证生矣，以其如此，故录大禁忌于前，使医者当疾之初不犯也。

又三忌：

时忌：春夏不宜桂枝，秋冬不宜麻黄。

药忌：已汗者不得再发，已利者不得再泄。

病忌：虚人不宜用凉，实人不宜用热，其所犯之剂，当从缓而轻。

海藏云：前人说不可汗、下、吐三法，多在经后，读者往往遗之。此用药之大禁，必不可犯，今列之篇首，使人易见尔。

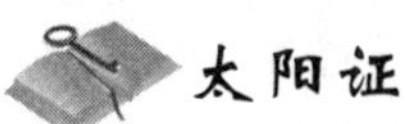

太阳证

先足经从汤液，后手经从杂例

仲景桂枝汤 治太阳证，伤风自汗脉浮而缓。

桂枝 芍药 生姜各一钱半 甘草 红枣去核，夏加黄芩、知母、石膏、升麻

上为粗末，水一盏，煎至八分，温服。自汗，小便不数者宜用；无汗，小便数，手足冷不恶寒，或膏粱好饮者，不宜用。

小建中汤 治阳脉涩，阴脉弦。

桂三字 芍药一钱半 甘草半钱 生姜三片 红枣擘去核后放此

上为粗末，每服五钱匕，生姜三大片，枣一枚，水一盏半，煎至八分，去滓，下胶饴两匙，再煎，温化服，日三服二。尺脉尚迟，再加黄芪末一钱。后人用治杂病，改桂枝为桂，取其厚则不言枝。

金匮小建中汤 治虚劳急悸衄，腹中痛，梦失精，四肢酸疼，手足烦热，咽干口燥，宜此方主之。

桂枝三两，去皮 芍药六两 甘草三两，炙 生姜三两，切 大枣十二枚 胶饴一升

上六味，㕮咀，以水七升，先煮五味，取三升，去滓，内胶饴令消，温服，日三服。呕家不可用此汤，以其有甘草故也。每服一升。

《千金》疗男女因积劳虚损，或大病后小腹作疼，四体沉滞，骨肉

疼酸，吸吸少气，行动喘掇，或小腹拘急，腰背强痛，心中虚悸，咽干唇燥，面目少色，或饮食无味，阴阳废弱，悲忧惨戚，多卧少起，久者积年，轻者有百日，渐致瘦削，五藏气竭则难可复根。又治肺与大肠俱不足，虚寒之气，小腹拘急，腰痛羸瘦百病。《肘后》黄芪建中汤，有人参二两。

金匮黄芪建中汤 虚劳里急诸不足，宜此方主之。

黄芪 桂枝去皮 生姜各一两，切 芍药六两 甘草二两，炙 大枣十二枚，擘 胶饴一升

上七味，㕮咀，以水七升，先煮六味，取三升，去滓，内胶饴令消，温服一升，日进三服。《集验》云：呕者加生姜，腹满去枣，加茯苓四两。一方疗肺虚损不足，痞气加半夏五两。

金匮黄芪桂枝五物汤 血痹病从何得之？师曰：夫尊乐人，骨弱肌肤盛，重因疲劳血出，卧不得时动摇，加被微风遂得之，但以脉自涩在寸口，关上下紧，宜针阳气，令脉和紧去则愈。血痹，阴阳俱散，寸口关上微，尺中小紧，外证身体不仁如风状，宜此方主之。

黄芪 桂枝去皮 芍药各三两 生姜六两，切 大枣十二枚

上五味，㕮咀，以水六升，煮取二升，去滓，温服七合，日三服。一方有人参。

金匮桂枝加龙骨牡蛎汤 天雄散亦主之。

夫男子平人脉大为劳，极虚亦为劳。男子面色薄者主渴及亡血，卒喘悸，浮者里虚也。男子脉虚沉弦，无寒热，短气里急，小便不利，面色白，时目瞑兼衄，少腹满，此为劳使之然。劳之为病，其脉浮大，手足烦，春夏剧，秋冬差，阴寒精自出，酸削不能行。男子脉微弱而涩，为无子，精清冷。且夫失精家，小腹弦急，阴头寒，目眩一作眼胀，胀痛也。发落，脉极虚芤迟，为清谷亡血失精；脉得之芤动微紧，男子失精，女子梦交，并以此方主之。

桂枝去皮 芍药 生姜切 甘草炙，各二两 大枣十二枚，擘 龙骨煅 牡蛎各三两，熬

上七味，㕮咀，以水七升，煮取三升，去滓，分温三服。《小品》云：虚羸浮热汗出者，除桂加白薇、附子各三分，故云加龙骨汤。

天雄散

天雄三两，去皮 白术八两 桂枝六两，去皮 龙骨三两，煅

上四味捣为末，酒服方寸匕，日三服，不知，稍增之。

易简建中汤 治腹中切痛，增损治疗，各各不同，并见于后。此药饮酒人不喜甘者，不宜服。此药与桂枝汤用药一同，但减芍药如官桂之数，专治伤风发热自汗，用此药表之，无汗者不宜服此。

官桂三分 白芍药一两半 甘草半两

上㕮咀，每服四钱，水一盏半，生姜五片，枣一枚，煎至六分，去滓服。

大治妇人血痛，男子心腹疠痛，并四肢拘急疼痛。心腹疼痛甚者，加远志半两。或吐或泻，状如霍乱，及冒湿寒，贼风入腹，拘急切痛，加附子三分。疝气发作，当于附子建中汤煎时加蜜一匙头许。一方治男子妇人，诸虚不足，小腹急痛，胁肋膨胀，脐下虚满，胸中烦悸，面色痿黄，唇口干燥，少力身重，胸满短气，腰背强痛，骨肉酸疼，行动喘乏，不能饮食，或因劳伤过度，或因病后不复，加黄芪一两半，名黄芪建中汤。一方治妇人一切气血虚损及产后劳伤，虚羸不足，腹中疠痛，呼吸少气，小腹拘急，痛引腰背，时自汗出，不思饮食，加当归一两，名当归建中汤。若产后半月每日三服，令人丁壮。

黄芪建中汤

桂 芍药 甘草 加黄芪

当归建中汤

桂 芍药 甘草 加当归

局方药令黄芪汤、范汪当归汤皆出桂枝建中例。

大建中汤主治并见《局方》。

桂心三钱 芍药二钱 甘草八钱 枣二枚，擘 生姜八钱 加黄芪二钱 当归一钱 人参一钱 附子半钱 半夏三钱

上㕮咀，水五盏，煎至三盏，去滓，分作三服。

桂枝加葛根汤

桂枝加厚朴杏仁汤

桂枝加附子汤

桂枝去桂加白术茯苓汤

桂枝加芍药汤

桂枝去芍药加附子汤

桂枝甘草汤

茯苓桂枝甘草大枣汤四味漫水。

桂枝白术甘草汤四味。

茯苓桂枝生姜甘草汤四味。

桂枝加桂汤

桂枝去芍药加蜀漆牡蛎龙骨救逆汤

桂枝甘草龙骨牡蛎汤

柴胡桂枝甘草汤

柴胡桂枝汤

桂枝人参汤

桂枝附子去桂加白术汤

桂枝芍药汤若误下传里传表也。

桂枝加大黄汤桂枝加大黄，与大柴胡法有表有里同例。已上诸汤并见《活人》旧小本中。

王朝奉桂枝白虎问答

云春初秋末冬月，方用桂枝麻黄，五六月壮热，不用白虎，若误用桂枝麻黄汤，则内热发黄生癍必死。二月三月四月温病，宜阳旦汤。七月八月犹热，病壮热尚宜白虎，自然汗解。或问孙曰：杜张皆言变，若果见桂枝麻黄证，亦岂得不用，只用白虎也？孙曰：此说甚妙，但临时看证用之。老弱之人，不宜白虎。白虎治伤寒，亦治渴证。

桂枝例

活人阳旦汤　治中风伤寒脉浮，发热往来，汗出恶风，项强鼻鸣干呕。

桂枝三　芍药三　甘草二　黄芩二

上剉如麻豆大，每服五钱，水一盏半，枣一个，生姜三片，煎至一盏，取八分，清汁温服。

自汗者加附子，渴者去桂加栝蒌三，利者去芍药桂加干姜三，心下悸者去芍药加茯苓三。虚劳里急者正阳旦汤主之，煎时入胶饴佳。若脉浮紧，无汗发热者，不可与服也。

活人阴旦汤　治伤寒肢节疼痛，内寒外热，虚烦。

桂心三　芍药二　甘草二　大枣十五枚　干姜二　黄芩二，此一味酌量加减

上剉如麻豆大，每服五钱，水一盏半，煎至八分，去滓，温服，日三夜二。

王朝奉阴旦阳旦汤与《活人》同。

活人解肌汤　治瘟病头疼壮热。

桂心一分　芍药半两　甘草一分　麻黄三分　葛根一两　黄芩半两

上剉如麻豆大，每服五钱，水一盏半，枣一枚，煎至八分，日三服，三日后不解者再服，脉浮者宜再服，脉沉实者下之。

仲景麻黄汤　治伤寒无汗，脉浮而紧者。

麻黄去节，一钱　官桂去浮皮，一钱　甘草炙，半钱　杏仁三个半

上为粗末，每服五钱匕，水一盏半，煎至八分，去滓，温服。夏加知母、黄芩、石膏，恐有癍黄之变，惟冬与春病人，素虚寒者，不宜加此。

仲景桂枝麻黄各半汤

桂枝一钱半　芍药　生姜　甘草　麻黄各一钱　杏仁二枚半　枣半枚

上为粗末，每服五钱，水一盏半，煎至八分，去滓，温服。

奉议先生云：治伤风得伤寒脉，伤寒得伤风脉，证脉不同，故宜服各半汤。

桂枝二麻黄一汤

桂枝二越婢一汤

大青龙汤

麻黄杏仁甘草石膏汤 大青龙汤去桂是也。

麻黄三钱 杏仁二枚 生姜五钱 枣一枚 桂 甘草各一钱 石膏一钱半

上为粗末，每服五钱匕，水一盏半，煎至八分，去滓，温服，汗周止后服。

小青龙汤

麻黄 细辛 干姜 甘草 桂枝 芍药各三字 五味子半钱 半夏一钱一字 生姜三片 枣一枚

上为粗末，水一盏半，煎至八分，去滓，温服，日三夜二。

后人增损为华盖散，大青龙去桂、石膏，倍杏仁，治嗽。

仲景杂方 治客忤。

麻黄四两 杏仁七十枚 甘草三两

上以水八升，煮取三升，服之。

又方

桂一两 生姜三两 栀子十四枚 豉五合

上以酒三升，搅煮之，去滓，顿服，取差。一法用桂枝，一法用麻黄，度之有汗无汗而用也。

仲景麻黄升麻汤 治坏证伤寒六七日，大下后寸脉沉而迟，手足厥，下部脉不至，咽喉不利，唾脓血，利不止者为难治。

升麻一两一钱 麻黄去节，二两半 知母 黄芩 葳蕤各十八铢 石膏 白术 干姜 芍药 天门冬去心 桂枝 茯苓各六钱 当归一两一钱 甘草六钱

上十四味，以水一斗，先煮麻黄一两，沸去上沫，内诸药，煮取三升，去滓，温分三服，相去如炊三斗米，顷令尽汗出愈。若寸脉沉迟，下部脉又不至，泄利久不止，不可轻用此药。

海藏云：仲景麻黄升麻汤条下为下之，而寸脉沉迟，或厥，或咽喉不利，咳嗽，下脓血，或下利不止，断作难治，此药有桂枝，有麻黄汤，有干姜芍药甘草汤，有白虎汤，内更有少阳药黄芩是也，此是三阳合而标病，不应下而下之，坏而成肺痿也。若脉不迟者，去干姜、官桂，不下利者亦去之，寸口脉小者去黄芩，此随证而加减之也。前人全用药以某前证悉备，故用三阳

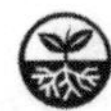

标药以治之。经曰：治病必求其本是也。

肺痿之源

《衍义》云：有一温病已十二日，诊之，其脉六七至而涩，寸稍大，尺稍小，发寒热，颊赤口干，目不了了，耳聋。问之病后数日经水乃行，此属少阳热入血室也。若治不对病，则必死，乃按其证与小柴胡汤，服二日，又与小柴胡汤加桂干姜也，一日寒热遂止。又云：我脐下急痛。又与抵当丸，微利，脐下痛痊，身渐凉，脉渐匀，尚不了了，乃复与小柴胡汤。次日云：我但胸中热燥，口鼻干。又少与调胃承气汤，不得利。次日又云心中痛。又与陷胸丸半服，利三行。次日，虚烦不宁，时妄有所见，时复狂言，虽知其中有燥屎，以其极虚，不敢攻之，遂与竹叶汤去其烦热。其夜大便自通，至晓两次，有燥屎数枚，而狂言虚烦尽解，但咳嗽唾脓，此肺虚。若不治，恐乘虚而成肺痿，遂与小柴胡去人参、大枣、生姜，加干姜五味子汤，一日咳嗽减，二日而病悉愈。以上皆用张仲景方。

王朝奉阳毒条下，有《金匮》、《千金》唾脓血二条内，有吐血肺痿失治久不愈变肺痈为难治，孙真人详说并药证具见甘桔汤例少阴条下，并出仲景《金匮》祖方。

仲景麻黄杏仁甘草石膏汤

麻黄附子细辛汤

麻黄连翘赤小豆汤

麻黄附子甘草汤主治修制并见《活人》。

易简杏子汤　治一切咳嗽，不问外感风寒，内伤生冷，及虚劳咯血，痰饮停积，悉皆治疗。

人参　半夏　茯苓　干姜　甘草　官桂　芍药　五味子　细辛

上㕮咀，每四钱，水一盏半，杏仁去皮尖，剉，五枚，姜五片，煎至六分，去滓，食前服。

若感冒得之，加麻黄等分；如脾胃素实者，用罂粟壳，去筋膜，碎，剉，以醋淹炒，等分加之，每服添乌梅一枚煎服，其效尤验；若呕逆恶心者，不可用此法。又云去杏仁、人参，倍加麻黄，添芍药如麻黄之数，干姜、五味子各增一半，名小青龙汤，大治久年咳嗽，气虚喘急，皆得其宜。二方中有麻黄，有汗人不宜服此剂。

仲景麻黄汤例

仲景麻黄杏仁薏苡仁汤　治风湿身烦疼，日晡剧者。

麻黄三两　杏仁三枚　甘草　薏苡仁各一两

上四味，以水四升，煮取二升，温分服。

仲景薏苡仁附子汤 治胸痹偏缓急者。

薏苡仁一十五两 附子十枚，炮

上二物，杵末，每服方寸匕，日三。

活人麻黄葛根葱豉汤 治伤寒三二日，头项腰脊痛，恶寒，脉浮而紧，四味随定夺分两。

上剉如麻豆大，水煮麻黄去沫，次下葛根二十沸，次下豉，次下葱白，煎成，去滓，温服，少时以葱醋粥投之，覆衣取汗。后有《活人》葱白例并王朝奉葱白等方。

活人知母麻黄汤

易老解利法

干山药一两 藜芦一钱

上为细末，纸拈蘸少许，鼻内嗃之。

麻黄醇酒汤 治黄疸病。

凡用麻黄去节，去沫，曝干，再用麻黄一把，去节，绵裹，美酒五升，煮取半升，去滓，顿服。

一法治风，此个风字非伤风自汗，即中风，痹而无汗，故用麻黄，后越婢中有风痹字。

麻黄一两 穿山甲 人参各二钱 甘草

水酒各一碗，同煎服。

越婢汤 治风湿痹脚气弱。

麻黄去节，去沫，焙，二两 石膏四两 白术一两 附子一两，炮 甘草炙，半两

上剉如麻豆大，每服四钱，水一盏半，生姜三片，枣一枚，煎至八分，去滓，温服。

通顶散 解利伤寒。

藜芦半两 踯躅花一钱 藿香叶二钱

上为细末，纸拈蘸少许，鼻内嗃之。

活人独活散 治伤寒温湿。

羌活 独活 防风 细辛 黄芩 川芎 甘草 人参 茯苓 枳壳 甘菊花 石膏 麻黄 蔓荆子 薄荷 生姜

上十三味，为粗末，生姜薄荷水煎，去滓，温服。年高者以川芎代黄芩，自汗者减麻黄，风湿证多自汗，故减麻黄。

活人败毒散 治伤风、温疫、风湿、风痰、痹湿。

羌活 独活 前胡 柴胡 枳壳 人参 茯苓 桔梗 甘草 川芎

上为细末，生姜水煎，或沸汤点亦可，大人小儿皆宜服。瘴烟之地温疫时行，或人多风痰，或处卑湿脚气，此药不可阙。

海藏云：伤寒得伤风脉，伤风得伤寒脉，故仲景有大青龙之剂，及汗出过多，戒不可服，有筋惕肉瞤之证，许公学士谆谆，以此则知麻黄桂枝不可轻用。及洪州韩氏又有桂枝之戒，以其乱治贵贱之不同，芳草齑盐之不等故耳。至于杨氏明理特有互见脉体，非精于持诊者，则未易能也，后之学者，安所适从哉！

先师洁古老人博采众方，别立一法，作十味大羌活汤，无问有汗无汗，中风中寒，悉皆治之，使喜温者去五积之变热，好凉者除双解之变寒，虽市夫农子，用而无失，自非圣贤之前身，岂能笔下有此胸次耶？

易老大羌活汤 治伤寒脉浮而紧，伤风脉浮而缓，并解两感恶候。

羌活 防风 白芷 川芎 细辛 甘草 苍术制 生地黄 黄芩

上粗末，每服五钱匕，生姜五七片，水一盏半，煎至七分，去滓，无时稍热服。大羌活汤全在生地黄木杵臼中，别为粗末，各等分，称之，名曰羌活地黄各半汤，解利两感伤寒有神，详说见《难知》易老大羌活汤，剂料大小，服饵，温热加减，并从缓急法。

一法加大黄，治风热淫于内，同泻青丸，主治并见钱氏。一法治破伤风，用豆淋酒煎，素有寒者加草乌头白末一字服之。

芎辛例

芎辛汤 治头风鼻寒身重，肩背拘急。

川芎十两 细辛根二钱 甘草一钱半

上为粗末，量多少水煎，去滓，分二服，临卧。一法加吴白芷、辛夷、甘菊花，治鼻出黄水浊涕不绝，脑痛目昏。

易简芎辛汤 治一切头痛，发热者不当服，其余痰厥、饮厥、肾厥等证，偏正头痛不可忍者，只以此药并圣饼子，不拘病退，但多服此，自能作效。仍服养正丹、黑锡丹并用此调钟乳粉间服，诸证头痛，紧捷之法无以逾此。但头疼多用石膏，盖取能坠痰饮，然但恐性寒，故以钟乳代之，肾厥头疼尤得其宜，或以石膏煅过为末用，亦得。

生附子 川乌头生 南星炮 干姜 细辛 川芎以上各一两

上㕮咀，每服四钱，水二盏，姜五片，茶芽少许，煎六分，去滓，食前服。若气壅塞盛，只用川芎一两，细辛半两，甘草三钱，煎如前服之。又一方治头疼，以细辛二钱，川芎、白芷减半，为细末，嗃入鼻中。一方治气虚人头疼，以附子一只，生，去皮，切作四片，用生姜自然汁一大盏浸一宿，慢火炙干，再蘸再炙，须以渗尽姜汁为度，高良姜等分为细末，腊茶调服之。又治着湿头重眩晕，用川芎、白术、生附子等分，官桂、甘草减半，每服四钱，姜十片，煎服。

白龙丸 治男子妇人一切风，偏身疮癣，手足顽麻，偏正头疼，鼻塞脑闷，大解伤寒头风，又治雾露之气或发热者宜服之。

川芎　细辛　甘草　藁本　白芷各等分

上为细末，药四两，入石膏半斤细末，系煅了者，水搜丸，每两分八丸，薄荷茶清嚼下一丸，食后服。风蛀牙疼用一丸，分作三，干擦后用汤漱之，便用葱茶嚼下一二丸，或作汤服之亦可。

拨云散 治眼。

羌活　防风　甘草　柴胡

上等分，水煎服之。

海藏法白术汤

白术三　防风二　甘草一

同仲景桂枝汤、黄芪汤，止汗者以生姜煎服。

神术汤

苍术三　防风二　甘草一

同仲景麻黄汤，发汗者以葱白生姜煎服。

若以此二药，若伤寒得伤风脉，伤风得伤寒脉，亦同各半例加减治法，并见《阴证论》六气加减。

黄芪汤 主治并见《阴证论》。

人参　黄芪　白术　白茯苓　芍药　甘草

一法加藿香　陈皮　生姜

黄芪甘草汤 治风寒入腠理令人肤痛，行走无定。肤痛者摩之即痛，按之至肉则不痛也。

黄氏三　甘草一　生姜　煎服

活人防风牡蛎白术汤 治发汗多，头眩汗出，筋惕肉瞤，此坏证也。

防风　牡蛎粉　白术各等分

上为细末，每服二钱，酒调下，米饮汤亦得，日二三服，汗止便服小建中汤。

风　论

上古圣人之教下也，谓虚邪贼风，避之有时。注云：乘虚而入非也。俗云贼风者，牕牖之风，亦非也；虚邪者，从前来者为虚邪，不胜己者亦为虚邪也。经云：从八风入腠理。注云：辟被虚邪，亦天之虚邪也。《移精变气》云：贼风数至，虚邪朝夕，内至五脏骨髓，外伤空窍肌肉，无问邪之虚实，皆乘虚而入，非乘虚而入，便为虚邪也。

乃从前来与不胜己，皆为虚邪也。春甲乙则金风，秋庚辛则炎风，便是贼风也。故胜己者为实邪，从后来者是为实邪贼风也。故风为百病之始，善行数变，冲荡吹击而无穷，有太过不及胜复之各异，故挠万物者莫疾乎风也。四时八节之所伤，初焉外舍，久见内藏，始自皮毛，次入经络，再入大络，又入大经，深入骨髓而不可治。

仲景小续命汤 治脉紧缓或浮缓。主治证并见《局方》。

麻黄 桂心 芍药 甘草 生姜各五两 人参 川芎 黄芩 杏仁 防风各半两 防己 附子各一两

崔氏《外台》不用防己。

上十二味，㕮咀，水一斗二升，先煮麻黄三沸，去沫，内诸药，煎取二升，分为三服，不差，再三两剂，随经轻重发之。脚气服之亦差。天阴节变，服之以防瘖痖。恍惚者。加茯神、远志。骨节烦疼有热者，去附，加白芍药。《千金翼》、《深师》、《古今录验》有白术，不用杏仁。《救急方》无芎、杏仁二味。《延寿方》无防风。易老法六经加减例，四时增损同。

麻黄续命汤

桂枝续命汤

白虎续命汤

葛根续命汤

附子续命汤

羌活连翘续命汤

独活续命汤 治卒暴中风不省人事，渐觉半身不遂。

麻黄 人参 黄芩 芍药 芎䓖 甘草 杏仁 桂各一两 防己 附子各半两 防风一两半 独活 白花蛇肉 干蝎各三钱，炒

上为粗末，每服三钱，水一盏半，生姜五片，煎取一盏，去滓，食前热服。

白花续命汤 治卒中急风，牙关紧急，精神昏愦。

白花蛇 全蝎炒 独活 天麻 附子 人参 白僵蚕 防风 肉桂 白术 藁本 赤箭 川芎 细辛 白附子 甘草 半夏姜制 麻黄 白茯苓以上各一两

上为粗末，每服五钱，水一盏，生姜五片，煎至七分，去滓，稍热服。

大续命汤 脉紧涩者主之。治肝疠二风，卒然瘖痖，若依古法，用大小二汤通治五藏偏枯贼风。

麻黄八两 石膏四两 桂心 川芎 干姜各二两 当归 黄芩各一两 杏仁二十枚 竹沥一升 甘草《千金翼》有

上九味，㕮咀，水一斗，先煮

麻黄二沸，去沫，下诸药，煮四升，去滓，又下竹沥，煮数沸，分作四服。能言未差，后服小续命汤。旧无竹沥，今增如神大八风散，复有竹沥、葛、姜三汁法。

小续命汤 脉微弱者主之。治大风经藏奄忽不能言，四肢不曳，皮肉痛痒不自觉也。

独活 麻黄各三两 川芎 防风 当归 葛根 生姜 桂心各二两 茯苓 附子 细辛 甘草各一两

上十二味，㕮咀，水一斗，煮取四升，分五服，老小各半之。初得病有自汗去麻黄，无汗则用之。上气者加吴茱萸二两，厚朴一两；干呕者加附子一两，哕者加陈皮一两；胸中吸吸少气者加大红枣十二枚；心下惊悸加茯苓二两；热者去生姜，加葛根；初得风不须加减，且作三剂，四五日后视虚实论之行汤针灸法。

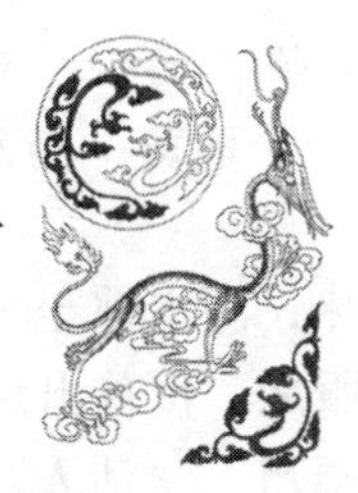

医垒元戎卷第二

赵州教授兼提举管内医学王好古进之诠次

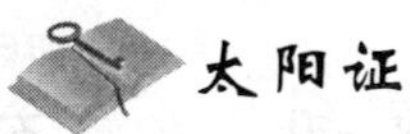

太阳证

太阳流入阳明，故葛根次服

仲景葛根汤主治修制并见《活人》，二方同。

葛根半夏汤

葛根黄芩黄连汤

葛根升麻汤　钱氏用治小儿瘢疹伤寒。

葛根　升麻　芍药　甘草

海藏云：《活人》言头疼如破者，连须葱白汤，次又不已者，葛根升麻汤，恐太阳流入阳明，断其路，故以此汤主之。地黄汤内加犀角，以升麻代之，是知阳明药，非太阳药也。人或初病太阳证，便与葛根升麻汤，是遗太阳，不惟遗太阳经，及引邪气入于阳明，故不能解也，其变可胜言哉！

活人葱白例此例当在前麻黄葛根葱豉汤四味条下

连鬚葱白汤　治伤寒发汗已，而头疼欲破者。

葱白连须，半斤　生姜二两

上以水二升，煮取一升，去滓，分二三服。此药不差者，服葛根葱白汤。

葛根葱白汤

葛根　葱白　生姜　芍药　川芎　知母

上㕮，水三升，煎一升，去滓，分二服。

七味葱白汤

许仁云：伤寒或因气劳，或因食劳，其病如强力持虚，行步而乏者，力劳。

葱白连须　葛根　盐豉　生姜　麦门冬　干地黄　涝水一勺，扬之无数

上七味，涝水煎至三分，去滓，分作二服服之，覆首出汗。

王朝奉方　《活人》、朝奉葱白例并出《金匮》祖方。

葱白汤　治妊娠伤寒。

葱白十茎　生姜三片

上二味，以水三升，煮取一升，分作三服，取汗为度。

又葱豉汤

葱白二两半　豉半斤

上水三升，煮取一升，分二服，服取汗为度。

又葱白一物汤

葱白二把

上以水一升，煮熟服，取汗，食尽。亦主安胎，若胎死须臾即出。

又葛根一物饮子

葛根汁，每服一小盏，如人行五里地道一服。若无生葛，干葛㕮咀，煮浓汁服。至于升麻、栀子、前胡、知母、黄芩、杏仁六味，共七物，内加葱白三两茎煎，去滓服。

普救散　治小儿伤寒。

干葛炒焙，半斤　甘草炒赤，四两　苍术一升，泔浸焙

上粗末，每服二大钱，水一钟，煎至七分，去滓，热服。

百解散

升麻汤六两　苍术四两　菖蒲一两

上同为末，水煎服。

又百解散　治太阳阳明合病。

麻黄　荆芥　石膏　川芎　苍术　甘草

又百解散　治证同前。

麻黄　菖蒲　苍术　甘草

不卧散

苍术半两　甘草一两　菖蒲三钱

上以水、生姜、枣煎服。

荡邪散

藁本　苍术　甘草各等分

上以水一盏煎服。

和解散

苍术半斤，制　藁本　桔梗微炒　厚朴制，各二两　陈皮去白　甘草炙，各四两

上为粗末，每服三钱，水一大盏，生姜三片，枣一枚，去滓服。

易简王氏生料五积散　治感风寒，肩背拘急，发热头疼，或为寒所搏，一身凛然而寒，急用此药，如服养胃汤法，以被覆汗出即愈矣。

苍术　桔梗　枳壳　麻黄　陈皮各六钱　白芷　川芎　当归　甘草　官桂　半夏　白芍药　茯苓各三钱　干姜　厚朴各四钱

上㕮咀，每服四钱，水一盏半，生姜三片，葱白一根，煎至六分，去滓，食前热服。寻常被风寒湿气交互为病，颈项强直或半身偏疼，或麻痹，但服此药加麝香末少许，煎服，自能平。治妇人经候不调，心腹撮痛，或闭塞不通，加醋一合煎服，及产后催生及胎死腹中，亦如前法，能饮者更加酒半盏。产后发热及往来寒热，不问感冒风寒及恶露为患均可治疗，腹中血块，尤宜热醋调服。伤寒手足逆冷，面青呕吐，宜加附子。或痃癖癥瘕，膀胱小肠气痛，加炒茱萸半钱，盐少许。脚气加茱萸、木瓜，大便秘者加大黄。脚气下注，焮然赤肿者，以大便流利为度。若脚气初发，增寒壮热者，亦宜此药利之。又一方治浑身疮疥，脓血水淋沥，经时不愈，加升麻、大黄，名升麻和气散。盖疮癣为患，多因内有所蕴，发在皮肤。若只傅以药，何由得愈？不若以此药涤之。若寒温之气注下作疮，疮愈则毒气入腹，为害不浅，此药尤妙。若有热证，则以败毒饮，亦加大黄煎服。

海藏五积论

麻黄、桂、芍药、甘草，即麻黄桂枝各半汤也。苍术、甘草、陈皮、厚朴，即平胃散。枳壳、桔梗、陈皮、茯苓、半夏，即枳梗半夏等汤也。又川芎当归汤活血。又加干姜为厚朴散。上此数药相合，为解表温中泄热之剂，去疾消痞调经之方，虽为内寒外感表里之分所致，实非仲景表里麻黄桂枝姜附之的方也。至于冷积、呕吐、泄痢、癥瘕、时疾、疫气项背拘急，加葱白、豆豉，厥逆加吴茱萸，寒热咳逆加枣，妇人难产加醋，始知用之非一途也，惟知活法者其择之。

仲景五苓散 治太阳病，发汗后，大汗出，胃中干，烦躁不得眠，欲得饮水者，少少与之，令胃气和则愈。若脉浮，小便不利，微热消渴者，与五苓散主之。

猪苓十八铢，去皮　泽泻一两一铢　茯苓十八铢　白术十八铢　桂半两，去浮皮

上五味为末，以白米饮调服方寸匕，日三服，多饮暖水，汗出即愈。胃弱小便少亦宜，少减二苓、泽泻，加白术、桂，佐以生姜之类。若水停心下，煎生姜三钱，或半两味浓，调服五苓散，秤三钱或半两亦可。太阳标病传入标之本，发渴，溺不利，以此散导之，邪自膀胱而出也。若未渴妄用五苓散，反引邪气入里而不能解也。故易老云：即太阳经之药也。若伤寒太阳，脉紧

而渴者，不宜用此。阳明证后有仲景五苓散一条，甘露饮、枳术汤、梅师方，一以其消痞去水，故入阳明例。饮酒而泄泻者，脾胃受湿也，何以知之？仲景厥而心下悸者，宜先治水，当服茯苓甘草汤，后治其厥，不尔，水渍入胃，必作利也，故饮而泻者，五苓散、甘露饮子神效。饮酒若过度必作利者，里急后重者，温热之毒浸渍肠胃也，当作别治。甘露饮即五苓散去猪苓，加石膏、寒水石、滑石、甘草是也。并用浓煎生姜汤调食前服，所加三石，临时视病寒热轻重多少，随宜用之。

痓、湿、暍三证

伤寒颈强急，身体反张，属太阳，先因伤风，又感寒湿而致然也，古人谓之痉病，又作痓。痓者强直也，古人以强直为痓。外证发热恶寒与伤寒相似，其脉沉迟弦细而项背反张强硬如发痫之状，此为异耳。新产去血多，汗出中风，亦有此证。当察有汗无汗以分刚柔二痓。无汗恶寒名为刚痓，有汗不恶寒名为柔痓，无汗者葛根汤主之，有汗者桂枝加葛根汤主之。风刚柔二证，加减小续命主之。审之刚痓胸满，口噤，卧不着席，脚挛急，咬齿，大承气汤下之，加羌活尤妙。《外台秘要》云：热而痓者死。热病痓者，反折瘈疭齿龂噤也。刚柔二痓与阴阳二痓何如？痓亦作痉，阳痉属刚痓，阴痉属柔痓，以附子散、桂心白术汤、附子防风散、八物白术散，可选数药用之。

附子散　治伤寒手足逆冷，筋脉拘急，汗出不止，颈强，摇头，口噤者宜服之。

桂心二钱　附子炮，一两　白术一两　川芎三钱　独活半两

上各吹咀，每服三钱，水一钟，枣一枚，煎至五分，去滓，温服。

桂心白术汤　治伤寒阴痓，手足厥冷，筋脉拘急，汗出不止。

白术　防风　甘草　桂心　附子　川芎各等分

上剉如麻豆大，水五盏，姜五片，枣一枚，煎至七分，去滓，温服。

附子防风汤　治伤寒阴痓，闭目合口，手足厥逆，筋脉拘急，汗出不止者宜服之。

白术　防风　甘草　桂心　附子　干姜　柴胡　茯苓　五味子

上吹咀，每服三钱，水一盏，生姜四片，煎至七分，去滓，无时温服。

八物白术汤　治伤寒阴痉，三日不差，手足厥冷，筋脉紧急，汗

不出，阴气内伤。

白术　茯苓　五味子　桂心　麻黄　良姜　羌活　附子

上㕮咀，每服四钱，水一大钟，姜五片，煎至五分，去滓，温服无时。无论有汗无汗，药并下药中总加羌活。

王朝奉刚柔二痉三药

金匮栝蒌桂枝汤　有汗者弱也，属阴。太阳证，其证备，身体强几几然，脉沉迟为痉。

栝蒌根三两　桔梗去浮皮　芍药各三两　甘草炙，二两

上剉，每服五钱，水二小盏，姜七片，枣二枚，煎至一盏，去滓服。汗不出，食顷啜热粥以发之。

桂枝加葛根栝蒌汤治症如前。

桂枝　芍药各一两　甘草　葛根　栝蒌根各二钱半

上㕮咀，每服五钱，水二盏，姜五片，枣二枚，煎至一盏，去滓服。

金匮葛根汤无汗者刚痉，属阳。太阳病无汗而小便少，反气上冲胸，口噤不得语，欲作刚痉。

葛根四两　桂枝去浮皮　甘草炙，各二两　麻黄去节　生姜切　芍药各三两　大枣二十枚

上㕮咀，水一斗，先煮麻黄、葛根一二沸，去上沫，内诸药，煮取三升，去滓，温服，取微汗。王朝奉云芍药二两。

活人举败散　治新产血虚痉者。

上以荆芥穗，不以多少，微炒，为细末，好酒调五钱匕服之。

或云仲景痉病无药，今王朝奉治痉，葛根汤即桂枝汤内加葛根、麻黄是也。治后有《金匮》芍药三两一句，即是仲景有本方也。叔和编次仲景，言证而无药，《金匮》以有也。《活人》百合证数药，以为《活人》药，而不知本草所载，皆《金匮》方，当知仲景有本方矣。《金匮玉函》即仲景之昔称也，《金匮要略》亦出《玉函》，故朝奉但言《金匮》处，便为仲景方也。故文潞公辈皆称仲景为群方之祖，盖本此也。

海藏痉湿暍别法

神术汤　治风湿恶寒脉紧。

苍术　防风　甘草

上㕮咀，葱白煎，去滓服。

解利无汗治刚痉加羌活、独活、麻黄。

白术汤　治风湿恶寒脉缓。

白术　防风　甘草

上㕮咀，生姜煎，去滓服。

解利有汗治柔痉加桂心、黄芪、白术。

太阳阳明加川芎、荆芥穗；正

阳阳明加羌活、酒大黄；少阳阳明加防风、柴胡；热而在表者加黄芩；寒而在表者加桂枝、黄芪、附子；热而在里者加大黄；寒而在里者加干姜、良姜、附子。以上数经寒热当以脉别之。

汗少者加苍术；阳濡而弱湿温；先伤湿，后伤暑，脉虚名曰重暍；汗多者加白虎桂枝；阴小而急，先伤寒，后伤热；身热脉虚，自汗恶寒，中暑也。

白虎加桂汤

身热脉浮，自汗欲睡，风湿也。

白术防己汤

先伤风，后伤热。

先饮冷，后伤暑，五苓散主之。此必心下痞也，浓煎生姜汤调服，或四君子汤、调中汤亦可。若中和后，或小便不利，或茎中痛，以蒲黄三钱，滑石五钱，甘草一钱，为细末，热水调送金花丸三五十丸。太阳中热者，暍病也。中暑亦暍病也。太热中热，发热恶寒，身重反痛，脉弦细芤迟，小便洒洒然毛耸，少有劳忽然身热，口开齿燥，此有三忌：忌发汗一，忌温针二，忌大下三，若犯此三忌，则有三甚：发汗恶寒愈甚一，温针发热愈甚二，大下小便淋甚三。问：脉弦细芤迟，当用何药？答曰：海藏黄芪汤主之。

海藏黄芪汤

人参　黄芪　白术　茯苓　芍药　甘草各等分

上㕮咀，每服三钱，水一大盏，生姜三片，煎至六分，去滓，温服。

东垣李明之先生云：如治风，先浸防风二两，次煎余药与同例。

苍术不以多少，泔浸透，刮去皮，切作片子，晒干，每服四两，水三大碗，煎至二大碗，去滓，煎用下项药：

白术　白茯苓　黄芪　白芍药

上四味，各等分，细剉，每服一两，以苍术水煎至一盏，去滓，温服，食远可用。若三焦气弱，中土不能营饮食，心下痞，内外三焦之气绝也，当先浸黄芪二两，水二碗，煎至一碗，再煎正药黄芪汤，一大服用，接内外三焦元气，同东垣先生法。

上浸苍术煎药，燥湿；下浸黄芪煎药，接气也。

易简白术汤　治小儿泄溲，胃热烦渴，不问阴阳，并宜服之。

人参　白术　木香　茯苓　甘草　黄芪各一两　干葛二两

上㕮咀，每服二钱，水一盏，煎至半盏，量大小与服，仍用香连丸间之，渴饮饮水者，时时煎服，取意饮之，弥多弥佳。白术汤一方

治呕吐，白术、人参各一两。半夏一两半，茯苓、甘草、干姜各半两，姜煎服。钱氏谓小儿吐泻，当温补之，每用理中丸以温其中，五苓散以导其逆，连进数服，兼用四君子汤加陈皮调之。若已虚损，用金液丹杂以青州白丸子为末，米饮调服，多服乃效。若吐泻之后，发热必作惊风，二药服之，累有神效。若胃气已生，则旋减金液丹，以异功散等药徐徐调之。若食不消，而脾胃虚寒，呕吐恶心者，当服益黄散，用陈皮、半夏、青皮、诃子肉、甘草各一分，丁香一钱，量大小煎服。小儿暑月吐泻，其证不一，宜详审用之，不可差谬。有伏暑者，小便必不利，宜五苓散、香薷散服。有伤食者，其吐并粪，必酸臭气，宜服感应丸。有虚冷者，泄泻必多，宜以六神汤加附子服之，用人参、茯苓、山药、白术、扁豆、甘草等分，姜枣煎服。风证加天麻，痫加罂粟壳。吐泻初定，当以天南星为末，每服加冬瓜子仁七粒，煎服，以防变痫。若泻色青，当用惊药。小儿之病，与大人无异，用药亦同，量力用之。惟风气、脐风、夜啼、重舌、变蒸、客忤、惊痫、解颅，魃病，疳气，不行数证，钱氏方甚详。

消暑丹

半夏一斤，醋制　茯苓半斤　甘草生，半斤

上以醋五升，煮半夏，盖醋熬干，姜汁作糊，无见生水，为丸，每服五十丸，热水咽下，精意修治，用之极效。中暑为患，药下即苏。伤暑发热，头疼，服尤妙。夏月常服，止渴，利小便，虽饮水多，亦不为害，应是暑药，皆不及此。若痰饮停滞，并用生姜汤下，入夏之后，不可缺此。

霍乱证。夫呕吐而利者，霍乱也。三焦者，水谷之道路，邪在上焦者，则吐而不利；邪在下焦者，则利而不吐；邪在中焦，既吐则利。以饮食不节，冷热不调，清浊相干，阴阳乖隔，遂成霍乱。挥霍缭乱重也，吐利而已轻也。霍乱吐泻者，风湿暍外至，生冷硬内生，内外合而为病，谓如风寒湿暑热暍，所伤各有先后，饮食菜果各有多少，内外传变各有轻重，以六经脉并何经何藏，以随所应见治之，或表或下，或和或收，燥润分利温之属，浮弦实细迟缓宜求，此之谓也。外邪入里，伤于脾胃，上吐下利，名为霍乱。吐利止后，见外证者，只作外伤治之；外证不已，复传于里，呕利再作，上下邪甚，先吐利，里气已虚，伤寒再传而又吐利，是谓重虚，故不可治而死也。先伤寒而为吐利，既吐利而再传伤寒，今伤寒却传吐利，虽曰重虚，前后乱经，浑浊不已，外则难解，内则难温，药饵难为功矣。若饮冷过多，或有所伤，心下痞，腹痛不能食，或泄泻不止，若不呕者化水丹。呕吐者半硫丸，上二药效后，服五苓梅瓜等药，不复再饮也。

化水丹

川芎　蛤粉　牡蛎粉

上为细末，醋糊为丸。

半硫丸

硫黄　半夏　并依《局方》修制服饵。

三宝丹　治积冷暴泻不止，不嗜饮食。

硫黄　半夏　牡蛎各等分

上为细末，姜糊丸，桐子大，朱砂为衣，生姜汤下二十丸，空心服。

此上三药并有消暑之意。

活人发癍诸药

葛根橘皮汤癍在肌。治冬温未即病，至春被积寒所折不得发，至夏得热其寒解，冬温始发，肌中癍烂瘾疹如锦纹而咳，心闷，但呕吐清汁，服此药即静。

葛根　橘皮　杏仁　知母　黄芩　麻黄　甘草各等分

上剉如麻豆大，每服五钱匕，水一盏半，煎至一盏，去滓，温服。

阳毒升麻汤癍在面。治伤寒一二日，变成阳毒，或服药吐下之后，变成阳毒，腰背痛，烦闷不安，面赤狂言，或见鬼，或下利，脉浮大数，面赤斑斑如锦纹，咽喉痛，下脓血，五日可治，七日不可治。

升麻二分　犀角镑　射干　黄芩　人参　甘草各一两

上剉如麻豆大，水三升，煎取一升半，去滓，饮一盏，顷刻再服，以衾覆手足，出汗则愈，不愈再服。

阳毒玄参升麻汤癍在身。治发汗吐下后，毒不散，表虚里实，热发于外，故身癍。癍如锦纹，甚则烦躁谵语，兼治咽闭肿痛。

玄参　升麻　甘草各等分

上剉，每服五钱匕，以水煎，去滓，温服。

阳毒栀子仁汤　治少阳阳明合病，阳毒，伤寒壮热，百节疼痛，并宜服之。

升麻　栀子仁　黄芩　芍药　石膏　知母　甘草　杏仁　柴胡各等分

上为粗末，每服五钱匕，水一盏，生姜五片，豉百粒，煎至六分，去滓，无时温服。

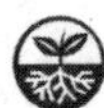

四物解肌汤

芍药　黄芩　升麻　葛根各等分

上㕮咀，每服三钱，水一盏，煎至七分，去滓服。内伤腹中有宿食，不得大便而发热，当以食药去其物则可便，后仍发暑者，在表也，亦宜解表，此皆钱氏、朱氏升麻汤，去甘草加黄芩尤妙。

洁古老人凉膈散去大黄、硝，解六经中热，亦治小儿癍欲发之，则加防风、荆芥二物尤妙。守真说凉膈散亦妙，大便结小便赤者宜用，大小便已通者不宜也。朱氏、钱氏、王氏所论皆平，易老亦平，守真微凉，南北之地，法方宜不同也。折中汤液，万世不易之法，当以仲景为祖。

《金匮要略》方：阳毒之为病，面赤斑斑如锦纹，咽喉痛，唾脓血，五日可治，七日不可治。阴毒之为病也，面目青，身痛如被杖，咽喉痛，死生与阳毒同，升麻鳖甲汤并主之。此王朝奉治阴阳毒升麻鳖甲汤，俱出仲景祖方。

癍疮豌豆疮

《千金方》热病后豌豆疮，黄连一物煮浓汁服。又好青黛大如枣大，水服之，差。又法木香一物，煮浓汁服。

五物木香汤　治疮烦疼。

青木香二两　丁香一两　薰陆香　白矾各一两　麝香

上剉，每服四钱，水一盏半，煎至一盏，温服。热盛者加犀角一两，无则以升麻代之；轻者去矾，大效。

犀角大青汤

大青三两　栀子四十枚　犀角一两

上㕮咀，每服五钱，入豉半合，水一小盏半，煎至一盏，去滓服。初虞世云：小儿疮疹之候，与伤寒、温疫相似，疑似之间，可先与解肌汤。大人伤寒、中风、温疫，疮子已发，热未退，并可用解肌汤。小儿疮疹出不快，浓煎紫草汁服。又牛蒡子炒熟为末，同荆芥煎服。

消毒犀角饮子　治癍。

牛蒡子　荆芥　甘草

上粗末，水煎服。

钱氏消毒散

牛蒡子　荆芥　甘草

上粗末，水煎服。

王朝奉癍论

发癍者，下之太早，热气乘虚入胃故也。下之太迟，热留胃中亦发癍，或服热药过多亦发癍。微者赤癍出，五死一生，剧者黑癍出，十死一生也。皆当用白虎人参汤，一名化癍汤，及阿胶大青汤。孙兆云兼与紫雪，大妙。可下者，用调胃承气汤。暑月病阳重，常宜体后见微癍，当急治之。

阿胶大青汤

大青四两　甘草二两

上为粗末，每服四钱，水一盏半，入豉半合，煎至一盏，去滓，入炙过阿胶二片，再煎胶消服。华佗云：此方主热病不解，下利笃困。又主伤寒热病十余日以上，发汗吐下后，热不除，利不止，癍出，黄疸，皆可疗之，神效。

王朝奉议论并方

阴阳毒不可以常法治之，《金匮》云：阳毒之为病，面赤斑斑如锦纹，咽喉痛，唾脓血，五日可治，七日不可治。阴毒之为病，面目青，身疼如被杖，咽喉痛，死生与阳毒同，升麻鳖甲汤并主之。《千金》阳毒汤治伤寒一二日，变成阳毒，或服药吐下后，变成阳毒，身重，腰脊背痛，烦闷不安，狂言或走，或见鬼，或吐血下利，其脉浮大，面赤斑斑如锦纹，咽喉痛，吐脓血者，五日可治，七日不可治，宜升麻汤。阴毒汤治伤寒初病一二日，变成阴毒，或服药六七日已上，至十日变成阴毒，身重背强，腹中绞痛，咽喉不利，毒气攻心，心下坚强，短气不得息，呕逆，唇青面黑，四肢厥冷，其脉沉细紧数。仲景云：此阴毒之候，身如被杖，五六日可治，七日不可治也。方一百七甘草汤。

又阴旦汤　治伤寒肢节疼痛，内寒外热，虚烦者。

阴阳毒升麻鳖甲汤

升麻　当归　甘草各三两　蜀椒去汗，一两　鳖甲炙　雄黄半两，研

上㕮咀，每服五钱，水一盏半，煎一盏，去滓，温服。

《肘后》、《千金》阳旦汤用升麻，无鳖甲，有桂；阴毒用甘草，无雄黄。

阳毒升麻汤　此二药与《活人》特异，当有别议。

升麻半两　当归　蜀椒　雄黄　桂各一两

上每服五钱，水一盏半，煎至一盏，去滓，温服，厚覆手足取汗，得吐亦佳。

阴毒甘草汤

甘草　升麻各半两　当归　蜀椒　鳖甲一两

上每服五钱，水一盏半，煎至一盏，去滓，热服，不汗再服。王朝奉阴阳二毒升麻等汤，俱出《金匮》，议论与《活人》同，治阳毒升麻等汤特异，用者当择。

阳旦汤　二旦方皆出《活人》，大同小异。

桂枝汤加黄芩二两，余同本方加减法。自汗去桂加附子一枚用。渴者去桂，加栝蒌根三两；利者去芍药，加干姜三两，附子一枚炮；心下悸者，去芍药，加茯苓四两；虚劳里急，正阳旦汤主之，若脉浮紧者不可与服之。

阴旦汤

芍药　甘草各二两　干姜　黄芩各三两　桂四两

上每服五钱，水二盏半，煎至一盏，去滓服。

治伤寒肢节疼，内寒外热，虚烦者，宜服之。

甘草汤　治咽喉痛，阴阳毒未较。

甘草一味五钱

上水一盏煎，去滓服。

沉香连翘散　治一切肿毒疼痛欲死者立止。

青木香　沉香　升麻　麝香　乳香　丁香　独活　桑寄生　连翘　木通已上各一两　川大黄煨，五两

上为粗末，每服三钱，水二盏，煎至一盏，空心热服。半日以上未利，再服。本方有竹沥、芒硝，斟酌虚实用之。

内化丹　治脑背疮疽，初觉肿硬，未有头脑，并诸肿不消，始觉便服此药，微利数行，其肿免致出脓。

南乳香半两　没药半两，另研　川乌大者，水浸一夕，炮，去皮脐，半两　海浮石醋淬七次，半两　巴豆四十九粒，去皮，不出油

上为细末，将川乌末余药和研匀，以浮石醋打，面糊丸如桐子大，量虚实加减，空心五七丸，温酒下，忌热物。

夺命丹　治恶疮脑疽发背。

大黄切作块，大磁器内盛之，搅九九八十一遍，如此飞过，一两　牡蛎一两　生姜一两　没药　乳香各一钱

上为粗末，转作丸子，用好酒一升，木炭火熬一沸，耗二分，用碗盛之，夜露一宿，早晨去滓，空心服之，不可乱传。

治发背疮方

苍耳子炒黄，擦去其刺，再炒深黄，不见风，碾细末，每服五钱匕，好热酒调服，食前临卧。一则用大黄、牡蛎；二则用苍耳，则知有内外之不同也。前有夺命丹，二药表里不同，何以然？乃膏粱之变，脉沉而滑，地之湿气害人皮肉、筋脉，脉浮而滑，所以有泄之、发之之异也。炙法一与前内托散，论议相通。

大补十全散

参芪术茯草，芎地桂归川。三

五钱秤用，生姜枣水煎。妇人虚弱用，名美号十全。

治男子妇人诸虚不足，五劳七伤，不进饮食，久病虚损，时发潮热，气攻骨脊，拘急疼痛，夜梦遗精，面色痿黄，脚膝无力，一切病后气不和，失精，忧愁思虑，伤动血气，喘嗽中满，脾胃气弱，五心烦闷，并皆治之。此药性温不热，平补有效，养气育神，醒志止渴，顺正辟邪，温暖。

川芎　桂　芍药　甘草　黄芪　当归　人参　白术　茯苓　熟地黄各等分

上粗末，每服五钱匕，水一盏半，生姜三片，枣二枚，煎至七分，无时温服。且参、术、茯苓、甘草，四君子汤也；川芎、芍药、当归、地黄，四物汤也，以其血气俱衰，阴阳并弱，天得地之成数，故名曰十全散。保命救生丹出十全例。

内托散此方在补虚门。

当官人芷桔，芎芪草厚风。可治膏粱变，补托有神功。

本方注云：未发者消散，已发者早脓，兼治时气，服者当求脉之原，若其人本虚脉虚宜用此，若脉不虚不宜用此，反此则害人多矣。经云：地之湿气，感则害人皮肉筋脉，而生疽者，宜此药托之。上膏粱之变，饶生大疔者不宜用之，宜以羌活、连翘、大黄、生地黄汤下之。荣气不从，逆于腠理，乃生痈肿。荣逆血郁，郁则热聚为肿。正理论曰：热之为过，则为痈肿，荣气不从，亦有不热者乎？答曰：膏粱之变，芳草之美，金石之过，气血太盛，荣卫之气充满而抑遏不能行，故闭塞血气，腐而为痈也，当泄之，以夺盛热之气。若其人饮食疏，精神衰，气血弱，肌肉消薄，荣卫之气短促而涩滞，故寒薄腠理，闭郁而为痈肿也，当补之，以接虚怯之气，亦当以脉之浮沉别之，既得盛衰之异，泄之则连翘、大黄，补之则内托散之类是也。故经云：膏粱之变，饶生大疔，陷脉为瘘，留连肉腠，此之谓与欤。疮疡自外而入者不宜灸，自内而出者宜灸。外入者托之而不内，内出者接之而令外。故经云：陷者灸之。灸而不痛，痛而后止其灸。灸而不痛者，先及其溃，所以不痛，而后及良肉，所以痛也。灸而痛，不痛而后止其灸。灸而痛者，先及其未溃，所以痛，而次及其将溃，所以不痛也。《圣惠》治脑疽发背用阳明药，如犀角、麻黄、石膏之类，以其变在手太阴。发渴，或相火在中，故不用太阳药，只用阳明也。海藏黄芪汤

与四物汤相合，亦名托里汤也。内加桂、沙参尤佳，以其气血齐补也。

易简胃风汤 治大人小儿风冷乘虚入客肠胃，水谷不化，泄泻注下，及肠胃湿毒下如豆汁，或下瘀血，日夜无度。

人参 茯苓 川芎 桂 当归 芍药 白术各等分

上㕮咀，每服二钱，水一大盏，粟百余粒，同煎七分，去滓，稍热服，空心食前，小儿量力减之。此方加熟地黄、黄芪、甘草等分，足为十味，名十补汤，大治虚劳。嗽加五味子；有痰者加半夏；发热加柴胡；有汗加牡蛎；虚寒加附子；寒甚加干姜。皆依本方等分。此须脾胃壮者可服，稍不喜食则不可用，往往今人只依脾虚停积痰饮发为劳治之，服此等药，愈伤胃气至于不效者，比比皆是，不可不知也。若骨蒸发热，饮食自若者，用大补汤，柴胡各二两，分作十服之。人参治气短，茯苓小便不利，川芎脉涩弦，官桂恶寒，当归脉涩，白芍药腹痛，白术胃热湿盛。先便后血者，血在上也；便血相杂者，血在中也；先血后便者，血在下也。

洁古云：防风为上使，黄连为中使，地榆为下使。血瘀色紫者，陈血也，熟地黄；血鲜色红者，新血也，生地黄。寒热者，加柴胡。肌热者加地骨皮。此证乃甲欺戊也，风在胃口中上，湿泄不止，湿既去尽，而反生燥，庚欺甲也。本无金气，以其甲胜戊虚，庚为母复仇也。故经曰：亢则害，承乃制，是反制胜己之化也。若脉洪实痛胜者，加酒浸大黄。人参、芍药、桂、川芎、当归、白术、茯苓七味为粗末，姜煎服之，主胃风。

人参黄芪甘草三物汤 治疮疡发渴。

黄芪甘草二物汤 治肤痛内加防己为防己黄芪汤。十全散减黄芪、甘草、熟地黄即胃风汤也。《内经》有结阴便血一条。初结一升，再结二升，三结三升。

芍药甘草例

仲景芍药甘草汤

白芍药四两 甘草

芍药白补而赤泻，白收而赤散也。酸以收之，甘以缓之，酸甘相合，同补阴血。上二味，㕮咀，水三升，煮取一升半，去滓，温服。

甘草干姜汤《内经》曰：辛甘发散为阳。甘草、干姜以复阳气。

甘草炙，四两 干姜炮，二两

上㕮咀，如前煎服之。

四逆汤

甘草 干姜 附子

上三味，依法煎服。

芍药甘草附子汤

芍药甘草黄芩汤

甘草一物汤

《伤寒类要》又甘草一物汤 治伤寒脉代，见心悸动，危困者。

甘草二两

水三升，煮取一升半，服七合，日二，亦治肺痈。

仲景炙甘草汤 治伤寒脉结代，心悸动，此汤主之，属太阳证也。

甘草 生姜 人参 桂枝 大枣 麻仁 生地 麦门冬 阿胶麸炒熟。各等分

上㕮咀，每服用五钱，水一盏半，酒一盏，煎至八分，去滓，入胶尽服。

东垣先生芍药甘草例

芍药二甘草一汤

脉弦加防风、川芎，脉洪加黄芩，脉缓加桂枝，脉涩加当归，脉迟加干姜，大便软加白术，小便涩加茯苓。杂病腹痛，服诸药不效，神应丸。

桂苓例

桂苓丸

乌梅肉一两 桂半两 茯苓二两

上焙梅干，桂、苓皆忌见火，三味同为极细末，炼蜜丸如鸡头大，每服十丸，细嚼，白汤送下，津咽亦可。

荔枝煎

乌梅肉焙干，一两 干木瓜半两 神曲七钱，微炒 白茯苓七钱 豆粉一两，生用 桂去浮皮净，秤半两

上曲粉别为细末，余四味碾极细，后入曲粉，和匀，炼蜜作挺，每挺一两，可作十丸，津化下。草豆蔻御方思食丸同。

千里浆一名水胡芦，并见《集古》。

木瓜半两 紫苏叶 桂去皮，各半两 乌梅肉 赤苓各一两

上为细末，炼蜜丸弹子大，每服一丸，细嚼，津化，新汲水亦得。

乌梅散 治下痢津液少，大渴引饮不休。

乌梅焙，半两 茯苓去皮，一两 木瓜一两 一法加桂三钱

上㕮咀，每服五钱匕，水一盏，生姜三片，煎至七分，去滓服。

紫苏汤 治烦闷，口干多渴，咽膈不利，手足烦热。

紫苏叶三两 甘草五两 乌梅肉四两 杏仁一两，去皮尖 盐五两

上为细末，每服二钱，汤点服。

大顺散此法出桂枝干姜甘草例。

桂 干姜炮，各八分 甘草炙，六两 杏仁八两

桂苓白术丸

五苓散内去猪苓，加姜屑、半夏、陈皮糊丸。又加黄连、黄柏为坚中丸。

又千里浆

麦门冬　紫苏叶　木瓜　甘草炙　白茯苓　乌梅肉　杏仁去皮尖，各半两　川百药煎一两

上为细末，酒糊为丸，如樱桃大，噙化。一法去牵牛蜜丸，蜡固剂，一丸噙之，亦名水胡芦。

又方

百药煎　乌梅　紫苏　人参　甘草　麦门冬

上各等分，为末，热汤点服。

荔枝汤

乌梅　甘草各三两　白芷半两　百药煎二两　白檀二钱半

上为末，点服。

梅葛散

百药煎　乌梅肉　甘草各一两　丁香

上细末，煎服。

桂浆出一斗料例

桂三两，去浮皮　白茯苓去皮，三两　麦蘖面半两　神曲半斤

上四味为细末，蜜三斤，熟水一斗。

一法加乌梅。

蜜酒

好蜜二斤　水一碗　细曲二升　好干酵二两

上先熬蜜水，去花沫，令绝冷，下酵，每日三搅，三日熟。

神术汤拾遗

神术加藁本汤

神术木香汤　通治雾露之气。

菩萨散　治眼。

是神术汤内加荆芥、白蒺藜，细末，盐汤点眼，酒亦可。

仲景乌梅丸　治伤寒呕吐后，又用治下利。

乌梅三百二十个　细辛一两半　干姜二两半　黄连四两　当归一两　附子二两　蜀椒一两　桂枝一两　人参二两　黄柏二两

上将乌梅好醋浸一宿，去核蒸之五斗米下，饭熟杵成泥，和药令相得，臼中与蜜杵二千下，丸如桐子大，食前饮下十丸，日二服，加二十九丸，分两随证，主治加减。此方当在厥阴条。

钱氏芍药柏皮丸

芍药　黄柏

守真柏皮丸

芍药　黄柏　黄连　当归

四信散

黄连　黄柏　芍药　干姜

孙用和治血痢以腻粉五钱，定粉三钱，同研匀，水浸，蒸饼为丸，

绿豆大，每服七丸或十丸，艾十枝，水一大盏，煎汤下，汤多尤佳。

古方驻车丸

黄连六两　干姜　当归　阿胶各二两

上以上三味，捣筛，以三年米醋煮阿胶令消，和药，众手拈丸梧子大，每服三十丸，饮下，日三。如无三年醋，只用酽醋。

柏皮汤　专治久血利甚验。

柏皮　黄芩各二两

上㕮咀，每服四钱，水二盏，煎至一盏，去滓，入阿胶三片，再煎胶化服。腹痛甚者加栀子一两，小便不利者加茯苓六分。

活人黄连阿胶汤　治热毒入胃，下利脓血。

栀子　黄连　黄柏

上㕮咀，依法煎服。

活人三黄熟艾汤　治伤寒三四日，大热下利，热药不能止。

黄芩　黄连　黄柏　熟艾

海藏云：以上苦寒之药，原病不经内伤冷物者宜服，亦当察人之虚实及以脉别之。

经曰：脾脉外鼓沉为肠澼久不已，外鼓谓动于臂外也。肝脉小缓为肠澼易治，肝脉小缓为乘肝，故易治。肾脉小搏沉为肠澼下血，小为阴气不足，搏为阳气乘之，热在下，故下血也。血温身热者死。然血温身热，阴气丧乱，故死。心肝澼亦下血，肝藏血心养血故澼，皆下血也。上二脏同病者可治，心火小木火相生故可治。其脉小沉涩为肠澼。心肝脉小而沉涩者澼。其身热者，是火气内绝，去心而归于外也故死。火成数七，故七日死。

仲景治痢紫参汤

紫参半斤　甘草二两

上以水五升煮紫参，取汁二升，入甘草再煎，去一升，分作三服，放温服之。

扁鹊云：若衄血、吐血，脉当沉细，若反浮大而牢者死。

叔和云：衄血吐血沉细宜，忽然浮大命倾危。经云：泄脱血而脉实，若遇于此，皆曰难治。又云：血温身热者死。

单黄连加减例

当在手少阴条下，以其利在肠胃，故列于此

黄连

加豆蔻、木香为豆蔻香连丸；加陈皮为柏连丸；加诃子、木香为小香连丸；加黄柏为二圣丸；加木香、白附子为白附香连丸；加榆仁为榆仁丸；加阿胶、茯苓为阿胶丸；加阿胶、干姜、当归为驻车丸。

牛蒡子根散国医孙用和传。治汗不流，古方罕言之，此是汗出时盖覆不周，汗出不匀，以致腰背手足挛搐。

牛蒡根二十条　麻黄二两　牛膝二两　天南星二两　地龙一两

上牛蒡根去皮切，并诸药入砂盆内研细，好酒一升，同研烂，新布取汁，后用炭火烧一地坑子，内通红去炭扫尽，药汁内坑中，再以火烧黑色，将出于乳钵内，细研，每服半钱，温酒调下，日三服。用和亲患三年，服之大效。

玄胡丸海藏评解利伤寒丸药杂例并本方注后。

玄胡　当归　青皮　陈皮　三棱　广茂　木香　干姜另为细末，各半两　雄黄二钱，研粉，入姜末同研

上醋糊丸桐子大，每服三二十丸，白汤下，解利内外伤，诗曰：

玄归三广木，青陈姜与黄。

醋糊丸桐大，偏宜内外伤。

紫霜丸　治伤寒温壮，内夹冷实，或已得汗，身热不除，及变蒸发热，日久不解，因食成痫，俗呼为食迷风。

代赭石火烧醋淬　赤石脂上末，各一两　巴豆三十个，去皮脐，炒研　杏仁五十个，去皮尖，面炒，另研

上用研匀，汤浸蒸饼为丸，黄米大。小儿初生三十日以外，可服一丸；半岁、一年、二年，可用三丸乳下，米汤亦得。

无名丸解内外与四生例相似，在半夏例条下。

贯众　茯苓　代赭石各一两，醋淬　自然铜三两三钱，醋淬九遍　寒水石烧成粉，四两　黑豆去皮，研细，四两

上件为细末，小麦面为丸，绿豆大，生姜汤送下三五十丸。

无名丸此药不知来例，别无解例味数，止是贯众治头风，有毒解毒，大抵解疫疠毒气则效，非若古法之分经也。本草云：代赭石苦甘寒，主鬼疰贼风。自然铜辛平无毒，疗折伤，散血主痛。贯众治头风；半夏治伤寒寒热；巴豆辛温，主伤寒，温疟寒热；豉煎亦解利。此三药虽云治伤寒，止治因内感而发出之外多效，若外感一日，太阳受之，不宜用此，不知药性者，不可执此解利外感，此药大抵止治内不能行经，若欲行经，非汤液不能也。代赭石、自然铜二味，兼以醋淬煅，以苦酒与火力同能上行，故解利也。若以代赭、自然二石，以性论下行之体无疑，更当详紫霜丸主治伤寒温壮，内夹冷实一句，只知无名体也。

天麻朱砂丸 治内外伤。

天麻一两 雄黄半两 朱砂二钱 巴豆去皮膜油，半两，约二百粒

上为细末，蜡和作铤子，旋丸如黍米大，每服三五丸，温酒白汤送下俱得，食后。玄明丸内有雄黄、干姜、苦酒，与此一体。本草云：雄黄味甘，治百节中大风，所以解利。

安先生传易老解利二药

狼毒 大戟 草乌头生用，各等分

上为细末，醋糊丸，桐子大，每服五七丸或十丸，温水下。

解利伤寒嚏药

干山药 藜芦连须，一钱

上为细末，纸拈嚏之。

杨氏内解丸

芫花 红药各等分

上为细末，生用，醋糊丸，如绿豆大，温水下一丸，少顷，以葱醋米汤投之，无时。

四生丸

天南星 半夏 芫花 自然铜各等分

上为细末，醋打，荞麦面为丸，绿豆大。酒积、痰饮、胸胀腹满、食饮不消，五丸临卧温水下，忌热物；伤寒、时疾，豆豉汤下十五丸，三服；解心气大痛，温醋汤下。

医垒元戎卷第三

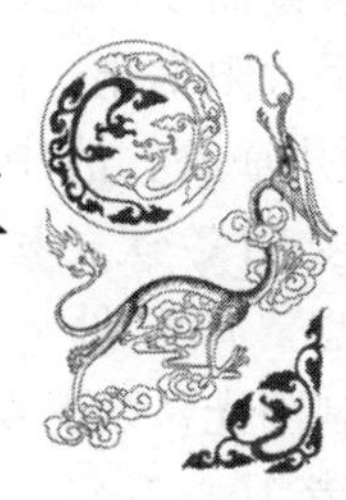

赵州教授兼提举管内医学王好古进之诠次

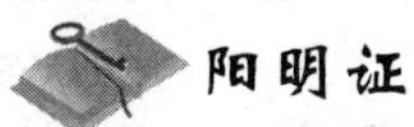

阳明证

先足经从汤液，次手经从杂例

仲景白虎汤 治身热头疼，鼻干不得卧，尺寸脉俱浮而长，又治伤寒脉浮滑，此表有热，里有寒，非寒冷之寒，寒邪之寒热也。

石膏四钱 甘草半钱 知母一钱半 粳米一勺

上粗末，每服五钱匕，水一盏半，米熟，去滓，温服。

白虎加人参汤 治动而伤暑大渴。

白虎加苍术汤 治静而伤暑不渴。

白虎加桂汤 治中暑自汗微恶寒。

白虎加栀子汤 治小便淋而烦。

白虎加五味汤 治嗽而少津液。

竹叶石膏汤 治伤寒解后，虚羸少气，逆欲吐。

石膏二钱 人参半钱 粳米百粒 半夏二钱半 甘草一字 竹叶五片 麦门冬一钱

上为粗末，每服五钱匕，水一盏半，煎至米熟，温服。

张仲景炙甘草汤 本方在太阳门《伤寒类要》甘草一物汤后。此本太阳证，当列于太阳条下。胸者，肺之府也，故入阳明例。

活人五味子汤 治伤寒喘促，脉伏而厥。

五味子半两 人参 陈皮去白 杏仁去皮尖 生姜 麦门冬去心，各二钱半 枣三枚

上剉如麻豆大，水二盏半，煎至一盏，去滓，分二服，熬猪肚汤。益气之源以消阴翳则便溺有节，羊肉冬瓜汤。膏瘅饮水溲多，肾气丸。

胃热消谷善食而瘦，地黄丸。

消渴手太阳不止，消中足阳明。消肾足少阴瘅成。消中而数少便。内化丹、麦门冬饮、易老顺气散、小承气汤也。凤髓丹、化水丹，壮水之主以制阳光，则渴饮不思。

仲景诸泻心等汤，手少阴也，以其心下痞，故入阳明例。况服栀子、黄芩、黄连、黄柏、大黄为上泻心经之剂，安得不例阳明乎？

大黄黄连泻心汤　治太阳病，医发汗，遂发热恶寒，因复下之，心下痞，表里俱虚，阴阳血气并竭，无阳则阴毒，复加烧针，因胸烦面青黄肤瞤者难治；若色微黄，手足温者易愈。心下痞，按之濡，其脉关上浮者。

大黄二两　黄连一两　加黄芩为伊尹三黄汤

上二味，剉如麻豆大，沸汤二升渍之，须臾绞去滓，分温再服。

附子泻心汤　治心下痞而复恶寒汗出。本以下之，故心下痞，与泻心汤，痞不解，其人泻而躁烦，小便不利而口干渴者，五苓散主之。

大黄　黄连　黄芩　附子

生姜泻心汤　治伤寒汗出解之后，胃中不和，心下痞硬，干噫食臭，胁下水气，腹中雷鸣下利者，此汤主之。

生姜　半夏各二两　甘草　黄芩　人参各一两半　干姜　黄连各半两　枣六枚

上八味，以水五升，煮取三升，去滓，再煎取一升半，温服半升。

易老门冬饮子一名生脉散　治老弱虚人大渴。

白茯苓去皮　人参各二钱　麦门冬去心　五味子各半两　枸杞子　甘草炙，各三钱

上㕮咀，生姜水煎，此药与内化丹相表里，手太阴足少阴子母上下经也。

王明奉录《千金》方　此方本意出竹叶石膏汤例，以此知仲景群方之祖也。治劳复，能起死人，气欲绝者主之。有效用麦门冬汤。

麦门冬汤

麦门冬一两　甘草炙，二两　粳米半合

上麦门冬去心，为细末，水二盏，燕粳米令熟，去米，约得汤一小盏半，入药五钱匕，枣二枚，去核，新竹叶十五片，同煎至一盏，去滓，大温服，不能服者，绵滴口中。后人治小儿不能灌药者，宜用之绵滴法。此方不用石膏，以其三焦无大热也。兼自欲死之人，阳气将绝也，故不用石膏。若加人参，尤妙。

玉露散

寒水石半两　石膏半两　甘草二钱，半生半炙

上为细末，汤调服。

《外台》：蒸病，一曰骨蒸，二曰脉蒸，三曰皮蒸，四曰肉蒸，五曰内蒸，各随脏主。又二十三蒸，各应见汤液主之尽矣。五曰内蒸，所以言内者，必外寒热，把手附骨而热也，其根在五脏六腑之中心。

因病后得之，骨肉自消，饮食无味，或皮毛燥而无光泽，蒸极之时，四肢渐细，足肿趺起。石膏十两，碾如乳粉，法水和服方寸匕，日再服，以体凉为度。

《类要》治膏瘅，饮少小便多。

秦艽一分，出汗　瓜蒂二分，末

上水调服方寸匕，日三服。此方服之令人多吐，宜约量多少，不可大过，一升分三。

伊尹甘草泻心汤　治伤寒中风，医反下之，其人下利，日数十行，米谷不化，腹中雷鸣，心下痞硬而满，干呕心烦不得安，医见心下痞，谓病不尽，复下之，其痞益甚，此非结热，但以胃中虚，客气上逆，故便硬也。宜此汤主之。

甘草二两　半夏一两　黄芩　干姜各三两半　黄连　人参各半两　枣六枚

上七味，以水五升，煮取三升，去滓，再煎，取一升半，温服半升分三。伊尹汤液，此汤也七味，今监本无人参，脱落之也。伊尹三黄汤无黄芩，亦后人脱落之也。

半夏泻心汤　治下利而不痛者为痞也，痛即为结胸。

半夏一两一钱半　黄芩　人参　甘草炙　干姜各两半　黄连半两　大枣六枚

上水五升，煮取三升，去滓，再煎一升半，温服半升，分三服。

钱氏泻心汤一物　易老亦用一物。导赤散泻丙，泻心汤泻丁。

导赤散

生地黄　木通　甘草　竹叶各等分

上㕮咀，水煎，去滓服。一法去甘草加黄芩，为火府丹，炼蜜为丸，弹子大，细嚼，竹叶汤送下。

一物泻心汤

张子秀先生为泄瘕汤，其法见瘕论改误。

伊尹三黄汤，钱氏改为丸，治吐血黄疸。

活人黄连解毒汤四味，无大黄亦得，与四物汤相合，为各半汤。守真为既济解毒丸。活人解毒四味，海藏加防风、连翘为五黄丸，亦合。

防风金花丸治风热。加柴胡治

小儿潮热；加葛根治酒毒；加芦荟、青黛为衣，治小儿肝热并痞热食涂上掷面黄腹大而足细，久则不治。

仲景茵陈蒿大黄汤 治湿热发黄。

茵陈蒿六 大黄三 栀子二

栀子柏皮汤二物 治燥热发黄。

文潞公药准

仲景茵陈蒿大黄汤 治发黄，大便自利不止者，加黄连、黄柏各三两，今加大黄用之多效。栀子柏皮汤加大黄、黄连，《活人》合而用之，改名解毒汤。仲景本方无黄芩，奉议方复有黄芩。《活人》用之，伊尹汤液大黄、黄芩并脱落之也。文潞公连柏二物汤治黄有神，寒热者加小柴胡汤。

李思训论议

发黄有阴阳，然当犹为末也。云阳者，大渴而不与水，炎热而不通风是也；云阳黄者鲜之，原药过剂施之，而遂寇阳和，既言此二句，当时本无阴候，但言黄证，皆阳坏而成阴，不必直指有阴证，故治黄茵陈蒿为君，佐以栀子、大黄之属是也。若太阴有黄，不必茵陈蒿，内用干姜，只用理中温药足矣。既有茵陈蒿干姜汤，则知热证坏而成寒也，学者要穷其源，故大病主药内加热以温之也。谓如桂枝加芍药、桂枝加大黄，皆于本药外所可宜者加之也。大黄黄连泻心汤，文潞公：《金匮要略》为三黄丸；钱氏改为三黄汤；去黄芩为二圣丸，二味等分，细末，猪胆汤煮熟，一如绿豆大，每服十丸，米饮下。

香连丸 治泄利。

橘连丸 疳瘦。胆煮粟米粥为丸。

杂病发黄，痹虚也。黄久不去者，有积也。补脾磨积则可，不可用凉泻之药。

活人酒煮黄连丸 治暑毒伏深久不差，无药可治，大渴者，宜此。上黄连四两，无灰酒浸上一寸，以重汤熬干，碾为细末，糊丸绿豆大，热水下三十丸，胸中清凉不渴为愈。《肘后》治黄疸，医所不能治，水茋汁顿服一小升，平旦服食后，须臾小便出愈，不尔再服。

红丸子 治大人脾积气滞，胸膈满闷，面黄腹胀，四肢无力，酒积不食，干呕不止，脾连心胸及两乳痛，妇人脾血积气诸般血癥气块，及小儿食积，骨瘦面黄，肚胀气急，不嗜饮食，渐成脾劳，不拘老少，并宜服之。

京三棱三斤，水浸令软，切作片子 蓬莪术五斤 陈皮五斤，拣净 胡椒三斤 青皮五斤 干姜三斤，炮

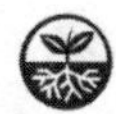

上六味同为细末，醋糊为丸，桐子大。矾红为衣，每服二十丸，食后姜汤送下，小儿临时加减服之。

易简红丸子修合治例之法并见前方。

京三棱　蓬莪术　陈皮　青皮　胡椒　干姜　阿魏　矾红

上每服六十丸，姜汤送下，大治大人小儿脾胃等患，用极有神效。但三棱、蓬术本能破癥消癖，其性猛烈，人不以此为常服之剂，然今之所用者，以出产之处隔绝，二药不得其真，乃以红蒲根之类代之，性虽相近，而功力不同，年老、虚人、小儿、妊妇，以其治病不能伤耗真气，但服之无疑。此药须是修合令精细，用好米醋煮陈米粉为丸。若自修合之时，当去阿魏、矾红，名小橘皮煎，寻常饮食所伤，中脘痞满，服之应手而愈。大病之后，谷食难化及治中脘停酸，并用姜汤下。脾寒疟疾，生姜橘皮汤下。酒疸谷疸，遍身皆黄，大麦汤下。两胁引乳作痛，沉香汤下。脾食积，面黄腹胀，时或干呕，煨姜汤下。妇人脾血痛，及血癥气瘕，并经血不调，或过而不来，并用醋汤下。寒热往来者，尤宜服之。产后状如癫痫者，此乃败血上攻，迷乱心神所致，当以此药，用热醋汤下，其效尤速。男子妇人有癫痫之疾者，未必皆由心经蓄热者，亦因脾气不舒，遂致痰饮上迷心窍，故成斯疾。若服凉药过多，则昏乱益甚，当以此药，辰砂为衣，以橘皮煎汤下，名小镇心丸。妇人恶阻呕逆，全不纳食，诸药不效，惟此最妙，仍佐以二陈汤服之，疑其堕胎，必不信服，每每易名用之，特有奇功，然恐妊妇服此之后，偶尔伤动，归咎于此药，故不敢极言其妙矣。痰迷者红丸子。心热者妙香丸。小便不利，烦躁喘渴，加茯苓、猪苓、滑石、当归、官桂。躁烦喘呕不渴，加陈皮、白术、半夏、生姜、茯苓。四肢遍身冷，加附子、甘草。

茵陈蒿治肢体逆冷，腰上自汗，加附子、干姜、甘草；身冷汗不止者，加附子、干姜。

茵陈附子汤未已，其脉不出，加吴茱萸、附子、干姜、木通、当归。

韩氏立名，虽曰茵陈茯苓汤、茵陈橘皮汤、小茵陈汤、茵陈四逆汤、茵陈附子汤、茵陈茱萸汤，大抵只是仲景治阴证加茵陈也，用者要当识之。此证言是温热与寒湿，故入阳明例，谓关天五之气。

丹砂丸　劳复后目中及遍身黄。

丹砂　马牙硝　麦门冬　犀角

牛黄　金箔

上治下后不任承气者，宜丹砂丸，腻粉一钱下之，用砂糖、轻粉新汲水调下。烦躁，《病源》云：阴少阳胜也。阴病亦有烦躁病。少阴病吐利，烦躁四逆者，死。结胸证有烦躁者，死。大青龙证亦有烦躁而燥。金匮竹皮大丸主虚烦佳。又茯苓散、猪苓汤并主烦躁。少阴病吐利手足逆冷，烦躁，茯苓四逆汤。发汗吐下后复烦不解者，茯苓四逆汤。少阴病吐利，手足逆冷，烦躁欲死者，吴茱萸汤。又八正散治烦躁佳。

仲景栀子豉汤　治懊恼烦躁不得眠。

栀子四个　豉半两

上水二盏，煎栀子至一盏，入豉煎至七分，温服，得快止后服。一法加甘草三钱半，本非吐药，以燥湿郁甚，以此攻之，不能开通，则反吐，因吐则发泄郁结之气，及行津液，而血气宣行。若少气加甘草，以其邪在上焦而不受药，故吐之。栀子甘草豆豉汤，呕者加生姜三钱。

栀子厚朴汤　治伤寒下后，心腹胀满，起卧不安。

栀子四两　厚朴一两　枳实一枚　生姜三片

水煎服。

栀子干姜汤　治阴黄伤寒，医以丸药下之，身热不去，微烦。

栀子四枚　干姜半两

上水煎服。

已上五法，皆汗下吐后用之，以邪气陷于胸中，居最高之地，故随证加减用之。经曰：其高者因而越之。

活人薤白汤　治下利如烂汁。

栀子　豉　薤白

上剉，先煮栀子，次下薤白，次豉，水三升，煮取一升，温服。

凉膈散　此药阳明兼少阳气中之血药。

栀子　大黄　芒硝　黄芩　薄荷各半两　桔梗　甘草各一两　连翘七钱半

上㕮咀，每服五钱匕，水煎，临卧时服，加生姜煎亦可。苦泄之剂下行居膈中，铁渡江非舟楫不能载，此药大概治左寸沉实而可下者。本方无桔梗。一法加防风。治肺金邪热，嗽有痰者，加半夏。易老减大黄、硝，解伤寒杂病，六经中热。凉膈与四物汤各半服，能益血泄热，一名双和散。

文潞公药准注李琬方

山栀子　防风　连翘　柴胡　甘草

活人栀子连翘防风甘草汤兼少阳。钱氏去连翘加藿香、石膏为泻黄散。《内经》云：诸气膹郁，皆属肺金。凡人有此疾，不可不用薄荷，故刘禹锡用此药以治膹气发肿利关节也。易老凉膈散去大黄、硝，治六经中热，说得极有理，何以知？陈士良云：柴胡能引诸药入荣卫，疗阴阳毒，伤寒头痛，四季宜服。又云：柴胡主风气壅并攻胸膈，当茶食之。以此知易老之言有自来矣。

薄荷例此药手太阴兼厥阴，故入阳明例

薄荷煎主疗并见《局方》，今用《御药院》料例。

薄荷叶半斤　甘草一两　防风三钱　缩砂仁三钱　桔梗一半两　芎七钱半

《御药院》蜜料药一斤，蜜三斤，煨开便和。去砂仁，加姜、羌活、荆芥、甘菊、大黄、白芷、人参为八风丹，朱砂为衣。

局方川芎丸

川芎七钱半　细辛半钱　防风二钱半　薄荷七钱半　桔梗一两　甘草

上细末，炼蜜丸一两半，分作五十丸，嚼一丸，茶清下，食后。一法川芎丸加枳壳，除热痰嗽。去桔梗加荆芥、白僵蚕、天麻、羌活、白附子、川乌头、全蝎，名为不换金丹，朱砂为衣。

防风丸

防风　川芎　甘草　天麻已上各二两

上为细末，蜜丸，朱砂为衣，荆芥汤茶酒任下，每服作十丸。

生明丸

薄荷叶　川芎各七钱半　缩砂仁　甘菊花各半两

上为细末，蜜丸，每两分十丸。

二白丸　海藏法治虚人，禁凉药。

白檀　白芷　人参　川芎　白茯各三钱　防风七钱　藿香一两　桔梗半两　细辛　砂仁各三钱　甘草三钱半　薄荷叶一两

上为细末，蜜丸，弹子大，嚼一丸，茶清下。

枳壳丸

薄荷煎加苍术、木贼、甘菊、枳壳、荆芥。

薄荷汤　治风壅痰涎，精神不爽。

薄荷一两二钱　瓜蒌根一钱二分　甘草六钱半　荆芥　砂仁各半两盐炒，四钱八分

上细末，每服一钱，点服。

清神散

薄荷叶三两　石膏四两，飞过，

研　细辛五钱　荆芥穗　白檀　甘草各二两　人参　羌活　防风各一两

上细末，每二钱，点服。

上清散

细辛三钱　干菊　川芎　薄荷　石膏　甘草　防风　羌活　荆芥穗已上各一两

上细末，茶汤调服。

香甲散

川芎　青皮　白檀　干菊　甘草

上为细末，茶调服。

消风散主治修制并见《局方》。

川芎　羌活　人参　茯苓　藿香　防风　甘草炙　僵蚕炒　蝉壳各半两　厚朴制　陈皮洗炒，各钱三分　荆芥穗半两

上为细末，茶酒任下，治沐浴感风寒。小儿用乳香、荆芥汤调下半钱，无时服。

神芎散　治偏正头痛，夹脑风，沐浴伤风等证，脱着同。

甘草半两　薄荷　石膏　羌活　独活　干菊　荆芥　川芎各一两

上细末，茶清下。如觉头风，两角痛，客主人是也，俗呼为太阳穴。

又点鼻法

人中白　地龙去土，各等分

上为细末，羊胆丸芥子大，用一丸，新水化开，点鼻中立止。

化风散　治痰厥偏正头痛，一切伤风。

荆芥　甘草各三两　石膏四两　薄荷　人参　羌活　细辛　防风　白檀各一两

上滚水茶清调下。

化风丹　太阳阳明合病。

防风半斤　羌活　白芷各四两　麻黄　川乌炮　甘草炙，各三两　川芎　藁本各二两　桂去浮皮　干姜炮　皂荚去皮弦子，各一两

上为细末，酒浸，蒸饼为丸，鸡头子大，嚼二丸，茶酒任下。

三阳头痛

羌活　防风　荆芥　升麻　葛根　白芷　石膏　柴胡　川芎　芍药　细辛　葱白

若阴证头痛，只用温中药足矣，如理中、姜附之类。本草注：桃花汤、赤石脂例当在手阳明条下。

仲景桃花汤　治伤寒下利不止，便脓血，治证全文并见本经。

赤石脂一斤半，一半全用，一半米用　干姜一两　粳米半合

上以水七升，煮米熟为度，去滓，每服七合，内石脂末方寸匕，日三服，愈后止再服，不必尽剂。

乌头赤石脂丸　主心痛彻背者。

乌头炮，一钱　附子炮，二分

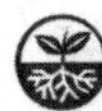

赤石脂　干姜　蜀椒各三两

上为细末，炼蜜丸如桐子大，先服一丸，不知稍增。

桃花丸亦治妇人崩中漏下。下痢脓血桃花汤。纯下血，栀子柏皮汤。治大冷洞泻，腹滑下赤白，腹痛驻车丸。孙用和治下利又血热痛柏皮汤。若尿血可延胡索散。

古方驻车丸

黄连六　干姜二　当归三　阿胶六

上先以醋煮胶令消，入前三药，和均，众手丸桐子大，米饮下三十丸。

古方三黄汤　后人以为柏皮汤。

黄连一　黄芩二　黄柏三

每服四五钱，水一盏半，煎至一盏，去滓，阿胶二片，煎化服之。痛者加柏子，小便不利加茯苓。兼久血痢甚效。

延胡索散　治尿血。

延胡索一两　朴硝三分

上以水煎服之。

东垣二红丸　治小肠下利，夜多昼少，左手寸脉弦细，此从丙至壬，下补丹田，四肢厥冷，手足心反温，是为效也。

朱砂半两　附子　干姜　赤石脂各二钱

上为细末，酒糊丸桐子大，米汤下，少时以物压之，急剂不可缓也。

东垣三白丸

干姜一两　白石脂　寒水石　龙骨烧，各半两

上细末，生姜自然汁打糊为丸，桐子大，米汤下，少时以物压之。以上六味药，东垣先生制药性云：白石脂一名白符，恶马目毒公，味甘辛，涩大肠。

东垣调气方　治赤白痢。黄连胶腊煮散，并见《本草》。宋玉徽桃饴赞云：阿胶续气。并见阿胶条下。

白石脂　干姜各等分

上百沸汤和面为丸，搜和，并手丸桐子大，晒干，米饮下二十丸，久痢不定加至六十丸。霍乱煎浆水为使。

赤石脂散

甘草五钱　赤石脂半两　缩砂仁四两

上细末，米汤点服。脉弦者加防风；脉洪者加黄连；脉涩者加当归；脉迟者加干姜。无论寒热久病者亦加干姜。一法加龙骨、肉豆蔻为豆蔻固肠丸。

《千金翼》曰：治痰饮吐水无时节者，其源以饮冷过度，遂令脾胃气弱，食不消化，饮食入胃，则皆变冷水，反吐不停，赤石脂散主之。

赤石脂一斤

捣筛服方寸匕，酒饮任服，稍稍加至三钱匕，服尽一斤，终身不吐冷水，又不下利，补五脏，令人肥健。有人痰饮，服诸药不效，服此即瘥。小儿脐汗出不止，兼亦肿，以白石脂细末，熬温，扑脐中，日三良。

仲景赤石脂禹余粮汤 此当在手太阳明条下。

治不应下而下之，泄不止，医与理中之类，其泄益甚，此寒在下焦，故以赤石脂禹余粮汤主之。

震灵丹

紫府元君南岳魏夫人方，出《道藏》，一名比金丹，此丹不犯金石飞走有性之药，不僭不燥，夺造化冲和之功，大治男子真元虚惫，五劳七伤，脐腹冷疼，肢体酸痛，上盛下虚，头目眩晕，心神恍惚，血气衰微，及中风瘫痪，手足不遂，筋骨拘挛，腰膝沉重，容枯肌瘦，目暗耳聋，口苦舌干，饮食无味，心肾不足，精滑梦遗，膀胱疝坠，小便淋漓，夜多盗汗，久泻久利，呕吐不食，八风五痹，一切沉寒痼冷服之如神。及妇人血气不足，崩漏虚损带下，久冷胎脏无子，服之无不愈者。

禹余粮火煅醋淬不计遍次，以手拈得碎为度 丁头代赭石如上制 赤石脂 紫石英已上各四两

以上共四味，并作小块，入干锅内，盐泥固济，候干，用炭一十斤煅通红，火尽为度，入地坑出火毒二宿。

好乳香二两，另研细 没药一两，去沙，另研 五灵脂二两，去沙石，研 朱砂一两，水飞过

上前后八味为细末，以糯米粉煮糊为丸如小鸡头大，晒干，出光，每一粒空心温酒下，冷水亦得，常服镇心神，主颜色，温脾肾，理膝腰，除尸疰蛊毒，辟鬼魅邪厉，久服轻身，渐入仙道，忌猪羊血，恐减药力。妇人酸汤下。孕妇不可服。极有神效，不可尽述。

易简震灵丹加减例

药八味同煎，修合治疗之法前方并见。

上每服三粒，随病汤使咽下。妇人崩中下血，调香附末下。带下赤白，炒艾醋汤下。男子遗精白浊，米饮汤调茯苓末下。自汗盗汗，黄芪煎汤下。大便溏泄，浓米饮下。老人血利，白梅茶下。阴证伤寒发热自利，煎附子汤下。沉寒痼冷，温酒咽下。肠风便血，调百草霜下。若休息痢疾，乌梅汤下。治疗汤大概如此。若男子应有走失，或泄泻

之后当服者，以枣汤下。妇人应是虚损，或失血之后常服，当用醋汤，就中汤使，或是服饵不便者，当爵酌易之。此药极固秘元气，无飞走之性，服之不致僭燥，但是微渴并肥伟人，不宜用此，常服恐涩滞气血，为痈疖之患。若用以治病，极有功效，不拘此说。

桃花丸

赤石脂二　干姜一　或加乌附炮，半

上为细末，稀糊为丸，桐子大，每服三五十丸，米饮下，久痢便紫血者，当归汤下。治丙，赤石脂、干姜、附子；治庚，白石脂、附子、干姜。

局方赤石脂缩砂仁茯苓甘草散

活人赤石脂丸

赤石脂　干姜　当归　黄连

上蜜丸桐子大，米汤下二十丸。

五物厚肠丸

赤石脂　干姜　附子　吴茱萸　肉豆蔻

固肠丸

赤石脂　干姜　厚朴　肉豆蔻　缩砂仁　木香各半两　炮制蒸如法。

上细末，糊丸桐子大，生姜米汤下，空心服。

旋覆代赭石例

仲景旋覆代赭石汤　坏证。

上伤寒吐下后，发汗虚烦，脉甚微，八九日，心下痞鞕，胁下痛，气冲咽喉，眩冒，经脉动惕者，久而成痿，或伤寒发汗，或吐或下解后，心下痞鞕，噫气不除者。

旋覆花三字　人参半钱　半夏半钱，姜制　生姜一钱一字　代赭石一字　甘草三字　大枣一枚　凡言一字者二分半也，正初补正。

上㕮咀，每服五钱匕，水一盏半，煎至八分，温服。

旋覆花汤　治风热面生赤痱，鼻头赤，面紫黑者，当刺出血。

人参　生姜　甘草　茯苓　旋覆花去枝萼　黄芩　芍药　柴胡　枳实麸炒，已上各一钱

上粗末，以水四盏，慢火煎至二盏半，去滓，分三服，温饮。又葛根升麻汤加黄芩、枳壳。

仲景治妇人有三物旋覆花汤。胡洽治痰饮在两胁间胀满等证，旋覆花丸。

酒皻　日华子云：山茱萸暖腰膝，助水脏，除一切风，逐一切气，破癥，治酒皻。汗出见湿，乃生痤痱。痹为疮瘾也。劳汗当风，薄为皶，郁乃痤，痤色赤，膜内有脓血。

旋覆花丸

旋覆花三两　防风　白芷　干葛　天麻　天南星炒　半夏麦制　石膏　川芎　陈皮已上各半两　白附子半两　蝎梢炒　僵蚕炒，各三钱

上细末，姜糊丸，桐子大，姜汤下，食后三五十丸。

活人金沸草散　治伤寒中脘有痰，令人壮热，头痛筋急，时发寒热，皆类伤寒。

旋覆花即金沸草　荆芥　前胡各一两　甘草　赤茯苓　细辛　半夏制，各三钱

上细末，每服三钱，水一盏，生姜十片，枣一枚，同煎七分，热服。

局方金沸草散　治风化痰，头项强，寒热，身体疼，咳嗽满喘，及时行疫气，壮热恶风。

旋覆花去梗　荆芥穗　前胡　麻黄去节，各一两　炙甘草　赤芍药　半夏制，各三钱

上㕮咀，姜、枣煎，无时服。寒邪则汗出，风邪则解利。

千金翼旋覆花汤　治胸喉中痰结如胶，脐下膀胱留饮。

旋覆花　细辛　前胡　甘草炙　茯苓　半夏各一两半　生姜八两　桂心四两　乌头五枚，去皮脐

上九味，切，以水九升，煮取三升，分为三服。忌猪、羊等肉及生菜。加泽泻尤妙。

外台旋覆花丸　治心头痰积宿水，呕逆不下食。

人参　甘草　白术　枳实各半两　半夏姜制　泽泻　大黄　旋覆花各三钱

上细末，生姜糊为丸，桐子大，生姜汤下，无时。

范汪旋覆白术茯苓汤　治胸中痰结，脐下弦满，又治风水证。

旋覆花　白术　陈皮　茯苓各一两　桂去皮　当归各半两　细辛根　附子炮　半夏制，各半两

上九味，剉，每两分三四服，水二盏，生姜十片碎，同煎至七分，去滓，食后、临卧服。忌猪羊肉食、饧饴、生菜、滋味等物。

仲景茯苓饮　治胸中停饮，心下宿水，吐水气满，不饮食。

茯苓　白术各一两　人参七钱半　枳实七钱　陈皮五钱

上剉，每料分四服，每服水二盏，生姜一钱，同煎至七分，取清饮，无时服。

千金翼大五饮丸胡洽方同。主一留饮心下；二澼饮胁下；三痰饮胃中；四溢饮膈上；五留饮肠间。凡此五饮，酒后伤寒饮冷，渴多，故有此疾。

远志去心　苦参　藜芦　白术

乌鱼骨　甘遂　大黄　石膏　桔梗　五味子　半夏炮　紫菀　前胡　芒硝　栝蒌　桂心　苁蓉　贝母　芫花　人参　当归　茯苓　芍药　大戟　葶苈　黄芩已上各一两　常山　甘草　薯蓣　厚朴　细辛各三分　巴豆三十粒，去皮心熬

上三十二味，细末，蜜丸桐子大，酒下三丸，日三，稍加之。忌肉、生物、饧饴、冷水等物。

海藏五饮汤　人参　陈皮　枳实　旋覆花　白术　茯苓　厚朴　泽泻　前胡　桂心　芍药　甘草　猪苓　半夏已上各等分

上㕮咀，每料分四服，水二盏，姜十片碎，煎至七分，去滓，无时温服。所忌同上及滋味等物。

海藏云：五饮虽胸膈、心下、胁间、膀胱、胃中、大小肠，藏府不同，俱在身以前，故入阳明例。五饮汤，若因饮酒有饮者加葛花、缩砂仁。

医垒元戎卷第四

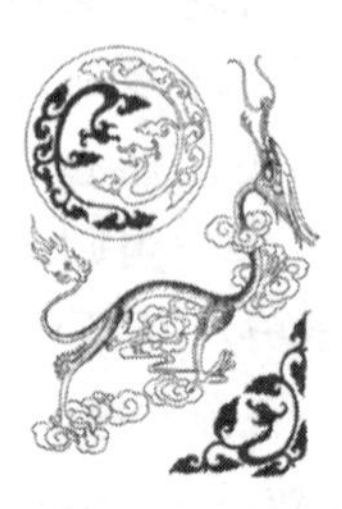

赵州教授兼提举管内医学王好古进之诠次

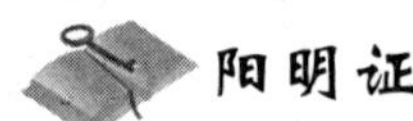

阳明证

王朝奉集注谵语例

谵语无次也。凡胃实有燥屎则谵语，故经曰：实则谵语，虚则郑声。郑声者，重语也，非轻重之重。谵语有数种：有胃实谵语，有下证也；有合病者谵语者，乃三阳合病也，其证腹满身重，口不仁，面垢，谵语遗尿，白虎汤；有少阳汗谵语，少阳不可发汗，只宜小柴胡汤；有火劫谵语，以火劫发汗，热气入胃故也，救逆汤；有汗多亡阳谵语，不可下也，宜柴胡桂枝汤和其荣卫，以通津液自愈；有下后谵语，伤寒八九日下之，胸满烦惊，小便不利，谵语，身重不可转侧者，柴胡加龙骨牡蛎汤；有热入血室谵语，阳明病下血谵语者，热入血室，但头汗出，刺期门。又妇人中风，经水适来，谵语，为热入血室，小柴胡汤，刺期门穴；有肝乘脾谵语，伤寒腹满谵语，寸口脉浮而紧，此肝乘脾也，名曰横，刺期门穴；有昼则明了，夜来谵语，此热入血室，无犯胃气及上二焦，不治自愈。

仲景调胃承气汤　治正阳明而不满。

大黄酒浸，五钱　芒硝三钱　甘草一钱

上剉，作一服，水煎服，加生姜亦得。调胃承气汤与四物汤各半，一名玉烛散。

大承气汤　治大实大满。

枳实痞，麸炒　厚朴满，姜制　大黄实，酒浸　芒硝燥

小承气汤　治太阳阳明实而微满。

枳实麸炒　厚朴制　大黄生

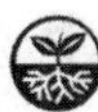

海藏云：调胃承气汤治实而不满，即正阳阳明是也。大承气汤治大满大实，即太阳阳明是也。小承气汤治实而微满，少阳阳明是也。太阳阳明、正阳阳明为最高之分，大黄但用酒浸，从巅而下之也。惟少阳阳明为最下之分，处三经之内，故大黄不用酒浸也，非若二经而高尔。若最高之分，用最下之药，则耳目昏冒，咽颊肿痛，神痴不清之病，有不免矣。若最下之分，用最高之药，则胸中气消，日久不复，虚损成劳之病，又不免矣。故仲景三承气汤，各有主治，随经而异，即不同也。又年老虚人伤寒可下者，大承气汤、调胃承气汤皆去硝，慢火熬成玄明粉，量轻重而下之。

炼玄明粉法

朴硝二斤，淘净生好牙者，用砂锅一枚，叠实，以炭火十斤煅之，徐徐轻沸，可住大火，令大沸定，以炭盖之，复以炭十五斤，紧煅至火尽，放冷一伏时，出锅中药，放纸上，摊匀，就地上以盆盖之一伏时，日晒干，入甘草二两，炒微黄，剉碎，同捣细末，量热轻重沸点二三钱亦可愈。正经云：味辛甘性冷则治热病明矣。兼味辛又咸，此能润燥而耎坚也，非大便燥结，脉滑有力及洪大者不宜服。却言暖水藏，女子服之补血脉，有失用药寒热之本意。经云：咸能胜血，岂能补血哉？又方治阴毒一句，其言又为错矣。若与硫黄、附子及诸阳药，多寡相佐而行，则可以治阴中有伏阳也。若是阴毒，别无伏阳，杀人甚速矣。太清伏炼法云：硝能制伏阳精，解火石之毒，则不治阴可知，用者审详也。

仲景治杂病三物厚朴汤

厚朴半斤　枳实五斤　大黄四两

上以水一斗二升，煎厚朴、枳实取五升，内入大黄，再煎取三升，温服一升，腹中转动失气是也，更服一服下之，不效再服。易老治消渴在中，为顺气散。

调胃承气汤加蒡子、寒水石为细末，炼蜜调服。治疫气大头病。加当归为涤毒散，治时气疙瘩，五发，疮疡，喉闭，雷头。大便软，升麻荷叶汤，阳震之象也。王朝奉举常器之云：有大小便不通气结一条。有大便不通，连服三承气汤及诸下汤不通者，多是气结必死矣，可针阴会穴，在两阴之间，此数有救得者，因此亦有承气内兼巴豆下而通者，不可不知，加郁李仁佳。蜜导、姜锐二法在后。气结者，《食疗》云：酒服郁李仁四十九粒，更泻尤良。

仲景厚朴七物汤 治腹痛胀满。

厚朴半斤 大黄三两 生姜五两 桂二两 甘草三两 大枣十两 大枳实五枚

上以水一斗，煎取四升，去滓，温服，八合，日三服。呕者加半夏五合。下痢者加大黄。寒多者加生姜半斤。杨氏治身体肿满水气，急卧不得，郁李仁一大合，为细末，和面搜作饼子与食，入口即大便通利，气便差。

仲景桃仁承气汤，此下证脉在左手中，其热邪侵尽无形之气，则入有形血也。调胃承气汤加桂、桃仁引而入血也。此当在畜血条下。

仲景枳实理中汤 炼蜜作丸如桐子大，白汤下三十丸。

深师消饮丸 治宿酒停饮，胸满呕逆，目视䀮䀮，腹中水声痛，不思饮食。

白术二两 茯苓半两 枳实麸炒 干姜各七钱

上细末，蜜丸，桐子大，空心温水下三十丸，日三服，半月愈。

仲景神奇枳实汤 治心下水。易老改二味作丸，老年内伤便软。

梅师治痞方

白术 泽泻

生姜煎服，与枳术汤相合，四物作丸亦可。

五苓平胃各半散 生姜调服治心下水。五苓加石膏、寒水石、甘草为甘露饮，亦治心下水并饮酒水泻者，生姜调三五钱，清浊立分。

雄黄锐散 治下部䘌疮。

青葙子 雄黄 苦参 黄连各三分 桃仁去皮尖，一分

上为散，以生艾捣汁和丸如枣核，绵裹内下部，扁竹汁更佳，冬无艾，只用散，绵裹内亦得。狐蜮与䘌皆为虫证，伤寒热入食少，肠胃空虚，三虫行作求食，蚀人五藏及下部为䘌病，其候齿无色，舌尽白，唇黑有疮，忽忽喜眠，上唇有疮，食其藏也，下唇有疮，食其肛也，害人甚急，治䘌桃仁汤、黄连犀角汤、雄黄锐散。

小便不通利

仲景猪苓汤

本少阴之剂，以其有五苓味三，故列阳明条下。又治中脘与脐下有水，或小便不通。

猪苓 茯苓 泽泻 滑石 阿胶

上每服五钱匕，水二盏，煎至一盏，去滓，内胶烊尽，温服，日三。小便不通，一切利小便药不效，以其服附子太过，消尽肺阴，气所不化，师用黄连芩解毒而得通。又刘子安病脑疽，服内托散后泄不止，

小便大不通，亦消肺阴之过，诸药不效，郭子明辈用五苓、木通导之愈秘，予用陈皮、茯苓、生甘草之类肺气下行遂通，若止用利小便药，其不知本甚矣。

灵苑治五肿淋疾，劳淋、血淋、气淋、石淋至甚者透格散：

消石一两，无泥白者研为细末，每服二钱，虚人宜玄明粉。

诸淋各依汤使于后

劳倦虚损，小便不出，小腹急痛，菜子末煎汤，通后便须服补虚人参散。血淋小便不出，时下血，疼痛满急。热淋小便热，赤色，淋沥不快，脐下急痛，并用冷水调下。气淋小腹满急，尿后常有余沥，木通煎汤下。石淋茎中痛，尿不能出，内引小腹，膨胀急痛，尿下沙石，令人闷绝，将药末先入铫子内，隔纸炒至纸焦，再研细，温水调下。小便不通，小麦汤下。卒患诸淋，并宜冷调并空心，先调使药散如水即服之，更以汤使送下，服诸药不效者，服此即愈。三焦热淋，玄明粉主之，如石膏尤佳。本草云：玄明粉调下。刘禹锡云：偏主石淋并五淋难产。冷淋小肠不利，茎中急痛，用石斛叶为末，每服三钱，水一盏，葱白七寸，煎至六分，去柤，食前温服。兼治吐血，去葱白不用。冷淋、热淋，俱用葱白连须，取其润而腻也。

《千金翼》：治淋，黄芩四两，袋贮之，水五升，煮三升，分三服。小便卒大数，非淋也，令人瘦，以石膏半斤，碾细，水一斗，煮五升，稍温饮五合。《抱扑子》。石淋若不通，石在小肠中，觅取淋中药煎呷，有神效。

抵圣散　治五淋，小肠不利，茎中痛。

槟榔面裹煨三钱　赤芍药一两

上㕮咀，每服三钱，水一大盏，煎至七分，去柤，温服，食前。

《千金》：难产经数日，不能生出，子死腹中，母欲死者，瞿麦煎浓汁服。亦治竹木刺不得出肉者，服此瞿麦汁效。

八正散主治修制并见《局方》。

大黄　瞿麦　木通　扁蓄　滑石　栀子　灯草　甘草　车前子等分水煎

本证外又治饮食过度，前后阴间有疮，诸药不效，宜服此散，兼以马齿苋及青黛为散上之，可得痊愈。出《衍义本草》马齿苋条下。

瞿麦汤

瞿麦　木通各一两　甘草三分　茯苓　黄芩　猪苓　滑石　扁蓄　通草各一分

上㕮咀，水煎服。渴，发热加瓜蒌根；小便赤加黄芩；小便少加车前子；小便涩淋加石韦、冬葵子、续随子；脐下悸动加桂枝、石韦。

石韦散

石韦　木通　瞿麦各二两　王不留行　甘草　当归　芍药已上各一两　滑石　白术　葵子已上各三两

上为细末，汤调服。

六一散

滑石六两　甘草一两

上为细末，调服。加当归、井泉石为四血散。治衄血、吐血、便血。淋者加栀子；茎中痛加蒲黄；水泻加车前子，米饮调服。

栀子散　治五淋。见铃注。

车前子散　治水泻，完谷不化，三二年久不愈者，瘦弱气脱，诸药难治。

车前子去沙土，炒　陈皮各二两　甘草一两

上为细末，米饮调下。

立效散

瞿麦一两　甘草三分　栀子半两

上㕮咀，连须葱白、灯草、生姜同煎。加连翘四两，桔梗一两，蜜丸，治瘿瘤结核。

金鑰匙散　治产后大小便不通，腹胀等证。

滑石　蒲黄各等分

上为细末，酒调下。

滑石治妇人过忍小便致胞转，滑石为末，葱白汤调下二钱或三钱。

涂脐法　治大便不通。

甘遂末内脐下，白面糊纸花子帖，仍及脐下近阴处，别用甘草汤服之。

《伤寒类要》：腹痛满不得小便及天行病。雄黄细末，蜜丸如枣核大，内溺孔中。雄黄灭瘢痕黑发。梅师治妊娠淋涩不通，水道热，车前子、葵根水煎服之。

畜血　小便应秘而反自利甚，色白。

小便自利。

肾虚，下焦不收，胞有遗溺而频。

杨氏产乳子母二方　治妇人妊娠小便不利。

芜菁子末，水调服方寸匕，日二服。芜菁即蔓青也。

麻仁例

手阳明大肠经亦可例之太阴津液不行之根。

麻仁丸

脾约丸

神功丸

润肠丸

三脘丸

五柔丸

三和散

七圣丸

七宣丸

大麻仁丸

风热燥寒秘用半硫丸、快活丸。

仲景麻仁丸 古方料 治脉实多汗，浮芤相搏为胃热，浮涩相搏为便难，此三者皆燥而损湿，故曰脾约。

麻仁二升 芍药半斤 枳实半斤 大黄一斤 厚朴一尺 杏仁一斤，去皮尖，熬，研作脂

上六味为细末，炼蜜丸如桐子大，饮下十丸，日三服，渐加，以和为度。

活人脾约丸见料 大抵溲数则大便难。

麻仁半斤 芍药 大黄各二两 厚朴二两半 枳实 杏仁各二合半

上细末，炼蜜丸桐子大，饮下十丸，未和益之。汗多、胃热、便难，三者皆燥而乏液，故曰脾约，脾约者，束置而不行也。

《千金翼》并范汪、张文仲、崔氏等方，煎与仲景同。许学士治年老虚人秘。

大麻仁 紫苏子各半合

上碾烂，取汁，分二作粥食之，后不服药而愈。

局方大麻仁丸主治修制并见《局方》。

陈皮 杏仁 木香

润肠丸蜜丸。

陈皮 丁香

血加桃仁。

活人五柔丸主治修制并见《局方》。

大黄 前胡 半夏 苁蓉酒浸 当归 芍药 茯苓 细辛 葶苈

上蜜丸桐子大，温水下二十丸。

局方中三和汤散

活人神功丸主治并见《局方》。

麻仁五两，研 人参半两 大黄 诃子肉各二两

上细末，炼蜜丸桐子大，温水下二十丸。产后秘者，米饮下。

局方七宣丸主治修制并见《局方》。

东垣云：治在脉则涩，在时则秋。

大黄 枳实 木香 柴胡 桃仁 甘草 诃子皮

上炼蜜丸，如桐子大，米饮下二十丸。

七圣丸主治修制并见《局方》。

东垣云：治在脉则弦，在时则春。

槟榔 木香 川芎 羌活 桂心 大黄 郁李仁

上炼蜜丸，桐子大，温水下十

五丸。

活人三脘散主治修制并见《局方》。

独活　白术　陈皮　木香　甘草　大腹皮　紫苏　木瓜　沉香　川芎　槟榔

上㕮咀，水煎服。

半硫丸　治老弱虚人大便秘者，此能利之。《易简》云：此润剂也。

硫黄　半夏主治修制并见《局方》条下。

快活丸　治中满虚痞，此燥剂也。

良姜　干姜　枳实　陈皮　木香　吴茱萸

上细末，面糊丸桐子大，生姜陈皮汤下。

海藏已寒丸此丸不僭上，阳生于下。

治阴证服四逆辈，胸中发燥而渴者，或数日大便秘，小便赤涩，服此丸上不燥，大小便自利。

肉桂　附子炮　乌头炮　良姜　干姜　芍药　茴香各等分

上细末，米糊丸桐子大，空心温水下五七十丸，或八九十丸，食前亦得，酒醋糊丸俱得。仲景云：趺阳脉浮而涩，浮则胃气强，涩则小便数，浮涩相搏，大便则难，主病人溲数大便亦难。海藏云：已寒上五味虽热者，芍药、茴香润剂引而下之，阴得阳而化，故大小自通，如得春和之阳，冰自消矣。

五燥大便秘

东方　其脉弦，风燥也，宜泻风之药治之。

独活　羌活　防风　茱萸　地黄　柴胡　川芎

南方　其脉洪，热燥也，宜咸苦之药治之。

黄芩　黄连　大黄　黄柏　芒硝

西南方　其脉缓，土燥也，宜润温之药治之。

芍药　半夏　生姜　乌梅　木瓜

西方　其脉涩，血燥也，宜滋血之药治之。

杏仁　麻仁　桃仁　当归气结用木香　槟榔　枳实　陈皮　地黄　郁李仁

北方　其脉迟，寒燥也，宜温热之药治之。

当归　肉桂　附子　乌头　硫黄　巴豆去皮　良姜

仲景：吐下之后，不大便五六日，至十余日，日晡所发潮热，不恶寒，独语如见鬼状，剧者发则不识人，循衣摸床，惕而不安，微喘，但发热谵语者，上诚则戏，今慌语

也，属大承气汤。

枳实　厚朴　大黄　芒硝

煎如常法，一服利者止，不必尽剂。《千金翼》并同。海藏云：此治下之后，大便涩也。循衣摸床者，热之极也。自气而之血，上而下之至厥阴之分，循衣摸床，撮空，惕而不安，掷手扬视，手太阴也，此下而复上也，热而不得出，故厥阴复传于太阴也。

地黄黄连汤　治妇人血气证，因大脱血，崩漏或前后血，因而枯燥，阴热不循衣撮空摸床，闭目不省，掷手扬视，摇动不宁，错语失神，脉弦浮而虚，内燥热之极也，气粗鼻干而不润，上下通燥，此为难治，当服此药。

防风二两　川芎　当归　生地黄各七钱　栀子　黄连各三钱　黄芩　赤芍药各二钱

上㕮咀，每服三钱，水二盏，煎七分，取清饮，无时，徐徐与之。若脉实者加大黄下之。大承气汤药也，自内而之外者用之。血气合病，循衣撮空，其证相同。自气而之血，血而复之气，大承气汤下之也。自血而之气，气而复之血，地黄黄连汤主之。二者俱不得大便。东垣先生议论撮空证并见《难知》。许学士云属厥阴，洁古云属太阴，自下而上也。

畜血例

衄血，畜血上焦；心下手不近，畜血中焦；且脐腹小肿大痛，畜血下焦。畜血上焦，或呕或衄或吐，此胸中手不可近也。

活人犀角地黄汤　易老云此药为最胜。

犀角如无，以升麻代之　芍药　生地黄　牡丹皮

上㕮咀，水煎服。热多者加黄芩；脉大来迟，腹不满自言满者，无热也，不用黄芩。升麻与犀角性味主治不同，以升麻代之，以是知引入阳也。治疮疹大盛，如元虚人以黄芩芍药汤主之。

活人黄芩芍药汤　治虚不能饮食，衄血吐血。

白芍药　黄芩　甘草

二药治伤寒衄血、吐血、呕血。一法加生姜、黄芪。

地黄散　治衄血往来久不愈。

生地黄　熟地黄　地骨皮　枸杞子

上等分，焙干为细末，每服二钱，蜜汤调下，无时。

犀角地黄汤　治心经邪热，及言语謇涩，发狂，心惕恍惚，惑忘之疾。

生犀角　朱砂　黄连　牡丹皮

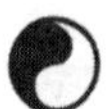

甘草各一钱　白茯苓　生地黄各一钱半

上为粗末，水煎。钱氏亦治伤寒少阳阳明合病。

必胜散　治男女血妄行、吐血、呕血、咯血、衄血。

人参　当归　熟地黄　小蓟根　川芎　蒲黄　乌梅肉

上等分，粗末，水煎，去滓，无时温服。

柏皮汤　治衄血、吐血、呕血皆失血虚损，形气不理，羸瘦不能食，心忪少气，燥渴发热。

生地黄　甘草　黄柏　白芍药各一两

上㕮咀，用醇酒三升渍之一宿，以铜器盛，米饮下蒸一炊时，久渍汁半升，食后时服，对病增损。《肘后》用熟地黄水酒煎，饮清。

耆石汤　治产后血迷，不省人事。

海浮石研　黄柏末　陈皮去白　甘草各等分

上为细末，陈米饮调下三五钱，才分娩连三服至差，更无产后病。大破血，点鸡冠上化水为验。

治室女月露滞涩，心烦恍惚。

铅白霜细碾为末，每服一钱，地黄汁一合调下，如无汁，生地黄煎水亦得。治鼻衄血，铅白霜末，新水调下一字。

畜血中焦

仲景桃仁承气汤　此即心下手不可近。

易老用此独治中焦，以其内有调胃承气之汤。

桃仁　大黄　甘草　芒硝

上治牙齿等蚀，数年不愈，当作阳明畜血治之，此药为细末，炼蜜丸桐子大服之。好饮辈多有此疾，屡服有效。

畜血下焦　三焦畜血，脉俱在左手中。

张仲景抵当汤修制并见本方。

水蛭　虻虫各三十个　桃仁二十个　大黄三两

上剉，水煎服。

许州陈大夫传张仲景百劳丸　治一切痨瘵积滞，疾不经药，坏证者宜服。

当归炒　乳香　没药各一钱　虻虫十四个，去翅足　人参二钱　大黄四钱　水蛭十四个，炒　桃仁十四个，浸去皮尖

上为细末，炼蜜为丸桐子大，都作一服，可百丸，五更用百涝水下，取恶物为度，服白粥十日。百涝水，勺扬百遍，乃仲景澜水也。

抵当丸与汤　四味同，但分两减半，捣细，水调服。前之百劳丸，

乃是此抵当丸内加人参、当归、没药、乳香，蜜丸，澜水下。

通经丸 乃仲景抵当丸内加穿山甲、广茂、桃仁、肉桂，蜜丸。

妇人伤寒妊娠不可以此丸下，当以四物大黄各半汤下之，在厥阴例四物汤条下。

四血散 出《诊治明理论》。

治鼻血、口血、大小便血，服时随病上下，食前后。

紫苏 丹参 蒲黄 滑石

上各等分，细末调。

又方 卫州张推官在戡院，王公以职医官，直夜口传此方，治人效者，不可胜数，寻常凝滞，其效尤速，任冲不调，经脉闭塞，渐成癥瘕。

虻虫面炒，四十个 水蛭炒，四十个 斑猫去翘足，炒 杜牛膝各一两 当归 红花各三钱 滑石二钱半

上细末，每服一钱，生桃仁七个，细研，入酒调下。如血未通，再服，以通为度，食前。

《韩氏微旨》方

地黄汤 治病人七八日后，两手脉沉迟细微，肤冷，脐下满，或喜，或妄，或狂，或躁，大便实而色黑，小便自利者，此畜血证具也。若年老及少年气虚弱者，宜此方主之。

生地黄自然汁一升，如无生地黄，只用生干地黄末，一两 生藕自然汁半升，如无藕，以蓟刺汁半升，如无蓟刺汁，用蓟刺末一两 蓝叶一握，切碎，干者，末，半两 虻虫三十个，去足翅，炒黄 大黄一两，剉如骰子大 桃仁半两，麸炒 水蛭十个

上同一处，水三升半，同慢火熬及二升以来，放冷，分三服，投一服至半日许，血未下，再投之。此地黄汤比抵当汤丸，其实甚轻也。如无地黄汁与藕汁，计升数添水同煎。

生漆汤 病人七八日后，两手脉沉细而数，或关前脉大，脐下满，或狂走，或喜妄，或谵语，不大便，小便自利，若病人年少气实，即血凝难下，恐抵当丸力不能及，宜此。

生地黄汁一升，如无汁，只用生干地黄三两半 犀角一两，镑为末 大黄三两，剉碎如骰子大 桃仁三十个，拍碎

上作一处，用水三升，好酒一升，慢火熬三升以来，倾出，滤去滓，再入锅，投点光生漆一两半，再熬之，至二升即住，净滤去滓，放冷，作三服，每投服候半日许，血未下，再投一服，候血下，即止服药。如无生地黄汁，更添水一升同煎。

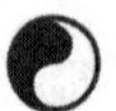

海藏云：畜血可用仲景抵当汤丸，恐庸医不知药性，用之大过，有不止损血之候，老弱虚人之禁也，故立生地黄汤，虻虫、水蛭、大黄、桃仁内加生地黄、干漆、生藕、蓝叶之辈也。又云：生漆汤一方，亦恐其抵当汤丸下之大过也，是以知干漆为破血之剂，比之抵当汤则轻，用之通则重，用之破积治食则重也。食药内干漆、硇砂非气实不可用也。

活人大黄汤 治阳毒伤寒未解，热结在内，恍惚如狂者。

桃仁二十个，麸炒黄 官桂七钱，去皮 大黄一两 甘草一两 芒硝二钱半 木通一两 大腹皮一两

上㕮咀，每服四钱，水一钟，煎至六分去租，温服，无时。此方细末，炼蜜丸，桐子大，温酒下二三十丸，治妇人经闭或不调。上妇人经闭或不通，当在此条下，亦在少阳例。经云：二阳之病发心脾，不得隐曲，女子不月。注云：男子少精亦同。若登高坠下，重物撞打，箭镞刃伤，心腹胸中停积，郁血不散，以上、中、下三焦部分分之，以易老犀角地黄汤、桃仁承气汤、抵当汤丸之类下之，亦有以小便同酒煎治之者，更有内加生地黄、当归煎服者，亦有加大黄者。又法：虚人不禁下之者，以四物汤加穿山甲煎服妙。亦有同花蕊石散以童子小便煎服或酒调下。此药与寒药正分阴阳，不可不辨也。若瘀血已去，以复元通气散加当归煎服亦可。又法：筋骨损伤，用左经丸之类，或用草乌头，枣肉为丸服之，以行诸经者，以其内无瘀血，改用之。药剂寒热温凉不一，惟智者能择之而不可偏执也。

掌中金丸 治妇人干血气。

穿山甲炮 草乌头 猪牙皂角各二钱 苦丁香 苦葶苈 川椒 甘草 白附子 巴豆各一钱，合用研

上为细末，生葱绞汁和丸弹子大，每服一丸，新绵包定，内阴中，一日即白，二日即赤，三日即血，神效。

五通丸 治妇人月水不通，脐腹硬痛，寒热盗汗。

干漆炒 红花 丁香 牡丹皮 当归 官桂 广茂各半两

上醋丸，桐子大，每服三十丸，当归酒下，米饮亦得。

女子不月，帝曰：何以知其妇人之怀子也？岐伯曰：身有病而无邪脉。若身有病而脉亦病，尺亦不至，是经不调也，胞闭亦同。

桃花散 治室女经闭不通，五心烦热。

红花 当归 杜牛膝 桃仁炒，

去皮

上等分，每服三钱，温酒调下。

通经丸 治室女经不通，或疼痛或瘕。

桂心 大黄 青皮 干姜 川乌头炮 川椒 广茂 干漆炒 当归 桃仁

上为细末，先以四钱，米醋熬成膏，和余末七钱，丸桐子大，空心醋汤下，加至三十丸，温酒亦得。

结胸例

大小陷胸汤丸主治并见仲景本方。

仲景大陷胸汤

大黄 芒硝 甘遂

上先煮大黄至八分，去滓，下硝，一沸止，后调甘遂末一字，温服，利止后服。

小陷胸汤

大黄 黄连 栝蒌实

上水二盏，先煮栝蒌实至一盏半，下诸药，煎取八分，温服，未利再服，下黄涎。

大陷胸汤

大黄 葶苈 芒硝 杏仁

上上二味为末，下二味研，和末如弹子大，每服一丸，入甘遂末半字，白蜜少许，水二盏半，煎至一盏，顿服，一宿未利，再服。

活人大陷胸汤主治并见本经。

桂枝 甘草 人参各三两 大枣三枚 栝蒌实一枚，去皮，用四分之一

上剉麻豆大，水二盏，煎至八分，去柤，温服，胸中无坚物者勿服。

治结胸圣饼子灸法

黄连七两 巴豆十四枚，通去皮用

上为细末，唾和成膏，安填入脐中，以艾炷灸其上，候透方止，神效。许学士治结胸，内药脐中，并见前活法。

本草治结胸，蛴螬一个，碾，生绢绞汁，井花水调下。后见少阳䗪虫丸条。

王朝奉云：大小陷胸汤丸不效，宜增损理中丸：

干姜炮，半两 人参 栝蒌 甘草 牡蛎各二两 枳实炒，二十四个 黄芩去皮，枯，一两 白术二两

上细末，炼蜜丸弹子大，白汤半盏煎服，不歇复与之，不过五六服，胸中豁然矣。用药神速，未尝见也。本方渴加瓜蒌根，不渴者除之，汗者加牡蛎，不汗者勿用。

宿食停留结胸具见《微旨》方。此非若已病饮水过多，成水结胸也，韩氏茯苓陷胸汤主之。

妇人血结胸 海蛤散在少阴仲景大䗪丸后。《活人》治妇人伤寒，血结胸膈而痛，不可抚近者宜。

海蛤散 治妇人血结胸，法当刺期门，仲景无药，此方疑非仲景之言，然而颇有理，姑存之。

海蛤一两 滑石一两 芒硝半两 甘草一两

上为细末，每服二钱，鸡子清调下，小肠通利则胸膈血散，膻中血裹则小肠壅滞，胸中血不流，宜此方。若便利血行，宜桂枝红花汤治之。

仲景文蛤散

治病在阳应以汗解之，反以冷水噀之，若灌之，其热蔽却不得去，弥更益烦，肉上粟起，意欲饮水，反不渴，宜文蛤散。若不差者，服五苓散。寒实结胸无热证者，与三物白散。庞安常云小陷胸丸，非也。文蛤一两，为散，沸汤和服方寸匕。

《外台》治五蒸五方，内有芒硝、苦参、蜜及青葙、艾叶、大黄、石膏、生地黄之类，皆不出汤液，用者各随经虚实内外浅深治之，尽矣。

古今录验解五蒸汤

甘草一两 竹叶二把 茯苓 人参 知母 黄芩各二两 干地黄 葛根 石膏各三两，碎 粳米一合

上十味，以水九升，煮取二升半，分为三服，亦可以水三升，煮小麦一升，乃煮药。忌海藻、菘菜、芜荑、米醋，范汪同。一方无甘草、茯苓、人参、竹叶。

又五蒸丸

乌梅 鸡骨 紫菀 芍药 大黄 黄芩 细辛各五分 知母四分 矾石炒，二分 栝蒌 桂心各三分

上十一味，细末，蜜和丸桐子大，饮服十丸，日二。忌生姜、生菜。一方无桂心，自汗者加地骨皮，无汗者加柴胡根。

五蒸

实热 黄连、黄芩、黄柏、大黄。

虚热 乌梅、秦艽、柴胡，气也；青蒿、鳖甲、蛤蚧、小麦、牡丹皮，血也。

肺鼻干 乌梅、紫菀、天门冬、麦门冬。

皮舌白唾血 石膏、桑白皮。

肤昏昧嗜卧 牡丹皮。

气遍身气热喘促鼻干 人参、黄芩、栀子。

大肠鼻口孔干痛 芒硝、大黄。

脉唾白浪语，经络血脉缓急不调 当归、生地黄。

心舌干 黄连、生地黄。

血发焦 地黄、当归、桂心、童子小便。

小肠下唇焦 木通、赤茯苓、生地黄。

脾唇焦　芍药、木瓜、苦参。

肉食无味而呕　芍药。

胃舌下痛　石膏、粳米、大黄、芒硝、葛根。

肝眼黑　前胡、川芎、当归。

筋中焦　川芎、当归。

胆眼白失色　柴胡、栝蒌。

三焦作寒作热　石膏、竹叶。

肾两耳焦　石膏、知母、生地黄、寒水石。

脑头眩闷　羌活、地黄、防风。

髓髓沸骨中焦　当归、地黄、天门冬。

骨齿黑腰痛足逆变疳食减　鳖甲、当归、地骨皮、牡丹皮、生地黄。

肉肢细趺肿，藏府俱热　石膏、黄柏。

胞小便黄赤　生地黄、泽泻、茯苓、沉香、滑石。

膀胱左耳焦　泽泻、茯苓、滑石。

凡此诸蒸，皆因热病后食肉、油腻、行房、饮酒犯之而成，久蒸不得除，变成疳病，即死矣。上二方数条当在前《外台》五蒸议论条下。

仲景蜜导煎法外，又有猪胆和醋法灌谷道中，崔氏依仲景法，亦用猪胆汁灌下部，中立通。又有姜兑一作锐法，削生姜如小指长，二寸，盐涂之，内下部中，立通，虚人不可下者宜用，以其先结后溏也。崔氏云：若胃有燥屎，令人错语，宜承气汤。若大便利，错语，宜黄连解毒汤。又云：承气汤旧有芒硝，以其有毒，故去之，用之甚安。如服汤不得利者，用姜兑法。用此又不得利者，始可用加芒硝汤下之。海藏云：古人详细不妄用如此，今人好用凉药过泄之者宜观此为鉴戒也。以上诸蒸，或脏病，或腑病，或脏腑俱病，脉络气血，交经相连，用药皆当合而用之，君臣佐使，上下奇偶，表里虚实，逆从通塞，汗下吐补，俱在其中矣。

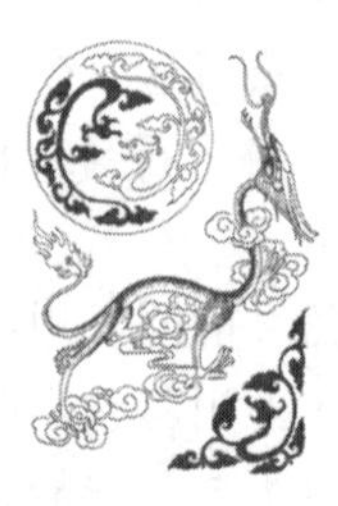

医垒元戎卷第五

赵州教授兼提举管内医学王好古进之诠次

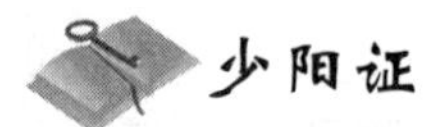

少阳证

先足经从汤液，次手经从杂例

海藏论男子妇人伤寒同一法

《活人》云：妇人伤寒，治法与男子不同，举男子调气，血子调血，以为大略；举脉紧、脉缓、脉洪为伤寒、伤风、热病为一证，当汗当下不必调血而后行。仲景不分男女，良以此欤。此论然当，犹为未也。仲景亚圣也，世医所知，仲景不知，有是理乎？圣人创物，贤者述之，事可以为天下，则圣人已先据之矣，何待世人明之乎？圣人不言，以其男女同诊也。后人不知汤液之源，故立为妇人法则异于男子，常人所易，聪明眼者肯以此为是乎？然以药考之，则可知也。假令桂枝、芍药固荣而闭卫，非血药如何？麻黄、防风虽为之发汗，本治乳子余疾，非血药如何？白虎、小柴胡中知母则治肾，柴胡则调经，皆气中之血药也。当归、地黄不言可知为血药，白术、人参皆以为气剂，本草言能利腰脐间血，非血药乎？大抵用之在阳，便是气药；用之在阴，便是血药。若男子与女人伤寒，皆荣卫受病，其证一也，何必云男先调气，女先调血也。此二句云岐子以为治杂病法之常体，非为伤寒设也。其所以异者，以其任冲盛而有子，月事行有期。有热入血室一证，不得不异也。在妊孕不得不保，在经血不得不调，表里汗下何尝有异也。无汗下药中增损，自有调保之义。《活人》云：妊娠不用桂枝、半夏、桃仁，柴胡汤减半夏为黄龙汤，是则是矣，必竟畜血极而邻于死，须

抵当汤丸则安得不用，止是减剂从轻可也，故黄帝云：重身毒之何如?岐伯曰：有故无殒亦无殒也。大积大聚，可轻犯也，衰其大半乃止，过者死，此所以有从轻之义。《活人》注中举似其言甚当，仲景不言男子妇人有异，其意盖由诸此，以知桂枝、半夏、桃仁可用处必用，不可全无，但当从轻则可，以保安丸中有桂枝、附、牛膝，皆堕胎之剂，以其数多之中些少，是亦从轻而无妨也。又为引用，必须少而不可无也。大意如此，后之君子，更宜详定。保剂多破剂，少破者从其保；破剂多安剂，少安者从其破，此理不可不知。又寒热多少例，寒者多，热者少，热不为之热；热者多，寒者少，寒不为之寒。

此妇人之病，多在经血不调，故妇人伤寒一条，列少阳条下。

仲景小柴胡汤　治往来寒热，胸胁痛而耳聋，或咳或呕，尺寸脉俱浮而弦。

柴胡三两　人参　半夏　黄芩　甘草

上㕮咀，生姜、枣煎。本经加减七法：此方亦治疟与杂病中外不相及。杂病寒热往来，经水不调加秦艽、芍药、当归、知母、地骨皮、牡丹皮、川芎、白术、茯苓，去半夏；治妇人虚劳发热，加蛤蚧、赤茯苓。小柴胡汤与四物汤各半一名调经汤。无孕呕者加半夏，亦可。无汗者加柴胡。恶寒者加桂；有汗者加地骨皮；嗽者加紫菀；通经加三棱、广茂；劳者加鳖甲。

又小柴胡后加法：若胸中烦不呕者去半夏、人参加栝蒌实二枚，若渴者去半夏，加人参合前成四两半，栝蒌根四两；若腹中痛者去黄芩，加芍药三两；若胁下痞鞕者去大枣，加牡蛎四两；若心下悸，小便不利，去黄芩，加茯苓四两；若不渴，外有微热，去人参，加桂三两，温覆取微汗愈；若嗽去人参、大枣、生姜，加五味子半两，干姜二两。血弱气尽，腠理间邪气因入，与正气相搏，结于胁下，正邪分争，往来寒热，发作有时，默然不欲饮食，脏腑相连，其痛必下，邪高痛下，故使呕也，小柴胡汤主之。

易简小柴胡汤　治伤寒温病，身热恶风，头项强，胸满胁痛，烦渴呕哕，小便不利，大便秘鞕，或过经未解，潮热不除，非汗非下之证，并宜服之，及产后劳复。发热头疼，往来寒热；及妇人伤寒，经水适来适断，发热发寒，昼则明了，夜则谵语，此为热入血室，则血必结，故使寒热如疟状，此药主之。

小儿温热悉能治疗。

柴胡二两　半夏　黄芩　人参　甘草各二两

上㕮咀，每服五钱，水钟半，生姜五片，枣一枚，煎至六分，去滓，食前服。若腹痛，去黄芩，加芍药半两；心悸，去黄芩，加茯苓一两；若不渴，外有热者，去人参，加桂三分，温服，令有汗则解；若咳嗽，去枣，加五味子三分，干姜半两；胸中烦而呕者，去半夏、人参，加栝蒌实半两；渴者，去半夏，加栝蒌根一两；胸中痞鞕者，加煅了牡蛎一两；伤寒十三日不解，胸胁满而呕者，晡则发热，已微利，医以丸药利之，非其治也，宜加芒硝一两；伤寒十余日，结热在里，往来寒热，或心下急，郁郁微烦，或口生白苔，大便不通，或发热汗出，或膈中满痛，或日晡发热如疟，或六七日目中不了了，睛不和，无里证，大便难，身发热者实也，去人参，加枳实、大黄一两，名大柴胡汤，服之以利为度。热除不宜遽用补药，仍忌羊肉、腰子，并酒、难化之物，或有所伤，是名食复，难以治疗，切宜忌之。

逍遥散主治修制并见《局方》。

柴胡二两　当归　芍药　白术　茯苓　甘草炙，各半两　薄荷少许

上㕮咀，生姜煎服。丹溪云：治妇人大人小儿男女同法。

易简逍遥散　治血虚劳倦，五心烦热，肢体疼痛，头目昏重，心忪颊赤，口燥咽干，发热盗汗，减食嗜卧，及血热相搏，月水不调，脐腹胀痛，寒热如疟，又疗室女荣卫不和，痰嗽潮热，肌体羸瘦，渐成骨蒸。

白茯苓　白术　当归　白芍药　柴胡各一两　甘草半两

上㕮咀，每服四钱，水一钟，煨生姜一块，切片，煎至六分，去滓，热服无时。一方名人参饮，治妇人血热，虚劳骨蒸，兼治邪热客于经络，肌热痰嗽，五心烦躁，头目昏疼，夜多盗汗，补正气解劳倦，用人参、白术、茯苓、柴胡、半夏当归、赤芍药、干葛、甘草、黄芩各等分，上㕮，每服四钱，水钟半，生姜四片，枣二枚，煎至六分，不拘时服，应有劳热证者，皆可服之，热退即止。但妇人寒热，亦因有经血结闭者，致令五心烦热，及骨节间热，或作虚劳治之，反以为害，积日既久，乃成真病，法当行其经血。若月事以时，自然平治，或以《局方》大圣散用红花煎酒调服，不能饮者，以醋代之，仍以红丸子醋汤咽下。此二药大治经事不调，或

腹有血块，若久无子息，服之数月，其效特异，非可数服，责其无功。或因下血过多，发为寒热，当用当归、地黄之类，如大建中、药令养劳、双和辈是也。然有痰饮停积之人，则难用此，盖当归、地黄与痰饮不得其宜，及伤胃气，因是不进饮食，遂成真病，至于不救者多矣。痰饮中积，致生寒热者，宜以二陈汤、参苏饮等药疗之，应手其效。更或有服退热冷药太过，因而咳嗽，下利，发热自汗，皆不可用之，惟真武汤增损，名固阳汤，仍以震灵丹服之，病轻者可疗，重者当别求治法。

钱氏地骨皮散

秦艽鳖甲柴胡甘草汤

秦艽青蒿乌梅甘草汤

文潞公药准注李琬方

柴胡　连翘　山栀子　防风　甘草

活人连翘栀子防风甘草汤

连翘饮子

四顺饮子　一名清凉饮子，治夜则在血，热而不厥。加荆芥、白术、麻黄，为洗心散。

守真柴胡饮子　治便鞕气血各半。

柴胡煮散

钱氏鼠粘子荆芥防风甘草汤

局方消毒散　减防风，余三味。

古卿举败散　治妇人产后伤寒，风痉，角弓反张。

柴胡桂枝汤　小柴胡汤加桂枝、芍药是也。

柴胡桂枝干姜汤

柴胡　黄芩　甘草　栝蒌根　桂枝　干姜　牡蛎

柴胡龙骨牡蛎汤　小柴胡去甘草，加铅丹、桂枝、龙骨、牡蛎、茯苓、大黄。

小柴胡加芒硝汤　治十三日过经不解。大抵须看少阳证不退而脏结，宜用小柴胡加桂汤，治痁疾兼支结。

大柴胡汤主治数条并见本经并《活人药证》。

柴胡　黄芩　半夏　生姜　大枣　芍药　枳实　大黄

活人举伊尹汤液大柴胡汤八味，今监本无黄芩，脱落之也。

洁古老人云：治表证仍在，里证已急，不如此不可用，小柴胡去参、草，加枳实、大黄。如缓治，不减人参、甘草。

深师黄芩汤　治伤寒六七日，发汗不解，呕逆下利，小便不利，胸胁痞满，微热而烦。

茯苓四钱　柴胡　半夏各八钱　桂心　黄芩各三钱

上㕮咀，生姜水煎服。

易简参苏饮 治感冒发热头疼，或因痰饮凝积，发而为热，并宜服之。若感冒发热，亦如服养胃汤法，以被盖卧，连进数服，微汗即愈。尚有余热，更宜徐徐饮食服之，自然平治。因痰食发热，但连日频进数服，以热退为期，不可预止，虽有前胡、干葛，但能解肌耳。既以枳壳、橘红辈，自能宽中快膈，不至伤脾，兼大治中脘痞闷，呕逆恶心，开胃进食，无以逾此，毋以性凉为疑，一切发热，皆能作效，不必拘其所因也。小儿、室女，尤宜服耳。

前胡加三分 橘红 紫苏 干葛 半夏 茯苓 枳壳 陈皮 甘草 桔梗 木香各半两

上㕮咀，每服四钱，水一钟半，生姜七片，枣一枚，煎至六分，去滓，不拘时候服。素有痰饮者，俟热退，以二陈汤，或六君子汤间服。本方治痰饮停积，中脘闭塞，眩晕嘈烦，忪悸呕逆，及痰气中人，停留关节，手脚亸曳，口眼㖞斜，半身不遂，食已即呕，头疼发热，状如伤寒者，悉主之。一方用此药三两，加四物二两，合和名茯苓补心汤，大治男子妇人虚劳发热，或五心烦热，并治吐血、衄血、便血，并妇人下血过多致虚热者，并得其宜。亦有用心过度发热者，用之亦有神效。往来寒热尤宜服之。

易简温胆汤 治大病后虚烦不得睡，兼治心胆虚怯，触事易惊，或梦寐不祥，或异象眩惑，遂致心惊胆慑，气郁生涎，涎与气搏，变生诸证，短气悸乏，或复自汗，或四肢浮肿，饮食无味，心虚烦闷，坐卧不安，悉能主之。

半夏一两 枳实二两 橘红二两半 甘草四钱半 茯苓三钱

上㕮咀，每服四钱，水一钟半，生姜七片，枣一枚，竹茹一块如钱大，煎至六分，去滓，食前热服。竹茹即刮竹青也，大治伤寒后虚烦。若伤寒后尚有余热，并热在上焦，兼汗下后表里俱虚，不可攻者，宜用人参竹叶汤。下利者于竹叶汤中去石膏，加熟附，名既济汤；呕者二陈汤。一法治伤寒坏证，时或发热，消渴烦躁，用新罗参不拘多少，煎汤浸令水冷候，盛渴之时，与之顿服，热则随去矣。大抵伤寒渴者，不可多与水，水多积胸中，便为结胸矣，然亦濡沫之可也。伤寒之后，有吃逆者，此证最危，其他证有此亦然，当用半夏一两，生姜半两，白水煎服。一方用丁香十粒，柿蒂十五枚，煎汤半钟，乘热无时顿服。

易简降气汤 治虚阳上攻，气滞不快，上盛下虚，膈塞痰实，咽干不利，咳嗽中满，喘急气粗，脐腹膨胀，满闷虚烦，微渴引饮，头目昏眩，腰痛脚气，四肢倦怠，此药专治脚气上攻，中满喘急，下元虚冷，服补药不效者立效。

前胡　厚朴　甘草　当归各一两　肉桂　陈皮各三两　半夏五两

上㕮咀，七味并紫苏子五两，缘难得真者，不若用紫苏如前胡之数代之，共为八味，每服四钱，水一钟半，生姜五片，枣一枚，煎至七分，去租，食后服。凡人中风、中气、肿满及脚气等患，多是虚气上攻，胸膈不快，不进饮食，此药大能降气，真俞山人降气汤，后加参、附、五味、大腹皮之类，却非其真。若素脚气，只是上气喘急不得卧者，宜用橘皮、紫苏、人参、五味子、桔梗各等分，名神秘汤，甚者用此调钟乳粉，下养正丹。脚气入腹，大便秘，不任冷药者，宜用养正丹，以温利之。一方以八味丸加川芎、细辛、桔梗、茯苓共十二味，名大降气汤，治法一同。若尊年人虚气上壅，当间以生附，加生姜煎，临熟磨以沉香，服之尤为稳当。

许学士地黄丸此方当在大薯丸后。

生姜　秦艽　黄芩　柴胡　赤芍药各半两

上细末，蜜为丸，乌梅汤下三十丸，无时，日二服。学士云：褚澄治寡妇、僧尼、室女别得其法，诊其脉左手关独出寸口过鱼际，乃知女子思男而不可得也。或云寡妇、师尼不可言僧字，然要当以经证之。二阳病发心脾，不得隐曲，故女子不月。此一条本为女子而言，王注内复云男子少精，是经言女而注言男，皆劳也。言“僧”一字，亦兼男之义。《仓公传》济北王侍人女病腰膝疼热，仓公曰：病得之欲男不可得，何以知之？诊其脉弦出寸口，是知之。妇人以血为本，血盛所以思男。褚澄云：僧尼则异于妻妾，学士改“僧”字为“师”字甚当。经云：女子不月条下，王注云男子少精，兼之意也，又知“僧”字兼男之义。易老云：仲景治妇人经不调，尽在小柴胡调治条下，以此推之。

活人栀子乌梅甘草黄芩柴胡汤 治懊恼烦躁不得眠。

上五味粗末，生姜水煎，加竹叶、盐豉三十粒。

仲景治少阴心悸，不致水火，调其中而治本也。仲景云少阴证四逆条下，言或咳嗽，或悸，或自便，是假令一证，并不是上下一条通为一证也，或悸而反举之。言姑以四逆散主之，若果四逆，必不用于此也，何以然？下文云悸者加桂，腹痛不利者加附子，即知云岐子于此正条内去或悸二字并散，便用四逆汤下所主甚当。

金匮大薯蓣丸 治虚劳诸不足风气百病。

薯蓣三十分 甘草炙，二十分 当归 桂枝 熟地黄 大豆黄卷 曲各十分 阿胶蛤粉炒成珠 人参各七分 芎䓖 麦门冬去心 芍药 白术 杏仁去皮尖，炒 防风各六分 柴胡 茯苓 桔梗各五分 干姜三分 白蔹二分 大枣百枚为膏

上二十一味，细末，炼蜜丸弹子大，空心酒下一丸，一百丸剂。

外台秘要仲景病源小品方

太阳病过经十余日，及二三下之后四五日，柴胡汤证仍在者，先与小柴胡，呕不止，心下急一云呕不安，郁郁微烦者，为未解也，可与大柴胡汤，下之即愈。

半夏汤洗 柴胡各半斤 黄芩 芍药各三两 大枣二十个，擘破 生姜五两 枳实四个，炒

上七味切，以水一斗二升，煮取六升，去滓，更煎取三升，温服一升，日服。一方加大黄二两，今不加大黄，恐不名为大柴胡汤也。忌羊肉汤。兼治天行。《千金翼》、《肘后》同。海藏云：正经呕家虽多阳明证，不可下，大柴胡主治但言呕不止，心下急，大柴胡汤下之，不可疑也。及点示正方，即内无大黄，却与本条相合。注中小字亦作呕止小安，仍未解者，即宜大黄也。故注后有加大黄一句，若全用有大黄，却是易老法治表证仍在，里证已急者也。古人用药，其精妙如此。

龙脑鸡苏丸增损比之《御药院》尤妙。 除劳解热，下气散郁，去肺热咳血，心热惊悸，脾胸热口干，肝胆热气出口苦，肾热神志不定，上而酒毒，膈热消渴，下而血利、五淋、血崩，此药清神爽气润肺，开心益志，滋肝补肾，令人身强体轻，耳目聪明，又能利膈化热痰，去膀胱中积热，三焦永无滞塞。

鸡苏叶龙脑薄荷是 新蒲黄 黄芪 人参二两 麦门冬去心，四两 甘草一两半 黄连一两 干地黄六两，为末 木通各二两 阿胶炒焦，二两 柴胡银州鼠尾红色者，二两，剉，同木通沸汤半升浸一日夜，绞取汁

上为细末，用西路好蜜二斤余，先炼一二沸，然后下生地黄末，不住手搅，徐徐入绞下者，木通柴胡

汁慢火熬成膏，勿令火紧焦了，然后将其余药末和丸如豌豆大，每服二十丸，白汤下；虚劳烦热，栀子汤下；肺热，黄芩汤下；心热悸动恍惚，人参汤下；唾咯吐衄血，去心麦门冬汤下；脾胃热赤，芍药生甘草汤下；肝热，防风汤下；肾热，黄柏汤下。以上诸证并食后临卧。治五淋及妇人血崩漏下，车前子汤下；茎中痛，蒲黄、滑石各一钱，温水调下；室女虚劳，寒热潮作，煎柴胡人参汤下；痰嗽，生姜汤下；气逆，橘皮汤下。

黄芪膏子煎丸

人参　白术各一两半　甘草炙　白芷各五钱　柴胡拣净　黄芩各一两　鳖甲一个，半豊大者，醋炙

上细末，黄芪膏子丸如梧桐子大，每服三十丸至五十丸，百沸汤食前服。制黄芪膏用黄芪半斤，粗末，水二斗，熬至一斗，去滓，再熬，不住手搅成膏至半斤，入白蜜一两，再熬，令蜜饧熟，得膏子十两，放冷丸药。此为夏剂，冬约量用之。

地骨皮枳壳散　治骨蒸劳热，肌肉消瘦，力少困，夜多盗汗。

地骨皮　秦艽　柴胡　枳壳　当归　鳖甲醋炙黄　知母

上等分为末，水一钟，桃柳枝头各七个，姜三片，乌梅一个，每服三钱，煎至七分，去滓，临卧空心温服。

黄龙汤　治胎前产后寒热。

小柴胡去半夏，加芍药是也。一法以四物汤加蒲黄，亦名黄龙汤。

柴胡鳖甲散

大便硬者，柴胡鳖甲散；大便溏者，半气半血，逍遥散。

柴胡　知母　贝母　地骨皮　鳖甲醋炙黄

上细末，蒿心七叶，乌梅三个，同煎。

王氏秦艽散

鳖甲醋炙黄　秦艽各一两半　知母　甘草各一两，炙　柴胡二两

上㕮咀，枣煎服。

局方秦艽鳖甲散

局方沉香鳖甲散

局方人参荆芥散已上三方主治修制并见《局方》。

孙用和小柴胡治瘴疫久疟，面黄肌瘦，不以日浅月深，悉皆治之。心胸痞，不思饮食，加陈皮；渴者加栝蒌根；喘者加杏仁；便秘加大黄；胁痞鞕者加牡蛎去皮三五剂。去半夏，加人参、栝蒌根，名曰黄龙汤。虚烦热，竹叶汤，此温热证与湿热证与伤寒稍别。疗伤寒一桂枝，二麻黄，三青龙，四白虎，五

柴胡，精当不差，立时见效，不必须候转泄，其间变坏，悔之晚矣。如色脉交乱，须辨明白无疑。阳盛热多，则白虎、竹叶；阴盛寒湿则四逆、理中，以此思之，又岂有三百九十七法耶？云岐子论正法与此同意。王朝奉举杜士云：凡春夏宜发汗，秋冬不宜汗，秋冬伤寒，只用小柴胡，顿服自愈，无汗亦愈。若未便伤寒，疑是风气痰壅等，皆治之。若浑身痛，小柴胡加桂尤妙也。

生犀散 治小产骨蒸，日晚潮热，夜间盗汗，能饮食无肌肉，病后余毒，伤寒后服热物发热不除，及食羊肉物。

羚羊角 地骨皮 秦艽 枳壳 大黄 麦门冬 赤芍药 茯苓 柴胡 人参 桑白皮 黄芪 鳖甲醋炙黄色，各等分

上㕮咀，青蒿水煎，去租，温服。

《活人》妊妇伤寒加减例

妊妇伤寒，仲景无治法，非无治法也，以其有岐伯有故无殒，可犯衰其大半一条，更不必云谓纷纷也。所以不言明者，当识谓如痓湿痓一篇无药，仲景岂无治法而不知药？恐后人有所遗耳。《活人》治妇人伤寒，妊娠服药，予谨考而详之，无论有胎无胎，产前产后，主治药味，皆不出此圣人意。详云俗方可采者，与其间参用，则知其间亦有达古人意者，何必云以法考之，疑非古方也。发热恶寒不离桂枝、芍药；往来寒热不离柴胡、前胡；大渴不离知母、石膏、五味子、麦门冬；大便滑者不离桂、附、白术、干姜；大便燥结不离大黄、黄芩；经水适来适断者小柴胡；安胎不离人参、阿胶、白术、黄芩；发汗不离生姜、豆豉、麻黄、旋覆花；头疼不离前胡、石膏、栀子；伤寒头痛不离柴胡、石膏、甘草；满闷不离枳实、陈皮；胎气不安不离黄芩、麦门冬、人参；发瘢变黑不离黄芩、栀子、升麻；观此数条皆不出古人意，岂可云仲景无治法，不言妇人妊妇之的方也？仲景一书，妇人小儿兼之矣。《活人》论妇人伤寒，但云仲景，不言其意已足，不可云仲景无治法，以治之药求之，皆仲景本意，曷尝出古人哉？《活人》此言虽失，亦急为后人不知汤液者言之也，岂敢云仲景不知也。《活人》之言失之过而不甚的当耳。

不老丹例

不老丹

何首乌 苍术 桑椹 煎如法，并见《活人》。

局方何首乌苍术地黄煎

上地黄膏子煎与苍术煎合点服，全养气血，无上神药也。

不老丹歌

皇甫敬之作为德甫服此七十而无白发。

苍术四斤泔浸软，竹刀刮皮切作片。
一斤炒以四两盐，一斤椒炒黄色变。
一斤各用酒醋浸，三味出之以日见。
何首赤白各二斤，泔浸竹刮切来匀。
枣豆五升同一甑，枣豆烂时曝干成。
地骨二升通捣细，椹汁和之如面剂。
置在盆中手按平，仍浇椹汁高三指。
夜取月精昼日华，吸尽椹汁药乃佳。
其药精干摩作块，亦用石臼捣无害。
捣之细熟须细罗，炼蜜为丸桐子大。
空心酒服一百丸，此是人间不老丹。

又方

何首乌一斤，赤白相半　枣一升，入锅内用河水煮了，却以竹刀切开，炒干，去核同用　牛膝酒浸，焙干，一两　防风用水洗净，去芦，二两

上为细末，石臼杵，枣肉丸梧桐子大，空心，温酒下五十粒。

又方

何首乌一斤　牛膝一两　熟地黄二两　蒲黄一两　干桑椹二两

上为细末，蜜丸桐子大，枣蜜各半丸亦得。

逐风丹　治风痰通身疙瘩。

地骨皮一两　何首乌一斤　荆芥穗　甘草各四两　黑豆三升，河水煮，晒干

上为细末，酒调服三钱，或蜜丸弹子大，细嚼一丸，茶酒任下。

治瘰疬方　瘤气瘿起结疣瘤赘疣。

上用黑熟桑椹二升，新布绞汁，砂锅内熬，不犯铁釜，后成膏子，沸汤点服。

又治瘰疬经年久不瘥者，以玄明粉末敷之，日二次。

消瘿丸　治结核瘿气。

连翘　栀子　桔梗　甘草　干柿　防风　牡蛎　玄参　丹参　荆芥　续断　鼠李　海藻　昆布　何首乌　白僵蚕　牛李子　白头翁各等分

上为末，炼丸，食后，茶酒任下。

治瘤气瘿起

连翘　栀子　瞿麦　防风　干柿　桔梗　甘草各等分

上细末，蜜丸桐子大服。

五香连翘汤

治痈疽瘰疬，风结肿气，恶疮毒气，疮气入腹，呕逆恶心，并皆治之。

木香　沉香　独活　升麻　甘草　麝香各半两　连翘　干葛　大黄

桑寄生　薰陆香各二两　淡竹茹　鸡舌香

上㕮咀，水煎，终入竹茹。

治瘿鹭鸶丸

海燕　海带　海蛤　木通　青皮　昆布　诃子去核　连翘各等分　晚蚕砂　款冬花

上细末，炼蜜丸鸡头实大，每服一丸，食后临卧噙化，津咽下。

孙尚药方　治小儿盗汗，潮热往来。

南蕃胡黄连　柴胡各等分

上细末，炼蜜丸鸡头实大，每服二丸至三丸五丸，银石铫子内，用酒少许化开，更入水五分，重汤煮二三十沸，放温，食后和滓服。

治伤寒劳后身热大小便赤血色者

胡黄连　山栀子去壳，各一两

上件和炒微焦，二味为细末，用猪胆汁和丸桐子大，每服生姜三片，乌梅一个，童子小便三合，浸半日，去柤，食后，暖小便令温送下十丸，临卧再服妙。

青蒿散　治骨蒸，便软，渴者。

青蒿　乌梅　秦艽　甘草各等分

上㕮咀，同小麦煎服。

《金匮要略》疟病脉证并治证三条方六首

师曰：疟脉自弦，弦数者多热，弦迟者多寒，弦小急者下之差，弦迟者可温之，弦紧者可发汗针灸也，浮大可吐之，弦数者风疾也，以饮食消息吐之。问曰：疟以月以日发，当以十五日愈。设若不差，当月尽解也。如其不差，当云何？师曰：此结为癥瘕，名曰疟母，急治之，宜鳖甲煎丸。

鳖甲煎丸

鳖甲十三分，炙　乌扇二分，烧　黄芩三分　柴胡六分　石韦二分，去毛　厚朴三分　瞿麦二分　紫葳二分　半夏一分，炮　人参一分　牡丹皮五分　虻虫五分，熬　阿胶三分，炒　蜂窠四分，熬　芒硝十二分　蜣螂六分，炙　大黄二分　芍药五分　桂枝三分，去皮　葶苈二分，熬　桃仁三分，去皮尖，熬焦　鼠妇一分，熬　干姜三分

上二十二味，为末，取煅灶下灰一斗，清酒一斛五斗浸灰，候酒尽一半，着鳖甲于中，煮取泛烂如胶漆，绞取汁，内诸药蘸，为丸，如桐子大，空心服七丸，日三服。

师曰：阴气孤绝，阳气独发，则热而少气烦满，手足热而欲呕，气曰瘅疟。若但热不寒者，邪气内藏于心，外舍分肉之间，令人消铄肌肉。温疟者，其脉如平，身无寒，但热，骨节烦疼，时呕，宜用白虎

加桂枝汤主之。

知母六两　甘草炙，二两　石膏一斤，碎　桂枝三两　粳米六合

上五味，㕮咀，以水一斗二升，煮米熟去滓，煎至三升，温服一升，日三，汗出愈。

蜀漆散　治疟多寒者名曰牡疟。

上杵为细末，未发前以浆水服三钱。温疟加蜀漆半分，临发时服一钱匕。一方云母作云实。

牡蛎汤　治牡疟。

麻黄去节　牡蛎熬，各四两　蜀漆洗去芦　甘草炙，各二两

上㕮咀，以水八升，先煮蜀漆、麻黄，去上沫，得六升，内诸药，取二升，去柤，温服一升，吐则勿更服。见《外台》。

小柴胡去半夏加栝蒌汤见《外台》经心录治劳疟。

柴胡八两　黄芩炒，二两　生姜三两，切片　大枣十二枚　人参　栝蒌根各四两

上六味，㕮咀，以水一斗二升，煮取六升，去柤，再煎取三升，日三服。

柴胡桂姜汤　治寒多微有热，或但寒不热，服一剂如神，故录之。

柴胡八两　桂枝去皮　黄芩各三两　牡蛎炒　甘草炙　干姜各二两

上七味，㕮咀，以水一斗二升，煮取六升，去柤，再煎取三升，温服一升，日三，初烦汗出愈。出《伤寒论》。

九转灵砂丹　治疟。

紫河车一钱八分，研细，和后二味　铅一钱　信一钱

上用雄黑豆一百粒，水浸一宿，去皮透时，研如泥，和三味匀末，丸桐子大、绿豆大、黍粒大三等，量虚实老幼大小服之，每服一二丸，或三丸，临晨日未出，面东无根水下，不发日服。经曰：当其盛必毁，因其衰也，是必大昌。此之谓也。

又方　治疟久不愈。

上用蒜不以多少，杵和铅丹，丸鸡头实大，每服一丸，临晨面东新水下。

海藏疟论

暑之为病，以疟舍于荣卫之间，得秋之风寒所伤而后发。亦有非暑感风寒而得之，邪并于阳则发热，冰水不能凉；邪并于阴则发寒，汤火不能温，并则病作，离则病止，故有时而休。在气则发之早，在血则发之晏，浅则日作，深则间之，或在头项，或在背中，或在腰脊，虽上下远近之不同，在太阳则一也。或在四肢者，风摇之所及，随所伤而作，不必尽当风火也。先寒而后热者，为之寒疟，先热而后寒者，

为之温疟，二者不当治水火，当从乎中治，中治者，少阳也。渴者燥盛也，不渴者湿胜也。疟虽伤暑，遇秋而发，其不应者，秋病寒甚，太阳多也；冬病寒不甚，阳下争。春病则恶风，夏病则多汗，二者手少阳虚也。其病随四时而作，异形如此。又有得之于寒而发之于暑，邪舍于肾，足少阴也。有藏于心，居之于内，热索于肺，少阴也。至于少气烦冤，首足热而不寒，为之瘅疟，足阳明也。治之奈何？当其盛而必毁，因其衰也，是必大昌矣。治法易老疟论备矣。

问曰：妇人经痛，大人小儿内热潮作，并疟寒热，其法同否？帝又问曰：病中外何如？岐伯曰：从内之外者调其内，若盛于外者，先治内而后治外。此言表里而出之异也。又云：中外不相及则治主病。中外不相及者，半表里也。自外而入者有之，自内而出者亦有之，外入内出虽异也，在半表里则一矣。此从外之内者治其内，若盛于内者，先治外而后治内，中外不相及为少阳也，治主病者，治少阳也。帝问：大热之病，恶寒发热如疟，或发一日，或发间日？岐伯对曰：以胜复之气，会遇之时有多有少，阴多阳少，其发日远，阳多阴少，其发日近，此胜复相搏，盛衰之节，疟亦同法。疟者，少阳也。少阳者，东方之气也，逆之则发寒，顺行则发热，故分之气异往来之不定也。妇人经水适来适断，病作少阳治之，伤寒杂病一体。经云：身有娠而脉有邪，经闭也。又云：月事不来者，胞脉闭也。经闭者尺中不至，胞闭者生化绝源，二者皆血病，厥阴主之，厥阴病则少阳病矣，累及其夫也。小儿外感内伤，若有潮作寒热等证，并同少阳治之，男女同。已上男子、妇人、小儿、闺女，或大寒或大热，或虚变成劳，脉有浮中沉之不同，故药有表里和之不一。察其在气在血，定其行阴行阳，使大小不失其宜，轻重各得其所，从缓从急，逆顺而举无不当，乃可以万全矣。此少阳一治，不可不知也。

《素问》五脏药证汤液

肝疟令人色苍苍然，太息，其状若死者，通脉四逆汤主之。

胃疟令人病也，善饥而不能食，食而支满，腹大，理中汤、理中丸主之。

心疟令人烦心甚，欲呕清水，及寒多不甚热，桂枝加黄芩汤主之。

脾疟令人寒，腹中痛，热则肠中鸣，鸣已汗出，小建中汤、芍药甘草汤主之。

肺疟令人心寒，寒甚热，热间若惊，如有见者，桂枝加芍药汤主之。

肾疟令人洒洒，腰脊痛，不能宛转，大便难，目眴眴然，手足寒，桂枝加当归芍药汤。

《素问》六经疟候汤液

少阳令人身体解㑊，寒不甚，热不甚，恶见人，见人心惕惕然，热多汗出甚，小柴胡汤。

厥阴令人腰痛，小腹满，小便不利如癃状，非癃也，数便意，恐惧，气不足，肠中悒悒，四物玄胡苦楝附子汤。

阳明令人先寒洒淅，寒甚久乃热，热去汗出，喜日月火光，气乃快然，桂枝二白虎一黄芩芍药加桂汤。

太阴令人不乐，好太息，不嗜食，多寒热汗出，病至则善呕，已乃衰，小建中汤、异功散。

太阳令人腰痛，头重，寒从背出，先寒后热，熇熇暍暍然，热止汗出难已，羌活生地黄汤、小柴胡加桂汤。

少阳令人闷呕吐，甚则寒热，热多寒少，欲闭户牖而处，其病难已，小柴胡加半夏汤。

小柴胡汤议论

小柴胡汤，不汗、不下、不利小便，故洁古名三禁汤也。后人用六乙、凉膈和解之，不知何意？凉膈气中之下药，六乙则杂病膀胱中和小便药也。少阳证当阳明与太阴之间，故云半表里，所以小柴胡不汗、不下、不利小便，今六乙、凉膈既利而复下之。故有畜血、心下痞证，岂可轻用为哉？若以利下之剂为可用，则古人麻黄、承气、五苓合而用之也，岂不有失古人之意，其害非轻，明者当识半在表乃身后之表，半在里非下之半在里，乃身前之里，则药不至于差惑也。

舌苔滑例王朝奉证治论藏结附

舌上苔滑，此丹田有热也。脉阴阳俱紧者，口中气出，唇口干燥，倦卧足冷，鼻中涕出，舌上苔滑，勿妄语也。到七八日以来，微热手足温为欲解，或八日以上反大发热者为难治。设使恶寒者，必欲呕也，可以柴胡去半夏加人参栝蒌汤，用小柴胡汤加减法。腹中痛者，可理中丸。脏结如结胸状，饮食如故，时时下利，脉浮，关脉小沉细紧，名曰脏结，舌上苔滑者难治，可刺关元穴。脏结无阳证，不往来寒热（一云寒而不热），其人反静，舌上苔滑者难治也，可刺关元穴，服小柴胡汤佳。阳明病脉浮而紧，咽燥口苦，腹满而喘，发热汗出，不恶寒，反恶热，身重，若下利则胃中虚，客热熏膈，心中懊侬，舌上苔滑者，服小柴胡汤，胃气和，汗出而解。

三焦热用药六例

上焦热

清神散　连翘防风汤　凉膈散　龙脑饮子　犀角地黄汤

中焦热

小承气汤　调胃承气汤　洗心散　四顺清凉饮　桃仁承气汤

下焦热

大承气汤　五苓散　立效散　八正散　石韦散　四物汤　抵当汤丸

海藏云：此内热之大略也。有外热者，当求别法。兼此例有轻重气血之分，用者当择其可焉而已矣。

医垒元戎卷第六

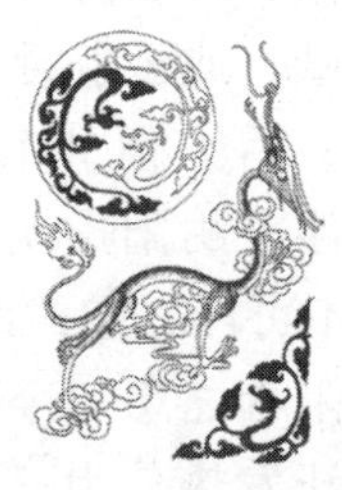

赵州教授兼提举管内医学王好古进之诠次

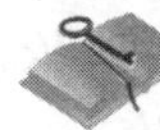

三阳拾遗例

海藏通圣散评议

通圣散治杂病最佳，治伤寒伤风有失其故，何也？防风、麻黄、葱、豉，汗也；大黄、芒硝，下也；栀子、滑石，利小便也。经云：发表攻里，本自不同，故发表不远热，攻里不远寒。仲景云：当汗而反下之者逆也，当下而反汗之者亦逆也。又云：桂枝下咽，阳盛则毙。承气入胃，阴盛乃亡。既有汗药而复有下药，发表攻里合而并进，有失古人用药之本意，兼日便不宜遽利，若利之过则燥而畜血，汗之不当则生黄，下之不当则结胸。若药随虚实而变，上行则有汗多亡阳之证，下行则有下多亡阴之证，其害非轻，可不慎欤！在太定间，此药盛行于世而多效，何哉？当时虽市井之徒，口腹备，衣著全，心志乐，而形不苦，虽然用凉亦多效而少失。如今之时，乃变乱之余，齑盐糟糠有所不充，加以天地肃杀之运五十余年，敢用凉药如平康之世耶？故多失而少效，有如仲景用桂枝当汉之末也，韩祇和解桂枝当宋之隆也，其时世之异，不可不知也。兼药犯三禁：伤风不宜汗而汗之，一也；伤寒不宜下而下之，二也；小便不宜重利而利之，三也。若知此而不犯，亦无生黄、畜血、结胸之证，故余有白术、神术二汤，以革世医之弊云耳。

《韩氏微旨》论和解因时法

季思训《保命伤寒论》亦出此书论

伤寒病有可汗者，论中但统言其汗证及可汗脉，或云脉浮弱，或云脉浮而数，或云脉浮紧，或云脉浮无汗而喘，或云脉浮为在表，今略举数条，后人但凭其脉之大概，并不分脉浮有阴阳虚实之理，又不分有可汗不可汗之趣，误投发表药，则多变成阳毒之患。今举病人有汗恶风、无汗发热分为三等，及据立春已后至立秋已前气候轻重各方治之，庶学者易为开误耳。

病人二三日已前，两手脉浮数，或缓，或急紧，按之则软，寸、关、尺若力齐等，其力不甚大不甚小者，亦未可便投解表药，此是见表证未见表脉也。直候寸脉力小如关尺脉，即可投表药。大抵治伤寒病见证不见脉，未可投药；见脉不见证，虽少投药，亦无害矣。凡治杂病，以色为先，脉为后；治伤寒，以脉为先，证为后。病人两手脉浮数而紧，名曰伤寒，若关前寸脉力小，关后尺脉力大，虽然不恶风，不自汗出，此乃阴气已盛，先见于脉也。若不投药和之，后必恶风及自汗出。若立春已后至清明以前，宜调脉汤主之；清明已后至芒种以前，宜葛根柴胡汤主之；芒种以后至立秋已前，人参桔梗汤主之。

调脉汤

葛根一两　防风去芦　甘草炙，各半两　前胡去苗，三分

上为粗末，每服二钱，水一钟，生姜一块如小指大，擘破，煎至七分，去柤，温服。如寸脉依前力小，加枣三个，擘破，同煎。

葛根柴胡汤

葛根二两半　柴胡去苗，二两　芍药二分　甘草炙　桔梗各三分

上㕮咀，每服二钱，水一钟，生姜二片，煎至七分，去滓，热服。如寸脉依前力小，加葱白三寸，同煎服。

人参桔梗汤

人参　桔梗　甘草炙，各三分　麻黄去节，一两　石膏三两

上㕮咀，每服二钱，水一钟，荆芥五穗，煎至七分，去柤，热服。如寸脉依前力小，加麻黄二分，去节，同煎服。病人两手脉浮数而缓，名曰中风，若寸脉力小，尺脉力大，然不恶风自汗出，此乃阴气已先见于脉，若不投药和之，后必恶风自汗出。若立春已后清明以前，宜薄荷汤主之；清明以后至芒种以前，宜防风汤主之；芒种以后至立秋以前，宜香芎汤主之。

薄荷汤

薄荷一两　防风去芦　葛根各半两　甘草炙　人参各三分

上㕮咀，每服三钱，水一钟，煎至七分，去柤，热服，如三五服

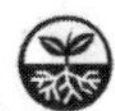

寸脉力尚小，加薄荷三分。

防风汤

防风去芦，一两　厚朴去粗皮，炙，涂生姜　桔梗各三分　甘草炙　旋覆花各半两

上㕮咀，每服三钱，水一钟，生姜一块如指大，擘破，煎至七分，去滓，热服。如三五服寸脉力尚小，加荆芥五七穗同煎。

川芎汤

川芎一分　升麻三分　石膏二两　厚朴姜汁炒　甘草炙，各半两

上㕮咀，每服三钱，水一钟，煎至七分，去相，温服，如三五服后寸脉尚小，加细辛二分。

前二段又将伤风与伤寒各立法者何？盖谓病人始得病三日以前，或因伤风脉缓，或因伤寒脉紧，然脉虽先见，而病证犹未见，尚可以药解之，故各立方耳。

病人两手脉浮数或紧或缓，寸脉短反力小于关尺脉者，此名阴盛阳虚。若自汗出而恶风者，是邪气在表，阴气独有余也。《素问》曰：阴气有余为多汗身寒是也，即可投消阴助阳发表药治之。若立春已后清明以前，宜六物麻黄汤主之；清明以后至芒种以前，宜七物柴胡汤主之；芒种以后至立秋以前，宜发表汤主之。

六物麻黄汤

麻黄去节，一两　苍术泔浸　葛根各半两　甘草炙　人参各半两

上㕮咀，每服三钱，水一钟，枣二枚，煎至七分，去滓，热服。如三五服后汗未止犹恶风者，加荆芥半两；如三五服后不恶风犹汗自出者，加舶上丁香皮半两。

七物柴胡汤

柴胡二两　苍术去黑皮　甘草炙　荆芥穗各一两　麻黄去节，一两

上㕮咀，每服二钱，水一钟，生姜一块如指大，擘破，枣二枚，擘破，同煎至七分，去滓，热服。如服三五服后汗未止犹恶风者，入葱白三寸；如三五服汗犹未止者，加当归一两，每服加枣三枚，同煎服。

发表汤

麻黄去节，一两五钱　苍术去黑皮，三两　当归去芦　人参各半两　甘草炙，五分　舶上丁香皮三分

上㕮咀，每服三钱，水一钟，入生姜一块如指大，擘破，枣三枚，擘破，同煎至七分，去滓，热服。如三五服后汗未止犹恶风者，加桂枝三分；如汗未止，更加细辛半两，以汗止为度。病人脉浮数或紧或缓，其脉上出鱼际，寸脉力大如关尺者，此名阳盛阴虚也。若发冒闷，口燥

咽干者，乃是邪气在表，阳气独有余也。《素问》曰：阳气有余，为身热无汗是也，可投消阳助阴药以解里。若立春以后至清明以前，宜人参汤主之；清明已后至芒种以前，宜前胡汤主之；芒种已后至立秋以前，宜石膏汤主之。

人参汤

人参半两　芍药三分　石膏二两　柴胡去苗，一两　甘草炙，三分

上㕮咀，每服三钱，水一钟，生姜一块如指大，擘破，同煎至七分，去滓，热服。如三五服后依前热未解，每服入豉三十粒，水一钟，同煎至八分，去滓，热服。

前胡汤

人参　前胡　南星　半夏曲　木香　枳壳　橘红　紫苏　甘草炙　赤茯苓以上各一钱半

上作一服，水二钟，生姜五片，煎至一钟，去滓，温服。

石膏汤

石膏　黄芩各三两　芍药一两　升麻三分　柴胡去芦　甘草去红皮，各一两

上为末，每服三钱，水一钟半，入豉一合，煎至八分，去柤，热服。如服三五服后热未解，加知母一两，又热未解，加大青一两。病人两手脉浮数或紧或缓，三部俱有力，无汗恶风者，此是阴阳气俱有余。《素问》曰：阴阳有余则无汗而寒是也，可用药平之。若立春以后至清明以前，宜解肌汤主之；清明以后至芒种以前，宜芍药汤主之；芒种以后至立秋以前，宜知母汤主之。

解肌汤

石膏二两　麻黄去节，三分　升麻　甘草炙，各半两

上㕮咀，每服三钱，水一钟半，入豉半合，煎至八分，去滓，热服。如三五服后犹恶风者，加麻黄半两，石膏一两。

芍药汤

芍药　荆芥穗各一两　石膏三两　炙甘草半两

上㕮咀，每服三钱，水一钟，入姜一块如指大，擘破，同煎至七分，去滓，热服。如三五服后犹恶风，每服加生姜一块如指大，擘破，同煎。

知母汤

知母　石膏　麻黄去节　升麻各一两　炙甘草半两

上㕮咀，每服三钱，水一钟，入生姜一块如指大，擘破，同煎至八分，去滓，温服。三五服后犹恶风，加麻黄半两，升麻半两。

仲景云：伤寒为病，脉缓者名曰中风，脉紧者名伤寒，今分此二

端者，何也？始因冬寒毒之气中人，其内伏之阳沉潜于骨髓之内，每至春夏发时，因外伤寒引内邪出，或外伤风而引内邪出，及乎内邪既出，而为病一也。故古人立此二端，恐后疑其紧脉与缓脉治法别也。若中风与伤寒脉异，何故仲景无别治之，此乃后人不究仲景之心也。

前三段又将中风与伤寒一法治者何？盖病人始得病后，脉与证俱见，若投解利药，必不得愈，故立前方同法而治之。

病人始得病一二日至五六日，尚有表脉及表证者，亦可以依脉证投药，凡投解表及发表药，每日可饮三服，若证甚可至五服外，不可频服药也。如证未解，次日依前再投，如证依前未解，可作热粥内加葱白亦可也。汗出勿厚衣盖覆，恐出汗太过，作亡阳证也。

伤于风者上先受之，伤于湿者下先受之。

海藏云：《韩氏微旨》可汗一篇，有和解因时发，言伤寒之脉头小尾大，伤风之脉头大尾小。李思训《保命新书》亦分寸尺，与韩氏同之，非若前人总言尺寸脉浮而紧，尺寸脉俱浮而缓，紧则为伤寒无汗，缓则为伤风自汗。又有伤寒有汗者，有伤风无汗者，脉亦互差，与证不同，前人已尽之矣。惟韩、李所言，头小尾大即为伤寒，尾小头大即为伤风也，人病间有脉证异于尺寸者，故韩、李之述为和解因时发也。又恐后人疑其不与圣合，遂于本方药又立加减数条，亦不越前人之意，何其当哉！兼二公者，当宋之盛时，故有戒桂枝、麻黄不可轻用，故用石膏、麻黄、葛根、柴胡之平剂，当时则非，百世常行，时世迁移之活法也。可汗一篇，若从汤液随证应用，自有定规，虽明哲不可逾。又寸口脉小，饮冷与雾露所伤，同作中焦治之。韩、李云伤寒寸小者，勿认与饮冷雾露同伤一体也。饮冷雾露寸口举按全无，是阴气在胃不和，阳气不能升越也。伤寒寸口小者，只与关以下至膀胱本部见之，寸口虽小，只是举之微小，沉得有也，非若饮冷雾露，举按全无也。若果寸口举按全无，即不可解利，则只宜温中，不可不知耶。

韩氏十四药定经

调脉汤，阳明少阳也；葛根柴胡汤，阳明少阳也；人参桔梗汤，太阳阳明也；薄荷汤，阳明也；防风汤，阳明也；香芎散，阳明也；六物麻黄汤，太阳阳明也；七物柴胡汤，太阳少阳也；发表汤，太阳也；人参汤，阳明少阳也；石膏汤，阳明也；解肌汤，太阳阳明也；芍药汤，太阳阳明也；知母汤，太阳阳明也。

上韩氏十四药，以经络求之，各有部分，轻重缓急，自有所宜，运气加临，各极其当，因而在其中矣，不必分至之远近，寒暑之盛衰，而谓之因时也。

仲景瓜蒂散例

仲景瓜蒂散

病人桂枝证，头不痛，项不强，寸脉微浮，胸中痞鞕，气上冲咽喉，不能太息者，此为胸中有寒也，当吐之，宜瓜蒂散。

瓜蒂　赤小豆各等分

上为细末，每服一钱匕，豉一合，汤七合，先渍之，须臾煮作稀粥，去粗，调散，温服，顿服，不吐，少少加之，得快吐乃止。诸亡血虚家不可用此。

宋氏仲景铃法嗃药瓜蒂散

瓜蒂十四个　丁香一个　黍米四十九粒

上细末，噙水一口，嗃鼻，下黄涎。

治偏正头痛久不愈，服诸药及针刺莫能效者，以其湿气在头也。一味细末，一味者瓜蒂也。少许嗃之鼻中，清水徐徐出一昼夜，湿尽痛止为度，此亦吐之意也。经云：湿气在上，以苦吐之。故邪在胸中者服之，邪在头目者嗃之，皆吐之属也。张子和云：点目出泪，嗃鼻沥涕，口食漉涎，皆有以同乎吐也。

又湿在胸中，故发头痛，瓜蒂末一钱，赤小豆末半钱，米汤调下，吐之，或醋浆亦得。湿气在头者，此药亦能吐之，然莫若嗃之为愈也。

瓜蒂散治伤寒三四日者，或觉心满坚硬，脚手心但热，变黄不治而欲死者，宜瓜蒂为细末，每用一字，吹鼻中，令黄水出，余残末用水调饮之，得呕黄水一二升乃愈。

小儿久患风痫，缠喉风痹，及大人风涎，潮热，发不省人，酒积，食劳，黄疸，脾湿肿满，劳热上喘，肌热咳嗽，中满眩晕，膈实痰饮，痰厥头痛，一切胸上病患，脉沉实按之有力者，并约量剂料轻重多少服之。以上瓜蒂吐不止，用麝香汤解之。

胜金丸

薄荷半斤　瓜蒂半斤　藜芦末一两　朱砂半两　猪牙皂角二两

上牙皂槌碎，水一升，与薄荷一处揉取汁，熬成膏子，别将藜芦、瓜蒂、朱砂研匀，用膏子和龙眼大，以余朱砂为衣，温酒化下一丸，以吐为度，得吐而省人事者愈，不省则不可救也。或者谓中气风无吐法，

下金虎碧霞以为戒，且如卒暴痰生，声如拽锯，牙关不开，汤药不能入，其命须臾，若无此吐法，其误人之旨深矣。

瓜蒂散 治痰饮，酒积，食劳，留饮停滞，或寒结胸中，热郁所化，并宜用之。

瓜蒂 赤小豆各七十五个 人参半钱，去芦 甘草二钱半

上细末，每服一二钱，量虚实加减，酒调，空心辰刻饮之。

三圣丸散

防风 瓜蒂各三两 藜芦一两，或半两

上粗末，每用三钱，以齑汁一大盏，煎至七分，去滓，温服饮，探引令吐为度。宜静暖室不透风处用，吐至，以好醋葱汤解之。

古今吐法不一，在胸中者或嗃之，在头者或吐之，何也？答曰：头为天之天，肺为天之地，鼻为肺之窍，胸为肺之腑，总而言之，则皆心君之上，无形之神，至高之分，故用之错而效之同也。

《衍义》云：瓜蒂即甜瓜蒂也。瓜蒂成熟则自落，其蒂在蔓茎上采得，曝干，不以多少为细末，量病轻重服一二钱匕，腻粉一钱匕，以水半合，用调匀灌之。

治风涎暴作，气塞倒仆，服之良久涎自出，或服药良久涎不出，含砂糖一块，下咽则涎出，此物甚不损人，全胜石碌、硇砂等。

《食疗》云：瓜蒂主身面四肢浮肿，杀虫，去鼻中息肉，阴黄黄疸及暴急黄。瓜蒂、丁香各七枚，小豆为末，吹黑豆许嗃于鼻，少时黄水出差。

张文仲治伤寒热病，瘴疟及胸中恶痰饮，须可吐者，盐末一大匙，以生熟汤调下，须臾即吐，吐不快者，宜更服，甚良。又曰：《近效方》与《备急方》用。

《经验方》治遍身如金色黄

瓜蒂四十九个，六月六日收者佳 丁香四十九个

上二味，用干锅子内烧烟尽为度，细碾末，大人一字，小儿半字，吹鼻内及擦牙立效。

《外台》、《肘后》方 疗伤寒汗出不渴三四日，胸中恶心欲吐者。

豉三斤，以绵裹之 盐一两

上二味，以水七升，煮取二升半，去滓，内蜜一升，又煮二服，顿服二升，安卧，当吐不吐，再服。

又方

苦参二分 甘草一分半 瓜蒂 赤豆各二七枚

上四味，加以水一升，煎取半升，作一服，服之当吐，若吐不止

者，以葱豉粥解之必止，忌海藻、松菜。

又方

苦参　黄芩各二两　生地黄半斤

上三味，切，以水八升，煎取二升，服一升，或吐下毒物。忌芜荑。

仲景治百合例《金匮》祖方全

百合知母汤

百合滑石代赭石汤

百合鸡子汤

百合地黄汤

又方

治伤寒腹中痛。

百合一两，炒黄，为末，米饮调服。

孙真人治阴毒伤寒

百合煮浓汁服之一升良。

《素问》解㑊　仲景百合诸汤《活人》说百合证

上仲景百合诸汤名，本草所言备矣，后《活人》主治服饵载之百问，读者当知其祖。

百合知母汤　治百合发汗后者。

百合七枚，擘　知母二两

上先以水洗百合，渍一宿，当去白沫，去其水，更以泉水二升，煮取一升，去滓，别以泉水二升，煮知母取一升，去滓后合和，再煎取一升半，分二，温服。

百合滑石代赭石汤　治百合病下之后者。

百合七个　滑石三两，绵裹　代赭石如弹子大，块碎，绵裹

上先将百合如前法制后去滓，别以泉水二升煮滑石、代赭石，取一升，去滓后合和，再煎取一升半，分二，温服。

百合鸡子汤　治百合病吐之后者。

百合七个　鸡子一个，取黄用

上先将百合如前法制后，去柤，内鸡子黄，搅令匀，温服。

百合洗方　治百合弥月不解，变成渴者。

百合一升

上水一斗，渍一宿，以洗身，洗已，食煮饼，勿以盐豉也。

百合地黄汤　治百合病不经汗、下、吐，病形如初者。

百合七个　生地黄取汁，一升

上先以水洗百合，渍一宿，出白沫去之，更换以泉水二升，煮取一升，去滓，内地黄汁，煮取一升，分温再服，中病则止，大便下如漆。

百合滑石汤　治百合病变寒热。

百合一两，炙　滑石三两

上同为细末，米汤调服方寸匕，若微利者，止再服。

百合栝蒌牡蛎汤　治百合病不

差。

百合　栝蒌根　牡蛎已上各等分

上为末，每服方寸匕，日二三服。

海藏百合四君子汤　治老弱虚人不得眠。

解㑊尺脉缓涩，尺为阴部，腹肾主之。缓为热中，涩为无热而无血，故解㑊而不可名之。然寒不寒、热不热、弱不弱、壮不壮，宁不可名为之解㑊也。惟百合一证，与此比比相若。

《病源》、《小品》萎蕤汤　疗冬温及春月伤风伤寒，则发热，头眩疼，咽喉干，舌强，胸内疼，心胸痞满，腰背强，痞者，结病也。

萎蕤一两　白薇　麻黄去节　独活　川芎　杏仁去皮尖　青木香如无，以麝香一分代之　甘草已上各二两　石膏三分，末之，绵裹

上九味，切，以水八升，煮取三升，分三服。若一寒一热，加朴硝一分，及大黄三两下之。忌海藻、松菜。《古今录验》同。一方有葛根二两。

《千金》疗伤寒伤风五六日以上，但胸中烦，干呕者，宜栝蒌实汤主之，方祖《金匮》。

栝蒌实一两　柴胡半斤　黄芩　甘草各二两　生姜四两　大枣十枚

上六味，切，勿令大碎，吹去末，以水一斗二升，煮得六升，绞去滓，更煎取三升，温服三日。

千金翼五苓散　论云：猪苓散，此当在太阳五苓散条下。

猪苓　茯苓　白术各三分　桂心二分　泽泻五分

上五味，捣筛末，服方寸匕，日三，多饮暖，汗出愈。

甘草泻心汤　伤寒中风，医反下之，其人下利，日数十行，水谷不化，腹中雷鸣，心下痞坚而呕，干呕心烦不能得安，医见心下痞，以为病未尽，复重下之，其痞益甚，此非结热，但以胸中虚，客气上逆，故益坚，痞转甚，甘草泻心汤主之。

甘草炙，四两　黄芩三两　大枣十二枚　黄连二两　干姜炮，一两　半夏洗去滑，半斤

上六味，切，以水一斗，煮取六升，分六服。一方有人参三两。

《古今录验》疗中风伤寒，脉浮，发热往来，汗出恶风，颈强，鼻鸣干呕，阳旦汤主之方。

大枣十二枚，破　桂心三两　芍药三两　生姜三两　甘草二两　黄芩二两

上六味，㕮咀，以泉水六升，煮取四升，分四服，日三。自汗者，去桂心，加附子一枚；烦渴者，去

桂，加栝蒌三两；利者，去芍药、桂，加干姜三两，附子一枚，炮；心下悸者，去芍药，加茯苓四两；虚劳里急者，正阳旦汤主之，煎得二升，内胶饴半升，分为再服。若脉浮紧者不可与也。《千金》同。

海藏十余证脉并药

伤风脉紧，仲景大青龙汤主之。无汗恶风，仲景葛根汤主之。已上二证，伤风得伤寒脉，伤寒得伤风脉是也。易老断为桂枝柴黄各半汤。

中风伤寒萎蕤汤

中风伤寒阳旦汤

伤寒中风栝蒌实汤

此先后所伤不同，其中变证、所苦各异，故用药杂，非桂枝麻黄之正药也。

尺寸脉盛，重感于寒，变为温疟。

阳脉浮滑，阴脉濡弱，再遇于风，变为风湿。

阳脉洪数，阴脉实大，更遇温热，变为温毒。

阳脉濡弱，阴脉洪紧，更遇温气，变为温疫。

中风伤寒。

伤风见寒。

中暑中湿。

中暑饮冷。

盖因伤于寒邪，又感异气而变。凡此数症，皆重伤也。

海藏云：已上十余证，前后所伤不同，内外变证不一，非精于持诊者，不能别也。

张文仲疗伤寒，白膏摩体中，手当千遍，药力乃行，并疗恶疮，小儿头疮，牛领马鞍皆疗之。先以盐汤洗恶疮，布拭之，着膏上摩，向火千遍，日再，自消。

天雄　乌头炮　莽草　羊踯躅各等分

上四味，各切，以苦酒汤三升，渍一宿，作东向露灶，又作十二聚湿土各一升许，成膏，猪脂三斤，着铜器中，加灶上炊，以苇薪为火，令膏释，内所渍药，炊令沸，下者着土聚尽遍，药成绞去滓，伤寒头痛酒服如杏核一枚，温覆取汗，咽痛含如枣核，日三，咽之，不可近目。《千金》同。

牙齿例

海藏云：牙齿者，足阳明经也，手阳明经也。足阳明之经，走上牙中；手阳明之经，走下齿中。牙齿者，骨之余也，坚则令人强食，或血出、断烂、诸痛、寒热不一，皆手足阳明也。

陈希夷神仙刷牙药　白牙黑发益精神。

猪牙皂角及生姜，西国升麻蜀地黄。

木律旱连槐夹子，细辛荷叶要相当。青盐等分同烧炼，研煞将来用最良。擦牙牢齿乌须眉，谁知世上有仙方。

上用二两，并剉碎，一新罐子，尽盛其药，用瓦子盖口，以麻索子系定，上用盐泥固济，约厚半寸许，熬干，作一地坑子，坑子方阔二尺，深约七寸，先放一方砖，后安药罐子，以口向下坐，用木炭一秤，烧令透后，清烟出，稍存性，去火，发一宿，取出，研为细末，每蘸药刷上下牙齿，温水漱口，吐之。

麝香玉散

酸石榴皮　诃子各二两　升麻　绿矾枯　何首乌　川芎　白芷　麝香一钱　五倍子　石胆矾各半两　脑子半钱　猪牙皂灰　百药煎　青黛　白檀二钱　零陵香　木鳖子各二钱　白茯苓一两　藿香叶　没石子各一两半　好荜拨　青盐　细辛　荷叶灰

上细末，用药后茶清漱之。又方无脑子，加麝香三钱。

犀角升麻汤　治阳明受风热，口唇颊连鬓肿痛，鼻额连头痛。

犀角七钱半　升麻五钱　防风三钱半　羌活三钱一字　川芎三钱半　白附子　白芷二钱半　黄芩二钱半　生甘草二钱半

上㕮咀，作一服，水五斛，煎三斛，去滓，分三服。

梧桐泪散　治阳明经虚，风热所袭，流传牙齿，攻龈肉则致肿结，妨闷甚者，为龈间津液相搏，化为脓汁，宜用此药。

梧桐泪　石胆矾　细辛根　乳发灰一钱一字　黄矾五钱　芦荟五钱　升麻五钱　麝香一钱　朱砂　川芎　当归　牛膝各二钱半

上细末，先以甘草汤漱口，后用药少许敷之，以常用少许擦牙齿，去风退热，消肿化毒，牢固牙齿，永无宣疳血蛀之病。

升麻丸　治阳明有热攻注，牙齿肿痛，脉洪大而实，宜以：

细辛　升麻　防已　羌活　内加牵牛、大黄泻之，加减丸数。

上并等分为末，炼蜜丸梧桐子大，每服二丸，临卧温水下。

白牙齿药

零陵香　白芷　青盐等分　砂锅别研细　升麻半两　石膏别研，一两　细辛二钱　麝香另研，半钱

上除内砂锅、石膏、麝香外，细末，入此五味，同调匀，早晨夜间用药擦牙，温水漱。

又方　升麻散

细辛六钱　川芎二两　升麻一两　藁本一两　石膏一两　皂荚一两　白芷一两

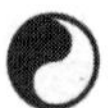

上每用药少许刷牙，温水漱，用沙罗三次。

三圣散 治齿龈肿痛动摇。

甘胡芦子四两 牛膝二两

上细末，每用五钱匕，水一盏半，煎至一盏，去滓，稍热漱，多时吐之，呕哕不妨，食后临睡。

治齿根宣露动摇方

柳枝 防风 杏仁 青盐 地骨皮 细辛 生地黄各一两 蔓荆子半两

上为细末，药一钱，酒水各一盏，煎至一盏，去滓，热漱冷吐。

治牙齿脱落不牢方

熟铜末二两 当归一分 防风一分 地骨皮三两 细辛根一分

上为末，将当归末和铜末研如泥，粉封齿，日夜各二度，三五日牢，一月内忌硬物。

《简要方》治牙齿肿痛

白矾一两，枯 露蜂房一两，微炒

上为末，每用二钱，水一盏，煎十余沸，热渫。牙齿痛处涂之。

二十八宿散 治远年近日发牙痛。

丁香 荜拨 大椒 蝎梢

上各七个，同碾为细末，痛处用津点擦立止。

荜拨散 治风蛀牙疼，牙关紧急。

荜拨 草乌头 细辛 升麻 良姜 蝎梢

上为细末，如牙疼时擦少许，沥涎痛即止。

擦牙药

川芎 细辛 诃子 五倍子 百药煎各二钱半 胆矾半两 绿矾半两 麝香如无，以甘松代之

上为细末，再入胆矾、麝香，研匀为度，每用一字，临卧刷之。

立效散 治牙疼。

小椒 露蜂房 青盐各等分

上为细末，煎数沸，放温漱之，痛即止。

益神散 一法加青黛、枣核、栗蓬、熏灰，同末，刷牙。

五倍子半两 诃子三个，去核 石榴皮三钱半 胆矾钱半，别研为末 零陵香一钱 白芷一钱 麝香 绿矾半两，炒干一半，生用一半 《食疗》去皂角两锭 加盐半两

上同炒令赤，细碾，夜夜用擦牙齿，一月后有动者，齿及血䘌并差，其牙坚牢。

返老还童丹

青盐六分 升麻一两 羌活一两 当归两半 五倍子一两 川芎半两 熟地黄一两 猪牙皂角一两

上用罐子一个，随药多少，用

自己退发少许，盖药面，用瓦子盖之，盐泥固济，文武火煅香，熟气绝为度，冷取煞研为末，每日早晨及晚擦牙，久而见效。

《病源》曰：手阳明之支脉入于齿，齿是骨之所络，髓之所养，若风冷寒入于经络伤骨，冷气入齿根则齿痛。

海藏云：此骨与大肠俱热，大便秘，经络壅滞而齿龈痛者，治法不同也。凡齿痛药并见《外台秘要》。

古今巴豆例

本草云：味辛温，主温热寒有毒，可以通寒，可以开胃，可以磨坚，可以止涩，又可以备急，而随肠或佐以寒，或佐以热，加以五色，各随其藏，具见于后，以其此药多治肠胃手足阳明之经也。故入三阳拾遗例。《金匮玉函要略》、《伤寒论》并杂疗诸方，皆张仲景祖神农法、伊尹体箕子而作也。唐宋以来，如孙思邈、葛稚川、朱奉议、王朝奉辈，其余名医虽多，皆不出仲景书也。

仲景备急丸 治卒暴百病，中恶客忤，治口禁停尸卒死。

巴豆 大黄 干姜各等分

上蜜丸，杵千下，丸如小豆大，每服三丸，苦酒下。如干口不开，折齿灌之。三物司空裴秀亦作散，用治心腹诸疾，与上同。巴豆即斩关夺门之将，散不及丸，必用散者，取其急也。

三物须精新好者，细末，蜜丸，和捣千杵，丸如小豆大，胸满卒痛，如锥刀刺，气口急禁，停尸卒死，以暖水、苦酒服之。若不下，棒头斡开灌，令下咽，须臾差，未和更与三丸，当便肠鸣转，即时吐下得愈。若口噤不开，折齿灌之，药下即生。

仲景白散

桔梗 贝母各一字半，末之 巴豆熬研，半字

上巴豆入散内碾匀服，强人半钱匕，弱人少减。病在上必吐，病在下必利，不利进热粥一杯。不止进冷粥一杯，若汗出已腹痛，与芍药三钱如上方。

仲景飞尸走马汤方

巴豆二枚，去皮心 杏仁二枚，去皮尖

上二味，绵缠，槌令极细，投热汤二合，指捻取白汁，便饮之，食顷当下，量大小老幼虚实加减服之，通鬼击病，忌野猪肉、芦笋。张文仲同。

黑神丸 治心腹诸疾。

巴豆二钱半 盐头四两

上为细末，滴水丸桐子大，麦炒香水上浮不用，麦酒吞二丸。

状元丸 一名酒痈丸。

神曲炒 葛根各半两 半夏一两，洗 雄黄二钱 巴豆五十个 白面一两

上六味，滴水丸桐子大，麦炒香水上浮不用，麦酒下十二丸。

酒癥丸

巴豆十五个 雄黄六块，皂角子大 蝎梢十五个 白面五两

上为细末，水丸豌豆大，稍干。

神应丸 大治心腹胀满，宿食不消，饮食所伤，不喜饮食，诸药不效。

巴豆一百二十粒 面一斤，炒尽油

上连面一处为细末，醋糊丸绿豆大，冷水下二三十丸，食远。

青娥丸 此后并巴豆杏仁例。

一法加青黛一钱五分 巴豆二钱五分 白矾半两

上蒸饼丸绿豆大，每服二丸，甘草汤下，食后。

红粉丸

一法加胭脂，治妇人血不通。

一法加朱砂。

解毒雄黄丸 治缠喉风急喉闭，卒倒失音，不语，不省人事。

一法加雄黄一分 郁金一分 巴豆十四个

玉霜丸

一法加轻粉、滑石；一法加白矾。

活人黑神丸

一法加盐豉、五灵脂，治湿痰食积。

钱氏紫霜丸

一法加代赭石、赤石脂；一法加大黄治热结；一法加附子、乌头治寒结。

感应丸主治修制并见《局方》。

丁香一钱 木香一钱 肉豆蔻三钱 干姜半两 巴豆半两，制 杏仁半两，制 百草霜 蜡二两，醋煮

神应丸 治冷饮注泄者立止，海藏所改法也。

许学士云：此方得之王景长之家，近世名医多用，即知此方乃古方也。惟此为真《局方》，高殿前家，亦非也。本方虽云秘者能下，泄者能止，用之少效，予反覆本草味药证，但言巴豆得大者良，予故法为神应丸。

木香一钱 丁香别研 干姜炮，半两 百草霜研细，半两（四味药末和匀） 杏仁半两 蜡二两，醋煮，垢先备下 巴豆半两，炒去油尽，微存性

上同碾为泥，上四味和匀，重罗细，入泥中，溶化蜡，入小油半

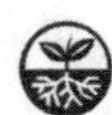

两匀，同入泥与细末中研匀，及数百回后，至凝可搓作挺，蜡纸封聚，每挺可重一钱。

局方感应丸 治虚中积冷，气弱有伤，停积胃脘，不能传化，或因气冷，因饥饱食，饮酒过多，心下坚满，两胁胀痛，心腹大疼，霍乱吐泻，大便频并后重，迟涩久利赤白脓血相杂，米谷不消，除而复发。又治中脘呕吐，痰逆恶心，喜睡，头旋，胸膈痞闷，四肢倦怠，不欲饮食。又治妊娠伤寒，新产有伤，若久有积寒，吃热药不效者，并悉治之。又治久病形羸，荏冉岁月，渐致虚弱，面黄肌瘦，饮食或进或退，大便或秘或泄，不拘久新积冷，并悉治之。大病不过三服，便见痊愈。此药温无毒，并不燥热，不损胃气，亦不吐泻，止是磨化积聚，消逐温冷，疗饮食所伤，快三焦滞气。

新拣丁香一两五钱 南木香去芦，一两五钱 川干姜炮，一两 肉豆蔻去皮仁子滑皮，二十个 巴豆七十个，去皮心膜，研细，出尽油，研如糊 杏仁拣肥者，去灰土，一百四十个，去尖，汤浸一宿，去皮，别研极烂如膏 百草霜用庄家锅底刮者，细研，二两

上七味，除巴豆粉、百草霜、杏仁三味，余四味捣为细末，与前三味同拌，研令细，用好蜡匮和，先将蜡六两溶化作汁，以重绵滤去滓，更以好酒一升，于银石器内煮蜡溶滚数沸，倾酒冷，其蜡自浮于上，取蜡秤用。凡春夏修合，清油一两于铫内熬令末散香熟，次下酒煮蜡四两，同化作汁，就锅内乘热拌和前项药末；秋冬修合，用清油一两半同煎煮热作汁，和匮药末同剂，分作小锭子，以油单纸裹之，旋丸如绿豆大，每服三五粒，量虚实加减，温水吞下，不拘时候常服，进饮食，消酒毒，令人不中酒。又治小儿脾胃虚弱，累有伤滞，粪白鲊臭，下利水谷，每服五粒黍米大，干姜汤下，不拘时候。前项疾证，连绵月日，用热药攻取，转并不成效者，不拘老幼，虔心服饵，立有神效。

简易感应丸修合治疗之法并见《局方》。

丁香 木香 杏仁 豆蔻 干姜 巴豆 百草霜各等分

上用见成丸子半两，入巴豆十枚，去壳。烂碾成膏，用乌梅三个，蒸过取肉，三件一处别碾，令极匀，丸如绿豆大。今人往往见巴豆不去油，不敢辄服，况尊贵之人，既有声色之奉于心，有怯尤不肯用，但巴豆之性，怪以温暖之剂，止能去

花茎不动藏气，有饮则行，无饮则利。若病形体虽不甚壮实，既有饮气积气之患，与夫邪气入腹，大便必秘，若非挨动，何由得去，犹豫不决，则病势攻搅，愈见羸乏，莫若于病始萌之时，对证用之，流利之后，或大腑不调，则以石菖蒲解之，自然平治，却于㕮咀方中，选药调理。治心腹疼痛不可忍，服十丸，姜汤下；若未通再服，以利为期。服药之后，痛或愈甚，既以流利，痛或未除，仍阴阳搅乱，藏之未平，且甚痛，甚者至于厥逆，或面青口噤，当先以苏合香丸灌之，次投此药。治恶心呕逆，全不纳食，此药微微利通，方服温脾之药。治赤白痢病，心腹疼痛，先以此药微利，次方断下。兼治男子痃癖，疝气，膀胱奔豚，肾气脚气攻刺入腹，亦用此药微微利之。酒积痰饮为患，妇人血气，并宜服。

五脂丸 一名通膈丸。

五灵脂一两，净 青皮取末，半两 巴豆十余粒

上为细末，水调，捣成丸，大人绿豆大三丸，温水下，食后临卧；小儿米粒大一二丸，量虚实至三五丸。若合得经年陈久愈佳。中有痰涎相混，不能施化，亦加至七丸。伤寒当下，用承气等汤不能下者，可前承气汤一服，此丸三五丸或五七丸，即可便也。

木香五灵脂丸

木香二钱 丁香二钱 肉豆蔻半两 三棱 青皮 陈皮各半两 牵牛半两 五灵脂五钱 巴豆四个，去皮油

上为细末，醋糊丸绿豆大，每服十五丸至二十丸，温水下。治胸胁痞闷，气不顾，心腹疼痛，酒食所伤等证。

三倍丸

黄柏三两 蛤粉三两 巴豆去皮膜油，一两

上将柏为末，入粉匀，再入豆霜，滴水丸桐子大，每服二三丸，水下。

解毒丸

雄黄一分 郁金一分 巴豆去皮油，七个

上为细末，醋糊丸绿豆大，热茶清下七丸，吐出顽涎，立便苏省，未吐再服。如至死者，心头尤热，口噤药不下，即以铁单匙斡开或折齿灌之，药下咽喉，无有不活，微吐泄不妨。及上膈壅热，痰涎不利，咽喉肿满，目赤痈肿，一切热毒，并宜服之。小儿喉肿痛，惊热痰涎壅塞，服二丸或三丸，量大小加减。

软红丸 治妇人心痛。

杏仁二十个 巴豆四个，和皮用

干胭脂十个　白面合宜用之

上滴水，丸绿豆大，每服三丸，生姜汤下。

比金丸　治小儿惊风，体热喘粗，涎嗽心忪，颊赤，大小便不利，夜卧不安。

轻粉半两　滑石半两　南星二钱　巴豆二十三个，去油取用　青黛二钱

上细末，糊丸麻子大，每服一岁儿一丸，薄荷汤下。如急惊风头热足冷，口噤面青，筋脉抽掣，膈中顽涎甚者，加一二丸，煎桃附汤下，蕴毒热毒涎出，立便安愈。小儿疮疥后余毒，宜服此药解之，食后。

青娥丸　治喘嗽上热。

巴豆　青黛俱二钱半　白矾半钱

上细末，蒸饼丸绿豆大，每服二丸，甘草汤下，食后。

柔金丸　治酒积。

雄黄　杏仁　巴豆各等分

上细末，寒食面丸菜豆大，干糖炒令黄色。

导气丸　治内伤积聚，痰饮等证。

大黄一两　甘草一两，面炒　皂角去皮核，一两　巴豆去皮，一两

上吹咀，醋糊丸，作饼子，以穰草盖如造曲法，发色上有黄衣为度，乘风日干亦得。别入：

丁香　木香　缩砂仁三钱

与上同为细末，醋糊丸黍米大，每服二三丸，白汤下，加至四五丸，米汤下，食后。病大者七丸，去黄衣。中山陈之纲南顿传得此方。

安中丸

枣十枚，去核　杏仁十五个　白矾　巴豆三十个，和皮用

上用蒸饼剂四两，内药三味，各和匀，与枣和饼剂裹，慢火烧黄熟，去皮，一处捣成膏子如萝卜子大，每服五七丸，白汤下，食后。

透罗丹　治胸隔痞闷，酒食所伤，并咳嗽等证。

半夏一两　皂角二两，去皮弦子　杏仁六十个　巴豆六十个

上四味，用麸五升，同炒令黄色为度，去麸不用，为细末，入寒食面二两，炒黄色，醋煮糊丸如绿豆大，每服三丸，生姜汤下，食远临卧。

黄帝问曰：妇人重身，毒之何也？岐伯曰：有故无殒亦无殒也。帝曰：请问其故何谓也？大积聚，其可犯也，衰其大半，及大过者死，衰其大半，不足以害生，故止其药。若过则毒气内余，则败损中和，故遇积聚，洁古老人治积别有法。少壮人无积，虚人则有之，脾胃怯弱，气血两衰，四时有感，皆能成积。

若遽以磨坚破结之药治之，疾似去而人已衰矣。干漆、硇砂、三棱、牵牛、大黄之类，药之暂快，药过则依然，气愈消，疾愈大，竟何益哉？故善治者当先补虚，气血壮，积自消，如满座君子，纵有一小人，自然无容地而出矣。不问何脏，先调其中，使能饮食，是其本也。

温白丸 治心腹积聚久癥，癖块大如杯碗，黄疸宿食，朝起呕吐，满上气，时时腹胀，心下坚结，上来抢心，傍及两胁，十肿水病，八种痞塞，翻胃吐逆，饮食噎塞，五种淋疾，九种心痛，积年食不消化，成疟疾连年不差，及疗一切诸风，身体顽痹，不知痛痒，或半身不遂，或眉发堕落，及疗七十二种风，三十六种遁尸疰忤，及癫痫，或妇人诸疾，断续不生，治下淋沥，五邪失心，忧愁思虑，意不乐，饮食无味，月水不调，及腹中一切诸疾，有似怀孕，连年累月，羸瘦困弊，或歌如鬼所使，但服此药，无不除愈。

川乌去皮脐，炮，二两半 紫菀去苗叶及土 菖蒲去须，九节者佳 柴胡洗净，去芦头 厚朴去粗皮，生姜制 桔梗去黑皮芦头 吴茱萸用汤洗七次，焙 皂荚去弦子，炒 茯苓用沉水者，去皮 干姜炮 黄连去毛 人参去芦头 巴豆去油心膜，出油，研炒 桂去粗皮 蜀椒去目，炒，各半两

上为细末，入巴豆令匀，炼蜜丸桐子大，每服三丸，生姜汤下，食后临卧服，渐加至五六丸。

易老治五积

肺息贲：人参，紫菀；心伏梁：菖蒲，黄连，桃仁；脾痞气：温白丸加吴茱萸，干姜；肝肥气：柴胡，川芎；肾奔豚：丁香，茯苓，远志。

治伏梁气在心下，结聚不散，用桃奴三两，为末，空心，温酒下。桃奴是实著树不落实中者，正月采树上干桃是也。

万病感应丸 主治修制并见本方后有全注。于上温白丸内加：

羌活两半 三棱两半 甘遂两半 杏仁两半 防风两半 威灵仙一两

加上六味却减蜀椒。

万病紫菀丸全注 此药疗治久患痃癖如碗大，及诸黄病，每地气起时，上气冲心，绕脐绞痛，一切虫咬，十种蛊病，及胃冷吐食，呕逆恶心，饮食不消，天行时病，妇人多年月水不通，或腹如怀孕，多血，天阴即发。又治二十种风，顽痹不知年岁，昼夜不安，梦与鬼交，头多白屑，或哭或笑，如鬼魅所著，腹中生疮，服之皆效。

紫菀去苗土 吴茱萸汤洗七次，

焙干　厚朴姜汁制，一两　菖蒲去毛，九节者佳　柴胡去苗　桔梗去黑皮芦，炒　茯苓去皮　皂荚去皮弦子，炙　桂枝　干姜炮　黄连去毛，八钱　蜀椒去目及闭口者，微炒　巴豆去皮膜，出油，研　人参去芦，各半两　川乌炮，去皮，半两加三钱　加羌活　独活　防风等分

上为细末，入巴豆匀，炼蜜丸如桐子大，每服三丸，渐加至五七丸，生姜汤送下，食后临卧。初有孕者，不宜服，具引于后。有杨驸马患风气冲心，饮食吐逆，偏身枯瘦，日服五丸至七丸，服至二十日，泻出肉块虾蟆五六枚，白脓二升。又赵侍郎先食后吐，目无所见，耳无所闻，服至五十日，泻出青蛇五七条，长四寸许，恶脓三升愈。王氏患大风疾，眉发堕落，掌内生疮，服之半月，泻出癞虫二升，似马尾长寸许后愈。李灵患肥气，服五丸，经一月，泻出肉鳖三枚。如黄门卒中风，病发时服药，泻出恶脓四升，赤黄水一升，肉虫乱发相似愈。李知府妻杨氏带下病七年，血崩不止，骨痿着床，日服五丸至十丸十五丸，取下脓血五升，黄水一升，肉块如鸡子大愈。此药治一切风患万病如神，惟初有孕者，不宜服。其痔漏，肠风酒下；赤白痢，诃子汤下；脓血痢，米饮下；堕伤血闷，四肢不收，酒下；蛔虫绞心，槟榔汤下；气噎忧噎，荷叶汤下；一切风升麻汤下；寸白虫，槟榔汤下；霍乱，干姜汤下；咳嗽，杏仁汤下；腰肾痛，豆淋汤下；阴毒伤寒，温酒下；吐逆，生姜汤下；食饮气块，面汤下；时气，井花水下；脾风，陈皮汤下；头痛及心下痛，酒下；大小便不通，灯草汤下；因物所伤，本物汤下；吐水，梨汤下；气病，干姜汤下；小儿天风吊搐，防己汤下；小儿疳病，葱白汤下；小儿乳食伤，白汤下；月信不通，煎红花酒下；妇人腹痛，川芎汤下；怀孕半年后胎漏，艾汤下；有子气冲心，酒下；产晕痛，温酒下；血气痛，当归酒下；产后心腹胀满，豆淋汤下；难产，益智汤下；产后血痢，当归汤下豆淋汤下；赤白带下，酒煎艾汤下；解内外伤寒，粥饮汤下；室女血脉不通，酒下；子死，葵子汤下。又治小儿惊痫，大人癫狂，一切风及无孕妇人身上顽麻，状如虫行，四肢俱肿，呻吟走痛等疾。

耆婆万应丸

牛黄　麝香俱研　犀角镑　朱砂研，飞　雄黄研　黄连去毛　大戟剉，炒　芫花醋炒令赤　人参去芦　茯苓去皮　干姜炮　肉桂去皮，忌火　当

归去芦　芎䓖　芍药　甘遂　黄芩　细辛去苗　巴豆去皮心膜，油炒　桔梗去芦　前胡去芦　紫菀去芦　蒲黄微炒　防风去芦　葶苈炒　川椒去目，微炒出汗　桑皮剉，油炒，各一两　蜈蚣二十八节，去头足，炒　禹余粮醋浸，水飞，研　芫青三十八枚，糯米同炒黄色，去头足翘　石蜥蜴去头尾足，炙，四寸

上为细末，入研药匀，炼蜜丸如小豆大，疗七种癖块，五种癫病，十种注忤，七种飞尸，十二种蛊毒，五种黄病，十二种疟疾，十种水病，八种大风，十二种痹风，并大头，目暗漠漠及上气咳嗽，喉中如水鸡声，不得卧，饮食不作肌肤，五脏滞气，积聚不消，壅闭不通，心腹胀满，连及胸背，鼓胀气坚结，流入四肢，或腹胀，心膈气满，无时举发，十年二十年不瘥，五种下利，并蛔虫、寸白虫诸虫，上下冷热，久积痰饮，令人多眠睡，消瘦无力，荫入骨髓，便成滞疾，身体气肿，饮食呕逆，腰脚酸疼，四肢沉重，不能久行，并妇人因产冷入子藏，藏中不净，或闭塞不通，胞中瘀血冷滞，白带流出不尽，时时疼痛为患，或由此断产，并小儿赤白下利，及狐臭，耳聋，鼻塞等病，服此药，以三丸为一剂，服药不过三剂，万病悉除，说无穷尽，故称万病丸。若一岁以下小儿有疾者，令乳母服两小豆大，亦以吐以利为度。有近病及卒病皆用，多积久病，少服常服，微溏利为度。卒病欲死服三丸，取利瘥；卒中恶口噤，服二丸，浆水一合，微下利即瘥；五注鬼刺客忤服二丸；男女邪病歌哭腹大如妊身，服二丸，日三夜一，间食服之；蛊毒吐血腹痛如刺，服二丸，若不瘥更服；诸有痰服三丸，冷癖服三丸，日三服，皆间服，常令微溏利；宿食不消服二丸取利；癥瘕积聚二丸，日三服；拘急，腹胀满，心痛服三丸；上气呕逆，胸满不得眠，服二丸，不瘥再服，大利服二丸，日三服；疳湿，服二丸，以一丸如杏仁大，和鲊泔二合，灌下部中；水病服三丸，日再服，间食服之差即止，人弱隔日服；头痛恶寒，服二丸，覆取汗；伤寒天行服二丸，日三，间食服之；小便不通，服二丸，不瘥，明日更服；大便不通，服三丸，又内一丸下部中，即通；耳聋聤耳，以绵裹如枣核塞之；鼻衄服二丸；痈疽、丁肿破肿，服一丸如麻子大，日敷之，根亦自出；犯丁肿血出，以猪脂和涂，有孔则内孔中瘥：癞疮，鲊泔洗讫，取药和猪脂涂之；漏疮有孔，以一丸内

孔中，和猪脂敷之；痔疮涂绵筋上，内孔中，日别易瘥；瘰疬以猪脂和涂瘥；癣疮以布揩令汗出，以酢汁和涂上，日一，易瘥；胸背腰胁肿，以醋和敷肿上，日一易，又服二丸；诸冷疮积年不瘥，以鲊泔和涂之，恶刺以一丸内疮孔中即瘥；蝮蛇螫，以少许内螫处，若毒入腹，心烦欲绝者，服三丸，蝎螫以少许涂之，蜂螫以少许敷之；妇人诸疾，胞衣不下，服二丸；小儿惊痫，服一丸如米许，又以涂乳令咂之，看儿大小量与服之；小儿客忤，一丸如米大，和涂乳头与咂之，以意量之；小儿乳不消，心腹胀满，一丸如米许，涂乳头令咂取瘥；疟疾初发前服一丸，未差更服。

小麝香丸 治鬼注飞尸历疾。

麝香三分 雄黄别研 当归焙 丹砂别研，各四分 干姜炮 桂心 芍药 细辛各五钱 莽草炙 犀角屑 栀子各三钱 巴豆五十个，去皮心，生用 乌头炮，去皮脐，各五枚，重半两 附子炮，去皮脐 蜈蚣一条，去头足，炒

上为细末，和匀，蜜丸，捣至千杵，如绿豆大，或小豆大。每服二丸，日服，渐加至四丸五丸。

神保丸主治修制并见《局方》。治膀胱气上至两胁，心腹疼痛，一投而效。

巴豆 胡椒 蝎梢 木香

上末，朱砂为衣。有人病项筋痛，医作风，治风不效，久久又注两胁甚苦，合一投而瘥。

已上例中诸药，凡用巴豆，新者峻利力大，陈者缓慢力小，欲急治者宜新，欲缓治者宜陈，或有用新者，云药经年愈，亦待陈之意也。

医垒元戎卷第七

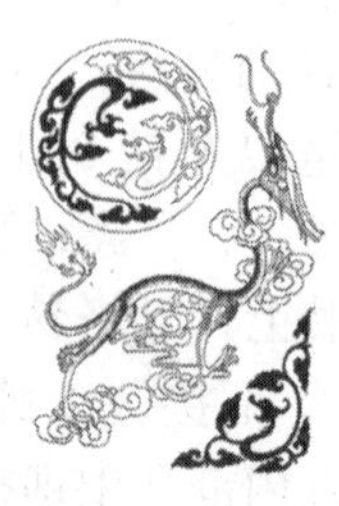

赵州教授兼提举管内医学王好古进之诠次

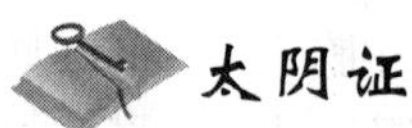

太阴证

先足经从汤液，后手经从杂例

仲景理中例

仲景理中汤主治修制并见《金匮》并《伤寒论》及诸方杂例。

人参　白术　干姜　甘草

后本经加减八法：钱氏减干姜为温中丸；仲景甘草干姜汤；仲景治霍乱改理中丸；《活人》枳实理中丸；局方消饮丸；理中汤去人参加茯苓为调中丸，亦为调中汤并见《阴证论》；桂枝汤解表，四逆汤温里；仲景加桂为人参桂枝汤；《活人》加青陈皮治胸膈病，名和中汤；许学士蜜和此六味，为补脾丸；虚则补其母，未有子富而母贫者也。脾者太阴湿土，脾不足阴湿之剂以补之，如何用干姜、白术以燥之，是反泄湿也。如何是补脾？海藏云：黄芪汤加减，《阴证论》与四物各半汤补气血。本方言丸不及汤，海藏云：大便耎者宜汤，大便结者宜丸，以其肠胃燥湿不同也。如何仲景用丸以治霍乱泄泻？理中去参加朴为和中汤。

《衍义》云：今人使理中汤仓卒之间多不效者何也？是不知仲景之意为必效之药，盖用药之人，自有差殊耳。如治胸痹心下痞坚，气结胸满，胁下逆气抢心，理中汤主之，人参、白术、干姜、甘草四物等共十二两，水八升，煮取三升，每服一升，三服，以和为度。或作丸，须鸡子黄大，皆可奇效。今人使一丸如杨梅许，服之病既不去，乃曰药不神，非药之罪，用药之罪也。今引以为例，他可效此。然年高及

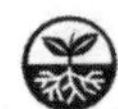

素虚人，当随宜加减甘草。饮冷伤胃吐血，以理中汤理治中脘，分利阴阳，安定血咏，只用本方，并无血药，在王氏《易简》条下。杨氏饮冷泻血，服对金散止，亦理中皖，分利阴阳，安定血脉之意也。饮冷酒过多，啖炙煿热食发衄者，理中汤一料加川芎一两服之。平昔素不饮冷者，栀子黄芩汤之类。海藏云：杨师三朝三大醉，至醒发大渴，饮冷水三巨杯，次又饮冰茶三碗，后病便鲜血四次，约一盆，先以吴茱萸丸，翌日又与平胃五苓各半散，三大服血止，复白痢，又与神应丸四服，白痢乃止，其安如故。或问曰：何为不用黄连之类以解毒，所用者温热之剂？予曰：若用寒药，其疾大变难疗，寒毒内伤，复用寒药，非其治也。况血为寒所凝，浸入大肠间而便下，得温乃行，所以用温热，其血自止。经云：治病必求其本，此之谓也。胃既温，其血不凝而自行，各守其乡也。《衍义》云：有一男子，暑月患血痢，医妄用以凉药逆治，专用黄连、阿胶、木香治之，此药始感便治则可，今痢久肠虚，理不可服，逾旬不几至委顿，故曰理当别药，知是论之诚在医之通变矣，循经则万无一失，引此为例，余皆仿此。海藏云：暑月久血痢，不用黄连，阴在内也。

王氏易简理中汤 治脾胃不和，饮食减少，短气虚羸而复呕逆，或大病之后，胸中有寒，时喜咳唾，霍乱之后，气虚未禁热药，并宜服之。

人参 干姜 白术 甘草各一两

上㕮咀，每服四钱，水一盏，煎至六分服。为寒气湿气所中者，加附子一两，名附子理中汤。霍乱吐泻者，加橘红、青橘各一两，名治中汤。干霍乱心腹作痛，先以盐汤少许顿服，候吐出令透，即进此药。呕吐者，于治中汤内加丁香、半夏一两，每服生姜十片煎；泄泻者，加橘红、茯苓各一两，名补中汤。溏泄不已者，于补中汤内更加附子二两；不喜饮，水谷不化者，再加缩砂仁一两，共成八味。若霍乱吐下，心腹作痛，手足逆冷，于本方中去白术，加熟附子，名四顺汤。若伤寒结胸，先以桔梗、枳壳等分煎服，不愈者及诸吐利后胸痞欲绝，心膈高起，急痛手不可近者，加枳实、茯苓各一两，名枳实理中汤。若渴者，再于枳实理中汤内加栝蒌根一两。一法霍乱后转筋者，理中汤加火煅石膏一两。一脐上筑者，肾气动也，去术，加官桂一两半，医恐燥，故去术，恐作奔豚，故加官桂。悸多者，加茯苓一两。渴欲饮水者，添加术半两。若寒者，添加干姜半两。腹满去术，加附子一两。一法治饮酒过多及啖炙煿热食，发为鼻衄，加川芎一两。一法专治伤胃吐血，以此药能理中脘，分利阴阳，安定血脉，只用本方。中附子毒者，亦用本方。或止用甘草、干姜等分煎服，仍以乌豆煎汤解之。

韩氏温中篇

夫伤寒病之说，始自皇帝，以开其端由，至于仲景，方陈其条目，自后肤浅之学，莫知其数。立言者云病在表可发汗，病在里可下之。或云不可汗不可下，即未尝有温中之说。仲景《伤寒论·伤寒例》云：尺寸俱沉细，太阴受病也；尺寸俱沉，少阴受病也；尺寸俱微缓，厥阴受病也。又辨太阴证云：太阴病，脉浮可发汗，宜桂枝汤。又自利不渴，宜四逆汤。又腹满时痛，桂枝芍药汤。辨少阴证云：始得之，发热脉沉，麻黄细辛附子汤。又少阴病二三日，麻黄附子甘草汤。又少阴病，身体痛，手足寒，骨节痛，脉沉，附子汤。又少阴病，吐利，手足厥逆冷，烦躁欲死，吴茱萸汤。又少阴病，脉沉，急温之，宜四逆汤。今举仲景论中数条，最是治三阴之良法，于今世用之，尚有未尽证者。愚尝校量，自至和初年迄于今三十余年，不以岁之太过不及，每夏至以前，有病伤寒人十中七八，两手脉俱沉细数，多是胸膈满闷，或呕逆，或气寒，或腹鸣，或腹痛，与仲景三阴病之说脉理同而证不同，因兹岂敢妄投仲景治三阴病药。医者方见脉沉及胸满，便投药下之，往往不救，当斟酌仲景理中丸与服之，其病势轻者，即胸中便快，病势重者，半日许满闷依然。或有病人脉沉细迟，投仲景四逆汤温之，多药力大热，后必发烦躁，因校量此形证，今别立方以治之，多得病，不可不传焉。

病人但两手脉沉细数，或有力，或无力，或关脉短及身小，胸膈塞闭，气短不能相接者，便可随脉证投温中药以治之。

病人两手脉沉迟，或紧或缓，皆为胸中寒也。若寸脉短及力小于关尺者，此是阴盛阳虚也。或胸膈满闷，腹中胀痛，身体拘急，手足逆冷，宜急温之。若立春以后至清明以前，宜温中汤主之；清明以后至芒种以前，宜橘皮汤主之；芒种以后立秋以前，宜七物理中丸主之。

温中汤

舶上丁香皮　厚朴去粗皮，姜制，

各一两　干姜炮　白术　陈橘皮　丁香各二分

上㕮咀，每服二钱，水一盏，入葱白三寸，荆芥五穗，煎至七分，去滓，热服。如三两服未快，尚手足逆冷，呕吐，更加舶上丁香皮二分，干姜二分炮。

橘皮汤

七物理中汤

厚朴丸

白术汤

橘叶汤

以上五方并见《韩氏微旨》及《阴证论》。

仲景七物厚朴汤

厚朴半斤　甘草　大黄　生姜　桂各二两　大枣十枚　大枳实五枚

上水一斗，煎取四升，去滓，温服八合，日三。呕者加半夏五两，下痢者去大黄，寒多者加生姜至半斤。

三物厚朴汤　治腹胀脉数。

厚朴半斤　枳实五枚　大黄四两

上水一斗二升，煎二物，取五升，内大黄四两，再煎，取三升，温服一升，腹中转动更服，不动勿服。

平胃散此当在阳明例，以其与太阴相为表里，故列太阴条下。

苍术八两　甘草三两　陈皮　厚朴各五两　加茯苓、丁香、白术为调胃散，此药亦泻脾湿。一法加藿香、半夏。加减数例并见《活法》。正气饮续《局方》。《局方》平胃散加干姜为厚朴汤。平胃散，此方大抵治脉缓湿胜中寒者效。温疫时气温毒，伤寒头痛，壮热，加连须葱白五寸，豆豉三十粒煎，三二服，微汗出愈。如未得汗，以稀粥投之，取汗为度。若中风自汗者，不宜发汗。五劳七伤，脚手心热，烦躁不安，肢节酸痛，加柴胡。痰嗽疟疾，加干姜、制半夏。本藏气痛，加茴香。水气肿满，加桑白皮。妇人赤白带下，加黄芪。酒伤，加丁香。饮冷伤食，加高良姜。滑脱泄泻，加肉豆蔻。风痰四肢沉困，加荆芥。腿膝冷痛，加牛膝。浑身拘急及虚瘗，加地骨皮。腿膝湿痹，加菟丝子。白痢加吴茱萸，赤痢加黄连。头风加藁本；转筋霍乱加楠木皮。已上佐使，止加一铢，此药不问老幼，胎前产后，五劳七伤，六极八邪，耳鸣眼昏，梦泄盗汗，四肢浮肿，腿膝酸痿，妇人宫脏久冷，月水不调者，加官桂。若能每空心一服，注颜容，丰肌体，调三焦，壮筋骨，祛冷气，快心胸，常助元阳，益真气，健脾胃，进饮食，和气祛痰，自然荣卫畅，寒暑不侵。此药去厚朴，加防风，疗四时伤寒极有神效，已上法并用水煎，每服一两许。

陶隐居厚朴汤 治心下至小腹痞满。

厚朴 甘草 枳实 桂各等分

上细末，每服二钱，生姜汤调服。

易简平胃散 治脾胃不和，不思饮食，心腹胁肋膨胀刺痛，口苦无味，胸满短气，呕秽恶心，噫气吞酸，面色痿黄，肌体瘦弱，怠惰嗜卧，体重腹疼，常多自利，或发霍乱，及五噎八痞，膈气反胃，并宜治之。

苍术八 甘草三 厚朴五 陈皮五

上㕮咀，每服四钱，水一盏半，姜五片，枣一枚，煎至六分，去滓，食前服。惟大便秘，小便多，中不寒者，别加润剂。常服调元阳，暖胃气，化食消痰饮，避风寒冷湿，四时不正之气。一法加茯苓、丁香各三两，共成六味。治胃寒呕吐，多加生姜煎服。一法若其人气不舒快，中脘痞塞，加缩砂、香附子各三两，共八味，生姜煎服，其效尤速。一法去苍术，余各等分，白水煎服。治酒食所伤，眼睛头面遍身黄色，服之神效。一法加草果、乌头各一枚，治脾寒痞疟，平胃散与五苓散相合，名对金散，与六一散相合，名黄白散，与钱氏异功散相合，名调胃散。欲进饮食，加神曲、麦蘖、吴茱萸、蜀椒、干姜、桂为吴茱萸汤。

平胃散加减大略：加藁本、桔梗为和解散；加藿香、半夏为不换金正气散。已上二药，通治伤寒吐利。肠滑者，加肉豆蔻；疟疾寒热者，加柴胡；小肠气痛者，加苦楝、茴香。

调胃散

藿香叶 陈皮 甘草炙 厚朴制 半夏制，各等分

上为细末，每服三钱，生姜水煎。

调胃丸 已上调胃散细末，姜糊丸，梧桐子大，每服三十丸，生姜汤下。

内应散 治胸膈不快，腹痛下利，不嗜饮食。

青皮去白 干姜炮 甘草炙，各二钱 生姜 陈皮去白，各一钱

上作一服，入枣二枚，水煎服之。

易简养胃汤 治外感风寒，内伤生冷，增寒壮热，头疼目昏，肢体拘急，不问风寒二证，并宜服之。先用厚被盖睡，连进此药数服，加以薄粥热汤之类佐之，令四肢微汗

濈濈然，候干，则徐徐去被，谨避外风，自然解散。若先自有汗，亦须温润以和解之，或有余热，则以参苏饮款款调之，或尚头痛，则以浓煎生姜汤加葱白下圣饼子，二证既除，则不必服药，但节其饮食，适其寒温，自然平复。大抵感冒，古人不敢轻易用发汗者，止犹麻黄能开腠理，用或不得其宜，则导泄真气，因而致虚，变生他证。此药平和之剂，止能温中解表而已，初不致于妄扰也。兼能辟山岚瘴气，四时瘟疫，或饮食伤脾，发为咳疟，或中脘虚寒，呕逆恶心，悉能治疗。

厚朴　苍术　半夏　茯苓　人参　藿香　草果仁各五钱　甘草一分　橘皮去白，五分

上㕮咀，每服四钱，水一盏半，生姜七片，乌梅一枚，煎至六分，去滓，热服。或发寒疟或感寒疫，及恶寒者，并加附子，足十味。名不换金散、藿香正气散，皆此药也，然不若此方大备。

易简渗湿汤　治寒湿所伤，身重，腰冷如坐水中，小便或涩或利，大便溏泄，皆因坐湿处，或因雨露所袭，或因汗出衣里令湿，久久得之，腰下重疼，两脚酸痛，腿膝或肿，小便利及不渴，悉能治之。

苍术　甘草　干姜　白术　茯苓各一两　橘红　丁香各一分

上㕮咀，每服四钱，水一盏半，生姜三片，枣一枚，煎至六分，去滓，温服。此药兼治脾胃不和，呕逆恶心，大便时时溏泄，尤得其宜。一方减橘红、丁香，名肾着汤，腰重而疼者，大宜服此。或不因湿气所伤，止是风寒相搏，以致腰疼，宜服生料五积散加桃仁数个，煎服。若肾虚致疼，当服补药。

活人厚朴黄连香薷汤　治阴阳不顺，清浊相干，气射中焦，名为霍乱。或饱食豚脍，复饮酪浆，海陆诸品，无不食之，或多饮冷，或卧当风，痛伤脾胃，食结不消，阳不能升，阴不能降，二气相反，交错不通，所以变成吐利也。百脉昏乱，荣卫俱虚，冷搏于筋，转筋注下。

厚朴制　黄连各二两　香薷穗一两五钱

上厚朴、黄连二味，入生姜四两，同炒紫色，杵为细末，与香薷同煎，每服三大钱，水一盏，酒半盏，同煎至七分，去滓，用新汲水浸换极冷顿服之，冷则效速，煎时不犯铜铁器，慢火熬，非时病者亦治，井中沉冷尤妙。

局方香薷丸

香薷散二药主治修制并见本方。

钱氏异功散

人参　陈皮　甘草　茯苓　白术

四君子汤

钱氏异功散内减陈皮，余四味是也。

四君子汤

人参　甘草　白茯苓　缩砂仁

上方在四物八珍汤后。

易简四君子汤　治大人小儿脾胃不和，中脘停饮，大病之后宜服此药。但味甘恐非快脾之剂，增损之法，见于方后。

人参　茯苓　白术各一两　甘草五钱

上㕮咀，水一盏，姜七片，枣一枚，煎至六分，去滓服。一方加橘红等分，名异功散，尤宜病后调理。一方去人参，加官桂等分，甘草等减半，名甘草汤，治停食目眩。一方去甘草，加枳壳、橘红、半夏等分，名六君子汤，专治素有痰饮，胸膈痞闷，脾胃虚寒，不嗜饮食，服燥药不得者，大宜服之。一方去甘草，加木香、熟附，名加味四柱饮，治丈夫元藏气虚，真阳耗散，两耳常鸣，脐腹冷痛，头眩目晕，四肢倦怠，小便滑数，泄泻不止，加姜枣煎服，大病之后，尤宜用此调理。一方加黄芪、白扁豆等分，大治肠风并五痔下血，面色痿黄，心忪耳鸣，脚软力乏，口淡无味，姜枣煎服，碾为细末尤佳。此方人未信之，服者颇效。李次仲云：看不在面，自有奇功。

易简惺惺散　治小儿风寒疮疹，伤风时气，头痛壮热，目涩多睡，咳嗽气粗，鼻塞清涕。

白术　桔梗　细辛　甘草　茯苓　人参　瓜蒌实各一两

上㕮咀，每服二钱，水一盏，生姜三片，入薄荷三叶，煎至半盏，时时与服。钱氏小儿壮热，昏睡，伤风，风热疮疹，伤食病皆相似，未能辨认，间服惺惺散、小柴胡汤、升麻汤，干葛、升麻、芍药、甘草等分，白水煎服。此数药均能治疗，用之甚验，惟伤食则大便酸臭，水谷不化，畏食吐食，宜以下药下之，加巴豆感应丸并参苏饮，治诸般发热，尤为切当，并耳冷骩冷，手足乍冷乍热，面赤喷嚏，惊跳不安，皆疮疹之候也，已发未发，升麻汤、消毒饮皆得其宜。若三日未见形迹，当以生酒涂其身上，时时看之，状如蚤痕者是也。或发不透，或倒靥黑陷，极为利害。紫草、木通、甘草、桔梗等分，白水煎服之，名曰如圣散。更有小儿头昏颊赤，口内热气，小便赤涩，大便秘结，此为

里热，当用大黄、当归、芍药、甘草等分，白水煎服，名四顺饮。若审是疮疹之证，不宜用此。

易简白术散 治小儿泄泻，胃热烦渴，不问阴阳，并宜服之。

人参 藿香 甘草 干葛 木香 茯苓 白术各一两

上㕮咀，每服二钱，水一盏，煎至半盏，量大小与服，仍用香连丸间之。渴欲饮水者，时时煎服，任意饮之，弥多弥佳。

白术散 一方治呕。

白术 人参 半夏各一两 干姜 甘草 茯苓各五钱

上剉，姜枣水煎服。

钱氏方谓小儿吐泻，当温补之，每用理中丸以温其中，五苓散以导其逆，连进数服，兼用四君子加陈皮调之。若以虚损，用金液丹杂以青州白丸子，为末，米饮调服，多服乃有效。吐泻之后发热，必作惊风，二药服之，累有神效。若胃气已生，则旋减金液丹，却以异功散等药徐徐调之。若食不消，脾胃虚寒，呕吐恶心者，当服益黄散，用陈皮、半夏、青皮、诃子肉、甘草各一分，丁香一钱，量大小煎服。小儿暑月吐泻，其证不一，详审用药，不可差谬。有伏暑者，小便不利，宜五苓散、香薷散。有伤食，其吐并粪，必酸臭气，宜眼感应丸。若虚冷者，其泻泄必多，宜服六神散加附子服之，用人参、茯苓、山药、白术、白扁豆、甘草等分，姜枣煎服。风证加天麻。痢者加罂粟壳。吐泻初定，当以天南星为细末，每服加冬瓜子七粒煎服，以防变痫。若泻色青，当用惊药。小儿之病，与大人无异，用药一同，当量力用之。惟中恶、脐风、夜啼、重舌、变蒸、客忤、惊痫、解颅、魃病、疳气、不行数证，大人无之，并见钱氏方。

大半夏汤 后有小七气汤。

人参 白术 甘草 半夏 茯苓 附子 桂

易简四兽饮 治五脏气虚，喜怒不节，劳役，兼致阴阳相胜结聚，涎饮与胃气相搏，发为疟疾，悉能主之。兼治瘴疟，最有神效。

人参 白术 甘草 草果 半夏 茯苓 橘红各等分

上同枣子、乌梅、生姜煎，等分，㕮咀，以盐少许淹之顷，厚皮纸裹，用水湿之，慢火炮令香熟，焙干，每服半两，水二盏，煎至六分，去滓，未发前连进数服。一方治脾寒，名快脾饮，用草果、人参、白术、橘红、半夏、厚朴、缩砂仁、附子等分，甘草减半，每服四钱，姜十片，乌梅二个，枣子一枚，煎至六分，去滓，不以时候服用。此药下红丸子尤妙。兼治脾胃虚弱，中脘停塞，不进饮食，四肢无力，并热多痰饮风饮，用前胡、柴胡各一两，官桂、桔梗、厚朴各三分，黄芪、甘草、干姜各半两，上㕮咀，每服四钱，水一盏半，生姜五片，枣二个，煎至六分，去滓，热服。一方名七宝散，用常山、陈皮、青皮、槟榔、草果仁、甘草各等分，每服半两，酒水各一盏，煎至八分，于当发日侵晨服之。此药既有常山，必须吐人而后愈，当日大作，世谓劫药是也，虚怯人不宜服此。脾胃素虚寒者，用小附子一个炮，以盐浸再炮再浸，如此七次，去皮，切作片，用水二盏，姜七片，枣七个，煎至七分，当发日空心温服，名七枣汤。痁疾多因中脘有饮，用常山作效者，以其能吐之，不若用辰砂、黄丹辈而堕之为佳。其方用黄丹一两，大蒜去皮，碾膏丸作三丸，当发日临晨嚼一丸，用井水或热水咽下。一方用生硫黄、辰砂各为细末，寒多倍硫黄，热多倍辰砂，寒热相等者匀用，每服三钱，腊茶清调服，临发日早晨进之，当日或作或不作，皆是其效，须早用之为佳。

易简断下汤　治下痢赤白，无问新久长幼。

白术　茯苓　甘草各五分　草果连皮，一两

上㕮咀，用罂粟壳十四枚，去筋膜并萼蒂，剪碎，用醋淹，为粗末，同煎，作一剂，水一大碗，姜七片，枣子、乌梅各七个，煎至一大盏，分二服服之。赤痢者加乌豆二粒，白痢者加干姜半钱。凡用罂粟壳治痢，服之如神，但性紧涩，服之令人呕逆，既用酸制，加乌梅不致为害，然呕逆吐人则不可服。大率痢疾古方谓之滞下，多因肠胃素有积滞而成，此疾始得之时，不可遽止，先以巴豆感应丸十余粒，用白梅茶下，令大便微利，仍以前药服之，无不应手而效。若脾胃素弱，用肉豆蔻、橘红、罂粟壳各等分为末，醋煮，米糊丸梧桐子大，每服五十丸，乌梅汤下。兼治泄泻暴下不止，一服即愈，更令药力相倍为佳。如觉恶心，却以理中汤、四君子汤加豆蔻、木香辈调其胃气，仍以二陈汤水煮木香丸，定其呕逆。大凡痢疾乃腹心之患，尊年人尤非所宜，若果首尾用平和之剂，决难作效，必至危笃，虽已欲服此，则已晚矣。其如地榆、秦皮、黄柏、苦参、木通之类，其性苦寒，却难轻服。血痢当服胃风汤，并艾胶汤

之类。血者宜服附子理中汤、震灵丹之属，更宜审而用。若五色杂下，泄泻无时，当用熟乌头一两，厚朴、甘草、干姜各一分，生姜煎服。今人治痢多用驻车丸、黄连阿胶丸之类，其中止有黄连、阿胶，其性本冷，若所感稍轻，及余痢休息不已，则服之弥效。若病稍重，非此可疗，若谓其稳当，则悠悠服，乃自取困顿也。

海藏黄芪汤主治并见《阴证略例》。本方无藿香，治三焦气虚自汗。

人参　白术　黄芪　茯苓　甘草　陈皮　藿香　白芍药　干生姜

黄芪汤与四物汤各半，名托里汤，加桂名十全散。本方去茯苓，加川芎、当归为黄芪解肌汤；去芍药，加白扁豆为四君子汤；加藿香叶以理气，此即补脾汤也。

钱氏白术散

和中散

养脾丸

人参　茯苓各一两　甘草一两半　干姜炮　缩砂仁　麦蘖面各二两

上为细末，炼蜜丸弹子大，细嚼，生姜汤下。

调中人参汤

人参半两　木香二钱二分　茯苓半钱　葛根面一两　甘草一钱二分　藿香一钱三分，炼净　兼治酒毒加白术一味

上为粗末，生姜水煎，如细末，生姜汤点服。

解酒毒例

葛花汤　治伤酒之仙药，能上下分消其湿。

葛根面　小豆花　藿香叶　白豆蔻　益智仁　缩砂仁　香附子　车前子　葛花　葛蕊　白檀　木香　丁香　沉香　橙皮　陈皮　姜屑　官桂　白术　泽泻　茯苓　甘草　人参各等分

上为细末，汤点服，酒调亦得，姜糊丸桐子大，酒下之亦可，服毕但鼻准微汗即解。

橙香丸一名万杯丸。

木香　沉香各二钱　白檀　甘草各半两　橙皮　葛面各一两　橘红一两半　白豆蔻　益智子各三十枚　生姜四两，切破，盐淹一宿，晒干，或焙干，秤二钱半　缩砂仁三十枚

上为细末，水浸蒸饼为丸，桐子大，细嚼一二十丸，白汤下。或减甘草，用甘草膏子丸。

不醉丹

白葛花　天门冬　白茯苓　牡丹蕊　小豆花　砂仁　葛根　官桂　甘草　海盐　木香　泽泻　人参　陈皮　枸杞

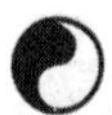

上为细末，炼蜜丸弹子大，每服一丸，细嚼，热酒下一丸，可饮十盏，十丸可饮百盏。

百杯丸

缩砂仁　高茶各一两　诃子一个　麝香一钱　脑子少许

上为细末，炼蜜丸，每一两作十丸，未饮酒先细嚼一丸，酒下。

局方匀气散

丁香　藿香　甘草　木香　檀香　缩砂仁　白豆蔻各等分

上共为末，白汤调服。

集香丸　海藏云损其气者，以此药接之。

白豆蔻　缩砂仁　藿香叶　白茯苓　丁香　白檀　沉香　益智　乌药　陈皮　甘草　人参

一法噎食加柿霜；一法加广茂；一法加香附子。一法加干姜。随证定夺分两，为末，点服。

局方七香丸主治修制并见《局方》。

丁香　广茂　益智　缩砂仁　木香　甘松　甘草　香附子

五膈宽中散主治修制并见本方。

白豆蔻　缩砂仁　香附子　陈皮　丁香　青皮　甘草　木香　丁皮各等分

乌沉汤主治修制并见《局方》。

沉香　乌药　甘草　人参

小乌沉汤主治修制并见《局方》。调中快气，治心腹刺痛。

香附子二两　乌药一两　甘草一分

上为细末，姜汤点服。

益脾丸一名三花丸。饮酒不醉，当在不醉丸下。

小豆花一两　绿豆花半两　葛花二两　木香二钱半

一法加红花二钱半。

上为细末，蜜丸桐子大，每服十丸，煎红花汤下，夜饮津液下三五七丸，则不醉。

东垣先生治饮酒心下痞三制三黄丸

黄芩去枯心，酒浸一半，火炒一半，生用一半

上三停分两，匀为细末，糊为丸桐子大，每服三十丸，温水下，量轻重加减，治热酒所伤。若伤冷酒，则下神应丸主之。

七香丸　治脉伏不见，心腹痛欲死者。

人参　槟榔各二钱半　木香　丁香　乳香　藿香　沉香　檀香各五钱　零陵香五钱

上为细末，蜜丸桐子大，量数目细嚼，米饮下。

大七香丸

砂仁二两半　香附子一两八钱二

分　甘草　麦蘖炒，一两　橘红　藿香　肉桂各二两半　丁香二两二钱　甘松

上同为细末，炼蜜丸如桐子大，每服三十丸，每一两分作八丸，亦可每服一丸，细嚼，汤酒任下。

集香丸

缩砂仁　丁皮各半两　甘草七钱半　麦蘖七钱　甘松一两二钱半　香附子一两半　丁香　白檀　益智各二钱半　白豆蔻　木香　蓬术　广茂　沉香各三钱半　一方加神曲

上为末，姜汁浸，蒸饼丸如鸡头实大，细嚼下。

水香饼子　与前集香丸俱能宽中理气，消酒逐痰饮，进美饮食。

香附子　川芎　木香　吴白芷　姜黄炮　缩砂仁　甘松　桂去浮皮，各二两　甘草一两半

上为细末，水浸蒸饼丸，生姜汤白汤任下，十饼至十五饼。

易简苏合香丸主治修制并见《局方》。

白术　丁香　朱砂　白檀　沉香　乌犀　荜拨　龙脑　麝香　苏合油　青木香　安息香　薰陆香　香附子　诃黎勒子

上每服一大丸，沸汤少许化服。治辛中昏不知人，及霍乱吐泻，心腹痛，鬼疰客忤，癫痫惊怖，或跌仆伤损，气晕欲绝，凡是仓卒之患，悉皆疗之。此药随身不可暂阙，辟诸恶气，并御山岚瘴气，无以逾此。若吊丧问疾，尤不可无。但市肆所卖，多用脑子，当用火上辟去。能饮者，以酒调服。若用心过度，夜睡不安，尤宜服之，功效最健，笔舌难穷。

木香饼子

丁香二钱半　木香四两半　缩砂仁十二两　广茂十两　檀香四两　甘松五两，水洗

上为细末，甘草膏丸，每两作二百五十丸，捏作饼子。

丁沉煎丸

丁香一两二钱　丁皮一钱　白豆蔻九钱半　木香一钱半　沉香二钱

上为末，姜糊丸桐子大，酒下二十丸。

沉香降气汤　治胁下支结，脾泄溏泄，脚气。

沉香一两八钱半　砂仁四两八钱　甘草十二两　香附四十两

上为细末，每服一钱，入盐少许，沸汤点服。已上三味，通治侵晨雾露之气，去恶邪诸瘴，治酒尤佳。

调中沉香汤

沉香　木香　白豆蔻各一两　麝香半钱　甘草二钱半　龙脑研，二钱

上为细末，龙脑和匀，沸汤点服半钱，入生姜一片，盐少许。

《金匮》下痢病脉证并治

后代名医诸书所说者，皆以此为法。夫六腑气绝于外者，手足寒，上气脚缩；五脏气绝于内者，痢不禁，下甚者，手足不仁。下痢脉沉弦者，下重；脉大者，为未止；脉微弱数为欲自止，虽然发热不死。下痢手足厥冷无脉者，灸之不温，若脉不还，反微而喘者，死。少阴趺阳调者，为顺也。下痢有微热而渴，脉弱者，当自愈。下痢脉数有微汗出，今当自愈，设脉紧为未解。下痢脉数而渴者，当自愈，设不解者，必清脓血，以有热也。下痢脉反弦，发热自汗者自愈。下痢气者，当利小便。下痢脉反浮数，尺中自涩者，必清脓血。下痢清谷，不可攻其表，汗出必胀满。下痢脉沉而迟，其人面少赤身微热。下痢清谷者，必郁冒汗出而解。病人必微厥，所以然者，其面带阳，下虚故也。下痢后脉绝，手足厥冷，时时脉还，手足温者生，脉不还者死。下痢腹胀满，身体疼痛者，必温其里，后攻其表，温里宜四逆汤，攻表宜桂枝汤。四逆汤见上。

桂枝汤

桂枝去皮　生姜切　芍药各三两　炙甘草二两　大枣十二枚，擘

上㕮咀，以水七升，煮取三升，去滓，温服一升，须臾饮热稀粥一升余，以助药力，取微汗。

一下痢三部皆平，按之心下坚者，急下之，宜大承气。方见阳明病中。

一下痢脉迟而滑者，实也，利未止者，急下之，宜大承气汤。

一下痢脉反滑，当有所去，下乃愈，宜大承气汤。

一下痢瘥至半月日时复发者，以病不尽故也，当下之，大承气汤。以上数证皆承气汤，本虚者当以别议。

一下痢谵语者，有燥屎故也，小承气汤主之方。

大黄四两　枳实三枚，炒　厚朴三两，炙

上㕮咀，以水四升，煮成一升二合，去柤，分温再服，一服谵语止，若更衣者，停后服。

一下痢便旅血者，桃花汤主之方。

干姜二两，切　粳米一升　赤石脂一升，半完用，半末

上三味，以水七升，煮米熟，去滓，温取七合，内赤石脂末方寸匕，日再服。若一服愈，余药勿服。

一热痢下重者，白头翁汤主之

方。

白头翁二两　黄连　黄柏　秦皮各三两

上四味，以水七升，煮取三升，去滓，每服一升，不愈更眼。

一下痢后更烦，按之心下濡者，为虚烦也，栀子豉汤主之方。

肥栀子一十四枚，擘　香豉四两，绵裹

上二味，以水四升，煮栀子取二升半，内豉煮取一升，去滓，分再服，温进一服，得快吐，止后服。

一下痢清谷，里寒外热，汗出而厥者，通脉四逆汤主之方。

炙甘草二两　干姜二两，强人可四两　附子大者一枚，破八片，去皮生用

上三味，切，以水三升，煮取一升二合，去滓，分温再服，其脉即出者愈。

一下痢腹痛，紫参汤主之方。

紫参五钱　炙甘草二两

上二味，切，以水五升，先煮紫参，取二升，内甘草煮一升半，去滓，分温三服。疑非仲景方。

主气痢，诃黎勒散方。

上一味为细末，粥饮和，顿服。疑非仲景方。

大便不通，哕数谵语，小承气汤主之方。见《千金翼》。

干呕下痢，黄芩汤主之方。《玉函经》云人参黄芩汤。

人参　黄芩　干姜各三两　桂皮去皮，二两　大枣十二枚，擘

上五味，切，以水七升，煮取三升，去滓，温服，分三服。见《外台》。

上此下痢一章，内有治伤寒数方，仲景用治杂病，今全录之，使后人知云治伤寒有法，治杂病有方者非也，伤寒杂病同一法治矣。当在太阴下卷后，今录于此。

王朝奉治喘例

夫喘者，麻黄汤表证也，小青龙汤挟水证也。然麻黄汤主喘也，太阳证下之喘者，表证未解，桂枝加厚朴杏仁汤。喘家用桂枝汤加厚朴、杏仁亦佳。发汗下后，不可更行桂枝。若汗出而喘，无大热者，可用麻黄杏仁甘草石膏汤。太阳桂枝证，医反下之，痢不止，脉促者，表未解，喘而出汗者，宜葛根黄芩黄连汤主之。

《活人》举华佗喘说

《活人》举华佗云：喘者肺气有余也，宜栀子黄芩汤主之。

经云：帝曰：人有逆气不得卧而息有音者，有不得卧而息无音者，有起居如故而息有音者，又有得卧

而行喘者，有不得卧不能行而喘者，有不得卧而喘者，皆何脏使然？愿闻其故。岐伯曰：不得卧而息有音者，足阳明之逆也，足三阳者下行，今逆而上行，故息有音也。阳明者，胃脉也，胃者五脏之海也，其气亦下行，阳明逆而不得从其道，故不得卧也。胃不和则卧不安，此之谓也。夫起居如故而息有音者，此肺气之脉络逆也。脉络不得随经上下，故留经而不行。脉络之病人也微，故起居如故而息有音也。夫不得卧，卧则喘者，是水气之客也。夫水者，循津液而衍流也。肾者水脏，主津液，主卧与喘也。帝曰：善。

前太阳麻黄升麻汤坏证药后，有王朝奉伤寒喘例。诸喘皆属于上，当在手太阳例，然《内经》云：五脏皆有喘，故例在此后。

经云：惊恐喜怒劳动静，皆为之变喘，是以夜行则喘出于肾，淫气于肺；故有堕恐喘出于肺，淫气伤脾；故有所惊恐，喘出于肺，淫气伤心；渡水跌仆，喘出于肾与骨，当是之时，勇者气行则已，怯者着而病也。故动静勇怯，皆能成疾，形志苦乐，各有受病，不可不知。

《圣惠方》治十种水气喘满不得卧。

上蝼蛄五个，曝干为末，米饮调下半钱至一钱，小便通快为度。

洁古老人方

上用蝼蛄去头尾，与葡萄心同捣，露七日，曝干为末，淡酒调下，暑月湿用尤佳。

喘饥脾胃虚调饮食持重少血饱食气滞以久劳饮食劳伤，则主脾主气不及接行动而火上行卧气上冲不下水饮也。

诸病喘呕皆属于上。诸病吐哕皆属于中。诸病下痢皆属于脾。诸病肿满皆属于湿。故手足太阴病，手足阳明病，呕吐喘促伤胃，虚实寒热，伤寒杂病俱混说于太阴条下。

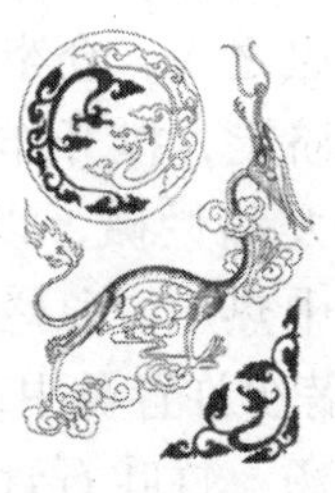

医垒元戎卷第八

赵州教授兼提举管内医学王好古进之诠次

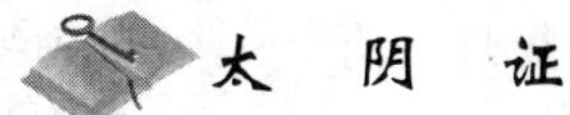

太　阴　证

草豆蔻散　食前服思食，食后服消食。

草豆蔻面裹煨熟，去皮，取仁　缩砂仁各半两　干木瓜一两半，去鬲子　益智仁三钱半　甘草　姜屑　陈皮盐炒，各三钱

上一法加神曲一两，麦蘖七钱半；一法加乌梅肉三钱。

局方草豆蔻散主治修制并见本方。

草豆蔻丸　王海藏法。

上以草豆蔻为细末，生姜汁打糊为丸，桐子大，每服二三十丸，米饮，嚼服亦得。

易简缩脾汤　解伏热，除烦消暑毒，上吐下利霍乱之后，服热药过多，烦躁，宜服之。

草果　乌梅　缩砂仁　甘草各四两　干姜二两

上㕮咀，每服五钱，水一碗，生姜十片，煎八分，以熟水浸冷，极冷旋旋服之。一方治尊年人加附子二两。一方加炒白扁豆二两，暑月多以此代熟水饮之，极妙。若伤暑头痛发热，宜用此下消暑丸。若因饮食生冷过多至霍乱吐泻者，宜用此先以治中汤、二陈汤之类煎服，烦躁甚者，方以浸冷香薷汤服之，自然平治。今人往往属香薷饮之证才见霍乱，遽尔投之，殊不知夏月伏阴在内，因食生冷以致霍乱，岂可投以浸冷之药，故合先治中脘方，以此药解其烦躁，不可不知。若饮水过多，小便赤涩，当服五苓散。若盛夏于道途间，为暑气所闷倒，不省人事，急扶在阴凉之处，切不可与冷水，以布巾衣物等蘸热汤熨脐下及丹田、气海，及续以汤淋脐

上，令彻脐腹温暖，即渐苏醒。若商贾及佣雇之人，仓卒无汤，掬路中热土于脐上，拨开作窍，令溺其中，并以大蒜烂碾，以水调灌下。一法用道中热土，急烂碾，冷水调服，仍以蒜少许置鼻中，气透则苏，续以白虎汤、竹叶石膏汤之类。凡觉中暑者，急嚼生姜一大块，冷水咽下，暑气中人，慎不可以冷水，亦不宜单用冷水灌之，来复丹、消暑丸皆可用也。

橙皮丸 调中顺气、生津止渴。

乌梅肉一两 干生姜一钱二分 木瓜 糖霜各二两 白茯苓 白术 橙皮 沉香各五钱

上为细末，炼蜜为丸，每两作二十五丸，欲作汤水，用水化开，寒热温凉任意饮之，噙化亦可。

法制陈皮 消食化气，宽利胸膈。

乌梅肉半两 白檀二钱半 茴香二两，炒 甘草三两，炙 干生姜半两 青盐一两，炒 陈皮半斤，去白，取四两切细条

上除陈皮外，并为细末，用水一碗，药末三两，同陈皮一处，慢火煮候陈皮极软，控干，少时别用干药拌匀，焙干，每用不以多少，细嚼咽下，无时。

姜掬丸 此方与《衍义》同治下之后不能食，食后必胸痞，常服益气消食，《衍义》有陈皮。

姜屑 麦蘖 神曲末炒，各等分

上曲糊丸，梧桐子大，米饮汤下三十丸。

御方思食丸并见《活法》。

神曲 麦蘖 乌梅肉各一两 人参 木瓜 茯苓 桂各五钱 甘草七钱 干生姜二钱半

上为细末，蜜丸，每两作十丸。

热则泄肝胆口苦舌干，柴胡、乌梅；寒则补脾胃。

思食丸

白术 陈皮 半夏曲各五钱 木香一钱 沉香 乌药各三钱 麦蘖一两 槟榔 人参各二钱

上件为细末，炼蜜丸桐子大，每服三十丸，米饮下。一法有乌梅肉、神曲、麦蘖、干生姜，为细末，蜜丸。

兰省香烂饭丸

丁香 神曲 三棱 青皮各三钱 沉香 木香 白檀 陈皮 藿香各二钱 益智仁 广茂 缩砂仁 麦蘖各五钱 甘松 甘草 香附米各一两

上为细末，蒸饼丸。

大生姜丸 补脾胃，治口苦舌干，中脘不和，胀满呕吐，食不化，酒病翻胃。

丁香　桔梗　川芎　白术　炙甘草各五钱　人参　良姜　丁皮　桂心　缩砂仁各一两

上为细末，蜜丸，每两作十五丸，细嚼一丸，米饮汤，空心服，日三。

木瓜汤　此一方当在草豆蔻散后。

木瓜一斤，去皮子，切作片子　生姜切作片　甘草　白盐各四两

三奇六神曲法

白虎：白面一百斤

朱雀：赤小豆三斤，煮软去汤，碾细，与前件相伴和

勾陈：苍耳汁三升

青龙：青蒿汁三升，即黄蒿自然汁

腾蛇：野蓼子汁四升

玄武：杏仁四斤，去皮尖，看面干湿用之

上一处拌匀，稍干为度，用大盆淹一宿，子伏内上，寅日踏极实为度，甲寅乙卯庚辰乃三奇也，全有前物为六神，少则非也，踏干先用，稈草铺地上，后用蒿铺之，排曲于上，曲上却用蒿草盖之，勿令透风，候一月取出，安在见风处，更四十九日可用，如作风曲才踏下，用桑叶纸裹发过，悬在风道中，亦须四十九日，每米一斗，不过十两。

呕哕例

呕哕一条，本出于胃，当例阳明条下，以其脾病连及于胃，若食生冷硬物，先入胃，次传脾，所以中州之病，并称之曰脾胃，故叔和云：脾藏象中坤安和对胃门后。又云：二斤十四两，三斗五升存，是为脾连及于胃也。戊与己配合，何尝有二哉？今此呕哕诸证汤丸等剂，虽属于胃，姑例于太阴条下，古人交经用药，何尝相离？

王朝奉呕论

呕者，《病源》云热在脾胃也，胃家虚冷亦呕也。哕者，胃家虚冷也。又病人本虚，伏热在胃则胃满，故冷气逆故哕。伤寒证桂枝证、小柴胡证，合病葛根加半夏证、黄芩加半夏证、小青龙证、四逆证、真武证、栀子等汤证，皆有呕，各自主治。然小柴胡汤专主呕也，呕而发热者小柴胡也；呕而胸满者吴茱萸汤；干呕吐涎沫者吴茱萸汤。《金匮》诸呕吐谷不得下者，小半夏汤去茯苓；胸中似喘不喘，似呕不呕，似哕不哕，彻心溃然无奈者，生姜汁半夏汤；哕逆陈皮竹茹汤；干呕而利者，黄芩加半夏生姜汤；呕哕手足逆冷者，小陈皮汤；呕哕胸满虚烦不安，大橘皮汤。

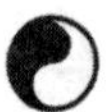

仲景云：伤寒咳逆脉散者死。成注云：火刑肺金也。朱奉议以哕者为咳逆，非也。哕，胃也，非咳逆可知。奉议小半夏茯苓汤、生姜煎小半夏橘皮汤、生姜煎汁半夏汤、橘皮汤、陈皮生姜二味煎。

大橘皮汤　理气调中。

陈皮　甘草　生姜各二钱　人参五钱

上㕮咀，分作二服，水煎服之。

橘皮青竹茹汤

陈皮　甘草各二钱　人参二钱半　竹茹三钱

上作三服，姜煎。

温中丸　治脾寒呕吐，咳嗽自利。

半夏汤泡，焙　干姜各等分

上为细末，生姜和汁丸桐子大，每服一十丸，木瓜汤下，姜汤亦可。

海藏橘皮茯苓生姜汤　治咳逆，解酒毒，止呕吐。

陈皮一两　炙草　生姜各三钱　茯苓五钱

一法加葛根、神曲、半夏，切，生姜煎服。

活人治呕哕手足逆姜橘汤

橘皮　生姜

活人大半夏汤　治痰饮，脾胃不和。

半夏　生姜　茯苓

上为粗末，水煎。如热痰加炙甘草，脾胃不和加陈皮。

活人半夏生姜汤　治呕饮欲绝。

半夏　生姜

二味同煎服。

桔梗半夏汤　治冷热不合，令胸中痞痛满，痰涎不利，气逆呕哕。

桔梗　半夏　陈皮各等分

上为粗末，水煎。细末，姜糊丸亦可。

活人橘皮竹茹汤　治呕逆。

陈皮　竹茹　人参　甘草各等分

上剉，姜枣煎服。

大橘皮汤　治动气在上，不可下，食则吐，随证加减。

陈皮　人参　甘草　生姜　竹茹　枣

上㕮咀，水煎服。

橘皮半夏汤　治积气痰痞不下，饮食呕吐不止。

陈皮　半夏各二两　生姜一两半

上㕮咀，水五盏，煎至二大盏，去滓，分三服，食后，临卧服之。

半夏茯苓陈皮汤　消饮止呕，和中顺气。

茯苓去皮　半夏泡　陈皮去白　生姜各一钱半

上㕮咀，水二盏半，煎一盏，去滓，临卧温服。

易简二陈皮汤　治痰饮为患，

或呕吐恶心，或头眩心悸，或中脘不快，或发为寒热，或因食生冷，脾胃不和，并宜服之。

陈皮去白　半夏各五两　茯苓三两　甘草

上㕮咀，每服四钱，水一盏半，姜七片，乌梅一个，煎至六分，去滓，热服，无时。伤寒后不敢进燥药者，亦宜服饵。如痞疾加草果一两半，下红丸子。如因酒食所伤，发为黄疸，亦宜用此二药。呕吐甚者加丁香，并服半硫丸。一法仍用半夏为末，每一两入丁香一钱，旋以生姜自然汁丸如桐子大，先以汤二盏煎沸，次下丸子，药煮令极热，以匙挑服，用药汁咽下，更服养正丹或来复丹、黑锡丹之类，俟大便利即愈。如妊娠恶阻，古方用茯苓半夏汤，服者病反增剧，不若用此药极有神验。一方名枳实半夏汤，治痰饮停留胸膈，痞闷或咳嗽气塞，头目昏重，喘呕恶心，项背拘急，半夏、陈皮各一两，枳实减半，加生姜煎服。一方名丁香茯苓汤，治久积陈寒，流滞肠胃，呕吐痰沫，或有酸水，全不思食，用木香、丁香、干姜、附子、半夏、橘皮、肉桂、缩砂仁等分，加生姜煎服。一方名曰白术半夏汤，治脾虚停饮，痰逆恶心，中脘刺痛，腹胁搅痛，头目昏晕，肢节倦怠，不思饮食，用白术、丁香、赤茯苓各一两，半夏六两，肉桂半两，陈皮二两半，亦加生姜煎服。生姜乃呕家圣药，凡呕吐宜多用之为佳。

易简四七汤　治喜、怒、悲、思、惊、恐、忧之气，结成痰涎，状如破絮，或如梅核，在咽喉之间，咯不出，咽不下，此七情之气所为也。或中脘痞满，气不舒快，或痰涎壅盛，上气喘急，或因痰饮中脘，呕逆恶心，并宜服。

半夏五两　茯苓四两　厚朴三两　紫苏叶二两

上㕮咀，每服四两，水一盏半，姜七片，枣一枚，煎至六分，去滓，热服，无时。若因思虑过度，阴阳不分，清浊相干，小便白浊，用此药下青州白丸子最为切当。妇人恶阻，尤宜服之。一名厚朴半夏汤，一名大七气汤。局方七气汤有半夏五两，人参、甘草、官桂各一两，生姜煎服，大治七气并心腹绞痛，然药味大甜，恐未能止疼顺气。一方治七气所伤，中脘不快，气不升降，腹胁胀满，用香附子炒半斤，橘红六两，甘草一两，煎服尤妙。好事者谓其耗气则不然，盖有此病服此药也。

赤茯苓汤　顺气消痰，止呕调

中，益气补胃祛湿。

陈皮　半夏　川芎　人参　白术　赤茯苓

上为粗末，生姜水煎服。

《衍义》有人曾患气嗽，将期或教以服陈皮、生姜焙干，神曲等分，为末，糊丸桐子大，食后临睡服三十丸，米饮下，旧有膀胱疾，自此皆愈。

乳和姜皮汤　治赤白下痢，神验。

陈皮一两　姜屑三钱

上二味，用牛乳一大盏和药，煎热，去滓，入生牛乳一半，顿服。

温胃和痰丸　治中寒停饮，胸膈痞塞，痰涎。

半夏洗，三两　橘皮去白　干姜炮　白术各二两

上为细末，姜汁糊丸桐子大，每服二十丸，姜汤下，无时。

大橘皮丸赵十一郎家制。

陈皮去白　茯苓　甘草　盐淹姜　葛根　曲

上为细末，炼蜜丸弹子大，细嚼，白汤下。

小七气汤当在大半夏汤条下。治虚冷上气，喘塞不通。

半夏洗，六钱　桂心　人参各一钱　生姜五钱

上四味，㕮咀，水四盏，煎至二盏，去滓，三服，相继无时服。

活人小半夏加茯苓汤　治诸呕哕，心下坚满，膈间有痰火，心悸。

半夏汤洗七次，五两　茯苓去皮，三两

上剉如麻豆大，每服半两，水三盏，煎至一盏，秤生姜四钱，取自然汁投药中，更煎三两沸，热服，无时。

青龙散　治咳嗽，上气不卧。

人参　陈皮　紫苏叶　五味子

上为细末，每服三钱，水一盏，生姜五片，煎至七分，去滓，温服。

活人橘皮汤　治伤寒痰逆，恶心。

陈皮　甘草　人参

上为粗末，竹茹、生姜、枣煎。如不恶寒者，加竹叶。

玉液丸

玉芝丸主治修制并见《局方》。

文潞公生犀丸并见《药准》。

易简消暑丸见暍证附。

局方玉壶丸主治修制并见本方。易老加雄黄名水煮金花丸。治头风口眼㖞斜及风痰等证。并见《活法机要》。

南星　半夏　天麻　白面

辰砂化痰丸主治修制并见《局方》。

辰砂　南星　白矾　半夏

易老水煮金花丸主治修制并见《活法机要》。

南星　半夏　天麻　雄黄　生姜　白面　寒水石

上为细末，滴水丸桐子大，煮熟，生姜汤下。

小黄丸主治修制并见《活法机要》。

黄芩　南星　半夏　生姜

上姜汁打糊为丸。

定喘丸　治虚人咳嗽胸满，及鼻息音大喘，行坐无时，连年不已，或远或近，并能治之。

人参二钱半　南星　半夏各三钱　苦葶苈半两

上为末，以生姜自然汁糊丸黍粒大，每服三五十丸，生姜汤下，渐加亦可。小儿服，减丸数。

二妙丹　治精滑，夜梦鬼交，溲出白液，饮食少，虚劳病，或呕或吐。

半夏　木猪苓各半斤

上先以猪苓去皮，切作片子，同炒微黄色；半夏另为细末，用陈米饭搜和为丸，豌豆大，风凉一夜。次日将猪苓为粗末，炒热，下丸子同炒，稍干为度，乘热以纸裹至冷，用木合子盛贮。一法酒糊丸。

消痰丸

细辛　桔梗　陈皮　旋覆花　神曲　枳实　半夏　白茯苓　麦糵　白术各等分

上为细末，姜汁打糊丸，如梧桐子大，生姜汤下三五十丸，食后服。

安和丸　治脱证虚弱嗽，年老虚人，尤宜服之。

粟壳炒　陈皮各二两　炙甘草二钱半　一法加乌梅半两

为细末，姜糊丸。

玉芝丸

玉液丸　加生姜、人参、藿香，名人参半夏丸。

易简参苏饮

惺惺散主治并见少阳柴胡例。

仲景葶苈大枣泻肺汤　治肺痈不得卧，兼治支饮不得息。又见《金匮》。

苦葶苈炒香捣　大枣二十枚

上丸如弹子大，每用水三升，大枣十枚，煎二升，化一丸，再煎一升。

三圣丸　治喘嗽，面目微肿。

甜苦二葶苈

上末枣肉为丸，绿豆大，每服三十丸，临卧姜汤下。

仲景猪膏丸此本少阴为猪肤，故入猪肚胆汁例。治少阴病下痢咽痛，胸满心烦，邪气自少阳经传入少阴客热。

上用猪肤一斤，水一斗，煮取五升，去滓，入白蜜一升，白粉五合，熬香，合相得所，分作六服。水畜入肾，猪肤解热润燥除烦，粉以益气断利。

仲景白通猪胆汁汤

四逆猪胆汁汤并见仲景本经。

仲景猪肚丸

白术四两　牡蛎烧，研　苦参二两

上为细末，猪肚一枚，内药末缠定，煮软熟，切碎，研泥成膏，和丸桐子大，每服三十丸，米饮汤下。

又猪肚黄连丸见本草。

钱氏香连丸

橘连丸并见本草。

猪肚丸　治骨蒸唇红，颊赤气粗，口干，身壮热，多虚寒，大便秘，小便赤，食减少。

鳖甲醋炙　柴胡　木香　青蒿　黄连　生地黄各一两　青皮半两

上为细末，嫩大猪肚一枚，入药在内，系定，蒸软药肚，仍碾匀，可丸如绿豆大，每服三十丸，米饮汤下，食前，日三服。忌热物湿面。

补真丸一名天真丸。

天门冬去心，三两　羊肉三斤，去筋膜　肉苁蓉六两，去粗皮　当归五两，去芦

已上俱作片子，焙干为末，焙先将羊肉煮去羊血，水洗净，再煮至熟，去丝细筋膜，研烂，再入无灰酒，煮至成膏，入上项药末及糯米粉子半斤，再煮数十沸，至稠粘膏子为度，再入下项药：

黄芪六两　远志　白术　枸杞各二两　沉香半两　神曲五两　赤茯苓四两　干山药二两

上为细末，入上件膏子内，同和，更入宿蒸饼面十数两，搜和成剂，至可丸即止，丸如桐子大，每服空心，温酒送下七八十至百丸。

猪蹄汤

知母　贝母　牡蛎炒过赤作粉，各等分

上为细末，猪蹄四个，慢火煮软熟用，调服三钱匕，后滋味汁一碗投之，少时熟蹄任意食用，或先食猪蹄饱后服亦得。

海藏评解利伤寒丸药杂例

并见本方注后

玄胡丸

玄胡　青皮　陈皮　三棱　广茂　当归　雄黄另研细，入上末同研　干姜各五钱

上为细末，醋糊丸，酒糊亦得，每服二三十丸，白汤无时下，解利内外伤。

紫霜丸　治伤寒温壮，内夹冷

食，或因得汗身热不除，及变蒸发热，日久不解，饮食成痫，俗呼为食迷风。

代赭石火煅醋淬，一两　杏仁五十个，去皮尖，麸炒，另研　赤石脂为末，一两　巴豆三十粒，去皮心膜油，炒研

上合碾匀，汤浸蒸饼为丸，黄米大，小儿生三十日以外可一丸，一年二年可三丸，乳下，米饮亦得。

无名丸解内外伤。与四生丸例相似，在半夏条下。

代赭石　贯众　茯苓各一两　寒水石　黑豆去皮，四两　自然铜三两三钱，醋淬九次

上件，共为细末，水糊丸，绿豆大，每服三五十丸，姜汤下，米饮亦得。

无名丸料

寒水石洗粉　黑豆面去皮，各一两　贯众　茯苓各为末　代赭石火烧酒淬，末之，各三钱半　自然铜酒淬，七钱半，为末

上无名丸，此药不知来例，别无解利味数，止是贯众治头风有毒，大抵解疫疠毒气则效，非若古法之分经也。本草云：代赭石苦甘寒，治鬼疰贼风；自然铜辛平无毒，疗折伤散血止痛；贯众治头风；半夏治伤寒寒热；巴豆辛温，主伤寒温疟寒热，豉煎亦解利。上此三药，虽云治伤寒，只治因内感而发出者多效，若外感一日，太阳受之，不宜用此等之药性者，不可执此以解利外伤。此药大抵只治内而不治外，不能行经，若要行经，非汤液不能也。代赭石、自然铜二味，兼以醋淬过，煅以苦酒上火力，同能上行，故解利也。若以代赭石、自然铜二石性论，下行之体无疑，更宜详紫霜丸主治伤寒温壮，内夹冷食一句，即知无名体也。

天麻辰砂丸

天麻四两　巴豆二百粒，去皮膜油　雄黄各五钱　朱砂三钱

上为细末，每服三五丸，白汤送下，温酒亦得，食后。腊和丸黍米大。

玄胡丸内有雄黄、干姜、苦酒，与此一体解利，在厥阴门木香槟榔例后。

安先生传易老解利二药

狼毒　大戟　草乌头生，各等分

上为末，醋糊丸，桐子大，每服五七丸，或十丸，温水送下。

解利伤寒嗃药

干山药一两　藜芦连须，一钱

上细末，以纸捻嗃之。

杨氏内解丸

芫花　红药子各等分

上细末，醋糊丸，绿豆大，温水下二丸，无时，以葱白、醋、米汤投之。

四生丸

南星　半夏　芫花　自然铜等分，皆生用

上为细末，醋打荞麦面糊为丸，绿豆大，如酒积痰饮、胸膈胀满、饮食不消，每用五丸，临卧温水下。忌热物。如伤寒时疾，煎豉汤下十丸，三服解。如心气大痛，醋汤下。海藏云：非汤液所用，丸药解利，世多不同，皆取此例。

拾遗

大肠泄　小肠泄　大瘕泄　飧泄　洞泄　寒中　寒湿　溏泄　泄泻　湿淫　燥湿　湿热　风湿　鹜溏　胃泄　脾泄　脱肚　脏毒　瘀血

凡此数条，俱见汤液大法后。

翻胃例

御医楚侍药白龙丸　治膈气翻胃吐食，大便结硬，要大便如常者不可服。

轻粉半钱　半夏　白面各三钱

上拌末，和匀，水和作綦子或丸，汤煮熟漉出，放温，临卧作一服，生姜汤下，取下燥粪核为度。

生姜半夏汤　止呕吐，开胃消食。

半夏汤洗　生姜各三钱

上剉，量水多少，煎至七分。

鸡屎曲散　治蛊胀，旦食不能，暮食不已。

帝曰：肤胀鼓胀可刺耶？岐伯曰：先泄其胀血络，后调其经，刺其血络也。

姜枣汤　此后二药，辛甘以助天五之气。

干枣去核，一斤　甘草三两，剉　生姜五两，切片

上拌盆盛，布盖，淹一宿，焙干为末，每一盏入盐少许，点服。盐二两炒白，另入药。

枣艾丸　补胃。

干枣去核　熟艾捻如枣核，入枣中

上以绵缠定，湿纸裹，溏灰火内煨，纸焦为度，一日服三个，空心细嚼，温酒下，每日加一个，至九日后减一个，至三个，依前再加一个，过三遭当进饮食也，胃气壮即止。不饮酒，盐汤下。

太阴拾遗

《肘后》辨脾胃所伤变易形法

凡诸脾脉微洪伤苦涩物。微弦伤冷硬物。微涩伤辣辛物。微滑伤腥咸物。微迟伤冷痰积聚恶物。弦紧伤酸硬物，又主脾冷。微实主胸间有伏痰，或吐逆。洪缓伤甜烂物，紧恶膈间有硬积寒热，单伏主物不

消化。微浮胸中有小虫动，又主寒热。单紧主胸中急痛。单弦主胸中气聚喘促，单滑主脾寒吐逆，单洪主寒热吐逆不食，单浮主胃寒不进食，浮洪而数皆中酒。

海藏所定脾脉一十七道安方大略

伤苦涩物，经云：咸胜苦。伤辛辣物，经云：苦胜辛。伤腥咸物，经云：甘胜咸。伤酸硬物，经云：辛胜酸。伤甘烂物，经云：酸胜甘。伤冷硬物，经云：温以克之。冷痰、积聚、恶物，温胃化痰，膈间有伏痰，春夏吐之，秋冬导之。膈间有硬积，寒热温化。胃中有小虫槟榔之类，物不消化，曲蘖、三棱、茂之类。胃中急刺痛，理中丸之类。胃中气聚喘促，匀气汤。寒热吐逆不食，橘皮、半夏、白术、茯苓。脾寒吐逆，枳实理中汤。胃寒不进食，乌梅、白术。浮洪而数，皆中酒葛根、陈皮、茯苓。

《金匮》痰饮咳嗽病脉证治

后代名医所说，皆取此为法

问曰：夫饮有四，何谓也？师曰：有痰饮，有悬饮，有溢饮，有支饮。又问：四饮何以为异？师曰：其人素盛今瘦，水走肠间，沥沥有声，谓之痰饮。后水流在胁下，咳唾引痛，谓之悬饮。饮水流行，归于四肢，当汗出而不汗出，身体疼痛，谓之溢饮。其人咳逆倚息，短气不得卧，其形如肿，谓之支饮。水在心，心下坚筑筑，短气，恶水不欲饮。水在肺，吐涎沫，欲饮水。水在脾，少气身重。水在肝，胁下支满而痛。水在肾，心悸。夫心者有留饮，其人背寒冷大如手。留饮者，胁下痛引缺盆，咳嗽则辄已，一作转甚。胸中有留饮，其人短气而渴，四肢历节痛。脉沉者有留饮，膈上之病，满喘咳吐，发则寒热，背疼腰疼，目眩自汗出，其人振振身瞤剧，必有伏饮。夫病人卒饮水多，必多暴喘，凡食少饮多，水停心下，甚者则悸，微者气短。脉反弦者寒也，皆大下后善虚，脉偏弦者饮也。肺饮不弦，但苦喘短气。支饮亦喘不能卧，加短气，其脉平也。病痰饮者，当以温药治之。

心下痰饮，胸膈支满，目眩，以茯苓桂白术甘草汤主之方。

茯苓四两　白术五两　炙草二两　桂枝去皮，三两

上吹咀，以水六升，煮取三升，去滓，分温服，作三服，小便则利。

夫气短有微饮，当从小便去也，亦以上药主之，肾气丸亦主之。方见胸气论中。

病者脉伏，其人当自利，利者

反快，虽利心下续坚满，此为留饮欲去故也，以甘草半夏汤主之方。

甘遂大者　半夏二十枚，温水洗，次用水一升，煮取半升，去滓　芍药三枚　炙草大者，一寸

上四味，㕮咀，水二升，煮取半升，去滓，以蜜半斤和药，煎取八合，顿服之。

夫病悬饮者，十枣汤主之方。

芫花熬　甘遂　大戟各等分

上三味，捣筛，以水一升五合熬，大枣十枚，煮取八分，去滓，内药，强人一钱匕，弱人半钱，平旦温服之，不下者，明日更加半钱，下后糜粥以养之。

病溢饮者，当发其汗，宜大青龙汤方。

麻黄去节，六两　桂枝去粗皮，二两　炙草二两　生姜二两　石膏小鸡子大，细研　杏仁四十枚，去皮尖　大枣十枚，去核

上七味，㕮咀，以水九升，先煮麻黄减二升，去上沫，内诸药，煮取三升，去滓，温服一升，被覆令汗出，汗者温粉扑之，一服汗出者，勿再服。若复服汗多出者，亡阳逆虚，恶风烦躁不得眠也。

病溢饮者，当发其汗，小青龙汤主之方。方见肺痿论。

膈间支饮，其人喘满，心下痞坚，面色黧黑，其脉沉紧，得之数十日，医吐下之不愈，防己汤主之方。

防己二两　桂枝二两　人参四两　石膏鸡子大十二枚

上四味，㕮咀，以水六升，煮取二升，去滓，分温再服。虚者即愈，实者三日复愈，如不愈者，宜去石膏加茯苓芒硝汤方。

防己三两　桂枝三两　人参四两　茯苓四两　芒硝三合

上四味，㕮咀，以水六升，煮取二升，去滓，内芒硝，再微煎，分温再服，微利止。

心下有支饮，其人苦眩冒，泽泻汤主之方。

泽泻五两　白术二两

上二味，㕮咀，以水二升，煮取一升，去滓，分温再服。

支饮胸满者，厚朴大黄汤主之方。

厚朴一尺，去皮　大黄六两　枳实四枚，熬

上三味，㕮咀，以水五升，煮取二升，去滓，分温再服。

支饮不得息，葶苈大枣泻肺汤主之方。见肺痈条下。

呕家本渴，今反不渴，心下有支饮故也，小半夏汤主之。

半夏一升，洗　生姜半斤，各切薄

片

上以水七升，煮取一升半，去滓，分温再服。《千金》云：半夏加茯苓汤主之。

腹满口干舌燥，此肠间有水气，防己椒目葶苈大黄汤主之方。

防己　椒目　葶苈　大黄各一两

上四味为末，蜜和丸桐子大，米饮服一丸，日三服，稍增。口中有津液，渴者，加芒硝半两。

卒呕吐，心下痞，膈间有水，眩悸者，小半夏加茯苓汤主之方。

半夏一斤，洗　生姜半斤　茯苓三两，一方四两

上㕮咀，水煎服。

师曰：以发其汗，令阳微膈气虚，脉乃数，数为客热，不能消谷，胃中虚冷，故吐也。脉弦者虚也，胃气无余，朝食暮吐，变为翻胃，寒在于上，医反下之，今脉反弦，故名曰虚。寸口脉微而数则无气，无气则胃虚，胃虚则血不足，血不足则胸中冷。趺阳脉浮而涩，浮为虚，涩则伤脾，脾伤则不磨，朝食暮吐，宿食不化，名曰反。脉浮而涩，其病难治。病人欲吐者，不可下之。哕而复满，视其前后，知何部不利，利之则愈。呕而胸满者，茱萸汤主之方。

吴茱萸一升　人参二两　生姜六两，切　大枣二十枚，劈

上四味，㕮咀，以水五升，煮取一升，去滓，温服七合，日三服。

干呕，吐涎沫，头痛者，茱萸汤主之。

呕而肠鸣，心下痞者，半夏泻心汤主之方。

半夏三斤，汤泡　黄芩　人参　炙草　干姜切，各三两　黄连一两　大枣十二枚

上七味，以水七升，煮取六升，去滓，再煎服一升，日三服。

干呕而利者，黄芩加半夏生姜汤之方。

黄芩三两　炙草三两　半夏半升，洗　芍药三两　大枣十二枚　生姜切，两半

上㕮咀，水一斗，煮取一升，去滓，分温三服，日二服，夜一服。

诸呕吐，谷不得化下者，小半夏汤主之方。方见痰饮中。

呕吐而病在膈上，后思水者，急与解之，猪苓汤主之方。

猪苓去皮　白术　茯苓各等分

上㕮咀，水煎服。

咳满则止而复更渴，冲气复发者，以细辛干姜为热药，此法逐渴，反不止者，为支饮也。支饮法当治胃，胃冷者必呕水，复与半夏以去其水方。

茯苓四两　干姜三两　五味子半斤　细辛三两　炙草三两　半夏汤洗七次，去滑，半斤

上六味，㕮咀，以水八升，煮取三升，分温三服。

水去呕则止，其人形肿，可内麻黄，以其欲逐痹，故不内麻黄，乃内杏仁也。若逆而内麻黄者，其人必厥，所以然者，为其血虚，麻黄发其阳故也。

茯苓四两　干姜三两　甘草三两　五味子碎，半斤　细辛三两　半夏洗　杏仁去皮尖，各半斤

上㕮咀，以水一斗，煮取三升，去滓，分温三服。

面热如醉状者，此为胃中热，上熏其面令热，加大黄汤主之。

茯苓四两　干姜二两　细辛　大黄三两　半夏洗　五味子碎　甘草炙　杏仁去皮尖，各等分

上八味，㕮咀，以水一斗，煮取三升，去滓，分温三服。并见《千金》方。

先渴却呕，为水停心下，此属饮家，小半夏加茯苓汤主之方。见上。

《金匮》呕哕下痢病脉证治

后代名医诸书，率皆取此以为法

夫呕家有痈脓者，不可治，呕脓尽则已。先呕却渴，此为欲解，先渴却呕，为水停心下，此属饮家。呕家本渴，今反不渴者，以其心下有支饮故也，此属支饮。问曰：病人脉数，数为热，当消谷引饮，而反吐者，何也？师曰：以发其汗，令阳微膈气虚，脉乃数。云见前。

假令病人脐下有悸者，吐涎沫而颠眩，水也，五苓散主之。方见《局方》。

如心胸中有停痰宿水，自吐出水后，心胸中虚，气满不能食，消痰气令能食茯苓饮方。附方。

茯苓三两　人参二两　枳实炒，二两　生姜四两　白术三两　橘皮二两半

上㕮咀，以水六升，煮取一升八合，去滓，分温三服，如人行八九里进之。见《外台》。

咳家其脉弦，为有水，十枣汤主之。方见上。

夫有支饮家，咳烦，胸中痛者，不卒死，至一百日或一岁，与十枣汤。久咳数岁，其脉弱者可治，实大致者死。其脉虚者，必苦冒，其人本有支饮在胸故也，治属饮家。咳逆倚息不得卧，小青龙汤主之。方见肺痈中。青龙已下，多唾口燥，寸沉尺微，手足厥逆，气少复上冲胸咽，手足痹，其人面赤如醉，因复下溜阴股，小便难，时复冒者，

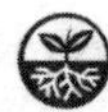

可与桂枝五味子甘草汤治其气冲方。

茯苓去皮，四两　桂枝去皮，四两　炙草三两　五味子半斤

上四味，㕮咀，用水八升，煮取三升，去滓，分温三服。

冲气即低而反更咳满者，茯苓五味子甘草去桂加干姜细辛治之方。一名甘草五味姜辛汤。

茯苓四两　炙草三两　五味子半斤，碎　细辛三两　干姜三两

上㕮咀，水八升，煮取三升，去滓，分温三服。

呕吐而满在膈上，后思水者，猪苓散主之方。见前。

呕而脉弱，小便复利，身有微热，见厥者难治，四逆汤主之方。

炙草二两　干姜一两半，切片　附子一个，去皮，切作片子

上三味，㕮咀，以水三升，煮取一升三合，去滓，分温再服。强人可大附一枚，干姜三两。

呕而发热者，小柴胡汤方。

柴胡　人参　黄芩　生姜煨，三两　炙草　半夏　大枣一十枚，去核

上七味，㕮咀，水一斗二升，煮取六升，去滓，再煎取三升，温服一升，分三服。

胃反呕吐者，大半夏汤主之方。亦主膈间支饮。

半夏洗用，半斤　人参切，三两　白蜜一升

上三味，以泉水一斗二升，和蜜扬之二百四十遍，煮药取二升半，去滓，温服一升，余分再服。《千金》云：治胃反不受食，食已即吐。《外台》云：治呕，心下痞硬者。

食已即吐者，大黄甘草汤主之方。

大黄四两　炙草二两

上二味，㕮咀，以水二升，煮取一升，去滓，分温再服。《外台》云：又治吐水。

胃反吐而渴，欲饮水者，茯苓白术泽泻汤主之方。

茯苓半斤　泽泻四两　桂枝二两，去皮　炙草二两　白术三两　生姜切，四两

上六味，㕮咀，以水一斗，煮取三升，内泽泻再煮，取二升半，去滓，温服八合，日二服。《外台》云：主消渴脉绝，胃反不食，又小麦一升。

吐后渴欲得饮而贪水者，文蛤汤主之方。兼主微风脉紧头痛。

文蛤五两　麻黄去节，三两　炙草二两　石膏五两，碎　生姜三两，切　大枣十二枚，劈破　杏仁五十枚，去皮尖

上七味，㕮咀，以水六升，煮取二升，去滓，温服一升，汗出愈。

干呕吐逆涎沫，半夏生姜散主之方。

半夏洗　生姜各等分

上二味，杵为散，取方寸匕，浆水一升半，煎取七合，顿服之。

病人胸中似喘不喘，似呕不呕，似哕不哕，彻心中愦愦然无奈者，生姜汁半夏汤主之方。

生姜汁一升　半夏洗，半升

上二味，㕮咀，以水三升，煮半夏取二升，内生姜汁取一升半，去滓，水冷分四服，日三夜一。若一服止，停后服。

干呕哕，若手足厥冷者，橘皮汤主之方。

橘皮四两　生姜

上二味，切，以水七升，煮取三升，去滓，温服一升，下咽即愈。

哕逆者，橘皮竹茹汤主之方。

橘皮二升　竹茹三升　大枣三十枚，劈　生姜切，半斤　人参一两　炙草五两

上六味，㕮咀，以水一斗，煮取三升，去滓，温服一升，日三服。

上此痰饮嗽一章，内有治伤寒数方，仲景用治杂病，今余录之，使后人知云治伤寒有法，治杂病有方者非也，伤寒杂病同一治矣。

呕吐哕亦附录之，下痢数方录在太阴上卷后。

医垒元戎卷第九

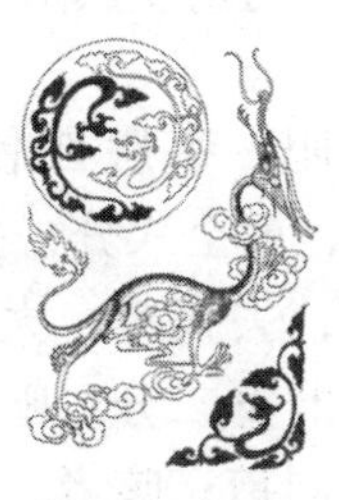

赵州教授兼提举管内医学王好古进之诠次

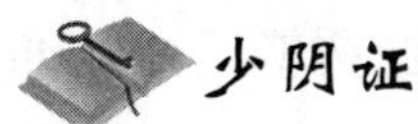

少阴证

先足经从汤液，后手经从杂例

仲景真武汤主治修制并见本方。

茯苓　芍药　白术　附子　生姜

茯苓四逆汤治疗修制并见本经。

茯苓　干姜　人参　附子　甘草

四逆汤

甘草一两　干姜七钱半　附子五钱

四逆加人参汤

四逆加猪胆汁汤二药主疗并见本经。

四逆散

柴胡　枳实　芍药　甘草

咳加五味子；悸加桂；腹痛加附子。

泄濡下重者，煎薤白内药；小便不利，加茯苓。海藏云：此散因说少阴四逆，从举或咳或悸，故用此散。若果四逆，手足厥冷，下利腹痛，更不复用此散也。

姜附汤无汗者用此，主疗并见本方。

干姜炮　附子炮

术附汤自汗者用此，主疗并见本方。

白术　附子

白通汤主疗加减并见本方。

附子　干姜　葱白

易简真武汤　治伤寒数日以后，发热腹痛，头目昏沉，四肢沉重疼痛，大便自利，小便或利或涩，或呕者，皆宜服之。若已经汗下不解，仍发热者，心下悸，头眩晕，身瞤动，振振欲擗地者，此由渴后饮水停留中脘所致，并宜服之。

茯苓　芍药　熟附各三分　白术二分

上㕮咀，每服四钱，姜五片，水一盏半，煎至八分，去柤，温服。小便利者，去茯苓；大便利者，去芍药，加干姜二分；呕者，每服加生姜五片同煎；咳者，加五味子二分，细辛、干姜各一分；发热而泄泻者，服此未退，当投四逆汤，仍服震灵丹，用之应手而愈。此药不惟阴证伤寒可服，若虚劳之人，发热自利，时复增寒，皆宜服，因取名固真汤。增损亦如前法。

易简四逆汤　治阴证伤寒，自利不渴，呕哕不止，或吐利俱作，小便或涩或利，脉微绝，腹胀满，手足厥冷，或悸或咳，内寒外热，下利清谷，四肢沉重，或汗出厥逆者，或汗出热不去，并宜服之。及治一切虚寒冷厥，或伤寒病有表，医误下之，续后下利不止，虽觉头疼体痛，发热恶寒，四肢拘急，表证悉具，未可攻表，宜服此药，以助阳救阴，次服桂枝以解表证。

甘草一两　干姜　熟附各三分

上㕮咀，每服四钱，水一盏半，煎至八分，去滓，温服。利止虚者，加人参半两；呕者，加生姜一两；面赤者，每服加葱白一根；腹痛者，加芍药一两；利止脉不出者，加人参一两。霍乱吐泻之后，尤宜服之。阴证伤寒，或无汗，唇青面黑，身背强痛，四肢厥冷，昏不知人，如欲服四逆汤，先与附子散。用附子三分，官桂、当归、白术各半两，半夏、干姜各一分，葱煎服，被覆取汗。或气虚阳脱，体冷无脉，气息欲绝，不省人事者，当灸丹田、气海，仍以葱一把，以索缠如饼大，切去根叶，存白二寸，以烈火协一面令通热，勿令灼人，乃以热处着病人脐中，上以熨斗盛火熨之，温则换以他饼，其人苏醒，手足温而有汗乃瘥，仍服四逆、姜附之类。

易简姜附汤　治中寒口噤，四肢强直，失音不语，或卒然晕倒，口吐涎沫，状如暗风，手足厥冷，或复烦躁。兼治阴证伤寒，大便自利而热者。

干姜　熟附各二两

上㕮咀，每服四钱，水一盏半，煎七分，去渣服。或虑此药大燥，即以附子理中汤相继服饵。姜附本治伤寒经下之后，又复发汗，内外俱虚，身无大热，昼则烦躁，夜则安静，不呕不渴，六脉沉伏，并宜服此，不知脉者，更宜审之。兼治中脘虚寒，久积痰水，心腹冷痛，霍乱转筋，四肢厥逆。一方附子易以生者，名白通汤，治伤寒下利。

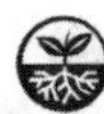

一方用白通汤加白术倍之，甘草减半，名生附白术汤，治中风温，昏闷恍惚，腹满身重，手足纵缓，自汗，失音不语，便利不禁。一方用姜附汤加麻黄、白术、甘草、人参等，名附子麻黄汤，治中寒温，昏晕缓弱，项背强急，口眼㖞斜，语声浑浊，心腹膜胀，气上喘促，不能转动，更宜审而用之。

易简附子汤 治风寒湿合痹，骨节疼痛，皮肤不知，肌肉重着，四肢缓纵，腰脚痠疼。仲景附子汤方内亦有此方，在厥阴门。

生附一两 芍药 官桂 甘草 茯苓 人参各五钱 白术三分

上㕮咀，每服四钱，水二盏，姜五片，煎至六分，去柤，食前服。恶甜者，减甘草一半。兼治疲极筋力，气虚倦怠，四肢痠疼。一方治历节风，四肢疼痛如搥炼不可忍者，加干姜半两，去生附，加熟附等分，名附子八物汤，煎如前法。若寻常寒湿相搏，头痛，两脚软痛，及气虚头眩，止用白术、附子各一两，甘草半两，枣、姜同煎服，名增损术附汤。久履湿地，腰重脚软，尤宜服之。若为湿气所中，则白术倍附子之数，仍用白术半两，酒一盏，煎至六分，连进数服，取微汗即愈，不能饮者以水煎。若冒雨，湿着于肢体肌肤，或腠理开，汗出澡浴得病，于增损术附汤中加茯苓、官桂如甘草之数，名茯苓白术汤。

白通加猪胆汁汤

附子 干姜 葱白 人溺 猪胆汁

通脉四逆汤

减溺。

以上通治里药。

麻黄附子细辛汤

麻黄附子甘草汤

以上通治和表药。

仲景附子汤

附子 人参 白术 茯苓 芍药

甘草附子汤 四物附子汤内减生姜是也。

四物附子汤

附子 官桂 白术 甘草 干姜

易简附子汤见前姜附汤后，与下方注小异。

附子汤 四君子汤加桂、附、芍药。

《外台》云：论疗伤寒八九日，因风湿相搏，身体烦疼，不能转侧，不渴不呕，下之脉浮虚而涩者，属桂枝附子汤。若大便鞕，小便自利者，附子白术汤。

桂枝附子汤

桂心四两　附子三枚，炮，去皮脐　生姜三两　炙甘草二两　干枣十二枚，劈

上五味，切，以水六升，煮取二升，去滓，分温三服，忌生葱、猪肉、海藻、菘菜。

附子白术汤

白术四两　枣十二枚，劈　炙甘草二两　生姜三两　附子二枚，炮作四片

上五味，切，以水六升，煮取二升，去柤，分温三服。初一服，其人身如痹，半日许复服之，都尽，其人如冒状勿怪，此以术、附性走皮中，遂气未除，故使人如冒状者。本云附子一枚，加之二枚，名附子汤，忌见前。《千金翼》同。张仲景治法，当加桂枝四两，此本一方二法。以大便鞕，小便自利，故去桂也；以大便不鞕，小便不利，当加桂枝。附子三枚，恐多也，虚弱家及产妇宜减服之一句，即知男子、妇人同一治也。男子服四物以滋血，亦与妇人同。

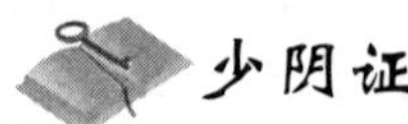

少阴证

王朝奉论悸并方

悸者，动也。《病源》内有虚热则渴而饮水，水气乘心，振寒而心悸也。伤寒二三日，心中悸而烦，小建中汤。发汗，脐下悸，欲作奔豚。发汗过多，心下悸，欲得按者，桂枝甘草汤。发汗止，仍发热，心下悸，身瞤动，真武汤。伤寒，脉结代，心悸动，炙甘草汤。少阳不可发汗，发汗则谵语，属胃，胃不和顺而悸，小柴胡汤。伤寒厥而心下悸，宜先治水，茯苓甘草汤，却治其厥，不尔，上渍入胃，必作利矣。中风往来寒热，或心下悸，小柴胡汤。钱氏曰：肾病见夏，水胜火，肾胜心也，当治肾。轻者病退，重者当悸动者，小搐也，易老云：肾水乘心者悸，仲景不治木火，调其水也。

王朝奉辨阴阳证

夫病发热而恶寒者，发于阳也；不发热而恶寒者，发于阴也。发于阳者，可攻其外；发于阴者，可温其内。发表以桂枝，温里以四逆汤。张仲景论少阴通脉四逆证，面色赤；又少阴下利，脉沉迟，面色少赤，此二证似阳，然皆下利清谷为异也。凡少阴证无汗，类麻黄汤，麻黄汤

证脉阴阳俱紧，少阴脉微细为异也。又汗出为阳微，故仲景云阴不得有汗，脉阴阳俱紧而反汗出，为亡阳也，属少阴。仲景论伤寒脉浮、自汗出、小便数、脚挛急，反与桂枝攻表，误也。常器之云：便合用桂枝加附子汤治之，若误服桂枝汤，即便有发厥、吐逆、谵语等证，治见本论太阳上篇中。孙兆云：阳证即头痛、身热、脉洪数也，阴证则头微痛而身不热，脉沉细迟缓。凡阴病宜与四逆、理中辈，皆自愈。若夏月得阴证，亦虑四逆大热，宜与理中最佳也。又云：大抵发热恶寒者，是表证，属太阳也，只恶寒是阴证也。然阴证即有发热者，盖是表热里寒，其脉必沉迟，或手足微厥，或下利清谷，更以别证验之可知也。又云：本是阴病，医与热药过多，却见热证者，亦斟酌以凉药解之。又云：阴证形静无发狂者，惟饵温药过多，胸中热实，或大便硬，有发狂者，亦宜用承气辈下之，不可轻用。本是阳病热证，医误吐下过多，遂成阴证者，却与理中、四逆辈温之。《病源》云：伤寒病过经而不愈，脉反沉迟，手足厥逆者，此为下部脉不至，阴阳隔绝，邪客于足少阴之经，毒气上熏，故咽喉不利，或痛而生疮。

仲景甘桔汤例

仁宗御名如圣汤 治少阴咽痛。

炙甘草一两 桔梗三两

上粗末，水煎，加生姜煎亦可。一法加诃子皮二钱煎，去租饮清，名诃子散，治失音无声。如咳逆上气者，加陈皮；如涎嗽者，加知母、贝母；如酒毒者，加葛根；如少气者，加人参、麦门冬；如唾脓血者，加紫菀；如疫毒肿者，加鼠粘子、大黄；如咳、渴者，加五味子；如呕者，加生姜、半夏；如目赤者，加栀子、大黄；如胸满、膈不利者，加枳壳；如不得眠者，加栀子；如心胸痞者，加枳实；如肤痛者，加黄芪；如面目肿者，加茯苓；如咽痛者，加鼠粘子、竹茹；如肺痿者，加阿胶能续气；如发癍者，加防风、荆芥；如声不出者，加半夏。

肺痿门

经云：帝曰：劳风之病何如？岐伯曰：劳风发在肺下，其为病也，使人强上冥视，唾出若涕，恶风而振寒，此为劳风之病。帝曰：治之奈何？岐伯曰：以救俛仰。巨阳引精者三日，中年者五日，不精者七日。咳出清黄涕，其状如脓，如弹子大，从口中出者，从鼻中出者则伤肺，伤肺则死也。肺痿之门在太阳门仲景麻黄升麻汤条下。

孙思邈单方一门并见《金匮》祖方。

甘草二两

上㕮咀，以水三升，煮取一升半，分作三服。

此证初得可治，久则难愈。脉微紧则脓未成，脉紧数则脓已成。喘而不得卧，葶苈大枣泻肺汤主之。

葶苈二两，炒紫色

上件杵成丸，以水三升，煮大枣二十个，取二升，去柤，内麻黄、五味子各半两，取清饮顿服，令三日服一剂，瘥。叔和云：衄血吐血沉细宜，忽然浮大即倾危；唾血之脉沉弱吉，忽然实大死来侵。《脉要》云：肺脉博坚而长，当病吐血。注云：肺虚极则终逆，逆则血泻，故唾血出也。

无汗恶寒脉浮紧。

伤寒得者，麻黄。

肺痿，上枯水之源，下竭水之本。

伤酒得者，葛根。

有汗恶热脉沉实。

甘桔二生汤　治咳，胸中满，振寒，脉数，咽干不渴，时浊吐腥臭，久久吐脓如米粥，肺痿作痈也。脓在胸中者为肺痈。

甘草　桔梗各等分

上剉，以水三升，煮取一升，去柤，分二服，必然吐出脓血矣。又一法：治一切咳唾脓血及咳而出不止。好酥三十斤，三遍炼停，取凝成膏，醍醐服一合，日三服，瘥。

海藏紫菀散　善治咳唾中有脓血，虚劳证，肺痿变痈。

人参　紫菀　知母　桔梗　贝母　甘草

上粗末，生姜水煎。一法加五味子。一法加茯苓，一法加阿胶。

经云：阳明司天，唾出白血者，其状浅红如肺色，故曰白血。

海藏云：以正对化分轻重。

人参紫菀散　治唾脓血以有甘桔，故入少阴例，以肺肾为母子，当补肺以生肾水之源，以泄命门使五液不上行也。及以金花丸、酒制芩柏丸，青黛为衣，随经增损，并见本条。又以易老门冬饮加天门冬、人参，保定肺气。上以四君子汤倍生姜，大益脾胃，以固中州。又以三才丸加当归，以补骨髓。如唾血从治者，加桂枝、干姜。

寸口脉虚实之图

微为发渴者欲愈，始萌可救。

虚小者为肺痿，热之所过，初结为脓。

寸口脉二者皆咳唾脓血，在胸中：实大者为肺痈，血为凝滞，化

为五色；数为弱，不渴者难治，成脓难已。

如圣丸 治风热毒气上攻咽喉，痛痹肿塞妨闷，及肺痈咳嗽脓血，胸满振寒，咽干不渴，时出浊沫，气臭腥臭，久久咯吐，状如米粥。

龙脑另研 牛黄另研 桔梗 甘草生用，各一钱

上为细末，炼蜜丸，每两作二十丸，每服一丸，噙化。

嗽药青龙散

石膏八两 朴硝 甘草生用，各一钱 青黛五钱

上为细末，每服二三钱，煎薄荷汤点，热漱冷吐。

治肺痿唾脓涎痰唾多出血心中温温方

上以甘草一味，重二两，以水三升，煎作一升半，分为三服。

百部丸 治诸嗽不得气息唾脓血方。

百部根二两 升麻五钱 桂心 五味子 甘草 干姜各一两

上为细末，蜜丸桐子大，饮服三丸，日三，以和为度。

衍义蛤蚧散在前阳明经衄血犀角地黄汤条下。治肺虚咳久成疮，吐脓血。

犀角 羚羊角 鹿角 阿胶 蛤蚧

搜脓散 治诸疮脓汁不绝，腐肉未尽。

黄芪 白芍药 香白芷各等分

上为细末，干掺患处，上用膏药敷贴，一日一换。

海藏云：此方虽云上疮，吐脓血久不尽者，亦宜用此药，作汤散煎调服之，又宜糊为丸桐子大，白汤下三五十九，或干糁细末，咽津大妙。

钱氏如圣散

桔梗 甘草 阿胶炒白

煎甘、桔，取清，内胶化。

桔梗枳壳汤

陈皮一两 桔梗一两半 甘草七钱 枳壳半两

姜煎服。

橘皮茯苓汤

陈皮一两 茯苓半两 甘草七钱

上为细末，生姜煎服。一法加麻黄、杏仁，治外感咳嗽。呕加半夏；哕加竹茹；寒者加干姜。

桔梗汤

桔梗 半夏制 陈皮各一两 枳实半两

生姜煎服。

黄芪鳖甲散 治虚劳客热，肌肉消瘦，四肢倦怠，五心烦热，口燥咽干，颊赤心忪，日晚潮热，夜有盗汗，胸胁不利，减食多渴，咳

唾稠粘，时有脓血。

知母焙　桑白皮去红皮　黄芪去枯　炙甘草　赤芍药　紫菀去芦，已上六味各五钱半　秦艽洗，去芦　白茯苓去皮，焙。一本忌火，冷焙别有说　生地黄　柴胡去芦　地骨皮去骨。已上五味各六钱六分净　肉桂去皮，不见火　人参　苦梗已上三味各三钱三分净　鳖甲去裙，用酥炙更佳　天门冬汤洗去心，焙。一本忌火，令聪。已上二味各一两　半夏五分

上为粗末，每服二大钱，水一盏，煎至七分，去柤，食后温服。

海藏云：此方内阙黄芪，疑黄芩是黄芪也。然内有黄芩，有小柴胡今治虚热，妙为有盗汗亦无妨也。兼加知母、地骨皮、赤芍药，即钱氏地骨皮散也，治盗汗亦妙。内有桂，本治发热恶寒，即柴胡加桂也。天门冬、人参、地黄即三才丸也，秦艽、柴胡、甘草、鳖甲、芍药即黄龙汤也，紫菀、桔梗、甘草即紫菀散也，桂、芍、黄芪、甘草即黄芪建中汤也。又云：此方治本无伤寒风而得。仲景麻黄升麻汤治唾脓血，从伤寒而得。孙真人治唾脓血用麻黄、升麻之类，及青龙汤之类，亦从伤寒而得也。内多五味子，皆祖仲景法，无论伤寒、伤风皆可加五味子。又云：桔梗一味，有辛有苦，辛以散之，苦以泄之，当如上下之意。

御药院正方

朱砂膏　镇心神，解热除烦，唾血等证。

朱砂另研，半两　珍珠末　生犀角　人参　玳瑁末　甘草各一两　金箔泥，一分半　粉二钱半　苏合油一分　牛黄另研　麝香另研　龙脑另研　南硼砂　琥珀　羚羊角　远志　赤茯苓已上各五钱　安息香酒煮去石，五钱

上为细末，入研药极细，炼蜜丸，苏合油和诸药为锭子，更以金箔为衣，每两作五锭，每服一皂角子大，噙化，人参汤下亦得。并阿胶丸相杂服，尤胜至宝丹。

肺痿痈，其皮如麸糠；有胃脘成痈，其皮紧如甲错；有肠痈，裹大脓血于肠胃之间。叔和云：寸芤积血在胸中，关内逢芤肠里痈。

定肺散

御米壳炒，二两　知母　乌梅肉各五钱　贝母　人参　枯矾　白术各二钱半

上为细末，水煎，生姜汤点服。炼蜜丸弹子大，噙化亦得。

定肺丸

款冬花　紫菀　知母　贝母　人参　炙甘草　桑白皮　御米壳

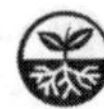

麦门冬　百部　马兜铃　五味子　乌梅肉已上各等分

上为细末，炼蜜丸弹子大，噙化一丸。

解毒丹

桔梗　生甘草　大黄　当归　荆芥　僵蚕　紫河车　赤芍药　桑白皮各等分

上为细末，炼蜜丸弹子大，新水化下一丸。

蛤蚧散　治劳嗽。

蛤蚧一对　炙甘草　麻黄去节　南星炮　人参　半夏泡　知母　贝母　乌梅肉　瓜蒌　槐花子炒，各等分

上为细末，生姜五七片，水煎服。

古方紫菀散

紫菀　款冬花各五钱　百部二钱半

上为细末，乌梅汤点服，生姜亦得。如咳加五味子；喘加杏仁；渴加乌梅；气逆加陈皮；头痛加细辛三钱，甘草二钱；气脱者，加御米壳蜜炒，粗末，水煎服。

增损防风通圣散　治鼻塞不通，肺气不利。

桔梗　桑白皮　紫菀茸　鼠粘子各半两　荆芥穗三两　甘草一两。已上各生用

上为粗末，防风通圣散各一半，和匀，每服四钱，水一盏半，姜五片，煎至七分，去柤，食后温服。

咽痛例

仲景有口疮赤烂之证，上实下虚，热熏咽喉；又脾热熏上焦，故口生疮。宜：

升麻六物汤

升麻　栀子各二钱　大青　杏仁　黄芩各一钱半

上为粗末，每服五钱匕，水一小盏半，葱白三茎，煎至一盏，去柤，温服。又法：黄柏蜜渍一宿，噙之，咽汁勿绝，瘥。

咽喉备急丹

青黛三两　芒硝　甘草各四两　僵蚕一两

上四味为细末，用腊月牛胆汁儿黄者，盛药于其中，悬于背阴处四十九日，数过多尤妙，如用时旋取。如腮喉咽闭，用皂子大块，碾碎为末，以竹筒子吹之咽喉内，愈。

人参清肺散　治咽喉肿痛并喉闭。

人参　山栀子　黄连　盆硝各一两　连翘　大黄　黄芩各一两半　白附子七钱　甘草二两，生用　薄荷一两半

上为粗末，水煎，每服三钱，水一盏半，煎至七分，去柤，食后

温服。

代针散 治咽喉肿痛，气息难通。

硇砂少许，为君 白矾皂角子大，为臣 牙硝七钱，为良 硝石四两，为相 黄丹五方五钱 巴豆六甲六个

上为末，吹喉中。

发声散 治咽喉肿痛，语声不出经进方。

栝蒌根剉 白僵蚕去头 甘草已上各半分，各炒黄

上为细末，每服三钱，温酒调下，或生姜自然汁调下，更用半钱，绵裹噙化，津咽亦得，不拘时候，三日两服。

解毒丸见前安肺丸后。风热上攻咽喉肿痛。又治咽喉肿痛欲死者，喉闭急也。此方与急备丸寒热不同，宜定夺用之。

白僵蚕 南星各等分

上并生用，同为细末，生姜自然汁调服，立愈。

硼砂散 治心气热毒内发，咽喉生疮肿痛，木舌胀肿甚，闷塞，水食不下。

玄参 贯众 茯苓 缩砂仁 滑石 荆芥穗 山豆根 甘草生，各五钱 南硼砂三两 薄荷一两

上为细末，每服半钱，新汲水调下，或干糁舌上，咽津。

消毒散 治咽喉肿痛，小儿瘢疹已出不匀，虽出不快，壮热狂躁，咽膈窒塞，卧睡不安，大便秘涩。

牛蒡子炒，六两 甘草二两 荆芥穗一两

上为粗末，每服二钱，水一盏，煎至七分，去滓，食后温服。

漱药地黄散 治脾热风热上攻，咽喉肿痛生疮，闭塞不通，或生舌胀。

黄芩八两 甘草二两半 荆芥一钱 薄荷叶一两

上为细末，每服二钱，水一盏，入薄荷少许，同煎四五沸，去滓，无时热嗽冷吐。

玉壶丸 治三种瘿，当在少阳条下。

海藻 海带 昆布 雷丸各等分

上细末，米饮为丸，如榛子大，食后噙化，续续使药不断，神效。

五痹散 治五种喉痹。

大黄 白僵蚕炒，各等分

上细末，每服五钱，生姜自然汁、蜜各半盏，一处调服，以利为度。

赴筵散 治舌上疮，不能食。

铜绿研，半两 香白芷末，一两

上拌和匀，掺舌上，温醋漱，立愈。

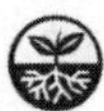

振悸酸枣仁例

胡洽酸枣仁汤 治振悸不得眠。

酸枣仁 人参 白术 茯苓各二两 甘草五钱

上切，以水半斗，生姜六两，同煎三升，分作四服。

圣惠方 治胆虚，睡卧不安，心多惊悸。

酸枣仁生用，一两 金锭茶二两，生姜汁涂炙，令微焦

上为细末，每三钱，水七分，煎至六分，无时服之。

活人酸枣仁汤 治伤寒吐下后，心烦乏气，昼不得眠。

酸枣仁四升 麦门冬去心，一升 炙甘草一两 川芎三两 知母二两 茯苓 干姜各二两

上粗末，每服四钱，水煎服。

酸枣仁饮子 治虚烦不得眠，下气上冲心。

酸枣仁二钱半，炒 桂心五分 生姜二钱 陈皮去白 茯神 五味子 人参各一钱

上切，水三盏，煎至一盏半，去滓，分作二服。

海藏百合四君子汤 治老弱虚人不得眠。

心虚则热收于内，定志丸、补心丹；肾虚则寒动于中，八味丸、肾气丸此二脏不足，不足者补之；心盛则生热，泻心汤、三黄汤；肾盛则生寒，姜附汤、四逆汤此二脏有余，有余者泻之。收于内，动于中，则异于所生之寒热，岂可止一热字便作热断，止一寒字便作寒断，误矣！当看前后上下文势则可也。

定志丸随证加料

髓竭不足，加生地黄、当归；肺气不足，加天门冬、麦门冬、五味子；心气不足，加上党人参、茯神、菖蒲；脾气不足，加白术、白芍药、益智仁；肝气不足，加天麻、川芎；肾气不足，加熟地黄、远志、牡丹皮；胆气不足，加细辛、酸枣仁、地榆；神昏不足，加朱砂、预知子、茯神。

八味定志丸 补益心神，安魂魄，治痰，去胸中邪热，理肺肾。

人参 菖蒲 远志 茯苓 朱砂 白术 麦门冬各等分

上细末，炼蜜丸桐子大，米饮下三十丸，无时，每十丸，日三服亦得。

局方定志丸 治心气不足，五脏不安，悲忧不乐，忽多梦遗，朝瘥暮剧，狂眩不宁。

远志 菖蒲 茯苓 人参各三两 茯神二两 朱砂另研

上细末，炼蜜丸桐子大，朱砂为衣，米汤下五七丸，日三，作散

服亦佳，亦名茯神丸。

保真定志丸 加：

黄连 破故纸 藕节 莲子肉

保神丸 调和心肾，补养精神。

白茯苓 黄连 菖蒲各二两 远志一两 朱砂半两，一半入药，一半为衣

上为细末，浸蒸饼为丸，如桐子大，朱砂为衣，阴干，每服五十丸，煎人参汤送下，临卧加七八十丸。一法定志丸加保真黄连丸，治劳。

黄连 茯苓各等分

上为细末，酒糊丸桐子大，茴香酒、盐汤下，破故纸汤下亦得。说不尽者一切制度，并取前后例。

又方 此阴阳各半。

黄连 茯苓 破故纸 菖蒲各五钱

上为细末，酒糊丸桐子大，每服五十丸，空心，酒、盐汤任下。

预知子丸主治并法见本方，于定志丸内加预知子。

山药 枸杞子 柏子仁 地骨皮 黄精

茯神例

人参茯神汤

人参 茯神 远志 菖蒲 甘草

粗末，水煎服。

《千金翼》、《圣惠》同。

补心虚，治健忘，令人耳目聪明，用戌日取东引桃枝三寸，枕之。

开心明目不忘

菖蒲 远志

上捣为细末，服方寸匕，食后。令人耳目聪明，从外见里，坐见千里之外，令人长生，去三百病毒，不能伪。

开心明目使人不忘

远志去心 茯神各一分 菖蒲三分

上合每眼方寸匕，食后服之，令人不忘，大聪明。

神注丹 后丁香条与神注同法。日月丹当此条下。

延寿丹 斋戒沐浴，服之千日成仙。

人参 菖蒲 远志 白术 枸杞 茯苓 天门冬 麦门冬 生地黄 茯神 柏子仁 车前子 地骨皮 五味子

上细末，炼蜜，木臼千石杵丸，各从制法。

补心丹

茯神 远志 人参 菖蒲 朱砂

上为细末，糊丸桐子大，猪心血拌和丸亦可。

保真秘一丹

白茯神　木猪苓各一两

上切作块，微煨透，去猪苓不用。茯神细末一两，好蜡一两溶开，和作八丸，平旦向东，空心细嚼，咽津服，吸三，同咽。

张天师草还丹　此药久服轻身，随风而去，如列子之乘也。若发白者，从根而黑；如未白者，永不白。有不信者，将药拌饭与白猫食之，一月即黑。

地骨皮　生地黄　石菖蒲　牛膝酒浸一宿　远志去心　菟丝子酒浸三宿

上等分，细末，炼蜜丸桐子大，每服三十丸，空心温酒下，盐汤亦得。修制忌妇人、鸡、犬见。此上下少阴上下厥阴之药也。

海藏云：若加天门冬、人参，内有三才丸也，又为上下太阴，与增损三才丸相为表里。

日月丹

丁香　木香　茴香炒　没药碎　麝香　乳香　木通各二钱　莲子肉　代赭酒淬七次　朱砂一半为衣，各三钱　青娘子七个，去头尾　红娘子六个　蛤蚧一对，头尾全，酥炙令黄

上细末，糯米糊丸樱桃大，单日一丸，双日两丸，空心温酒下，至十日为度，后再服。

仲景肾气例

仲景八味丸

熟地黄补肾真水　肉桂补肾真火　附子能行诸经而不止，兼益火　牡丹皮补神志不足　白茯苓能伐肾邪温滞　泽泻去胞中蓄垢及遗物　干山药能治皮毛中燥酸涩　山茱萸治精滑不禁

上八味，皆君主之剂，若不依易老加减服之，终不得效。若加五味子，为都气丸，述类象形之药也。

《圣惠》云：名地黄丸能伐肾邪，皆君药也，宜加减用。

杨氏云：常服，去附子，加五味子。桃公、张文仲、《肘后》加减不同，其说虽当，然莫若易老之说为愈也。

易老云：治脉耗而虚，西北二方之剂也。金弱木胜，水少火亏，或脉鼓按之有力，服之亦效，何也？答曰：紧者为寒，火亏也，为内虚水少也，为木胜而金弱也，故服八味丸亦效。益火之源以消阴翳，壮水之主以制阳光。钱氏地黄丸减桂、附。

无比山药丸　一名万安丸。主治并见《局方》。

苁蓉丸　箧中秘室方，与上方同，且锱铢异耳。欲进食者，加鹿茸；欲身肥者，加石膏；欲体润者，加柏子仁；欲能记不忘者，加远志。

易老天麻丸

天麻六两，酒浸三日，焙干秤，除风　牛膝六两，酒浸三日，焙干秤，壮筋　玄参六两，枢机管锁　杜仲七两，剉，炒去丝，使筋骨相著　萆薢六两，另为末，壮筋骨　当归二十两，和养血脉　附子一两，炮，行诸经中血　羌活十两，去骨间风　独活五两，去肾间风邪　生地黄一斤，益真血

易老云：治脉弦而虚，东北二方之剂，木弱水少火亏。西南有二，湿热一也，燥热一也。视上二法，则三隅可知，为触类而长。更当以逆顺推之，天下之能事毕矣。易老补丸，春秋二分之气。

东坡四神丸　医又云：专此四味，久服可以愈大风疾。

羌活　玄参　当归　熟地黄

《素问》云：不知持满，不时御神，务快其心，逆于生乐。帝御一十女而登天，今人有妻而丧命，以不知阴阳之要故也。人之交会，阳气秘密，神不妄施，生气以强而能久长。有若空瓶小口，顿溉不入，为无出者，气故不得入也；又如虚管以水注汤，捻窍悬之，水固不泄，无为入者，气则不得出也。故当志不乱，意不狂，真不泄，是谓得要。世以战胜气交，河逆龟饮诸法，皆不及黄帝法，内即丹药固里，外不用阴引阳，阴阳会合，气过屏翳，例行上入，升至九天，即成太丹。《素问》云：两者不和，若春无秋，若冬无夏，用而和之，是谓至度。大凡阳气发盛，中外相应，先得阴气，女子面赤，然后阳施而不纵为，则无伤也。又云：勇者气强而已，怯者着而为病焉，得阴之气，能养真阳，不可肆行以失其精，所谓阳胜则强也。阳气能强，阳气绝伤。阴平阳秘，精神乃治。苟或力强，肾气乃伤，高骨乃坏，何以久常？帝曰：以人疗人，真得其真，所以长人百祀为神。

孙真人口诀，东垣先生论议当在此下。复有仲景治阴股汗出一条，在仲景没石子条下，续以此条，在三才丸后并螽斯等丸。

天门冬例

古方天地丸一名二仪丸。

天门冬　地黄各等分

上不犯铁石器，木臼木杵捣为细末，炼蜜和丸，如梧桐子大，空心酒下三五十丸。误犯鲤鱼，以浮萍草解之。

补髓煎　天地丸内加当归是也。三才丸，天地内加人参是。

增损三才丸一名续嗣丸，一名诜诜丸。

天门冬酒洗去心　熟地黄酒洒，

柳甑沙锅内蒸　人参去芦　苁蓉酒浸焙干　远志去心　五味子　茯苓去皮，酒浸透，阴干　鹿茸酥炙透

一法加白马茎酥炙；一法加附子，补相火不足；一法加麦门冬，令人有子；一法加续断，以续筋骨；一法加沉香，暖下元虚冷。

上木杵臼碓皆研捣细，稀绢罗则可，若密恐不下。炼蜜，杵千下，然后可丸桐子大，每服五十丸，空心好酒下。年老欲补，加混沌衣全一人药。即胎衣。

魏武帝服天门冬例

魏武帝与皇甫隆令曰：闻卿年出一百岁而体力不衰，耳目聪明，颜色和悦，此盛事也。何所服食施行？可得闻乎？相密示封上疏对曰：臣闻天地之性，人为贵，人之所贵，莫贵于生，荒唐无始，劫运无穷，人居其间，或如电过，每一思此，惘然心热，生不再来，逝不可追，何不抑情养性以自保惜？今四海垂定，太平之象，又须当展才布德，万年无穷，犹当修道，道甚易知，但莫能什。臣尝闻道人蒯京，年已百七十八岁，而甚丁壮，言当朝朝服食玉泉啄齿，使人丁壮有颜色，去三虫而坚齿。玉泉者，口中唾也。朝旦未起，早漱津令满，乃吞之，辄啄齿二七遍，如此者亦名曰炼精。蒯道人年二百面少，告臣言：但取天门冬，去心，切，干之，捣取方寸匕，日三，令人不老，补中益气，愈百病也。仲长统曰：王侯之宫，美女兼千；卿士之家，侍妾数百，昼则以醇酒淋其骨髓，夜则以房室输其气血，耳听淫声，目乐邪色，宴日不出，游外不返，三公得之于上，豪杰驰之于下。及其产生不时，孕育太早，或以童孺而擅气，或以疾病而遗精，精气薄恶，血脉不统，伤胎儿脆而病，未及坚刚，复纵情欲，重重相生，病病相仍，门无良医，医无审术，奸佔其间，过谬常有。或有一疾痛者，莫能自免，当今少有百岁之人者，岂非所习不绝正耶？

易简真降心丸　治心肾不足，体热盗汗，健忘遗精，及服热药过多，上盛下虚，气血不降，小便黄赤，稠浊不清，镇益心神，补虚养血，益丹田，秘精气。

天门冬去心，秤三两，焙干　远志甘草煮，去甘草、去心，秤二两　熟地黄洗去泥，焙干，三两　茯苓去皮，一两　干山药　人参各二两　朱砂半两

上细末，炼蜜丸桐子大，人参汤下三十丸。

绵裹肚法

小浴法

固脐法

孙真人口诀

日辰宜忌法并当在此条下。

章帝泰和御稳方，但从权而无益，非若此方神验，大有补益无损，可以寿而康也。诸药本草及诸子书异传具载功德，久服皆能成仙，不为虚语。

二茸丸

肉苁蓉酒浸，四两　牛膝酒浸　菟丝子酒浸　石斛酒炒　枸杞子　巴戟　山茱萸　沉香　白茯苓　泽泻　干山药　五味子　杜仲各二两

冬夏二至，加鹿茸四两，酥炙；四十已上，加天雄二两。

上为粗末，炼蜜丸桐子大，空心，温酒下三五十丸。

螽斯丸　治妇人无子绝产。

厚朴　杜仲　秦艽　桂心各三钱　防风　附子各六钱　白薇　半夏　干姜　牛膝　沙参各二钱　人参四钱　细辛五钱　茯苓六钱

上并生用，杵罗为末，炼蜜丸小豆大，每服五丸，空心温酒下，渐加至十丸不妨，十余日觉娠，三日后不可更服。

有一人妻年二十九岁，服药十二日有娠，余药与石门主簿，其妻断产十三年，服此药有子。又余药与前太守中舍字交，其妻年四十九岁，无子，服此药十三日有娠。若寡妇，不宜服此药。妇人有娠，若食马肉，难则当产出月。始皇母先怀而后性恐知，则教食马肉，则延期而生。

混元丹　此药可增入三才丸。

胞衣一个，头尾儿者，斟用，酒浸暴干，细剉为末。

经验后方　华山锭子茯苓，研削如枣许大，令四方有角，安新瓷瓶中，以好酒浸，三重纸封。其头候百日开，其色如饴糖，可日食二块，百日后肌体润泽，服一年后可夜视物，久久服之，血化为筋，延年耐老，面如童子。

治归人始觉妊娠，养胎转女为男：

雄黄一两，囊盛带之。

又治耳聋方

雄黄　硫黄

上等分，为细末，绵裹塞耳中。

神注丹在定志丸前。

茯苓四两　朱砂四钱

上糯米酒煮茯苓至软，切作片子，阴干为末，入朱砂末二钱，和匀，乳香水打糊为丸，桐子大，朱砂为衣，余不尽者。用药，阳日二丸，阴日一丸。《要秘》：新汲水下。要逆气过，空心温酒下。疑作阳日

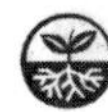

一丸，阴日二丸，可较也。

丁香丸

丁头代赭石五钱　南乳香紫色者，另研　丁香有油者，各三钱　舶茴二钱

上二味，先杵碎为末，次二味捣罗为末，后入香和匀，重罗至匀，好酽醋浸，蒸饼为丸，如鸡头大，好心红三钱为衣，当辰火日合药，并火日初服，一日一丸，次日二丸，三日一丸，四日二丸，周而复始，至十日为度，许十丸。每服早晨汲新水，迎日光照水，然后饮咽送下。

《孙真人枕中记》：服茯苓百日，百病消除，二百日夜如尽，三年后能使鬼神，四年后玉女来从。

抱朴子云：任子李服茯苓十八年，玉女来从之，能隐能彰，不食米谷，灸瘢灭，面生光玉泽。

紫石英丸　治妇人绝子。当在螽斯丸后。

紫石英研水飞，三两　天门冬酒浸，去心，焙干，三两　当归切焙　川芎　紫葳　卷柏去根　桂　川乌炮，去皮脐　熟地黄　葳蕤　石斛去根　禹余粮醋淬七次　辛夷仁各二两　桑寄生　续断　细辛根　厚朴姜制　干姜炮　食茱萸　牡丹皮　人参　牛膝酒浸，各一两二钱半　柏子仁　轻粉另研　炙甘草　乌鱼骨烧炙　山蓣各一两半

上二十六味，为极细末，炼蜜丸桐子大，每服三十丸，温酒米饮任下，空心食前，日二。

温经汤

当归　川芎　人参　芍药　牡丹皮　桂　甘草　阿胶麸炒　吴茱萸洗炒，已上各三两　麦门冬去心，洗，五两半　半夏一两半，制

上剉，每服三钱，水一盏半，生姜五片，煎至八分，去柤得清，内胶化开，温服，食前空心，此剂即调和也。

抱朴子法

妇人绝嗣孕，弓弦用紧腰。三个月足候，胎气受逍遥。

内药续生丸并见《珍珠囊》药后。

母丁香　附子　枯矾　肉豆蔻　乌鱼肉

上制度，绵裹，内阴中。打糊入药内，为奭丸，绵裹内之。

又方　治带下绝产。

川乌　枯矾炮

上等分，为细末，炼蜜丸弹子大，绵裹内阴中。

大白薇丸

小白薇丸

熟地黄丸

泽兰丸在牡丹丸下。

牡丹煎丸二药并治妇血虚发热。

保安丸

保命救生丹并见后。

御方苁蓉羹 多服宜子孙。

肉苁蓉洗净，去鳞甲、皮垢，开心如有黄白膜亦去足，净取二两，切作片子，用好酒洗干，糯酒浸透 羊脊骨连髓三两，另剉碎，银器内水二斗，熬汁三四升，澄清 鹿腰脊髓或羊腰脊髓不计多少 松子仁汤浸，去薄皮，研泥，五钱 胡桃仁汤浸，去薄皮，研泥，五钱 山药不计多少

共上将上件物于羊骨汁内，先入松泥、胡桃仁作羹，熟入五时味，随意调和，空心与服饵。鹌鹑、飞硫黄、鳝鱼、鸡等，皆可作羹食，用鸭子亦可。

粳米与熟鸡头泥相和，作粥食之，可以益精髓，强心志，耳目聪明。粳亦作糯，夏月食鸡头肉，次食粳米粥，饭亦妙。

万安丸一名山药丸，一名苁蓉丸。

苁蓉酒浸，四两 山药二两半 五味子二两半 杜仲切，焙，三两 牛膝酒浸 菟丝子酒浸 赤石脂 紫巴戟去心，各二两 白茯苓 泽泻 熟地黄 山茱萸各一两七钱

上各捣细末，另拌苁蓉末，酒熬膏，和丸桐子大，每服五十丸，空心温酒下，忌犬、醋、羊血、自死物，七日内颜色精神。苁蓉丸四加法：欲进者，加白马茎骨，如无以鹿茸代之；阴下湿痒者，加蛇床子一两。

保安丸 治胎前产后三十六种冷血风，半身不遂，手脚疼痛。又治八风十二痹，疝瘕，乳中风淋血聚，胎动不安，子死腹中，胎衣不出，赤白带下，呕逆恶心，痰满，脐下痛。此方出草细辛条下。

赤茯苓 牡丹皮 芍药各三两 人参 当归 桂 牛膝 白芷 木香 藁本 麻黄去根节 川芎 附子 细辛根 泽兰 炙甘草 凝水石 防风 桔梗 蝉壳各五钱 茱萸 沉香 生地黄 马胡退各一两，世用出蚕纸，非也。蚕复退下皮，即真马胡退也，兼初蛾蚁，非退也，乃生也，世人以其无退皮，故以蚕纸。岁月既淹，习以成弊，用者当以详之。

一法加细墨、乳香各少许；一法以朱砂为衣。

上为细末，炼蜜丸弹子大，每服一二丸，细嚼酒下。

大效牡丹皮散 治五脏虚风，及头目不利，不思饮食，手足烦热，支节拘急疼痛，胸膈不利，大肠不调，阴阳相干，心惊松悸，或时旋运，支节劳倦。

牡丹皮　当归　枳壳麸炒，各一两　玄胡索　桂皮　陈皮各半两　甘草炙，半两　三棱炮　干姜炮　半夏洗　羌活各五钱　川芎二两　白术麸炒　木香各三分　诃子肉　芍药各二钱

上细末，每服二钱，水半盏，煎至五七沸，食前温服。此药妇人常服，益血海，退血风劳攻注，消寒痰，实脾胃，理血气攻刺及气虚恶寒潮热等证，至妙。

仲景治阴汗

没石子烧灰，先以温汤浴了，以绵轻裹，然后敷灰囊上，甚良。

玉胞肚

川乌　细辛　良姜　干姜　桂　天仙子　牡蛎粉　胡椒

上为细末，醋调，涂脐下，绵衣覆之。

绵裆法　去阴汗湿痒或注疮。

荆芥　地骨皮　小椒　广零陵香　何首乌　牡蛎　细辛　蛇床子　吴茱萸各一两　大艾叶

上细末，每用一匙，入葱白三寸许，煎数沸，得药力，热渫淋洗。

七宝散　治汗热浸渍成疮，痛痒不已。

黄芪　当归　防风　荆芥穗　木通　地骨皮各二两　枯矾

上粗末，每服一两，水三大碗，煎至六七沸，去租，热淋洗患处，拭干，避风少时。

《千金方》：丈夫阴下湿痒，蒲黄敷之，良。

阴囊湿痒，槐枝煎汤，渫洗。

干荷叶散　治阴肿痛及阴痿囊湿痒，又阴下湿痒。若热则栀子金华丸。

蛇床子　干荷叶　浮萍叶各等分

上粗末，每服三大钱，水一碗，煎三五沸，去滓，淋渫，避风寒。

问曰：翕奄沉名曰滑，何谓也？然沉为绝阴，翕为正阳，阴阳相合，故令脉骨关尺自平。阳脉微沉，食饮自可，少阴脉微滑者，紧之浮名也。此为阴实，其人必股内汗出，阴下湿也。若痒则有风，宜以：

白附子　白蒺藜　黄芪　独活　防风

上等分。若发则补，宜八味丸。

乌金散　治梦遗精滑不禁。

九肋鳖甲，每服一字，用清酒半盏，童子小便半小盏。葱白七八寸，同煎至七分，和滓，空心温服。

土粉散　治汗热浸渍，生疮肿痒焮痛。

定粉　蛤粉各九两半　滑石八两半　白石脂　石膏　白龙骨各五钱　粟水粉　寒水石各一两

上为细末，干掺患处。

神效丸

原蚕蛾，取速连者，不以多少，去头、尾、毛羽。

上干为细末，炼蜜丸桐子大，每服七丸至十丸，临卧，菖蒲汤下。

《千金》云：临其时，当使玉茎至阴节间而止，不尔，则过子宫矣。予问其故，师曰：深则少阴之分，肃杀之方，何以生化？浅则厥阴之分，融和之方，故能生发，所以受胎之处在浅而不在深也。

忌辰非月经后，皆不可用事，惟经后一日男，二日女，三日男，此之外皆不成胎。大风、大雨、大寒、大暑、阴晦日、月蚀，八节非常之变易，皆不可交接，所生男女，痴聋瘖瘂，四肢不完，多穷下贱，乖戾异常。若不犯此，即大聪明智慧富贵之子。

五补例

局方五补丸

人参　牛膝　茯苓　地骨皮　熟地黄

上细末，炼蜜丸桐子大，空心，酒下三十丸。本方服数服，以七宝丸泄之。

易老云：凡十补必一泻之，数泻必亦补之，所以不失通塞之道。补虚必泄，泻实必虚，滞则通之，使后药必能成功。若不泄，有服八味丸一二年不成效者，但补后泄滞，不必七宝丸泄之，可以去滞者皆是也。

海藏大五补丸此当在三才丸下。

天门冬　麦门冬　茯神　石菖蒲　人参　益智仁　枸杞子　地骨皮　远志　熟地黄各等分

牡蛎地黄丸

论曰：火多水少，亡精血损之源；火少水多，阳竭停液之本。精遇水衰者，热退而愈；精衰热盛者，胁满而痛。经云：尺内两傍以候胁，尺外以候肾。注云：胁之上，肾之分；胁之内，腹之分。若脾胃得积湿，塞其水路，肝脏不足，无血渍其肾，热也。又曰：仗谷气以生精，托咸寒以追热。若服此味，养命延年。

生地黄三两　牡蛎煅存性　栝蒌一两　当归童便浸一宿，焙　天门冬各二两半　人参一两半　车前子三两

上细末，生姜自然汁糊丸，桐子大。如足肿，炒葶苈汤下；如胁下满，盐姜汤下；如潮热，小便赤，栀豉汤下；如腹痛，芍药甘草汤间服五十丸，服空心；如饮食少无味，人参汤下。

琼玉膏　铁瓮先生方。

人参二十四两，千杵为末　生地黄一十二斤，取汁，不犯铁器，石木臼内

捣　白茯苓十四两，木杵臼内捣

上件人参、茯苓为末，用白沙蜜十斤，生用滤过，地黄取自然汁，木石臼皆可取汁尽，去滓用药，一处拌匀，入银器内或好瓷器内封，如器物小，或两处亦可，用净纸二三十重封闭，入汤内，以桑炭煮六日，连夜火煮，三日夜，取出，旧汤内煮一日，用蜡纸数重包系瓶口，悬井中以去火毒，一伏时取之。再入旧汤内煮一日，以出水气。取出开封，取三匙，作三盏，好温酒化开服。不饮者，白汤化之。此膏填精补髓，发白变黑，返老还童，行如飞羽。日进数服，终日不识不食，通心强志，日诵万言，神识高迈，夜无梦寐。人年二十七岁已前，服此一料，寿三百六十岁；四十五以上服者，可寿二百岁；六十三以前服者，可寿一百二十四岁；八十一岁已上服者，可寿百岁，诚不虚说。若服之十剂，绝嗜欲，修阴功，可地仙矣。一料分五处，可救五人痈疾；分十处，可救十人劳瘵。合时，须斋戒沐浴。净室焚香，志勿轻易，当谨慎修制，勿轻示人。惟此药可以与三才丸为表里。

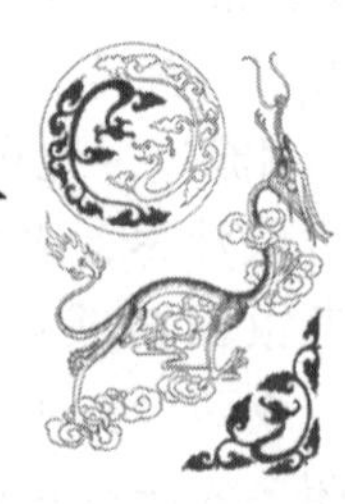

医垒元戎卷第十

赵州教授兼提举管内医学王好古进之诠次

此卷痈疽一条并眼药数方，内有天门冬、地黄之类，故入少阴例。

《素问》寒痈疽例

经云：肾移寒于脾，发为痈肿少气；脾移寒于肝，发为痈肿拘挛。又云：寒痈，此皆安生？岐伯曰：生于八风之所变也。又云：地之湿气，感则害人皮肉筋咏：《圣济》云：衣服过厚，表易着寒，所得之源，大抵如此。或发不变色，或坚硬如石，或捻之不痛，久则然后变色疼痛，渐耎而成脓如泔而稀，久不能瘥，疮口不合，变为疳漏，败坏肌肉，侵损骨髓，以致痿痹。宜以此骨碎补丸主之方。鲁山新制。

骨碎补　补骨脂　熟地黄　川当归　续断　石楠叶　黄芪　石斛　牛膝　杜仲　萆薢以上各二两　附子炮，一两　白芍药　川芎　菟丝子　沙参　羌活　防风　独活　天麻各一两五钱

此方与大偻方相表里。前桂枝拾遗后有：

木瓜　菟丝子　白术

邢三郎家小儿，病寒疽久不愈，先以四物穿山甲汤透之，复以地黄当归汤补之，继以骨碎补丸外治。

骨碎补丸主治并见《局方》。诸痹，筋骨疼痛，脚膝痹痛。

骨碎补　虎骨　自然铜　天麻酒浸　当归　没药另研　牛膝酒浸　川芎去皮脐，各五钱　乳香　朱砂各三钱，另研

上为细末，酒糊丸桐子大，每服三五十丸，食前温酒送下。

虎骨散　出《局方》。为末，酒糊丸。

千金翼干地黄丸　治壮热，人常服之，终身不发痈疽，悦泽，酬劳苦。

生地黄　天门冬去心，各四两　巴戟天　栝蒌　肉苁蓉　人参　桂心各六两　当归　黄芪　黄芩　远志　石斛　炙甘草各二两　大黄三两

上为细末，炼蜜丸桐子大，酒服十丸，加至二十丸或三十丸。

明目例

按经云：天明则日月不得明，邪害空窍。天所以藏德者，为其欲隐大明，故大明见则小明灭矣，故大明之德不可不藏。天若自明，则日月之明隐矣。所论者何？言人之真气亦不可泄露，当清净法道以保天真，苟离于道，则虚邪入空窍空音孔，窍若吊反。阳气者闭塞，地气者冒明。阳谓天气，亦风热也；地气谓湿，亦云雾也。风热之害人，则九窍闭塞；雾露之为病，则掩翳精明。取类者，在天则日月不光，在人则两目隐耀也。《灵枢经》曰：天有日月，人有眼目。《易》曰：丧明于易，岂非失养正之道也？云雾不精，则上应白露，白露不下。雾者，云之类；露者，雨之类。阳盛则地不上应，阴虚则天不下交。故云露不化精微之气上应于天，而为白露不下之咎矣！《阴阳应象大论》曰：地气上为云，天气下为雨，雨出地气，云出天气。明二气交合，乃成雨露。又《盛衰论》曰：至阴虚天气绝，至阳盛地气不足。明气不相召，不能交合。

六合丸

天门冬　麦门冬　生地黄　熟地黄　枸杞子　地骨皮

七仙丸

菟丝子　车前子　巴戟天　肉苁蓉　熟地黄　枸杞子　甘菊花

一名驻车丸、菊花丸，相合七味。

益阴丹

熟地黄四两　苁蓉酒浸，三两　巴戟去心　枸杞子各二两

上为末，酒糊丸，桐子大。

永寿丹

天门冬　熟地黄　枸杞子　甘菊花

已上方皆炼蜜丸桐子大，米饮汤下，酒亦得。

诸风例

风气与太阳俱入，行诸脉俞，散于分肉之间，与卫气相干，其道不利，故使肌肉膹胀而有疡。卫气有所凝而不行，故其肉有不仁也。疠者，有荣卫热附，其气不清，故使其鼻柱坏而色败，皮肤疡溃矣。风寒客于脉而不去，名曰疠风，或者曰寒热癞，本疠风。又云：因而露风，乃生寒热，亦疠风也。

易老祛风丸　治疥癞。经云：风中血脉而成疠风，疠风即癞也。

黄芪　枳壳　防风　芍药　甘草　生地黄　熟地黄　地骨皮　枸杞子

上九味，木臼杵为细末，炼蜜丸桐子大，空心白汤下五十丸。此药与摩风膏子外治相表里。

御方祛风丸

生地黄　熟地黄　防风　甘草　枳壳　芍药　枸杞子　地骨皮

上细末，炼蜜丸桐子大，每服三十五丸，温酒下。

乌白散　治大风，遍身生疮，累医不效者。

白花蛇　乌梢蛇各酒浸焙干，各三两　地龙去土　荆芥各三两　细辛去土　天麻　当归各一两　白芷　蔓荆子　苦参　杜蒺藜　木鳖子去皮油　羌活　草乌头　不灰木　菖蒲　天门冬去心　红芍药　定风草　川芎　胡麻子炒　何首乌　苍术制　威灵仙去土　甘菊花　沙苑蒺藜　木贼　甘草　沙参　紫参已上各二两

上细末，每用二三钱，温酒调服，日二三服，忌动风之物并房事。

大偻方　阳气者，精则养神，气则养筋，开阖不得，寒气从之，乃生大偻。

羌活　防风　细辛　附子　当归　甘草　川芎　续断　白芍药　桂　白术　麻黄　黄芪　熟地黄

此药当与鲁山骨碎补丸相表里。

仲景旋覆花条下注痉痹二证。

龙蛇散　治风虚顽麻，遍身白癜、紫癜、瘾疹痒痛者。

白花蛇去骨炒　乌梢蛇去骨炒　萆薢　天麻　骨碎补　金毛狗脊　自然铜醋淬　黄芪　枫香研　地龙去土　草乌头盐水浸，剉，各一两　乳香　没药各三钱　麝香二钱

上细末，酒糊丸桐子大，每服一十五丸，食后酒下。为细末，酒调下亦得，内有佐经丸亦可，例草乌后。

复肌丸　治肺气赤白癜瘙痒，耳鸣，瘫痪，口眼㖞斜。

白花蛇　乌梢蛇各酒浸去骨　天麻　牛膝酒浸　白芷各一两　白附子炮　白僵蚕各一两半

上为细末，炼蜜丸桐子大，朱砂为衣，每服二十丸，温酒下。

退风散　治痹，肺风攻注，皮肤瘾疹痛痒，一切肺风。

苦参　白蒺藜

上等分，为细末，酒调，食后服。

黄柏例

大凤髓丹

半夏炒　木猪苓　茯苓　莲蕊　益智各三钱半　黄柏炒，二两　缩砂仁一两　甘草五钱

治心火狂，阳大盛，补肾水。真阴虚损，心有所欲，速于感动，应之于肾，疾于施泄。固真元，降

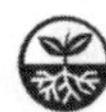

心火，益肾水，大有神效。

正凤髓丹

黄柏二两　缩砂仁一两　甘草五钱

经云：肾恶燥，以辛润之。缩砂仁味辛，以润肾燥。又云：急食苦以坚之。黄柏味苦，以坚肾水。又云：以甘缓之。甘草味甘，以缓肾急。又云：甘补之。甘味以生元气，古人云：泻心者非也，乃泻相火、益肾水之剂。若以黄柏泻心火，则黄连当泻何经？二药并用，酒煮糊为丸如桐子大，空心温酒下三十丸。

小凤髓一名养真丹。

甘草一两　黄柏二两

栀子金花丸　即活人解毒汤丸也。

加芦荟、沉香为芦荟丸，青黛为衣。去大黄，加防风为五黄丸。加连翘为连翘金花丸。芦荟丸治小儿疳热发黄，糊丸，黍米大，无时，温水送下二十丸。

解毒丸　治大小积热，咽喉目赤痈肿，心忪不安，中暑发热，渴者。

寒水石一两六钱　青黛八钱　石膏一两一钱，已上各研细末

上和匀，蒸饼丸鸡头实大，每服一二丸，新汲水化下，姜汤亦得。

拔毒丹一名拔毒散。　治肉色变赤，四肢胸背游走焮热肿痛。

黄柏　甘草各一钱　石膏二钱　寒水石七钱

上细末，水调扫。

海藏云：予观此方极有理，不惟外治，内治亦效。量儿大小，以水调服方寸匕，更与扫之，内外俱治疗也。凝水石泄肾，石膏泄三焦大热，黄柏又治命门相火之本，甘草以消毒缓急，所以多效，故入小凤髓丹例。

固元丹　治血枯，大脱血，崩中，漏下不止，房室过度，气竭肝伤，五心烦热或劳，保真益血，脉尺中及三部而实，膏粱有余者主之。

黄柏四两　生地黄三两　缩砂仁二两　益智一两　甘草生用，一两

上为极细末，滴好醇酒为丸，桐子大，每服三十丸，空心淡盐汤下，渐加至八十丸，以意消息治之。加真续断二两；治心火，加黄连一两；治风，加当归、川芎各一两，代赭为衣。

易老珍珠丸

黄柏　蛤粉各二两

上剉，黄柏，新瓦上炒。二味共细末，水丸，盐、酒任下。治阳盛阴虚，精不禁之奇方也。

秘真丸

莲蕊　益智子　缩砂仁　茯苓酒浸阴干　黄柏各一两　猪苓　半夏各五钱

上细末，蒸饼丸桐子大，每服五十丸，空心米饮下。

保真丸　脱精，命门相火盛，服此方主之。

黄柏　黄连　黄芩　栀子　大黄　缩砂　甘草　生地黄　白茯苓　益智　人参　地骨皮　莲子皮

上细末，生地黄汁糊丸桐子大。

贺兰先生解毒丸一名保命丹，一名化毒丹。善治毒。诸药毒，山岚瘴气，鱼、果、肉、面、菜毒，冬丹毒，夏月暑毒，伤寒余毒，小儿疹疮瘢毒，热毒喉痹，急毒，凡有名之毒，悉皆治之。

黄柏　贯众　茯苓　蓝根　干葛　地黄　雄大豆　甘草　滑石　缩砂　阴地蕨薄荷各二两　山豆根　土马鬃　豆粉　益智　大黄　寒水石生　紫河车　马勃　龙胆　白僵蚕　百药煎　山栀子各一两

上为细末，炼蜜丸，每一两作十丸，细嚼，新水下一丸，津咽亦得。小儿惊风，薄荷汤下。或蜜水浸蒸饼为丸，亦可。夏月尤宜时服，永无热病，冬服无伤寒。昔云贺兰，仙人也，有日帝问曰：朕闻卿能点化瓦砾为黄金，然否？公雍容对曰：陛下贵为天子，富有四海，臣愿以尧舜之道点化天下。帝惭。予尝以此推之，先生望明君犹存此心术，后之人当如何耶？

清心丸

黄柏生，一两　麦门冬　龙脑

一法加天门冬、黄连。

上细末，炼蜜丸桐子大，每服十丸，麦门冬酒下，薄荷汤亦得。

钱氏泻心汤泻丁也。

导赤散泻丙也。

火府丹丙丁俱泻。

黄芩一　黄连一　生地黄二　木通三

上细末，蜜丸桐子大，每服二三十丸，临卧温水下。

经进十精丸　赐紫金鱼袋监中岳重福宫臣览诸方一千余卷，检见此方，其功大，如臣服半料，多病眼昏而复明，气冲而实，四肢轻健，百节舒畅，万病消除。臣今进方于后：皇祐二年正月进。

枸杞子天之精　熟地黄地之精　干山药土之精　菟丝子金之精，水浸　桂木之精　柏子仁阴之精　甘菊花阳之精　肉苁蓉水之精，浸　茯苓千年之精　汉椒火之精

上件十味各拣净择，制造如法，捣罗为细末，就浸药酒，打糊为丸，桐子大，每服二十丸，茶、酒、盐

汤任下，空心，日进二服。男子元气损耗，精神虚弱，面色痿黄，肢体疲乏，脐腹久冷，五淋损伤，夜梦遗精，五劳七伤，上实下虚，行步艰难，小肠疝气，肾虚脚弱，及妇人子宫久冷，血气滞多，真胎石结，饮食无味，四肢沉困，夜梦难分，脐腹虚痛，心疼头痛，此药服之，立有神效。

神仙六子丸 治男子血气衰败，未及五十岁发斑白，若服此药，百日黑如漆。

菟丝子 金铃子 枸杞子 覆盆子 五味 蛇床子 何首乌 舶茴各一两 牛膝 地骨皮 木瓜各二两 熟地黄三两

上蜜为丸，每服五十丸，空心酒下。要发黑，前件药内别加人参、茯苓、石菖蒲各一两，忌萝卜、生韭、薤菜、蒜。

十补丸 治男子肾脏虚，精气寒滑，妇人血海冷，经脉不调，除寒湿，养脾胃，手足温和。

玄胡索 胡芦巴 破故纸 茴香 川姜 附子 桂 当归 紫巴戟 肉苁蓉各等分

上细末，酒糊为丸，桐子大，每服三五十丸，空心温米饮下，酒、盐汤亦可。

神虚五味子丸主治修制并见《局方》。治妇人五淋，小便赤。

古方鹿角霜丸，乃骊珠太和之祖也，并见《汤液本草》白胶条下，故疑白胶、阿胶皆鹿角胶也。盖白胶即白胶香，在木部；阿胶即黑驴皮，在畜部；鹿角胶在兽部，二者可知。

太和膏 刘快活仙进方。补真，壮下元，治本藏虚弱，进食，强筋骨，助脾胃，补损伤，久服延年益寿，长生不老，消除百病。

当归酒浸 苁蓉酒浸 川芎各四两 舶茴六两 川楝子 破故纸 楮实子 远志去心 白术 韭子 白茯苓 胡芦巴 枸杞各三两 黄蜡一两半 葱白十根 胡桃五十个，切作片

上用鹿角三十斤，东流河水三十担，铜灶铁锅二只，靠鹿顶截角，用赤石脂、盐泥于截动处涂固之，勿令透气，于甑内煎一炊时，用马蔺刷就热汤，刷去鹿角上血刺尘垢讫，可长三四寸截断鹿角外，将前件药一十六味拌和匀停，先铺一层角于锅内，角上铺一层药，如此匀三层铺之，将河水添在药锅内，其水于角上常令高三寸，无烟木炭熬，令常小沸，勿令大沸，外一锅内专将河水煎汤，亦勿令大滚，如药锅内水积下却，与热汤内取添上令三寸，却取河水添在热汤内，续续倒

添至二十四时，住火候冷时，将鹿角捞出，用白绢滤取汁，其药滓不用外，将药汁如前法再煎，更不用加水，如膏滴水不散，凝结方成。

骊珠丹

鹿角霜　白茯苓一斤　泽泻四两　白龙骨二两，水飞

再同为细末，以醇酒一升，溶开太和膏六两，入炼蜜四两，更熬令匀，搜和前药成剂，丸如桐子大，每服三十七丸，空心温酒下，渐至百丸，其效不可具述。海藏云：大抵益阳之药，本为命门相火衰，阳事不举，有误子孙之计。故圣贤著书立意，扶虚补不足也，后人躭嗜色欲，丧身夭命，惜哉！

肾气内消丸

山茱萸　食茱萸　马蔺花　川楝子炒　陈皮　吴茱萸　茴香　木香各等分

上细末，醋糊丸桐子大，每服二三十丸，空心盐汤送下。

又方

青皮　川乌　荜拨　木香　茴香　红皮　桃仁　破故纸　胡芦巴各等分

上细末，酒糊丸桐子大，每服三十丸，盐汤下。

金铃子丸　治小肠气疼不已，或肿偏大。

金铃子　茴香　当归　胡芦巴　蝎梢各等分

上为细末，酒调下一二钱。

枳壳五倍丸　治痔漏。

枳壳炒　五倍子炒，各等分

上蜜丸，空心温酒下三五十丸。一本枳壳五两，五倍子一两，蜜丸，米饮下。

硕夫枳壳茴香丸

枳壳二两，麸炒去穰，另为末　茴香一两，另为末，盐炒

好酒半碗，入茴香末，熬成膏子，次入枳壳末，丸桐子大，却用龙骨末一二两，磁钵内培养，服时去龙骨末，每服三十丸，酒、盐汤任下。

又一法用：

枳壳二两　茴香一两　龙骨五钱

上酒糊为丸，如用噙，五味子数枚，咽津。

香壳丸

枳壳去穰，麸炒　茴香炒黄，各等分

上细末，酒糊丸桐子大，空心酒下二三十丸。

局方桔梗枳壳汤主治修制并见本方。

易简枳壳汤

服之缩胎易产，妊妇临月服之，特有神效。丈夫、妇人宽中下气，

治肠中诸痛，尤得其宜。

枳壳五两　甘草一两

上㕮咀，每服四钱，水一盏，煎至六分，去滓，热服。或为细末，更加香附子一两，尤妙。如丈夫、妇人冷气攻刺肋疼痛，加葱白二寸，火煨，入煎药服，能饮者细嚼葱白，热酒调下服之。如胸膈气闭，饮食不进，葱白汤调服。肾气肿痛，煨葱白二寸，茴香一大撮，同嚼，热酒服。若久久服之，永不发动。如腰背气痛，用葱白汤调服讫，即卧少时，旋能作效。脚气发痛，空心热汤调服。妇人因脾寒血闭成块，热酒调服之。产后血气不和，热汤调服。心腹气痛，口吐清水，饮食不消，胸膈膜胀，葱白汤调服。冷物伤脾，发痛无时，胡椒煎汤调服。大小便秘，煎白牵牛汤调服。妇人血晕，两太阳痛，头旋欲倒者，煎艾汤调服。妇人经脉不行，手足发热，或身潮热，先用葱白汤，次用蒲黄汤调服。若经脉不调，脾胃稍壮者，当用大圣散服之，数有神效。若经脉不调，血脏冷痛者，当用小温经汤，以当归、附子二味等分，白水煎服。小儿面黄，胃冷吐食，煎木瓜汤调服。

一者因而饱食，筋脉横解，肠澼为痔；

二者因而大饮则气逆，肺气举，故气逆而上奔；

三者因而强力，肾气乃伤，高骨乃坏。强力入房，骨乏体枯。

《金匮要略》水气病脉证治

后代名医诸书所说，皆取此以为法

师曰：病有风水，有皮水，有正水，有石水，有黄汗。风水，其脉自浮，外证骨节疼痛，其人恶风。皮水，其脉亦浮，外证跗肿，按之没指，不恶风，其腹如鼓，不渴，当发其汗。正水，其脉沉迟，外证自喘。石水，其脉自沉，外证腹满不喘。黄汗，其脉沉迟，身体发热，胸满，四肢头面肿，久不愈，必致痈脓也。脉浮而洪，浮则为风，洪则为气，风气相击，身体洪肿，汗出乃愈。恶风则虚，此为风水，不恶风者，小便通利，上焦有寒，其口多涎，此为黄汗。太阳病脉浮紧，法当骨节疼痛，而反不疼，身体反重而酸。其人不渴，汗出则愈，此为风水。恶寒者，此为极虚，发汗得之。渴而不恶寒者，此为皮水。身肿冷，状如周痹，胸中窒，不能食，反聚痛，暮躁不眠，此为黄汗。痛在骨节，咳而喘，不渴者，此为脾胀，其状如肿，发汗则愈。然诸病此者，渴而不便，小便数者，皆不可发汗。里水者，一身面目洪肿，其脉沉，小便不利，故令病水。假令小便自利，亡津液，故令渴也。趺阳脉当伏，今反紧，本自有寒，疝瘕，腹中痛，医反下之，下之即胸满短气也。趺阳脉当伏，今反数，本自有热，消谷，小便数，今反不利，此欲作水。寸口脉浮而迟，浮脉则热，迟脉则潜，热潜相搏，名曰沉。趺阳脉浮而数，浮脉则热，数脉则止，热止相搏，名曰伏。沉伏相搏，名曰水。沉则络脉虚，伏则小便难，虚难相搏，水走皮肤，即为水矣。寸口脉弦而紧，弦则卫气不行，即恶寒，水不沾流，走在肠间。少阴脉紧而沉，紧则为痛，沉则为水，小便则难。脉得诸沉，当责有水，身体肿重，水病脉出者，死。夫水病，目下有卧蚕，面目鲜泽，脉伏，其人消渴，病水腹大，小便不利，其脉沉绝者，有水，可下之。问曰：病下利后，渴饮水，小便不利，腹满目肿者，何也？答曰：此法当病水，若小便自利及汗出者，自愈。心水者，其身重而少气，不得卧，烦而躁，其人阴肿。肝水者，其腹大，不能自转侧，胁下腹痛，时时津液微生，小便续通。肺水者，其身肿，小便难，时时鸭溏。脾水者，其腹大，四肢苦重，津液不生，但苦少气，小便难。肾水者，其腹大，脐肿，腰痛不得溺，阴下湿，如牛鼻上汗，其足逆冷，面反瘦。师曰：诸有水者，腰以下肿，当利小便；腰以上肿，当发汗愈。师曰：寸口脉沉而迟，沉则为水，迟则为寒，寒水相搏，趺阳脉伏，水谷不化，脾气衰则鹜溏，胃气衰则身肿。少阴脉细，男子则小便不利，妇人则经水不通，经为血，血不利则为水，名曰血分。问：病者苦水，面目身体四肢皆肿，小便不利。师曰：脉之不言水，反言胸中痛，气上冲咽，状如炙肉，当微咳喘。审如师言，其脉何类？师曰：寸脉沉则为水，紧则为寒，沉紧相搏，结在关元，始时当微，盛年或不觉，阳衰之后，荣卫相干，阳损阴盛，结寒微动，肾气上冲，咽喉塞噎，胁下急痛。医以为留饮而大下之，气击不去，而病不除。后重吐之，胃家虚损，咽燥欲饮水，小便不利，米谷不化，面目手足浮肿。又与葶苈丸下水，当时如小瘥，食饮过度，肿复如初，胸胁攻痛，象若奔豚，其水扬溢，则浮咳喘逆。当先攻击冲气，令止，治咳，咳止，其喘自差，先治新病，病当在后。风水，脉浮，身重，汗出恶风者，防已黄芪汤主之。腹痛，加芍药。

风水恶风，一身悉肿，脉浮不渴，续自汗出，而无大热者，越婢汤主之。

麻黄去节，六两　石膏　炙甘草各二两　生姜二两，切　枣十五枚，擘

上吹咀，五味以水六升，先煮取麻黄，再沸，去上沫，内诸药，煮取三升，去滓，分温三服。恶风者，加附子一枚，炮。《古今录验》云：风水，加术四两。

皮水为病，四肢肿，水气在皮肤中，四肢聂聂动者，防己加茯苓汤主之。

防己　桂枝去皮　黄芪各三两　茯苓去皮，六两　炙甘草二两

上五味，吹咀，以水六升，煮取二升，去滓，分温三服。

里水，越婢加术汤主之方见脚气中。

又甘草麻黄汤亦主之方

甘草炙，二两　麻黄去节，八两

上二味，吹咀，以水五升，先煮麻黄，去上沫，内甘草，煮取三升，去租，温服一升，重覆出汗，不汗复服，慎风寒。

水之为病，其脉沉小，属少阴，浮者为风，无水虚胀者为气。水发其汗即已，脉沉者宜附子麻黄汤，浮者宜杏子汤。

附子麻黄汤

附子一枚，炮去皮脐，切作八片　麻黄去节，三两　甘草炙，二两

上三味，吹咀，以水七升，先煮麻黄，再沸，去上沫，内诸药，煮取二升半，去祖，温服八合，日三服。

杏子汤未见方，恐是麻黄杏仁甘草石膏汤也。

厥而皮水者，蒲炭散主之方见消渴中。

师曰：黄汗之为病，身体肿一作强，发热汗出而渴，状如风水，汗沾衣，色正黄如柏汁，脉自沉，问曰从何得之？师曰：以汗出入水中浴，汗从孔中入得之黄汗，黄芪芍药桂枝苦酒汤主之。

黄芪五两　芍药三两　桂枝去浮皮，三两

上三味，吹咀，以水七升、苦酒一升相和，煮取三升，去租，温服一升，当心烦也，至六七日乃解。若心烦不止者，以苦酒阻故也。一方用美清醯代苦酒。

黄汗之为病，两胫自冷。假令发热，此属历节。食已汗出，又身常暮卧盗汗出者，此荣气虚。若汗出已，反发热者，久久其身必甲错，发热不止者，必生恶疮。若身重汗出已辄轻者，久久必身瞤，瞤即胸中痛，有又从腰已上必汗出，下无

汗，腰下弛痛，如有物在皮中状，剧者不能食，身疼重，烦躁，小便不利，此为黄汗，桂枝加黄芪汤主之方。

桂枝去浮皮　生姜切　芍药各三两　甘草炙　黄芪各二两

上㕮咀，入枣一十二枚，擘，以水八升，煮取三升，去柤，温服一升，须臾饮热稀粥一升余，助药力，温覆取汗。若无汗者，更服之。

师曰：寸口脉迟而涩，迟则为寒，涩则为虚不足。趺阳脉微而迟，微则为气，迟则为寒。寒气不足则手足厥冷，手足厥冷则荣卫不利，荣卫不利则腹满胁鸣相逐，气转膀胱，荣卫俱劳，阳气不通则身冷，阴气不通则骨疼，阳前通则恶寒，阴前通则痹不仁。阴阳相得，其气乃行，大气一转，其气乃散，实则失气，虚则遗溺，名曰气分。心下坚，大如盘，边如旋杯，水饮所作，桂枝去芍药加麻黄附子细辛汤主之方。

桂枝去浮皮　甘草炙　麻黄去节　生姜切　细辛各二两　附子一枚，炮去皮脐，剉八片　大枣二十枚，擘

上㕮咀，以水七升，先煮麻黄，再沸去沫，内诸药，煮取二升，去柤，分温三服，当汗出如虫行皮中，愈。

心下坚，大如盘，边如旋杯，水饮所作，枳术汤主之方。

枳实　白术各三两

上二味，㕮咀，以水五升，煮取三升，去柤，分温三服。腹中耎，即当散也。

附方

夫风水，脉浮为在表，其人或头汗出，表无他病，病者但下重，故知从腰以上为和，腰以下当肿及阴，难以屈伸，防已黄芪汤主之方。方见风温中，见《外台》出。

海藏水气问难

经云：诸水，身半以下肿者，当利小便，身半以上当发汗。经云：身半以上，天气主之；身半以下，地气主之。天气主之者，其在皮也，其在皮者，故汗而发之。

问：肌肉之外，皮肤之里，首至足，一身皆肿者，当作何治？答曰：亦宜汗之也，与身半以上同法。身半以上汗之者，尺寸之天地也，故汗之。肌肉之外，皮肤之里，一身尽肿者，从天而汗之，此表里之浮沉。凡治之法，当如是也。肺、心、肝、肾，中州已上俱宜汗；中州已下皆宜汗。如小便利而渴，不宜汗，不宜下，以其重亡津液故也。问：仲景云少阴脉紧而沉，紧则为痛，沉则为水，小便则难。脉得诸

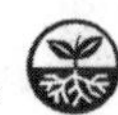

沉，当附骨，身体肿重，水病脉出者死。王叔和云：水气浮大即延生，二者不同，何也？答曰：少阴证当沉，故脉出者死也。此水附骨以当沉而下，出则当微出本部，即是得生也。此个出字，出本部之外，故死也。经云：阴阳俱虚，脉出者死，与此同意。水气浮大即延生者，总而言之也。五脏六腑，上下表里，及诸部分，俱在其中矣。此阴盛而阳虚也，故暴出者死，何以然？少阴脉沉，知周身无阳也，水病滞塞不通，脉暴出，何以周流于一身，养育一体？故死也。腹上肿者属厥阴，腰肿者属肾。

海藏集仲景水气例

水气源流并出《素问·水热穴论》

高低内外，轻重表里，随经补泻，要当谨察肺、胃、肾三经，病即瘥也。

仲景葶苈大枣泻肺汤 治喘嗽痰涎，面目浮肿。

甜葶苈 苦葶苈等分 大枣

仲景枳术汤 治心下水结如盘。

仲景牡蛎泽泻散 治腰已下有水气。

仲景生姜泻心汤 治两胁水气，腹中雷鸣。

仲景甘草附子白术桂枝汤 治阴证自汗，身微肿，风湿相搏，小便不利。

仲景真武汤 治少阴三二日不已，至四五日，腹痛，小便不利，四肢沉重疼痛，自下利，此为水气。其人或咳，或小便利，下利而呕者。

仲景十枣汤

大戟 芫花 甘遂各等分

三花神佑丸

十枣汤加：牵牛 大黄 轻粉 水丸。

除湿丹

神佑丸加：乳香 没药

玄青丹

神佑丸加：黄连 黄柏 青黛

上已上四料丸药，极有毒，不可轻用也。

趁痛丸

大戟 甘遂 白芥子 大麦面各二两

上三味药为末，拌和匀，作饼大，慢火炒黄熟，再为细末，用大麦面一两，同上药拌匀，糊丸桐子大，空心冷酒下十丸至十五丸。

明理趁痛丸 治脚气上攻，风毒走注疼痛，神效。又治水气浮肿。

白芥子 肥甘遂 大黄各生末，各一两

上件用白面一两半，滴水丸作饼子，煿令黄，不可过焦，为末，醋糊丸桐子大，冷酒下二十丸，无

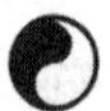

时，量虚实加减。

水气下为跗肿，上为喘呼不得卧者，标本俱病，故肺为喘呼，肾为水肿。肺为逆不得卧者，分为相输俱受者，水气之所留也。

伏梁水气，日华子云：在本草羌活条下。

五皮散

生姜皮　茯苓皮　桑白皮　大腹皮　陈皮

一法加牵牛。

各等分，水煎服之。

海藏老人法

调胃白术泽泻散　治痰病化为水气，传为水鼓，不能食。

白术　泽泻　芍药　陈皮　茯苓　生姜　木香　槟榔各等分

一法加白术、芍药各半，治脐腹上肿，如神。心下痞者，加枳实；下盛者，加牵牛。

紫菀散

木香　人参　白术　铁脚紫菀　川芎各二两

上粗末，生姜乌梅煎，次日又一服。

夫水气者，胃土不能制肾水，逆而上行，传入于肝，故令人肿。治者惟知泄水，而不知益胃，故多下之，强令水出，不依天度流转，故胃愈虚，食不滋味，则发而不能治也。莫若行其所无事则为上计，不可不知。

仲景十枣汤　治太阳中风，吐下呕逆者，可攻也。若病悬饮者，此汤亦主之。

芫花　甘遂　大戟各等分为末

上大枣十枚，水一升半，煮取八合，去柤，内诸药，强人一钱匕，弱者只半钱匕，温服之。不下，明日再服，下后以粥补之。

胡洽方　治支饮、澼饮。于十枣汤中加大黄、甘草五两，同煎服之，故以相反之剂，欲其上下俱去也。郁李仁破澼气，能下四肢水。大抵去水药多泄热，当求脉之虚实下之。叔和云：水气浮大即延生，沉小命殂须努力。

水气求责法

有沉而有力，有沉而无力，有浮而有力，有浮而无力，中得之亦有有力、无力。

水气脉并药

肺沉大肠浮：

大腹皮　茯苓　甘遂　大戟　芫花　旋覆花　紫菀　陈皮　桑皮　杏仁　木香　葶苈　麻黄　栀子　芍药　生姜皮　白术

心沉小肠浮：

桂　枳实　牵牛　芍药　木通

脾沉胃浮：

白术　芍药　生姜　赤小豆　枣　槟榔　黄芪　甘草　石膏

肝沉胆浮：

川芎　芍药　细辛

肾沉膀胱浮：

泽泻　茯苓　猪苓　白术　木通　灯草　通草　牡蛎　滑石　泽兰　附子　葶苈　瞿麦　车前　防己

化水丹　止消渴，化停水。

乌头大者四个，炮　牡蛎煅，二两　蛤粉六两

上细末，醋糊丸桐子大，冷水下三五十丸。饮水一担者，一服愈。

易老云：益火之源以消阴翳，则便溺有节，乌、附之类是也；壮水之主以镇阳光，则渴饮不思，蛤、蛎之类是也。

取疮根中痛例

子和泄水丸改名大智丸，泄水散改名大智散。

藏用丸加减例

局方神效散　治十肿水气，小便赤涩，大便自利。

葶苈炒香，另研　猪苓去黑皮　泽泻各二两　牵牛炒末，二两五钱　椒目一两五钱

上细末，每服三钱匕，葱白浆水入酒调下，次以葱白汤投之，忌面、盐等物。大小便利后，大宜将息，断盐、房室三年。男子疳疮，或痛在茎之窍，或在窍之标，皆手足太阳不利，热毒下传，入手足厥阴，故为紫黑色，作蚀疮，坏其茎而死。以子和泄水丸散导其湿毒，无不愈者。如已成疮，先泄其根蒂，次从标而外治，以葱白、黑豆汁渫洗，拭干，以黄连、木香、密陀僧、干胭脂之类细末涂之。如内溃脓不出，以追脓散上之后窍。如脓少，可用黄连、木香、胭脂等贴之。

泄水丸、散　亦能治足跟中痛，肾主湿，火主痛，故大泄之而愈，以去其湿也。丙传壬，壬传乙，乙与庚合，故以泄水丸泄则愈。

涌水风水石水之源

阴阳结邪，多阴少阳，名曰石水。小腹肿，三阳独至者，是三阳并至，由此则但有阳而无阴也。石水者，谓冬月冰水如石之时，故曰石水也。火墓于盛冬，阳气微微，石水而死也。肾肝并沉为石水，并浮为风水。

帝曰：有病肾气者，面跗肿然，壅害，可刺否？岐伯曰：虚不当刺，不当刺而刺，后五日其气必至。帝曰：其至何如？岐伯曰：至必少气时热，时热促胸背，上至头，汗出手热，口干苦渴，小便黄，目下肿，

腹中鸣，身重难以行，月事不来，烦而不能食，不能正偃，正偃则咳，病名曰风水，论在《刺法》中。帝曰：愿闻其说。岐伯曰：邪之所凑，其气必虚。阴虚者，阳必凑之，故少气时热而汗出也。小便黄者，小腹有火也。不能正偃者，胃中不和也。正偃则咳甚，上迫肺也。诸有水气者，微肿见于目下也。帝曰：何以知之？岐伯曰：水者阴也，目下亦阴也。腹者，至阴之所居，故水在腹者，必使目下肿也。真气上逆，故口苦舌干，卧不得正偃，正偃则咳出清水也。诸水病者，故不得卧，卧则惊骇，则咳甚也。腹中鸣者，病本于胃也。薄胃则烦不能食，食不下者，胃脘隔也。身重难以行者，胃脉在足也。月事不来者，胞脉闭也。胞脉者，属心而络于胞中，今气上迫肺，心气不得下通，故月事不来也。帝曰：善。帝曰：诸水皆生于肾乎？岐伯曰：肾者，牝藏也，地气上者属肾而生水液也，故曰至阴。勇而劳苦，则肾汗出，肾汗出，逢于风，内不得入于脏腑，外不得越于皮肤，客于玄府，行于皮里，传于跗肿，本之于肾，名曰风水。帝曰：少阴何以主肾？肾何以主水？岐伯对曰：肾者，至阴也，至阴者，盛水也。肺者，太阴也。少阴，冬脉也，故其本在肾，其末在肺，皆积水也。帝曰：肾何以聚水而生病？岐伯曰：肾者，胃之关也，关门不利，故聚水而从其类也。上下溢于皮肤，故为跗肿。肿者，聚水而生病也。《阴阳别论》曰：三阴结之为水。注云：脾腑之寒无脉结，脾肺寒结化为水。此但二阴，而少肾一阴也。《汤液醪醴论》云：三焦闭溢，水道不通，水满皮肤，身体痞肿。洁净府，治水之法也。《平人气象》云：颈血脉动，喘疾咳，曰水；目窠微肿，如卧蚕起之状，曰水；足胫肿，曰水。此上下之别也。帝问岐伯曰：水与肤胀、鼓胀、覃、石瘕、石水何以别之？岐伯曰：水之起也，目窠上微壅，如新蚕卧起之状，其颈脉动，时咳，阴股间足寒，足胫壅，腹乃大，其水已成也。以手按其腹，随手而起，如裹水之状，此其候也。诸水大抵胃土不能制肾水。凡治水者，人惟知治水而不知补胃，如补胃多失之壅滞，当用何法？本草云：赤小豆治水肿，通气，补脾胃。

神方

乌鸡子一个，去顶，取清黄汁，调腻粉一大钱，令匀，内壳中，以蒸饼剂裹之，蒸熟去壳，取熟黄、葶苈等分炒，为末，与上并黄蒸饼

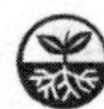

药和丸如豆大，每服三五十丸，车前子汤下。小便涩不通，煎瞿麦汤下。

又方 治单腹胀水气。

上隔纸炒，苦葶苈二钱，细末，无根水下。

又一方 卒大腹水肿。

青雄鸭，以水五升，煮取一升，饮尽，厚覆取汗。

治十种水气不差垂死。

以青头鸭一只，治如食法，细切，和米并五味煮，令极热，作粥食之。

又法 治水气胀满，小便涩。

白鸭子一只，去毛、肠，馈饭半升，与椒、姜同酿，鸭腹中缝定如法，蒸熟食之。

又法 治十种水气垂死。

鲤鱼一个，重一斤者，和冬瓜、葱白羹，食之。

治鼓气方

滑石 轻粉各一钱 槐花一钱半

上不犯铁器，为细末，取生地黄自然汁、生姜自然汁停滴在药中为丸，桐子大，一日服三丸，次日服四丸，五日以来早晨只一服，用生地黄汁温送下。小便中水尽为度，得睡后，日服嘉禾散，十日永不再发。

胞转小便不通，非小肠膀胱厥阴之气也，盖因强力房事，过度小便，以致此疾，非可利之药所能利之也，法当治气，宜以沉香汤主之方。

沉香 木香各二钱

上为细末，煎陈皮茯苓汤调服，空心。

钱氏塌气丸

胡椒一两 蝎梢半两

上为细末，面糊丸粟米大，每服五七丸至一二十丸，陈米汤下，无时服。

木香塌气丸

丁香 胡椒各二钱 蝎梢 木香各半两 枳实 白牵牛各一两 郁李仁四钱 槟榔半两

上为细末，饭丸绿豆大，每服十丸至十五丸，陈皮、生姜汤任下。

木香散 治单腹胀。

木香 青皮 白术 姜黄 草豆蔻以上各半两 荜澄茄 阿魏各一两

上为细末，醋糊丸绿豆大，每服二十丸，生姜汤下。

又方 治鼓气。

大蛤蟆一个，新瓦二片相合，麻绳缠定，盛在内，盐泥固济厚，令慢火烧之成灰存性，温酒调服三五钱。

折伤例

干城刘家接骨丹真方

虎骨一两半　生硫黄　青皮　没药各半两　当归　附子炮　川乌炮　草乌炮　白附子　官桂　陈皮　金毛狗脊去毛　骨碎补炮　川楝　缩砂　木鳖子去油　半两钱碎　羊胫骨　川芎　狗胫脊骨一具　苁蓉酒浸洗去甲，焙　牛膝酒浸，以上各一两　赤芍药　自然铜火煅，醋淬七次，各四两　乳香半两

上二十五味为细末，为二七分细者，每服一钱，酒调，服温。三分小黄米粥为丸，桐子大，温酒下二三十丸，随病上下，食前后间服之。

接骨丹　治从高坠下，马踏车碾，筋断骨碎，痛不可忍。接骨续筋，止痛活血。

硼砂一钱半　定粉　当归各一钱

上粗末，煎苏木汤，调下二钱。服讫，时时服苏木汤投之。

接骨丹　治打仆损伤，但筋体不断皆治之。

乳香研　当归酒浸一宿，焙干　威灵仙酒浸一宿，培干　骨碎补去毛，酒浸，日干　菟丝子酒浸一宿　龟壳酒浸　龙骨酒浸　虎骨酒浸，酥炙。以上各半两

上细末，蜡丸弹子大，十岁以下服半丸，二十岁以上服一丸。好酒三盏煎，用柳篦子搅匀，和渣，只一服，不得再服，恐过节必至芦节，后用贴药。

贴药

黄松脂一两　没药研，半两　乳香研，三钱半

上细末，用面、油匀调，摊在绯帛上，贴伤处，用绵竹篦夹定封，须要仔细对得骨正，更用纸封。

神仙正骨药黑金散

半两钱一百文，足炭火烧，醋淬　水蛭炒黄，五钱　自然铜醋淬　乳香各半两　没药一两　麝香一钱

上细末，四十以上服半钱，四十以下服一字，二三服即效。如芦节，用生姜自然汁、温酒一盏调服。

如腰以上损折，食后；腰已下，食前。若骨不损者，药自吐出，无忌。《缪刺》云：人有所坠，恶血留出，腹中胀满，不得前后，先饮利药，此上伤厥阴之络，刺足踝之下，然骨之前血脉出血，刺足跗上动脉冲阳，胃之原，刺入同身寸之三分，留五呼，可灸三壮。不及，刺三毛上各一痏，右刺左，谓大敦穴，厥阴之井也。其后议论，当在此条下。

初虞世治从高坠下，及打仆内伤，神效。

麝香　水蛭各一两

上剉，炒令烟出，研为末，酒调一钱，当下畜血，未止，再服，其效如神。

《梅师方》打仆伤损，瘀血在内不散。

蒲黄

上末酒调服。产后恶血不下，蒲黄水煎服。日月未足欲产，蒲黄水调服。

又一法

大黄一两　当归二钱半　麝香一字　生干地黄二钱

上剉，水煎或醋煎，童子小便亦得。

《圣惠方》治胎落车马，筋骨疼痛不止。

延胡索一两

上细末，豆淋酒下二钱匕，不计时。

导滞散　治重物压伤跌仆，或从高坠下，发热，口内吐血，下血出不止，或瘀血在内，胸腹胀满，喘粗气短。

当归剉，微炒　大黄剉，炒，各三钱

上细末，豆淋酒调下二钱匕，不拘时候。

又方　治登高坠下，打仆损伤，或损骨、而不损骨者，有瘀血者。

当归　生地黄　川大黄各一两　穿山甲炮，另研，半两

上粗末，秤三钱，好酒煎服，水煎入酒亦得。煎成，调穿山甲末一钱。

又方

乳香二钱　没药　当归各三钱　自然铜醋淬，半两　白芍药　青皮各二钱半　穿山甲炮　木香各一钱

上细末，酒调服。

又方

莴苣子一勺　黄米半勺　乌梅去核，二十个

上细末，蜜丸弹子大，嚼一丸，温酒化开，随上下食前食后。

正骨丹

川乌　草乌　南星　半夏　当归　芍药　木鳖　官桂　白芷已上各等分

上细末，黄蜡溶开，小油和匀前药末，熬成膏子，炙软，捏作饼子，摊纸上，贴损如前，依常法固济，如法三日一易，神效。

治脑骨破及骨折，葱白烂研，和蜜厚封损处，立效。

一方：葱白、黄米粉同炒，为末，醋打糊，承暖封伤损处。

接骨丹

没药　乳香　当归　川椒　自然铜醋淬　赤芍药　骨碎补　败龟板炙　虎骨　白芷已上各等分　千金

藤郁李仁是也，亦等分

上细末，化蜡半两，丸弹子大，每服一丸，好酒半升化开，煎用东南柳枝搅散，热服。

又方加：龙骨　川芎

此二味不加，亦不妨，若服药人亡后，骨折处如金色围之。此方系黄大人秘传，神验。

贞观七年七月十三日，唐相王珪进尉迟恭经验传，折针入肉不出者用之，神效。丁酉十一月五日第二来人备细传写出箭头方：五月初四日，寻下天仙子科木橛，微动其根，用水灌之。回来至端午日，早起不语，前去看根，揖一声曰：先生在此。一木橛橛出，背上至家，勿令妇人视之，放干，用石杵臼之成剂，丸如弹子大，绯绢袋盛之，挂梁间，勿令妇人见。物撞打，箭镞刀伤，心腹胸中停积郁血不散，以上、中、下三焦分之，别其部分，以易老犀角地黄汤、桃仁承气汤、抵当丸之类下之。亦有以小便、酒同煎治之者，更有内加生地黄、当归煎者，有大黄者。又法：虚人不禁下之者，以四物汤加穿山甲煎服妙。亦有用花蕊石散，以童子小便煎或酒调服之者，此药与前寒药正分阴阳，可不辨也？若瘀血已去，复元通气散加当归煎服亦可。又一法：筋骨损伤用佐经丸之类，或用草乌头、枣肉为丸服之，以诸行经者，以其内无瘀血，无故用之，药性寒热温凉不一，惟智者择之，不可偏执也。此当在前缪刺条下。

疮疡疥癣例

神仙太乙膏　治虚疾八法，痈疽，一切恶疮软疖，不问年月远近，已成脓、未成脓，贴之即效。蛇、蝎、虎、犬伤。汤火、刀斧所伤，并可内服，外贴发背。先以温水洗疮，拭干，用帛子摊药贴，用水下。血气，木通汤下；赤白带下，当归酒下；咳嗽喉闭，缠喉风，绵裹噙化；一切风赤眼，贴太阳穴。后用山栀子汤下；打仆伤损贴药，仍用橘皮汤下；腰膝痛贴，吃盐汤下；唾血，桑白皮汤下；诸漏，先以盐汤洗其疮，并量大小，以纸摊药贴之。已上药，每服一丸，旋丸樱桃大，蛤粉为衣，其药可收十年不坏，愈久愈烈，神效不可言。

玄参　大黄　白芷　当归　肉桂　赤芍药　生地黄以上各一两，剉如松子大

上用麻子油二斤浸，春五、夏三、秋七、冬十日，滤去渣，油熬得，次下黄丹一斤，滴水中不散为度。

善应膏　治疮疡，痈疽肿毒，

发脑发背，发颐发髭，或瘰疬结核，或脓血已出，如此等证。并寒湿气刺，冷痹顽麻，牙痛外肿，打仆闪挫，金疮杖疮，小儿头面聚热杂疮，蜈蚣、蛇、蝎伤螫，狗咬马啮，或蜘蛛咬，遍身成疮，腹胀大而不可治者。先饮生羊乳一杯，后贴此药，大效。及诸虫伤毒、汤火、漆疮下注、臁疮，深口内上白术细末，讫后贴此药。一切大小疮疖，药到毒消，痛止排脓，生肌滋润，疮口愈后常贴之。落后，急再贴之，三五次后，可以灭绝瘢痕。妇人乳痈，丸如桐子大，新水下二十丸。难产败血腹痛，每服一二十丸，温酒下。凡贴疮，先以热汤洗去脓垢，次以软帛拭干，后用此药贴之。

小油八十两　黄丹二斤　新柳枝一斤　没药　乳香各半两　白蔹　白及　白芷　桂　木鳖子　当归　杏仁各一两，剉如豆大

上除乳香、没药、黄丹外，余药浸七日，炭火上用铁锅熬，令药变色黄，滤渣不用，澄清，入黄丹，用柳枝五寸长如钱粗，搅令黄色变褐，掇锅在地。又令柳枝搅，令烟出尽，然后入乳香、没药在内，柳枝搅匀，候冷，倾磁合内，候药硬，切作块，干以油纸包裹。此药春三月、秋八月合，余月不可。

白龙膏　治一切恶疮，赤硬疼痛。

沉香　防风　芍药各二钱半　白檀　木香　白茯苓　白芷各一钱半　白附子　桔梗各一钱　白蔹　当归各半两　白薇　白术　川芎　瓜蒌根　木通　独活　升麻　甘草一钱　槐白皮　零陵香各一钱半　黄芪　木鳖子去皮　人参各二钱半　生地黄一钱　白及二钱　杏仁浸去皮尖，二钱　桃仁炮去皮，二钱　苦参一钱　桑白皮三钱　清油一斤　瓦粉十四两

上剉碎，油浸七日夜，内银器内，慢火煎，候白芷黄色，绵滤渣澄清，于磁器碗中慢火煨动，次下黄蜡一十四两，搅匀，次下瓦粉再搅匀，慢火熬成膏，用时旋摊白绢上用。

摩风膏　面疮，一切疮疹肿毒。主制并见《御院方》。

黄芪一两半　当归　芍药　白芷　杏仁　桃仁　白附子　白蔹　零陵香　川芎　天麻　防风　独活　木通　龙脑　清油一斤　黄蜡夏十二两，冬九两半　瓜蒌穰一两半

仲景治妇人阴疮蚀烂方

狼牙三个，㕮咀，水煎，去柤，入醋一小钟，以绵滤汤，沥患处四五次，愈。

又方　以雄黄末傅之。

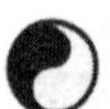

御药大红膏

珠子青一斤　白胶香二两

上二味，银铜锅内镕开，慢火，不可火紧，绵滤过后，与药同熬：

当归二两　木鳖子二钱，碎　小油二两

此三味同熬，稍变色，滤去柤，下煎二味内搅匀，下：

乳香半两　没药三钱

同研细，再下前四味，都用绵滤过，锅内熬成，不住手搅匀，摊纸上贴之。

追脓锭子

雄黄二钱　巴豆一钱半　轻粉一字

上细末，油和作饼子，生面亦得。

替针膏

雄黄一钱　巴豆一钱　蛇皮一钱　信霜一钱

上用石臼研为膏。

治大小痈疖无头方

皂角刺针不拘多少

上烧存性，研为末，酒调服，即可见烙处薄头也。此药内亦可加穿山甲，炮焦为末，酒调服之。

治下疳，先用张子和泄水丸泄去其根本，后用此药干上：

黄连半两　滑石半两　定粉三钱　密陀僧二钱　乳香一钱　轻粉少许

上细末，干上。或加干胭脂，或加木香、槟榔。

蚀恶疮方非奇异恶疮不可用。

铜绿二钱　硇砂一字　石胆矾细研，半钱

生肌药

龙骨　虎骨　乌鱼骨　白石脂　乳香

恶疮入腹心逆，药食不下：

豆粉半钱　干胭脂三分　定粉三钱

上细末，新水调下，神效。

生肌肉：

乳香一钱　白及一钱　龙骨一钱　凝水石烧，二钱　滑石一钱　没药一钱

上细末，洗净疮，上药贴。

银丝膏

乳香一两　水银一两，锡死　朱砂三钱　腻粉半钱　麝香半钱　沥青五两　小油二两

上各研为细末，定磁器内，油熬沸，下乳香末，次下水银，次下朱砂，次下沥青，次下轻粉，次下麝香，熬成膏匀，倾水中洗令白色，浸十日，磁器内盛之，绯帛摊贴。

五枝膏

槐枝　榆枝　柳枝　柏枝　桑枝已上各三寸十四茎　陈皮二钱　苍术三钱　杏仁三十个　巴豆去皮，十四个

没药一钱　当归三钱　木鳖三十个，去皮　枳壳三钱　赤芍药三钱　人参三钱

上㕮咀，好酒一升，慢火煎令焦色，滤去渣，下沥青半钱、黄蜡五分、黄丹四两，炒黑，入前药同熬成软膏。入乳香二钱半，轻粉一钱，麝香半钱，搅令匀，帛摊贴之。

治恶疮或有小虫：

胆矾一钱　龙骨二钱　轻粉一钱　虎骨二钱　白矾二钱半　麝香半钱　乳香一钱　硇砂二钱　脑子一钱　土蜂窝二钱　露蜂窝二钱半　雄黄二钱

上细末，刺破，盐水洗，看紧慢上药，神效。

《外台》治恶寒啬，似欲发背，或已生疮肿，瘾疹起方：

硝石三两

上暖水一升，和消令冷，取冷，故青布揲三重，于赤处方圆，湿布搨之，热即频易，立差。

治疥癞癣此方汤液所载摩风膏相似。

柏苓　白胶　当归　防风　杏仁　萆麻　黄蜡　小油　铅丹若有槐柳枝，与摩风膏相似，此物要较

拈痛神应膏

乳香研，二钱　没药研，一钱　油半斤　铅丹四两　当归　杏仁　木鳖各三钱　槐枝　柳枝各半两

上熬成膏，滴水不散，放稍冷，入乳、没末。

金丝膏

珠子青半两　枫油二两　小油一两

上熬成膏。

肉红散

凝水石烧粉　黄丹

上同研细末。

追脓，去死肉，生肌：

白丁香　蔄茹　雄黄少许

消肿痛：

大黄　黄柏

上细末，温水调扫，凉水亦可。

又方

龙骨　寒水石烧

上细末，先敷遍，微用铜绿末再敷，肉自下而不成肿。

丁疮肿：

白僵蚕

上细末，津调涂，根自出。

治疮胬肉如蛇出数寸，俗呼翻花疮是也。硫黄研细，薄傅之使缩。

丁疮垂死：菊花叶一握，捣汁一升，下口即活如神。冬无叶，用根。

足跟疮久不愈，毒气攻注：

白术不以多少，为细末

上将盐浆水温洗，干贴，二日

一换，可以负重涉险。

蚀恶疮：

铜绿二钱　硇砂一字　石胆矾一钱

上细末，少上膏贴。一法：回疮，加金头蜈蚣一条，非久败恶，勿轻用之。

槟榔散　治痈疽疮疖脓溃之后，外触风寒，肿焮结硬，脓水清稀，出而不绝，肉膖空虚，恶汁臭败，疮边干及好肌不生，及疔疳瘘恶疮，连滞不差，下疰臁疮，浸渍不敛。

黄连　木香　槟榔

上各等分，为细末，贴药。

金疮痛甚者：

凝水石

上生为末，小油调傅，若唇口肉内有伤者，粉干上之，其痛立止。一法：内药有金头蜈蚣。

治发疽发背已成疮：

寒水石入轻粉，上出脓。

治脑疽发背不可忍者：

凝水石烧粉，研细上之。

治破伤血出不止：

大灶底悬黑灰四两　麝香一钱

上碾匀，先令病人惊而使之气怯，速以此药上掺捻之，主止不发以至干者。

治大小诸疮不可者，兼治内外臁疮久不愈，先以浆水温洗，拭干，上药。疮干，小油调涂。

羌活　独活　白矾枯，各等分，为细末

治便痈外贴方：

大黄　牡蛎　栀子　小黄米曲　白芥子　猪牙皂角

上等分，细末，小油调，摊绯绢上，贴之。

治热油汤火烧疮，疼不可忍：

石膏捣末，细研粉，贴疮。

治一切伤见血：

寒水石，细末，贴疮即愈，不疼。

《外台秘要》治丁疮：

磁石，捣为粉，好醋酢和，封其根，立出，瘥。

小儿丹毒：

黄芩细末，水调服。大人、小儿丹毒亦然。

妇人饮酒、食鱼、兔发风等物，脐下二阴俱生疮，男子同治。并见马齿苋、青黛条下，服药八正散等，烧灰上疮法亦在此中。

治背疮肉长疾，皮不及里，见风即成肿：

寒水石烧，细末，研

上微敷上，再用铜绿细末微上之，肉即当下，皮乃及长而不作肿。

蜘蛛咬，遍身成疮：

青葱叶一茎，小头作一孔，盛

蚯蚓一条，捏两头不令透气，摇动化为水也，点咬处，瘥。

《圣惠方》治马咬，毒入心：

马齿苋煎汤食之。

又方 治翻花瘤。

马齿一个，烧灰，细研，猪脂调敷。

又方 治瘰疬结成核。

马齿苋烧灰，蜡猪脂调暖，清疳洗疮，拭干，傅之。日三壮者，玄明粉泻之。

王继吕方：治蝎螫毒不可忍。

米粉一两　葱白三根，细切

上二味同炒焦，研为细末，以津唾蘸搽毒肿痛之处。

《外台秘要》治五十年毒不愈，涂熊胆，取差神效，诸方不及此。

《千金方》治百虫入耳。

杵韭汁，灌入耳中，立差。亦治漆疮。

又方 雄鸡冠血滴耳中，立出即瘥。

治蚰蜒入耳：

酪灌耳中。若入腹。饮酪一升，化为黄水，马粪汁酪灌即瘥。干酪胜湿酪。

治蝎、蜘蛛、蛇毒：

鸡卵轻敲小孔，合咬处即瘥。

又蜈蚣、蜘蛛毒：

鸡冠血傅之。

治蛇咬：

男子阴毛，口含二十茎，咽其津，毒不入腹。

治下疳久不愈：

橡斗子二个，合成黄丹令满，相和，以乱发厚缠定，烧烟尽为度，同研为细末。先以葱白热浆水洗疮，脓尽，次上药，甚者不过三次，如神。

刘禹锡治牡痔、酒痔、肠痔、血痔、气痔、食痔、羊奶痔、五痔脱肛，以：

小蚖一枚指大者，温用，掘地坑烧之，有板穴盖坑，坐孔上，虫尽为愈，大效。

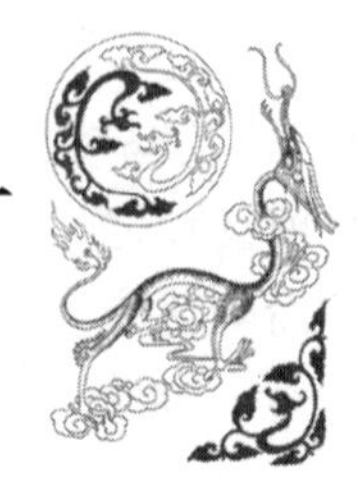

医垒元戎卷第十一

赵州教授兼提举管内医学王好古进之诠次

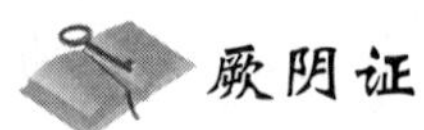

厥阴证

先足经从汤液，后手经从杂例

王朝奉厥阴例此二条议论。本出仲景《伤寒论》并《金匮要略》，故录于此汤液后

夫厥者，手足厥逆也。有阴厥，有阳厥，误投药则死，可不审乎？脉滑而厥者，表有寒，里有热，白虎汤。常器之云：应下者，宜用柴胡加芒硝汤，此阳厥也。张翼云：冷厥者，四肢逆冷，脉沉微而不数，足多挛卧，恶寒或引衣自覆也。其伏热在内而厥者，脉虽沉伏，按之至骨而来数也。其人或引饮，或扬手掷足，烦躁不得眠，或发狂，或大小便不利，所见皆热证也，宜随证下之。假令大便难，谵语发狂，宜承气汤下之。小便不利，发黄，宜茵陈蒿汤下之。若善忘，而大便下黑物，是兼有瘀血，宜以桃仁承气汤下。若发癍，宜白虎汤、紫雪之类。若两脉俱不见者，亦止以外证辨冷热也，后须参以脉为准。常器之云：凡厥当求得病之因。若初得病，便四肢逆冷，脉沉细而不数，或身上粟起，下利清谷，或清便自调，谓大小便如常者，为寒厥也。若初得病，便身热头痛，外别有阳证，至二三日乃至四五日发厥，故须至三二日后也，更以余证而参之。孙兆云：阳病深热而厥，毕竟脉紧，外证须狂语揭衣被也。阴厥按之脉沉迟而形静也。若证不明，未便阴阳者，且与四顺丸试之，是阳厥便见热证，苦阴厥便见寒证，乃可渐进理中四逆也。四顺丸，即理中丸加甘草一倍是也。高保义云：寒厥

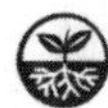

则证多静而了了，脉虽伏，若实按之迟而弱也；热厥证多昏塞，脉虽伏，若实按之须挟数而有力也。

仲景吴茱萸汤

当归四逆汤

当归四逆加吴茱萸汤

已上三药并见《阴证论》。

《活人》论厥阴药　并见《阴证论》。

正阳散有皂荚

霹雳散

火焰散有腊茶

肉桂散有柴胡、吴茱萸

回阳丹有茱萸、蝎梢

已上四药，皆有厥阴之剂，随经所宜则可。

厥阴身青黑花厥一条并见《阴证略例》。

古方治头痛欲裂者凭此药有高下之分。

上用当归二两，酒一升，煮取六合，如心痛，细末调服方寸匕；小便出血，细末酒煮服；治头痛不言末，只言二两酒煮，意在取清也；治心痛言末酒调，意在取浊也。乃清则行而上，浊则沉而下。小便出血，酒煎细末，比之心疼又热，故入下极之分，故治头、治心、治小便，自有高低之分，古人已分治之，不得不辨耳。

四物苍术各半汤与活血丹相表里，治四肢疼痛不能举动。

仲景治呕而胸满者，吴茱萸汤主之。

吴茱萸一升　人参　生姜各一两　枣二十枚

上水五升，煎取三升，每服七合，日三。如干呕，吐涎沫而头痛者，亦主之。

又南行竹枝，主大小便卒关格不通，取之度如手第二指中节，含之，立下出。

活血丹与四物苍术各半汤相表里，治遍身骨节疼痛有神。

熟地黄三两　当归　白术　白芍药　续断　人参各一两

上细末，酒糊丸桐子大。每五七十丸，温酒下。

益血丹　治大便燥，久虚亡血。

当归酒浸，焙　熟地黄各等分

上细末，炼蜜为丸，弹子大丸，细嚼酒下。

四物汤例

四物汤主治并见《局方》。

熟地黄　当归　芍药　川芎

上依古法多不效，易老四时运气加减例，与诸六合等汤十余条，并见二十五论。妇人有身，伤寒畜血，不宜用堕胎药下之，宜四物加酒浸大黄汤及生地黄下之，子母两全。经云：有故无殒也。四物与紫苏饮相合，名补心汤，治虚热；四物与调胃承气各半，为玉烛散；四物与理中汤各半，流湿润燥；四物与缩砂、四君子汤各半，名八珍汤，保胎气，令人孕。

四物胶艾汤 治胎漏、血崩不止。

四物汤加阿胶、甘草、艾。

上通七味，治诸漏不止，小产胎伤，产后余血仍作坚硬，子宫不闭，淋血不止，数月不定，宜断血汤、牡丹皮散主之。

活人四物加减例

妊娠下血者，加胶、艾；热与血相搏，口舌干渴，饮水，加栝蒌、麦门冬；腹中刺痛，恶血不下，加当归、芍药。血崩，加地黄、蒲黄、黄芩；若头昏项强者，加柴胡、黄芩；因热生风者，加川芎、柴胡、防风；脏秘涩者，加大黄、杏仁；滑泄者，加官桂、附子；呕者，加白术、人参、生姜；大渴者，加知母、石膏；发寒热者，加姜、牡丹皮、芍药、柴胡；水停心下，微吐逆者，加猪苓、茯苓、防己；虚寒似伤寒者，加人参、柴胡、防己。

洁古老人加减法数条，并见二十五论。云岐子加减法并治伤寒例，并见《金匮玉函经》。

四君子汤合四物汤为八珍汤治女子不孕，癃闭遗溺，咽干。女子因服热药嗌干者，亦亡血损气之所致也，宜八珍汤。

人参　缩砂　白茯苓　甘草

粗末，水煎，取清服。

芎归汤《易简》十全大补汤与校正同，并见《局方》。治产后去血多，崩中不止去血多，金疮破伤去血多，牙齿去血多，去血多后，一切伤血，心悬眩晕，目暗耳聋，举头欲倒。

当归　川芎各三两

上水四升，煮取二升，去渣，分作二盏，血定后次第汤药治之。

保安汤

缩砂　甘草　与四物汤各半是也。

四君子汤

人参　白术　茯苓　甘草

上四君子汤当在太阴证后条下。四君子汤加半夏、附子、桂，为大半夏汤。四物加桂汤，与海藏黄芪汤各半同，十全散加桂、附子、芍药，为附子汤。百合四君子汤治老弱虚人不能眠。易老八物汤并见证二十五条：黄芩芍药汤治血不止。四物胶艾汤，药内有甘草。易简芎归汤。产妇诸证，各随六经，以四物汤与仲景药各半服之，其效如神。

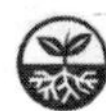

四物汤与桂枝、麻黄、白虎、柴胡、理中、四逆、茱萸、承气、凉膈等，皆可作各半汤。此易老用药大略。

当归地黄丸 安胎补虚。

当归酒浸 地黄酒煮

上细末，蜜丸桐子大，食前酒下五七十丸。

四物二连汤 治男子、妇人五心烦热，或因伤酒，或因产亡血，或劳虚发热之人，并治之。

四物汤加黄连、胡黄连各等分。

上㕮咀，每服三钱，水二盏，煎至八分，温饮清；或为细末，蜜丸桐子大，每服二十丸，临卧温水下，地黄须用生者。

四神散 治妇人血气心腹痛不可忍。

当归酒洗 芍药 川芎各一两 干姜炮，五钱

上细末，熟酒调服三钱。

二神丹 治妇人、男子便奭，久虚气血俱亡。

苍术 熟地黄各等分

上细末，蜜丸桐子大，八九十九空心酒下。

地黄膏子煎

十月采地黄二十五斤，取自然汁，以木炭火一十八斤，熬成膏，点服。与苍术煎，合点服，尤佳。

真降心丹并见《局方》。

易简增损四物汤 治妇人血气不足，四肢怠惰，乏力少气。兼治产后下血过多，荣卫虚损，阴阳不和，乍寒乍热，并宜治之。

当归酒洗 川芎 芍药 人参 干姜 炒甘草各等分

上㕮咀，每服四钱，水一盏，煎至六分，去渣温服。若产后寒热，腹中刺痛，则有败血，当服五积散醋煎，及大圣散之类。若所下过多，犹有刺痛，亦宜服上二药。一方治经血凝滞，腹中血气作疼，用四物汤加白术、官桂等分，名六合汤。一方治下血不止，及妊娠胎动，加熟艾、干姜、甘草、阿胶、黄芪等分，名胶艾汤。一方治血痢，加胶、艾。治产后血㷃，口干烦渴，加栝蒌、麦门冬。烦热，小便涩，大便秘，加大黄、桃仁；两胁胀，加厚朴、枳实。虚烦不得睡，加竹叶、人参；大渴烦躁，加知母、石膏。一方治妇人血虚，心腹疞痛不可忍者，去地黄，加干姜，名曰四神汤。大率产后不问下血多少，须日进黑神散三服。下血少者，以大圣散间之。至二服以后，腹内若急疼痛，方服四物汤、建中汤之类。若早服之，则补住败血，为后患不浅。黑神、大圣非逐血药，但能推陈致新，多服不妨。今人往往疑其逐血性寒，

则不省其用药可见矣。若恶血去多，徐徐补之，亦不为晚，不可姑息，以贻后患。且如古方用四顺理中，凡为产后进食之荆，既用蜜丸，又倍甘草，甘甜特甚，岂能快脾？不若只用理中汤，少损甘草。素有痰饮者，二陈汤之类服之为佳。且如妊娠恶阻，古方有茯苓丸，内有地黄、竹茹、川芎辈，能定呕，服之则愈见增剧。大抵恶阻皆由素有痰饮以致之，可用二陈汤，改名小茯苓汤，用之极效，不可不知也。

易简芎归汤 治一切去血过多，眩运闷绝，不省人事。伤胎去血，产后去血，崩中去血，拔牙去血，金疮去血不止者，心烦，眩晕头重，目暗耳聋，举头欲倒，悉能治之。

川芎 当归各等分

上㕮咀，每服四钱，水一盏半，煎至七分，去渣热服，无时。产后眩晕，宜加芍药服之。不因去血过多，则是痰饮眩晕，宜用二陈汤、四七汤之类，各见本方。芎归汤，其名甚多，一名桂香散，治产后腹痛不可忍者，加官桂等分，酒与小便合煎，服之立效。一名当归汤，治妊娠或子死或不死胎动，每服用酒水合煎，连进数服。胎若已死，服之即下；若未死者，其胎即安，此药累用，万无一失。一方名佛手散，治产后胎前腹痛、体热，兼治产后诸疾，逐败血，生新血。一方羊肉汤，治虚损羸乏，腹中疼痛，往来寒热，吸吸少气，不能支持，头眩自汗，腹内搏急，每服加精羊肉一两，生姜十片，水二盏，煎至六分。一名琥珀散，临用服之，则缩胎易产。万口君臣散，治室女妇人心腹疼痛，经脉不调，用水煎服。妊娠胎气不安，产后诸疾，加酒煎服。难产横生，子死腹中，先用黑豆一大合，炒熟，水与小便同煎，连进数服即效。产后多用百草霜、香白芷等分为末，每服二钱，童子小便、好醋各一合，沸汤浸服，一服见效，甚者两服以分娩矣。一法五积散加醋煎服，亦能催生，产后恶血注心，迷乱喘急，心胁作痛，亦用黑豆加生姜自然汁半合煎服，此兼治肠风脏毒，每服加槐花末半钱，服之三日，取下血块即愈。吐血亦宜服，产后头痛加荆芥煎。若崩中漏下，失血过多，少不能止，服煎药不效者，用香附子炒去皮毛，每服一两，入甘草一钱，沸汤点服，仍用震灵丹间之。有白带者，加芍药半两，则以白丹间之。一法治赤白带下，用芍药、干姜等分为末，米饮调下，久久服之，皆能作效。或谓香附子耗气，则不然，此药资

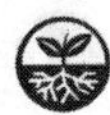

血养气，妇人之仙药，虽羸劣之人，尤宜服之。

易简熟地黄丸与《校正》同，主治修制并见《局方》。

白芍药散 治妇人赤白带下，脐腹疼痛有神。

白芍药二两 干姜半两

上为细末，每服三钱，空心温米汤调下，晚又进一服，十日作效。

温六汤

四物汤加羌活等分。一本加白术、茯苓。海藏改正上五味，只为苍术相拌，治诸痛有神。

又方 与白术相拌和。

天麻 茯苓 穿山甲

上另为细末，酒煮，或调服亦可。

羌活龙胆汤 治目赤暴发，云翳疼痛不可忍。

上四物各半两加：羌活 防风各三钱 草龙胆 防己各二钱

不犯铁器，杵为粗末，水煎服。

地黄膏子丸 治男子、妇人脐下奔豚气块，小腹疼痛，卵痛即控睾相似或微肿，阴上肿，心腹疼不可忍，宜服此药。

血竭炒 沉香 木香 广茂炮 蛤蚧酥炙 玄胡 人参 川楝麸炒 当归 芍药 川芎 续断炒 白术 全蝎炒 柴胡 茴香炒 没药已上分两不定，随证加减用之

多气者，加青皮、陈皮；多血者，加肉桂、吴茱萸。

上同为细末，地黄膏子丸桐子大，空心酒温下二十丸，每日加一丸，加至三十丸。

神方验胎散 妇人三二个月经血不行，疑似双身，却疑血滞，心烦，寒热，恍惚，此药可验，取之内也，外以身病无邪脉，《素问》脉推之，十得八九矣。

真雀脑川芎一两 当归全用，重一两者，只用七钱

上二味为细末，分作一服，浓煎好艾汤一盏调下，或好酒调服亦得。可待三两个时辰间，觉脐腹微动仍频，即有胎也，动罢即愈，安稳而无虞。如不是胎，即血滞恶物行过，母亦安也。如服药后不觉效，再煎红花汤下，必有神效。

灵苑丹 治妇人血脉经住三月，验胎法。

真川芎不以多少

上为细末，浓煎艾汤下一匕。腹内微动，是有胎也。

治崩不定，或淋漓年久者：

白矾溶开成汁，一两 没药一钱 硇砂 黄丹各半钱

上件将白矾溶开成汁，下余药细末，一处搅匀，就成丸子如弹子

大，每服一丸，新绵裹定，内阴中立效。

妇人月事不至，是为胎闭，为血不足，宜服四物汤。妇人崩者，是为血有余也，亦服四物汤者，何也？答曰：妇人月事不至者，内损其源不能生，故胞闭不通，是血不足，宜服四物汤，是益原和血之药也；妇人崩中者，是血多也，暴损其原，是火逼妄行，涸竭为枯，亦宜四物汤，是润燥益原之药也。

《素问》曰：诸水病者，故不得卧，卧则惊，惊则咳甚也。腹中鸣者，病本于胃也。薄脾则烦不能食。食不下者，胃脘膈也。身重难久行者，胃募在足也。月事不来者，胞脉闭也。胞脉者属心，而格于胞中，令气上逼肺，心气不得下通，故月事不来也。

易简惺惺散并见前太阴证。

即四君子汤加：木香　藿香　干葛

治小儿泄泻，胃热烦渴，不问阴阳，此一法与钱氏意同，实则泄其子，上逆行而南，故白术、茯苓之类。

保安汤　治药抹揭刺胎动不安。

黄芩　缩砂各二钱

酒水煎服。

海藏当归丸　治三阴受邪，心脐小腹疼痛气风等。

上四物汤各半两，加：防风　独活　全蝎各五钱　茴香炒　续断各一两　玄胡索　苦楝各七钱　木香　丁香各二钱半

同为细末，酒糊丸，空心温酒下三五十丸，大效。

易简酒煮当归丸主治并见《活法机要》。

千金白垩丸　治经水适来适断，多少不匀，淋沥不断，脐腹腰痛，虚弱不食，经水或青黄黑色，临经肢体沉重。

白垩　白石脂　牡蛎　禹余粮　乌鱼骨　龙骨　细辛各二钱　当归　茯苓　干姜　黄连　桂心　人参　瞿麦　石韦　白芷　白蔹　附子　甘草炙，各四钱　芍药四钱

细末，蜜丸桐子大，空心酒下十丸，日进三服，至候来时，日四五服。

加减白垩丸　前药内加：

藁本　甘皮　大黄各二两

若十二癥，倍：

牡蛎　禹余粮　乌鱼骨　白石脂　龙骨

若九痛，倍：

白蔹　甘草　当归　黄连

若七害，倍：

细辛　藁本　甘皮　花椒　茱

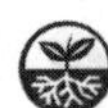

萸

若五伤邪者，倍：

大黄　石韦　瞿麦

若三痼，倍：

人参　赤石脂　白矾　巴戟各二分

上各随证加减，主治并见《金匮》。

十全慱救方　治横生产难。

蛇皮一条，瓶子内盐泥固济，烧黑存性，每服二钱，榆皮汤调服，立效。

产书云：治产不顺，手足先见者，蛇皮烧灰，研，面东酒服一钱匕，更以药末敷手足，即顺生也。

王绍颜《信效方》云：顷年得腰膝痛不可忍，医以肾风攻刺，诸药不效，见《传信方》有此验，立制一剂，神效，故录之。

海桐皮二两　牛膝　川芎　羌活　地骨皮　五加皮　薏苡仁各一两　甘草半两　生地黄十两

上九物净洗，焙干，细剉，生地黄以竹刀子切，用绵一两都包裹，入无灰酒二斗浸，冬二七日，夏七日候熟，空心饮一杯，或控干焙末，蜜丸亦得。

苦楝丸　治夺脉小腹痛神效。

川楝子　茴香各二两　附子一两，炮，去皮脐

上三味，酒二升，煮尽为度，焙干，细末之，每秤药味一两，入玄胡索半两，全蝎一十八个，炒丁香一十八个，别为细末，二味匀，酒糊丸桐子大，温酒下五十丸，空心服。痛甚，加当归煎酒下。

茴香汤

茴香九钱三分　川楝子三钱二分　甘草一两一钱　盐一两七钱六分，已上四味炒熬　陈皮一钱二分，去白

上细末，空心点服。

四圣散

茴香炒　苦楝麸炒　全蝎炒　胡椒量情加减

上细末，盐汤点服。一法加玄胡、木香，寒加桂、附。

又方**破圣丸**

破故纸二两　萝卜子一两，炒

上细末，皂角子丸桐子大，盐汤空心下三五十丸。

茴香散

茴香一两　巴豆七个，去皮、油

上二味同炒茴香黄色，去豆不用，好纸上铺药，以盆合之一宿，去火毒，为末，每服三钱，酒调下，酒糊丸亦得。

钱氏捻头散

又茴香丸：茴香、良姜、肉桂、苍术，酒糊丸。

仲景疗狐疝，气偏有大小，时

时上下者，蜘蛛散主之。

蜘蛛十四枚，炒焦　桂半两，要入厥阴，取其肉厚者

上为散，每服一钱匕，蜜丸亦可。雷公云：凡使勿用五色者，兼身上有刺毛生者，并薄小者。已上并不堪用，凡须屋西南有网，身小尻大，腹内有苍黄脓者，真也。凡用去头足了，碾如膏，投药中，用此除毒之法，若仲景炒焦用全用无碍。陶居士云：取其网，着衣领中，辟忘。《诗》：蠨蛸户庭。正谓此也。《千金》治人心孔昏塞，多忘喜误。七月七日，取蜘蛛著衣领中，勿使人知，则永不忘也。狐之名，夜伏而昼见，以其疝气处厥阴中分，即人之阴募隐奥之所，故以狐疝名焉。睾即病之名，卵即其名也。经亦以控卵称之，又作丸肿呼之。太阳受寒血凝为瘕，太阴受寒气聚为疝，小儿疝气偏大如石，厥阴之分，亦太阴主之，故带之为病，太阴主之，以灸章门二穴，麦粒大，各三壮，效。

《集验方》治男子阴肿如斗大，并核肿痛，人所不能治。

上蔓青根，捣，敷之肿处。

八风五痹

黄帝问曰：风之伤于人也，或为寒热，或为寒中，或为热中，或为疠风，或为偏枯，或为风也。其病各异，其名不同。或内至五脏六腑，不知其解，愿闻其故？岐伯对曰：风气藏于皮肤之间，内不得通，外不得泄，夫风者，善行而数变，腠理开则洒然寒，闭则绝热而闷，其寒也则衰衣食饮；其热也则消肌肉，故使人怯慄而不能食，名曰寒热。风气与阳明入胃，循脉而上至目内眦，其人肥则风气不得外泻，为热中而目黄；人瘦则外泄而为寒中而泣出。

风随四时，各入五脏为名，各入其门户所中为偏风。风气循风腑而上为脑风，风入系头为目风眼寒。入房汗出中风，为内风。饮酒中风，为漏风。新浴中风，为首风。在外腠理，为泄风。久风入中，为肠风飧泄。肺风多汗，恶风，时咳，短气，暴甚昼差，诊在眉色白。心风焦绝善怒，言不可快，诊在口色赤。肝风善悲，色苍，嗌干，憎女子，诊在目下色青。脾风怠惰，四肢不欲动，不嗜饮食，诊在鼻色黄。肾风面庞然浮肿，脊痛不可正立，隐曲不利，诊在肌色黑。胃风头汗多，恶风，饮食不下，膈塞不通，腹满，失衣则䐜胀，食寒则泄，诊在形衰而腹大。首风头面多汗，恶风，先一日病甚，头痛至其风日却少瘥。

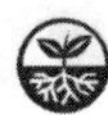

漏风多汗，不可单衣，食则汗出，身体自汗，恶风，衣濡，渴，不能劳也。泄风多汗，恶风，汗出泄衣，口干，上渍风，不能劳事，身尽疼痛则寒。古中风之病至而治之汤液，十日以去八风五痹之病。八风，谓八方之风；五痹，谓皮、肉、筋、骨、脉之痹也。《灵枢经》曰：风从东方来，名曰婴儿风，其伤人也，内舍于肝，外在于筋；风从东方来，名曰弱风，其伤人也，内舍于胃，外在于肌；风从南方来，名曰大弱风，其伤人也，内舍于心，外在于脉；风从西南来，名曰谋风，其伤人也，内舍于脾，外在于肉；风从西方来，名曰刚风，其伤人也，内舍于肺，外在于皮；风从西北来，名曰折风，其伤人也，内舍于小肠，外在于手太阳之脉；风从北方来，名曰大刚风，其伤人也，内舍于肾，外在于骨；风从东北来，名曰凶风，其伤人也，内舍于大肠，外在于腋胁。又《痹论》曰：以春甲乙日伤于风，为筋痹；以夏丙丁日伤于风者，为脉痹；以秋庚辛日伤于风者，为皮痹；以冬壬癸日伤于风者，为骨痹；以至阴遇此者，为肉痹。此所谓八风五痹之病也。

按《新校正》云：按此注引《痹论》，今经中《痹论》不如此，当云《风论》曰：以春甲乙日伤于风者，为肝风：以夏丙丁日伤于风者，为心风；以季夏发巳日伤于风者，为脾风；以秋庚辛日伤于风者，为肺风；以冬壬癸日伤于风者，为肾风。《痹论》曰：风、寒、湿三气杂至，合为成痹。以冬遇此者为骨痹，以春遇此者为筋痹，以夏遇此者为脉痹，以至阴遇此者为肉痹，以秋遇此者为皮痹。《气穴》云：帝曰：余已知气穴之处，游针之居，愿闻孙络溪谷，亦有所应乎？岐伯曰：孙络三百六十五穴会，亦有应一岁，以溢奇邪，以通荣卫。稽留，卫散荣溢，气竭血著，外为发热，内为少气，疾泻无怠，以通荣卫，见而泻之，无问所会。帝曰：愿闻溪谷之会？岐伯曰：肉之大会为谷，而小会为溪，肉分之间，溪谷之会，以行荣卫，以会大气。邪溢气壅，脉热肉败，荣卫不行，必将为脓，内消骨髓，外破大腘，流于节腠，必将为败。积寒留舍，荣卫不居，卷肉缩筋，肋肘不得伸，内为骨痹，外为不仁，命曰不足，大寒留于溪谷也。溪谷三百六十五穴会，亦应一岁，其小痹淫溢，循脉往来，微针所及，与法同源。痹在皮寒，在脉血凝，在筋屈不伸，在骨重，在肉不仁。在皮肤易已，在筋骨疼，入肠则死。阳多阴少为热痹，阴多阳少为寒痹。阳少阴盛，汗出为濡，肌痹至阴遇此也。五痹不已，重感于邪，内舍于脏，各有所归，淫溢之气妄行，随脏所主而入为痹也。行痹风胜，周痹热胜，着痹湿胜，痛痹寒胜，诸痹不已，亦益内也。下有胞痹等，当在此下。

八风五痹

筋痹春遇，脉痹夏遇，皮痹秋遇，骨痹冬遇。

头风　脑风　迎风发大寒脑痛　漏风酒消　疠风成癞　伏梁为风根　寝汗憎风　胞痹　肠痹　热痹当在五痹下。

四时之正气，八节之风来朝，天乙风气安静，乃可利经脉，调血气，故历志忌之。八节前后各五日，不可灸刺，风朝太乙，具见《天元玉册》。八正者，所以候八风之虚邪，以时至者也。四时者，所以分春夏秋冬之气，所以在时调之，八正之虚邪而避之勿犯也，以身之虚逢天之虚，两虚相感，其气至骨，入则伤五脏。故曰：天息君子不可不知也。海藏云：岂特八风而已，凡遇七十二候中诸节候之气，寒暑温凉应尔，其变异常者，可避忌之。酒湿之为病，亦能作痹证，口眼喎斜，体曳，半身不遂，浑似中风，舌语不正，当泄湿毒，不可作风病治之而苦汗也。《衍义》所论甚当，《易简》所言与此相同，见参苏饮条下。

八风散　治八风十二痹，猥上腿病，半身不遂，节痛皮瞤，筋缓急痛，不在一处，目眩，失神恍惚，妄言，身上痦瘰，面上疱起，黄汗染衣，燥湿不等，颜色乍赤乍白、乍青乍黑，乍寒乍热，身反张，一切等证。

麻黄去节　白术各一斤　栝蒌根　甘草　天雄　蔓荆子　白芷　防风　芍药　石膏　天门冬各十两　黄芩一斤五两　山茱萸　羌活　食茱萸各二斤　踯躅花各一斤　茵陈十四两　大黄半斤　细辛　干姜　桂心各二两　丹参　雄黄　朱砂各一斤，另碾

上二十五味为散，酒服方寸匕，日一服。一月后，日再，五十日知，百日瘥。一岁可常服，先食。

患热风者，先制热毒。治四肢不收，不能用力，失神不知人，合三汁法：

竹沥　生葛汁各一升　生姜汁三合

上三味相合，温暖分三服，平旦晡各一服讫，觉四肢有异。风疾人多欲者，加薏苡仁、人参；不能屈伸者，加牛膝。文潞公《药准》

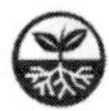

所载《外台》荆沥竹沥法，并大续命后竹沥法，并见前。

四季之风，其伤人也，各舍本藏，先外后内。《难经》云：妄不受邪者，乃是也。

《金匮要略》中风历节病脉证治

后代名医诸书所说，皆取此为法

夫风之为病，半身不遂，或但臂不遂者，此为痹，脉微数，中风使然。寸口脉浮而紧，紧则为寒，浮则为虚。虚寒相搏邪在皮肤。浮者血虚，脉络空虚，邪贼不泻，或左右邪气反缓，正气即急，正气引邪，㖞僻不遂。邪在于络，肌肤不仁；邪在于经，即重不胜；邪入于腑，则不识人；邪入于脏，则舌强难言，口吐涎沫。

侯氏黑散　《外台》治风痫，治大风四肢烦重，心中恶寒不足者。

菊花一　白术　防风　当归各十八两　细辛　黄芩一两二钱五分　牡蛎　人参　白矾枯　干姜　川芎七钱半　桔梗二两　桂枝去浮皮　茯苓

上十四味为散，酒服方寸匕，日一服。初服二十日，温酒下之，禁一切鱼肉、大蒜，当宜冷食，六十日止，即药渣在腹中不下也，热食即下矣。冷食自能助药。《外台》有钟乳粉三分，则无桔梗。

主癫痫方

大黄　干姜　龙骨　凝水石　滑石　赤石脂　紫石英　白石脂　石膏各四两　炙甘草　牡蛎煅，各二两　桂枝去浮皮，一两

上一十二味杵粗筛，以韦囊盛之，取三指撮，井花水三升，煮三沸，去租，温服一升。深师云：大人风强少水，惊痫瘛疭，日数十发，医所不治，除热方效，宜风引也。

防己地黄汤　治病如强状，妄行，独语不休，无寒热，其脉浮者。

防已一分　桂枝去浮皮　防风各三分　炙甘草二分

上四味，㕮咀，以酒一杯，渍之一宿，绞取汁。取生地黄二斤，㕮咀，蒸之如粟米烂饭，以铜器盛其汁，更绞地黄等汁和，分再服。

头风摩散方

大附子炮去皮脐　盐各等分

上二味为散，沐了，以方寸匕摩脐上，令药行。

寸口脉浮而弱，沉即主筋，浮即主肾，弱即主肺，出入水中，如水泻心，历节黄汗出，故曰历节。

趺阳脉浮而滑，滑则谷气实，浮则汗自出。少阴脉浮而弱，则血不足，浮则为风，血风相搏，即疼如掣。盛人脉涩小，短气自汗出，

历节疼不可屈伸，此皆饮酒汗出当风所致，节即疼，身体块瘰，脚肿如脱，头眩短气，温温欲吐者，以桂枝芍药知母汤主之。

桂枝去浮皮　防风　知母各四两　麻黄去节　甘草炙，各二两　附子炮，去皮脐　芍药各三两　白术　生姜切，各五两

上吹咀，以水七升，煮取三升，去粗，温服七合，日三服。

乌头汤　治历节疼痛不可屈伸。

乌头切，以蜜三升，煎至一升，用乌头　麻黄去节　芍药　黄芪各二两　甘草炙，一两

上四味，吹咀，以水三升，煮取一升，去渣，内蜜煎熟，温服七合。不知，再服之。

治脚气冲心方

上以矾石二两，将水一升五合，煎数沸，浸脚良。

附方续命汤　治中风痱，身不能自收，口不能言，冒昧不知痛处，或拘急不得转侧。

麻黄去节，三两　桂枝去皮　当归　石膏　甘草炙　干姜　人参各二两　川芎一两　杏仁十四枚，去皮尖

上九味，吹咀，水一斗，煮取四升，去渣温服一升，当小汗，薄覆被凭几坐，汗出即愈。不汗，更服，无所禁，勿当风。姚云：与大续命汤同，兼治妇人产后去血者，及老人小儿尤宜服。并治但伏不得卧，咳逆上气，面目浮肿（《古今录验方》）。范汪云：是仲景方欠两味。

三黄汤　治中风手足拘急，百节疼痛，烦热心乱，恶寒，不下食。

麻黄去节，五分　独活四分　细辛　黄芪各二分　黄芩三分

上五味，吹咀，以水七升，煮取二升，去渣，分温三服。一服小汗，两服大汗。心热，加大黄二分；腹痛，加枳实一枚；气逆，加人参三分；悸，加牡蛎三分；渴，加栝蒌根三分；先有寒，加附子一枚。见《千金方》。

八味丸　治风虚，头眩苦极，口不知味，腹饥。温中，益精气。附子汤方见风湿中，见《近效》治脚气上入，小腹不仁。

熟地黄八两　山茱萸　薯蓣各四两　牡丹皮　泽泻各二两　桂枝去浮皮　附子去皮脐　茯苓各三两

上细末，炼蜜丸桐子大，酒下十五丸，日再服，加至二十五丸。见崔氏。

越婢加术汤　治肉极热，则身体津脱，腠理开，汗大濡，疠风，下焦脚气并治之。

麻黄去节，六两　石膏半斤　甘草炙，二两　白术四两　生姜切，三两

大枣十枚，擘

上六味，以水六升，先煮麻黄，再沸，去上沫，内诸药，煮取三升，去渣，分温三服。恶风，加附子一枚炮。见《千金方》。

风痫例

经云：因母腹中感惊风气而得，后成人至欲壮才发，是其源也。

五痫五兽

犬痫：反折上窜，犬叫，肝也；鸡痫：惊跳反折，鸡叫，肺也；羊痫：目瞪吐舌，羊叫，心也；蛇痫：弄舌摇头，心也；牛痫：目直视，腹满，牛叫，脾也；猪痫：如尸吐沫，猪叫，肾也。已上五痫，重者死，病后甚者，亦死。钱氏云：大喜后食乳，食多成惊痫。大哭后食乳，食多成吐泻。服冷乳则泻青，服热乳则泻黄。男发搐，目左视无声，右视有声。女发搐，目右视无声，左视有声。相胜故也。别有发时证。

妙香丸并见《局方》。

后有蝎梢丸，一名灵砂归命丹。

治小儿，每一粒分作一十五丸，每服二丸，蜜水下。此治脉有力内热。无力外寒，五生丸治之。

鹤顶丹

朱砂丸

钱氏抱龙丸

钱氏安神丸主治并见《局方》。

山药　麦门冬　凝水石　牙硝　朱砂　龙脑

东垣先生骊珠丹　治老人虚热，皮燥不食，安神。

人参　沉香

局方甘露丸主治并见本条。

至宝丹

治命金丹

不换金丹

蝎梢丸

软金丸并见王疠大通痹木瓜后。

易简三生饮　治卒中昏不知人事，口眼歪斜，半身不遂，咽喉作声，痰气上壅。无问外感风寒，内伤喜怒，或六脉沉伏，或指下浮盛，并宜服之。兼治痰厥、饮嘛，及气虚眩晕，悉有神效。但口开手散，眼合遗尿，声如鼾鼻者，并难治疗。

南星一两　川乌　生附各半两　木香一分

上㕮咀，每服半两，水二盏，姜十片，煎至六分，去渣温服。或口禁不省人事者，用细辛、皂角各少许，为细末，以芦管吹入鼻中，候喷嚏，其人少苏，然后进药。痰涎壅盛者，每服加全蝎四枚，仍用养正丹镇坠之。一法：气盛人止用南星半两，木香一钱，加生姜七片煎，名星香散。一法：气虚人用生附子，并木香，如前数煎，名附香饮。亦有天雄代附子者，并治卒中始作，无不克效。因气中，以净汤化苏合香丸，乘热灌服，仍用前药汁，浓磨沉香一呷许，再煎一沸，服之。候服前药已定，审其的然是风，方用醒风汤、小续命汤之类。中寒则用附子理中汤、姜附汤类。中湿则白术酒、术附汤之类皆可用。中暑不录于此。痰饮厥逆、气虚眩晕，止守本方。

五生丸李仲南传，治痛有神。

南星　半夏　川乌　白附子各一两　巴豆去皮秤，一钱半

上细末，滴水为丸，桐子大，每服三丸至五丸，不得过七丸，姜汤下。

局方生白丸　治风大痛，筋脉挛急。

白附子三两　南星各三两　半夏七两　川芎半两

已上㕮咀，银器、磁器内将水煮五沸，取出焙干用。

上细末，糯米面作糊丸，如桐子大，生姜汤下二十丸，不拘时。

局方青州白丸子　治男子妇人半身不遂，手足顽麻，口眼㖞斜，痰涎壅塞。一切风病，他药所不能疗者，小儿惊风，大人头风，洗头风，妇人血气，并宜治之。

南星三两，生用　半夏水泡，七两，生用　白附子二两，生用　川乌去皮脐，生，半两

上捣罗极细末，以生绢囊盛，用井花水摆，未去者，更以手揉令出，如有渣更研，再入绢囊，摆尽为度。于磁盆内日晒，夜露至晚，弃水别用，井花水搅，又晒至来日，早再换新水搅，如此春五、夏三、秋七、冬十日方去水，晒干后如玉片，碎碾，以糯米粉煎粥清为丸，如绿豆大。初服五丸，加三服，至三日后，浴当有汗，便能舒展。服经三五日，呵欠，是应常服十粒以来，亦无痰膈塞之患。小儿惊风，薄荷汤下三两丸。

易简青州白丸子主治修制并见本方。

南星　白附子　半夏　川乌

上每服五十丸，生姜汤下。此药本方所服丸数极少，恐难愈病，今加数服之。咳嗽痰实，咽喉作声，大人小儿，宜加服之。一切痰涎为患，及中风偏废之疾，常服，悉有神效。若小儿泻后发热，多作慢惊，常杂以金液丹，用之甚验。男子、妇人、小儿小便白浊，及思念过多，致阴阳不分，清浊相干，此药极能分利。若心多惊悸，夜卧不宁，或复健忘甚者，状如癫痫，皆由心气

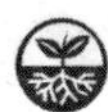

郁结，或思虑伤脾，致痰饮中节，迷乱心经之所致也，不宜遽用凉心之剂，宜服此药，用温胆汤佐之。若心下怔忡，嘈杂，晕眩，头目昏沉，肌肉瞤动，颈项强痛，四肢痠痛，手足战曳，甚者半身不遂，多因痰饮使然。若例作心病、风病并寒湿治之，恐非其宜，亦当用之，仍以利痰饮之剂服之，无不应手而愈。一方用南星、白附子等分，半夏倍之，滴水为丸，服之亦效。

白茯苓丸 此皆治痫症。

南星 半夏 白术 白附子 茯苓 白矾各二分

上细末，生姜汁滴丸，绿豆大，生姜汤下二三十丸，无时。

二白丸此二药五分，温凉不可不察。

白矾一块，约一两许

上用生蒸饼裹，蒸熟，去皮，临丸入轻粉一字或半钱，量虚实加减，丸桐子大，每服二三十丸，姜汤下，小儿丸小。

小灵宝丹

附子炮，二两 天麻 全蝎炒 白僵蚕炒 藿香叶 南星炮 白附子炮，各半两

上细末，酒糊丸，桐子大，温酒下十五丸。

灵宝丹 又有草乌黑豆，谓之穹灵宝丹。

枸杞丸

甘州枸杞 姜屑 半夏姜制 天麻 白矾各一两

上为细末，好酒和作丸，以生蒸饼剂裹药，蒸熟，去上薄皮，捣和匀。如硬，洒酒些小可丸。

治痫方 治太阳阳明二经为病。

荆芥穗四两 白矾三两，为细末

上枣肉丸桐子大，每服二十丸，荆芥汤下，次服三十丸，次服四十丸，次服五十丸，食前服。

《食疗》云：蛇脱皮，主去风邪，明目，治小儿一百二十种惊痫，寒热，肠痔，蛊毒，恶疮，安胎。熬用，治蛇痫，弄舌摇头者，宜用全脱也。

狂邪颠痫，不欲卧眠，自贤自智，骄居妄行一体方。此能安脏下气。

上用白雄鸡一只，煮熟，五味调和，作羹粥食之。

古镜味辛，无毒，主惊痫邪气，小儿诸恶疾，煮取汁，和诸药煮服之，文字弥古者尤佳。

南星半夏例

加黄芩为小黄丸；加人参、苦葶苈为定喘丸。

又一法：加朱砂，煮半夏、白附子糊丸，桐子大，每服十五丸，

生姜汤，薄荷汤亦得。

易简红丸子修合治疗之法并见《局方》。

蓬术　三棱　橘皮　青皮　胡椒　干姜　阿魏　矾红

上每服六十丸，姜汤咽下，大治大人小儿脾胃之证，极有神效。但三棱、蓬术本能破癥消癖，其性猛烈，人不以此为常服之剂。然今所用者，以生产之处，隔扎二药，不得其真，乃以红蒲根之类代之，性虽相近，而功力不同，应老弱虚人、小儿、妊妇以其治病不能伤耗真气，但服之兼疑此药，须是合令臻至，用好米醋煮陈米粉糊丸。若修合之时当去阿魏、矾红。小橘皮煎，治寻常饮食所伤，中脘痞满服之，应手而愈。大病之后，谷食难化，及治中脘停滞，醋并生姜汤下。脾寒疟疾，生姜橘皮汤下。心腹胀痛，紫苏橘皮汤下。脾疼作楚，菖蒲汤下。酒疸、谷疸遍身皆黄，大麦汤下。两胁引乳痛，沉香汤下。酒积食积，面黄腹胀，时或干呕，煨生姜汤下。妇人脾血作楚，及血癥气块，经血不调，或过时不来，并用醋汤咽下，寒热往来者，尤宜服。产后状如癫痫者，此乃败血上攻，迷乱心神所致，当以此药，热醋汤下，其效尤速。男子妇人有癫痫患者，未必皆因心经蓄热，亦有因胆气不舒，遂致痰饮上迷心窍，故成斯疾。若服凉剂过多，则愈见昏乱，常以此药，衣以辰砂，用橘叶煎汤咽下，名小镇心丸。妊妇恶阻呕吐，全不纳食，百药不治，惟此最妙，乃佐二陈汤服之。但人疑其堕胎，必不信服，每易名用之，时有神效。但恐妊妇服之，此后偶尔损动，必归于此药，故不敢极言其效。

局方红丸子　治丈夫脾积滞气，胸膈满闷，面黄腹大，四肢无力，酒积不食，干呕不止，皆脾连心胸及两乳痛，妇人脾血积气，诸般血癥气块，及小儿食积，骨瘦面黄，腹胀气粗，不嗜饮食，渐成脾劳，不拘老幼，并宜服之。

广茂五斤　京三棱三斤，水浸令软，切作片　陈皮四两，去白，拣净　青皮五斤　胡椒三斤　干姜三斤，炮

上件六味并为细末，醋糊丸桐子大，矾红为衣，每服三十丸，食后姜汤下，小儿临时加减与之。

局方苏合香丸　疗传尸骨蒸，殗殜肺痿，疰忤鬼气，卒心痛，霍乱吐利，时气，鬼魅瘴疟，赤白暴利，瘀血目闭，痃癖疔肿，惊痫，鬼忤中人，小儿吐乳，大人狐狸等证。

朱砂碾，水飞　乌犀镑屑　安息香　香附子去皮　青木香　白术　沉香各二两　苏合香油入安息膏内　薰陆香另研　龙脑研　麝香各一两　无灰酒一升，熬膏　白檀切　诃黎勒煨，取皮　荜拨各三两

上细末，入研药匀，用安息香膏，并炼白蜜和剂，每服旋丸如桐子大，早取井花水，温冷任意，化服四丸。老人、小儿可服一丸，温酒化服，空心服之。用蜡纸裹一丸，如弹子大，绯绢袋当心带之，一切邪神不敢近。

易简苏合香丸主治修制并见前《局方》。

每服一二丸，沸汤少许化服。治卒中，昏不知人事，及霍乱不止，及心腹撮痛，鬼疰客忤，癫痫惊怖，或跌仆伤损，气晕欲倒。凡事仓卒之，患悉能治疗，随身不可暂阙，辟诸恶气，并御山岚障气，无以逾此。若吊丧问疾之处，尤不可无，但市肆所卖多用脑子，当以火上焙去烈气，以酒调服。若用心过度，夜卧不安，尤宜服，功效不可具述。

返魂丹　治小儿诸风癫痫，潮发瘛疭，口眼相引，项背强直，牙关紧急，目睛上视，及诸病久虚变生虚风，多睡，皆因荏苒不解，宜服之。

乌犀镑屑，一两　水银半两　天麻酒洗，切焙　槟榔各半两　僵蚕去丝、嘴，微炒　硫黄半两，为末，用磁盏慢火养，却入水银急炒，去青成砂，要知紧慢　独活去芦　川乌烧通赤，焰烟少许，合旧新土卷之，冷倾出　干蝎炙　白附子炮　荜拨各一两　当归去芦，酒浸切，焙，炒黄　桂皮去浮皮　天南星汤洗，姜自然汁煮软，细切，焙干，炒黄　防风去芦　阿胶杵碎，蛤粉炒如珠子　藿香叶去梗土　乌梢蛇酒浸一宿，炙令热，去皮、骨，用肉　沉香　槐胶　白花蛇酒浸一宿，炙令热，去皮、骨，用肉　羌活去芦　细辛根　麻黄去根节　半夏汤泡，姜汁浸三宿，炒黄　羚羊角镑　陈皮去白，已上各一两　天竺黄研　木香　人参去芦　干姜炮　茯苓去皮　蔓荆子去白皮　晚蚕砂微炒　藁本去土　败龟板醋酒涂，炙黄　桑螵蛸炒　白芷　何首乌米汤浸煮，炮干　虎骨醋酒涂，炙黄　缩砂仁　白术泔浸一宿，切，焙干　枳壳去穰，麸炒　丁香　厚朴去粗皮，姜汁涂，炙令熟，已上各三分　蝉壳去土，炒　川芎　附子水浸泡，去皮尖　石斛去根，剉　肉豆蔻去壳，炒　龙脑另研　牛黄另研　朱砂另研，水飞　雄黄另研，水飞，各一两　麝香另研，一钱　乌鸡一只，去嘴翅足　狐肝三具，已上二味，腊月内瓦瓯盆盖，固济，

木炭烧赤，取出，研极细　金箔二十个，为衣

上药五十八味，并须如法制造，杵令细，炼蜜和合，入酥即捣三五千下，丸如桐子大，金箔为衣，每一岁儿温薄荷自然汁化下，无时。

八风例

海藏云：挠万物者，莫疾乎风。风者，百病之长，善行而数变，冲荡吹击而无穷。从前来者为虚邪，后来者为实邪。自病者为正邪，假令春得金风，是为贼邪，非感牖之风为贼风也。故古人云：虚邪贼风，避之有时。

局方八风丹

半夏白矾制，一两　白僵蚕炒　白附子炮，各五钱　滑石研　天麻酒浸　龙脑　麝香研，各二钱半　寒水石烧赤，水飞，半斤

上细末，入碾药再碾匀，炼蜜丸樱桃大，细嚼一丸，荆芥汤、茶汤任下，食后服。

辰砂天麻丸

天麻二两　南星二两，姜汁浸，切片　川芎二钱半　白附子炮，五钱　白芷一钱八分半　麝香二钱二分半　朱砂五钱一分，半入药，一半为衣

上细末，水糊丸桐子大，荆芥汤下二十丸，无时。

辰砂丸　治心热惊风，痰涎壅塞。

辰砂半两　半夏汤洗，一两　蝎梢焙，一钱半　白附子焙，二钱半　白僵蚕炒，二钱半　牛黄另研　硼砂另研，各一钱

上细末，糊丸桐子大，生姜荆芥汤下二十丸，无时。

麝香全蝎散　治小儿惊痫。

麝香　朱砂各半钱匕　全蝎一个，大者

上三味碾烂，热酒调下，空心。

立应散　治急慢惊风。

麝香少许　蝎梢二钱　金头蜈蚣分开曝干

上为细末，鼻内嗃，随左右用之。

徐老丸权药皆生用，常服皆制。

南星　半夏　蛤粉　白矾　干姜　大黄　黄连　黄柏　牵牛

解语丸　治中风言语造次不正。

白附子　石菖蒲　远志　全蝎　羌活　天麻　南星　白僵蚕

上为细末，蜜丸豆大，服之。

玉液丸主治修制并见《局方》。

半夏洗　白矾　寒水石烧

玉芝丸主治并见本方。

人参　白矾　茯苓　南星　半夏　薄荷

人参半夏丸上玉芝加蛤粉。

藿香　黄连　黄柏　干姜　寒

水石

上末之，上三药，并用糊为丸。

上与藏用丸相和，为搜风丸；与金花丸相合，为软金花丸。

局方通圣白花蛇散主治并见本条。

天麻　赤箭　防风　厚朴　藁本　海桐皮　荜拨　木香不见火　肉桂去皮　杜仲　白花蛇　山药　当归　威灵仙去土　白附子　甘草　菊花　蔓荆子去皮　郁李仁去皮　羌活　虎骨醋炙　白芷　干蝎　牛膝酒浸，以上各等分

上细末，每服一钱或二钱，温酒调下，荆芥汤亦得，空心服，久病之人，尤宜服之。

木香保命丹

通圣白花蝎细散，星螵蚕独麝均摊。蜜丸如弹朱衣色，便是木香保命丹。

仲景皂角丸例

皂荚丸　治咳逆上气，燥浊，立坐不卧。

皂角一物杵末，蜜丸桐子大，大枣膏汁下。

又一法加半夏，一法加大黄，一法加牵牛利膈，一法加槐荚子、青皮、半夏、黑牵牛。上用生姜糊丸，桐子大，生姜汤下一十五丸。孙真人治大小便不通，关隔不利，烧皂荚，粥饮下三钱，立通。

崔元亮治咳嗽腹胀：

炙皂角去皮弦

上细末，蜜丸桐子大，肉汁下十丸，利后忌肉一月。

皂角为君，一法加神曲、麦蘖、半夏、白矾、南星、青皮、陈皮、白芷。

上细末，姜糊丸桐子大，每服三十丸，姜汤下，朱砂为衣。

皂荚半夏汤　治痰胸中不散。

皂荚五大锭，打碎　半夏五两

二味同煮一日，去皂荚，取半夏晒干为散，每服一钱，水一钟，生姜十片，葱白三茎，煎六分，去渣温服，无时。

《衍义》云：治风涎潮热，寒气不通。

皂荚炙，一两　白矾生，半两　轻粉半钱

上末之，水调一二钱灌之，须臾吐涎。用丸者，分膈下涎也。

皂荚治喉闭逡巡不救方

皂荚去皮子，生，半两，为细末，箸头点少许在痛处，更以醋糊药末，厚涂顶上，须臾便破，血出立效。

皂荚丸　治咳嗽久不瘥。

皂荚不以多少，去皮弦，酥炙黄焦，去子

上为细末，蜜丸桐子大，每服

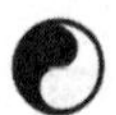

十丸，临卧桑白皮煎汤下。

治暑中久雨湿热：

皂荚与苍术烧之，以辟湿热疫气温邪。

治远年近日休息利：

皂荚，不蛀者不以多少，土砖烧有焰，盆子合定，以土围之存性，捣为末，每服二钱，茶末一钱相和，白汤点服。病虽大，不过三五服愈，日可二服。

枳壳丸

皂角二两，酥炙，去皮子弦　枳壳二两，麸炒　木香　槟榔　半夏各半两

上为细末，姜糊丸桐子大，姜汤下三十丸，食后，临卧服。

祛风丸

皂荚君　车前子　赤茯苓　木香　槟榔　枳实　大黄　牵牛　青皮　陈皮　半夏各等分

上为细末，米饮丸桐子大，三十丸，姜汤下。

备急五嗽丸

皂荚　干姜　桂各等分

上为细末，蜜丸桐子大，每服五丸，酒、米饮任下。

小枳壳丸

枳壳　茯苓　白术　干姜　半夏

上等分，细末，姜糊丸桐子大，姜汤下三十丸。

槟榔木香例

导饮丸

枳壳　木香　槟榔　青皮　白术　陈皮　半夏　茯苓　三棱　广茂各等分

一法加牵牛，用生姜自然汁糊为丸。

三倍丸

木香一两　青皮二两　半夏三两

上细末，姜糊丸，姜汤下。

小槟榔丸

木香一两二钱半　槟榔三两半　枳实三两五钱半　大黄五两　牵牛头末二两

上细末，水丸，加青皮为气针丸。一法去大黄，加干姜，以其所伤有寒热之异也。去枳壳、大黄，加陈皮、干姜为槟榔丸。

大槟榔丸

木香　槟榔　黄连　黄柏　广茂各三钱　香附子炒　牵牛头末　当归　大黄各一两　枳壳　青皮　陈皮各半两

上二药，生姜糊丸，绿豆大，姜汤下二十丸，并实热人可以服。一法：枳实、木香、槟榔、青皮、陈皮、三棱、广茂、枳壳、大黄、牵牛为细末，糊丸桐子大。一法：去大黄、牵牛，加神曲、麦蘖。

三棱丸 治男子、妇人癥瘕，痃癖，积聚成块不散，坚满，胸膈痞闷，饮食不下，两胁时痛，一切腹胀积聚等证，并皆治之。

人参三钱 木香 槟榔各三钱半 白术一两 三棱一两半 广茂六钱半

上细末，生姜汁糊丸，桐子大，临卧生姜汤下三四十丸。一法为散，每日空心沸汤调服三钱，早晚各一服。

木香三棱丸

木香半两 三棱一两半 广茂一两 香附子四两

上加甘遂为泄水丸；加甘遂、牵牛、茴香为泄水散，姜汁调下。子和泄水丸、藏用丸，一料加甘遂一两。

泄水散

牵牛头末 茴香炒，各一两 木香二两 甘遂三钱半

上为细末，姜汁调一二钱服。

钱氏宣风散

牵牛头末一两 槟榔二斤 陈皮 甘草各半两

上为细末，食前，蜜水调服半钱或一钱。

钱氏利惊丸

轻粉 青黛各一钱 天竺黄二钱 牵牛末半两

上细末，蜜丸豌豆大，薄荷汤下。加半夏为软金丸。

守真藏用丸

遍身疼痛者，加白芥子，为应痛丸；大热疮痒者，加芒硝，为解毒丸；肠胃燥涩者，加郁李仁，为润肠丸；日久成积，加密陀僧，则为消积丸；加桃仁，为桃仁丸；加桂、陈橘皮、茴香，为和中丸；加木香、槟榔，为弥善丸；加薄荷、川黄连、川芎，为神芎丸。

通圣散 加地骨皮、甘菊花、生地黄，蜜丸为通圣菊花丸；加天麻、甘菊、熟地黄，蜜丸为通圣天麻丸。上药丸如弹子大，每服一丸。

大抵通圣散解利，治实人外伤，传染有形，大便结者，效。非仲景本药也，与易老羌活散加大黄同意。若内伤冷物，寸口脉小者，变证必矣，戒之！戒之！

泄水丸散治脚疮中痛，法在十枣汤后，盖厥阴分也。

木香定痛丸 治远年近日患腰脚疼痛，不能起坐，气血凝滞，走注疼痛，一切腰痛。

木香半两 青皮二钱 陈皮 茴香 桂去皮 川芎各二钱半 大黄一两 黑牵牛一两，一本七钱 甘遂 没药各二钱 白芥子炒，一钱半 当归三钱半

上细末，酒糊丸桐子大，每服十五丸、二十丸，食前，临卧温汤下。

仲景附子汤此下五方当在少阳条下。

附子　人参　白术　茯苓　芍药

四物附子汤　治风湿相搏，骨节烦痛，四肢拘急，不可屈伸，近日则自汗而气短，小便不利，恶风不欲去衣，或头面手足时时浮肿。

附子炮，一钱　桂心八钱　白术六钱　甘草炙，四钱　生姜六钱

上㕮咀，水一升半，煮取八合，分三服，微汗愈。对病加减：大汗烦者，三服三合；体重者，加防己八钱；悸气，小便不利者，加茯苓六钱。

仲景甘草附子汤　此四物附子汤，无干姜。

附子汤此当在四君子汤条下。治湿痹缓风，身体疼痛，如拆肉弩割锥刺。

四君子汤加桂、附、芍药，白术、附子为君而多。

上七味，水一升，煮六合，分三服，对证增损。

易简附子汤

与附子同在少阴姜附汤下。

万病无忧散

木香　胡椒各半钱　黄芪　木通　陈皮　桑白皮　白术各一钱　黑牵牛末六钱

上七味细末二钱匕，牵牛末二钱，空心姜汤调下。

枳实丸

枳实三钱　大黄　牵牛各半两

上三味为末，与子和细水丸，为小儿通膈丸，加皂角为祛风丸。

搜风利膈丸

大黄煨　牵牛炒，各二两　芒硝半两

上细末，糊丸绿豆大，量虚实加减。

玄胡例

古方玄胡丸此药当在无名丸条论内外感疾也。

玄胡一两　青皮　陈皮各五钱　木香　三棱　广茂各四钱　干姜　雄黄另研　当归各三钱

上细末，酒糊丸桐子大，四五十丸。

诜诜曲蘖丸

青皮去穰　陈皮去白　三棱　广茂　木香　槟榔　半夏制　白术　麦蘖　姜屑　神曲各等分

上为细末，糊丸，温水下二三十丸，无时。已上凡泄后，用白粥一二日，忌油腻肉食，恐成痢也。

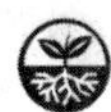

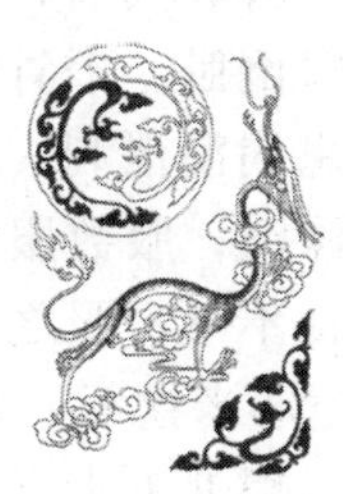

医垒元戎卷第十二

赵州教授兼提举管内医学王好古进之诠次

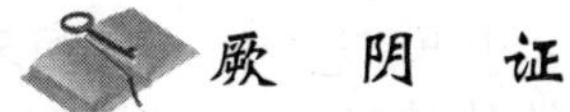

厥　阴　证

调胃散　治一切吐逆，伤寒，四肢逆冷，粥食不下。

硫黄　水银各半两

上先碾硫黄极细，次下水银同碾，至黑色为度，每服一钱，重者二钱，温水米饮调服，无时。

许学士破阴丹　论伏阳一脉，并见《阴证论》。

还阳丹活人丹砂丸

火焰散

回阳丹

反阴丹并见《阴证论》。

半硫丸　治老弱人虚羸脏腑秘结。主治修制并见《局方》。

硫黄　半夏

局方金液丹主治修制并见《局方》。

上二药并在五苓化水丹后。

三宝丹

雄黄　半夏　牡蛎　朱砂

杨氏五神丸一名来复丹。

硫黄另碾　硝石另碾

上同与磁器内，用文武火炒得所，勿令太过，须二气透方可，若未透则气不相感。

五灵脂　青皮　陈皮去白，各等分

上件陈皮等末，与硫黄、硝石和匀，面糊丸桐子大。此药二气相配，阴阳均平，天地平和之气，则可热可冷，可缓可急，是以治阴阳不调，冷热相攻，荣卫相胜，心肾不升降，水火不交养。一切丈夫、妇人、婴儿急危，但胃气在无不获效，邪气炎上，烦躁，冷气攻急痛，膈气痛塞不可忍，肾气胁下攻之，气满不可动转，诸霍乱吐泻渴药不止，一服定。大抵吐逆，唇口青，手足厥冷，脚转筋者，两服。伤寒烦躁，昏塞倒卧，不省人事，不得饮，新久患崩漏泄利，不问赤白冷热，患病深浅，服数服止。若非时呕吐，饮食不下，服之立愈。每服五十丸，空心米饮下。甚者七十丸，童稚十丸，婴儿五七丸，新生儿二三丸，化破与服。如小儿急慢惊风，若胃气在，虽困，无不救者。但是脏腑一切急病，不问证疾，并可治之，非与寻常方一同，乃博效救济人药也。

易简来复丹主治修制之法并见《局方》。

硫黄　五灵脂　橘红　玄精石　青皮

每服二十丸，米饮下，食前。此药可冷可热，与养正丹、黑锡丹相类，但体轻不能镇坠耳。然硝石性寒，佐以陈皮，其性疏快，硫黄且能利人，若作热药用以止泻，误矣！但霍乱一证，吐利交作，盖曰啖食生冷，或暑湿热之气，中脘结闭，挥霍变乱。此药通利三焦，分理阴阳，服之，其效最验，兼治翻胃呕逆，其效尤速。中暑霍乱，此药最切，小儿惊风，用亦有验。盖上证候，皆由涎饮中节致之，此药温利，涎饮既出，则诸证悉去。若男子妇人心腹作痛，疏利之剂得效者，未应遽补，当以药徐徐饮之，令大便常通利，则痛不复作矣。呕吐用之，其意亦然，不可不知。肾厥头痛，老人头痛，并宜常服。一法治老人并虚损之人，寒气入腹，大小便不通者，用生姜半两，连根叶和泥葱一根，盐一撮，豆豉五十粒，烂碾略炒，罨脐心，两剂更易用之，以利为度，亦良法也。

局方来复丹　此药配类二气，均调阴阳，夺天地中和之气，乃水火既济之方，可冷可热，可缓可急，善治荣卫不交养，心肾不升降，上实下虚，气闭痰厥，心腹冷痛，脏腑虚滑，不问男女老幼危急之证，但有胃气，无不获安。助真补虚，救阴助阳，为效殊胜。

舶上硫黄透明不夹石者　大阴玄精石一两，研，水飞　硝石半两，同硫黄并为细末，入定磁罐内，以慢火炒，篦子不住手搅，令阴阳相入，不可火太过伤药力，再研极细，名曰二气末　五灵脂二两，酒浸，用五台山者，用水澄去砂石，晒干，拣净秤　陈皮去白，三两　青皮去白，三两

上用五灵脂、二皮为细末，次之玄精石末，及前二药末拌匀，以酒醋打糊为丸，如豌豆大，每服三十丸，空心粥饮吞下，甚者五十粒。小儿慢惊风，或吐痢不止，变成风

搐搦，非风也，胃气欲绝故也，用五粒碾细末，饮送下。

老人伏暑逆乱，紫苏汤下；妇人产后血逆上抢心闷绝，并恶露不止，及赤白带下，并用醋汤下。常服和阴阳，益神，散腰肾间阴湿，止胁疼痛，立见神效应。诸疾不辨阴阳证者，并宜服之，神异不可具述。

四神丹 治百病，补五脏，远疫病厉，却岚瘴，除尸疰蛊毒、鬼魅邪气，大治男子妇人真元虚损，精髓耗伤，形羸气弱，中满下虚，水火不交养，阴阳失升降，精神困倦，面色枯槁，亡血盗汗，遗溺失精，大便自利，小便滑数，梦寐惊恐，阳事不举，腰腿沉重，筋脉拘急，及治一切沉寒痼冷，痃癖疝瘕，绞痛，及久泄久痢，伤寒阴证，脉候沉微，身凉自汗，四肢厥冷，妇人百病，胎脏久冷结，孕无子，赤白带下，月候不调，服诸药久不差，并皆主之。此丹假阴阳造化之功，得天地中和之气，却与寻常一煅一炼僭燥丹药功效不同，此丹活血实髓，安魂定魄，悦泽颜色，轻身保寿。苟不恃药力，纵情恣欲，久久服之，可通仙道。

雄黄　硫黄　雌黄　朱砂

上件四味各五两，碾细，入瓮合内，将马鞭草为末．盐泥固济，慢火四围烧煅一日一夜，取出，再碾细，以糯米粽和为丸，如绿豆大，每服一丸，空心新汲水吞下，妊妇勿服，忌羊肉、薔菜。

龙脑太白丹 治风壅偏正头疼，痰膈不利，四肢拘急疼痛，辟风邪，清神志。

硫黄细碾　硝石细碾，各二两

白附子炮，为末，一分

上件入龙脑少许，同碾细，滴水丸，鸡头大，每服一丸，细嚼，荆芥汤下，无时。

易简养正丹修制主治并见后《局方》。

硫黄　黑锡　水银　朱砂

上每服五十丸，食前米饮送下。此药用硫黄、黑锡，本有利性，或利在丹药，用以补虚冷，治泄泻之类，大不得其宜。若卒中之患，痰涎壅盛，此镇坠，使大便溏利，病亦随去，则于三生饮选药为之汤液。

若气虚喘急之患，或发咳嗽，沉附煎汤，调钟乳粉咽下，于降气汤中选用之。若翻胃之患，皆因中脘停寒，涎痰凝滞，食入即吐，当用此药，以丁香、附子之类煎汤下。但丁、附性热，恐为痰饮隔节蓄在上焦，反为僭燥，则于二陈汤中选药用之。凡治呕者，先以加减感应丸微利之，次用此药，无不克效。半硫丸亦有利性，用之尤当切。仍以水煮半夏丸服之，见二陈汤后。若脚气之患，入腹冲心，或见呕吐之证，无法可疗，《千金》以大黄利之，大黄性寒，病既深入，必难导达，是速其呕吐也，不若用此药，或黑锡丹、来复丹之类，煎降气汤下，便须多服，以大便流利为度。脚气无补法，此有利性，即非补药，服之无疑。痃癖疝气、膀胱奔豚之气入腹者，亦宜用此。若尊年之人，大腑寒秘者，尤宜服之，黑锡丹与此同类，亦效。

局方震灵丹 紫府元君南岳魏夫人方出《道藏》，一名紫金丹。此丹不犯金石飞走有性之药，不僭不燥，夺造化中和之气。又治男子妇人真元衰惫，五劳七伤，脐腹冷痛，肢体酸痛，上盛下虚，头目眩晕，心神恍惚，血气衰微，及中风瘫痪，手足不遂，筋骨拘急，腰膝沉重，容枯肌瘦，目暗耳聋，口舌干苦，饮食无味，心肾不足，精滑梦遗，腰腹疝坠，小便淋沥，夜多盗汗，久泄久痢，呕吐不食，八风五痹，一切沉寒痼冷，服之如神。及治妇人血气不足，崩漏虚损，带下久冷，胎脏无子，服之无不愈者。

禹余粮石火煅碎，不计遍数，以手捻得碎为度　丁头代赭石亦如禹余粮石煅法　赤石脂　紫石英各四两

上四味并用，干锅内盐泥固济，候干，用炭十斤煅通红，火尽为度，入地坑埋，出火毒二宿：

滴乳研，二两　没药去砂石，研，二两　五灵脂去砂石，研，二两　朱砂火飞过，一两

上通前药，共八味，并为细末，以糯米粉煮粥为丸，如鸡头大，爆干出光，每服一丸，空心温酒冷水亦得，常服镇心神，驻颜色，温脾胃，理腰膝，除尸疰蛊毒，辟鬼魅邪厉，久服轻身，渐入仙道。忌猪、羊血，恐减药力。妇人醋汤下，孕妇不可服，极有神效。

朝真丹 治肠胃虚弱，内受风冷，或食生冷，内伤泄泻，暴下日夜无度，肠鸣腹痛，手足厥冷。

硫黄生研，一两　枯矾七钱五分　朱砂三钱，一分为衣

上合匀，水浸蒸饼为丸，桐子大，米饮下三十丸，无时。夏月宜用以备急。诸沉寒痼冷之疾，诸热药不能效者，灸关元五七壮即效。

至宝丹脚气亦有分寒热处，三日及有用红雪、紫雪及诸丸药者。

软金丹

人参　天麻　白僵蚕　菖蒲　干蝎各半两　防风　半夏牛胆制　白

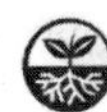

茯苓各九钱　远志八钱　薄荷一两　黄连半两　雄黄二钱　乌犀镑　玳瑁　琥珀　朱砂　天竺黄各三钱　龙脑一字　麝香　牛黄各一钱　金银箔各十片

已上七两九钱一字，通碾细，再杵，白蜜十两温溶，纸覆，取蜡净，次日再煨和药末。每两作十五丸，茶酒任下。

海藏云：初病痰，不宜服至宝丹，小儿微痰，亦不宜服至宝丹。大抵风毒，始自皮毛，入留孙络，孙络不已，流入大络，小络不已，流入大经，小经不已，流入骨髓。先汤液，次丸散，次丹剂。丹剂，为风入骨髓不能得出，故用。入骨髓、透肌肤之剂，为开窗牖之药，龙、麝、牛、雄、犀、珀、金、朱，皆入骨髓、透肌肤之剂，而使风邪得以出于外也。初病风痰，未及于里，便服入透骨肌之药，是引贼入家，如油入面，不可出也，其反招害如此。大抵痰有浅深，治有次第，初焉至浅，不可以重剂治，兼之小儿肠胃细小，肌肉软脆，遽以入骨透肌之药治之，若有他证，草木之剂不可近也，富贵之家深宜戒此，若遇潮涎不省，痰证急甚，不拘此例，事至不得已而用之，是谓得宜其当矣。犹之射也，高则过，下则不及，要之适乎中而已。无病人服风药，开发过极，反使风入，亦犹引贼入家，与无病在经而服至宝丹无异。

圣功丸　专治血痢。

腻粉五钱匕　定粉三钱匕

一法加蛤粉三钱

上同研匀，水浸蒸饼为丸，绿豆大，煎艾汤下五七丸或十丸。

蝎梢丸当在妙香丸后。治急风牙噤，惊痫搐搦，目不定恍惚，潮涎昏闷，不省人事，利胸膈，清头目，化痰实，宁心神，安脏腑。

蝎梢微炒，半两　白附子炮，二两　天麻一两　龙脑一钱　朱砂一两，研　半夏汤洗制，一两

上细末，白面糊丸，绿豆大，每服三十丸，细嚼，薄荷汤下，临卧服。

不换金丹

荆芥穗一两半　薄荷二两　天麻一两　甘草一两　白僵蚕一两　防风一两　藿香叶一两　细辛一两　川芎　白附子　羌活　全蝎炒，各半两　朱砂二钱，为衣

上末，蜜为丸，弹子大，每服一二丸，茶下。

治破伤风：

蝎梢七条，为细末，热酒调下。

上青白附丸同钱氏温白丸例。

白附子炮　白僵蚕　天南星　半夏　天麻　川芎　甘菊花　旋覆花　陈皮各一两　全蝎半两，炒，去足

上细末，姜糊丸，桐子大，每服三十丸，姜汤下。

钱氏温白丸　治小儿脾气虚困，泄泻，瘦弱，冷疳，洞利，及因吐泻或久病后慢惊，身冷瘛疭。

天麻半钱　僵蚕炮　白附子生　干蝎炒，去足　南星

上细末，汤浸寒食面丸绿豆大，丸子仍以寒食面养内七日，取出，每服七丸，加至二三十丸，空心，生姜米饮汤下，渐加丸数。

易简如圣饼子修合治疗之法并见后《局方》。

川乌　南星　干姜　甘草　川芎　天麻　防风　半夏姜制

上每服二十饼，嚼破，生姜汤下。本方只服五饼，安能作效？初感伤寒，因汗而解，尚余头疼，浓煎生姜葱白汤皆可。此药须是自合．庶几糊少，且料药精制，故易为效也。一切头疼，不问内外所因，并宜服之。兼治中脘痰饮停积，及疗脾胃饮食所伤，温中快膈，尤得其宜。偏正头疼，茶汤下，久久服之，不复再发。

局方如圣饼子　治男子妇人气血上盛下虚，痰饮停积，风寒伏留阳经，偏正头疼，痛连脑颠，吐逆恶心，目眩耳聋。常服清头目，消风化痰，暖胃。

川乌去皮　南星洗　干姜各一两　甘草　川芎各二两　天麻　防风　半夏各半两，泡

上细末，汤浸蒸饼，丸如鸡头大，捻作饼子，暴干。每服五饼，同荆芥三五穗，细嚼，茶酒任下，熟水亦得，无时。

化风丹　治中风涎盛，胸膈不快，头重目不开，或目睛上视，一切诸病。

乌蛇生去骨，一两　白附子炮，一两　南星一个，重一两　朱砂二两　僵蚕一两　麝香半钱　雄黄二钱　脑子一字

上蛇、附、星、蚕为细末，另入麝香、朱砂等四物细末，再碾匀，炼蜜丸鸡头大。酒化下。如牙关紧急不开，以蒜一大瓣，捣为泥，涂在两牙关外，豆淋酒化下，蘸药擦牙自开，更服二钱，效如神。

治患后转泻，腹胀如鼓，蝎气散。

全蝎烧灰研，一两　麝香少许

上细末，每服二钱匕，米饮调下，甚者再服必愈。

治伤寒将死者：

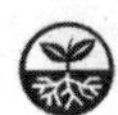

川乌生　南星　半夏　天麻生，去芦，各等分

上为细末，每服一钱，煎豆淋酒下，稍温服。次用一二盏投之，若牙关噤斡灌之，但药得下，无不活者。

乌荆丸

川乌一两，炮，去尖　荆芥穗二两

上为细末，醋丸，桐子大，每服二十丸，温酒送下，熟水亦得。有病日食三，无病日一服。此药肠风尤妙。

化水丹

川乌　附子炮　干姜炮　赤石脂　蜀椒　桂各等分

上蜜丸，桐子大，每早服三丸，夜三丸，温酒下。

老君神明散　温疫。

白术二两　桔梗二两　细辛一两　附子炮，去皮脐，二两　川乌炮，去皮脐，四两

上五味为粗末，缝绢囊袋盛带之，居闾里皆无疾。若有疫疾，温酒服方寸匕，覆取汗，得吐即差，若经三四日，抄方寸匕，以水二碗，煮令大沸，去渣，二服。

换骨丹

槐蔓苍桑香，葳人防何苦。十味麝朱麻，佳人称换骨。

上制度并见《广济宣明方》。

拯济换骨丹海藏云：自汗不愈，不宜服，亦汗家忌重发汗也。

槐皮芎木芷，仙人防首蔓。十味各停匀，苦味香减半。龙麝即少许，朱砂作衣缠。麻黄膏煎丸，大小如指弹。

治半身不遂，口眼㖞斜，手足不仁，言语謇塞，或骨痛连髓，或痹袭皮肤，或中急风，涎潮不言，精神昏塞，行步艰难，筋脉拘急，左瘫右痪，一切风疾并皆治之。

槐荚子　人参　桑白皮　苍术　白芷　何首乌　蔓荆子　威灵仙　防风各二两　五味子　苦参　香附各一两　麝香二钱，另研　龙脑二钱，另研　川芎一两

上十四味为细末，入麝香令匀，又用麻黄十斤，去根节，用天河水三石，熬至六斗，滤去渣，再煎至二升半，入银石器内熬成膏，入煎药和匀，杵三五千下，每两作十丸，朱砂为衣，每服一丸，捣碎，酒一盏，自晨浸至晚，食后饱得卧微搅匀服之，神清无睡是药之验，再服须臾，五日服之。如中风无汗宜服，若体虚自汗服之，是重亡津液也。若风盛之人，当于密室中，温卧取汗，稍避。若风实者，至宝丹之类；风虚者，灵宝之类。

局方大己寒丸 易简大己寒丸同。治久寒积冷，腑脏虚弱，心腹疼痛，胁胀满，泄泻肠鸣，自利自汗，米谷不化，阳气暴衰，阴气独盛，手足厥冷，伤寒阴盛，神昏脉短，四肢怠惰，并宜服之。

干姜六斤，炮 高良姜六斤，炮 桂四斤 荜拨四斤

每服五十丸，米饮下。此药热燥，能治脏腑虚寒，滑而不利，反泄泻肠鸣，水谷不化。若心腹疼痛，中脘停寒，大溏泄者，尤宜服之。

大己寒丸

吴茱萸 官桂 干姜 良姜 乌头 附子

一法加芍药，一法加茴香，引阳气下行，不伤眼目。

上为细末，醋糊丸亦得，桐子大，每服三五十丸，米饮下，空心食前，日二服，无所忌。

吴茱萸丸 治下痢，脏腑不调，胀满腹痛，水谷不化，怠惰嗜卧，时时下痢。

吴茱萸一两半，汤洗炒 神曲炒，五两 白术四两 桂二两半，去皮 干姜炮，二两半 川椒去目炒，一两

上细末，糊丸桐子大，米饮汤下十五丸至二十丸，食前。上证乃阴湿胜也。

小吴茱萸丸

吴茱萸半两，洗焙干 良姜三两 干姜焙，三两

上醋糊丸，桐子大，每服三五十丸，米饮下。

快活丸 治痃痞，呕吐不愈，腹胀，大便不通。秘者，阴燥胜也。

吴茱萸洗炒 木香各一两 良姜 干姜炮 枳实麸炒 陈皮各三两

上酒煮神曲末作糊丸，桐子大，姜汤下十五丸至二十丸，无时，陈皮汤亦得。

艾煎丸 治男子阴证，女人寒带下。

艾叶四两，炒，陈者 大椒 赤石脂 干姜 川乌炮，去皮 生硫黄已上各一两

上糊丸，桐子大，每服二三十丸，艾汤、盐汤任下。

艾煎丸 治妇人久病气虚冷羸瘦。

苍术四两，制 当归酒浸焙，二两 小椒半两，炒

上细末，好醋一斗，好艾叶一斤，浸一宿，砂锅慢火熬至五升，去滓，再入锅内熬出膏子，同和前药，丸桐子大，每服三四十丸，温醋汤下，食前。炒陈艾上余药共为末，糊丸亦可。

噫气汤

吴茱萸半两，焙 桂二钱，去皮

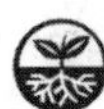

半夏姜制，半钱

上㕮咀，每服五钱，生姜五片，水一盏余，煎六分，去渣温服。

奔气汤

吴茱萸　人参　生姜　枣

上于吴茱萸汤中去枣，加半夏、桂心、甘草，亦名奔气汤。

小七气汤具见太阴证。

戊己丸

吴茱萸　白芍药　黄连各等分

上三味同炒微黄，放冷，为末，糊丸，米饮下三十丸，食前。

小己寒丸一名强中丸。治脾胃积冷，中寒洞泄，倦怠，不思饮食.进食，止自汗，厚肠胃。见《肘后》，甚验。

艾叶四两　苍术一两，炒　陈皮二两，炒　吴茱萸二两，炒

上件用米醋二升，浸一宿，漉出，暴干，再于原浸药醋内拌和匀，炒令紫色，焙干为末，稀糊丸，桐子大，每服三十丸，温酒、盐汤、醋汤下，空心食前。

前乌头例

张铁礶前乌头苍术法

上乌头去黑皮，用白心，微炒；苍术泔浸，炒黄。为细末，酒糊丸。

移剌相公神仙保命金丹　治男子丹田衰弱，五脏虚损，血少气微，肌瘦面尘，手足颤掉，目视䀮䀮，迎风出泪，耳鸣旋运，筋骨无力，春秋发嗽疾，痰喘满闷，腰膝疼痛，脚上瘾疹，难坐立，夜多盗汗，四肢怠惰，阳事不强，精滑无子，悉宜服此丹。

草乌头四两，秋收黑色者，去皮，同蛤粉炒黄存性，地内埋一宿去火毒，焙干　金铃子三两，去皮　破故纸三两，浸酒一宿　茴香二两，炒香

上细末，酒糊丸，桐子大，每服三二十丸，空心温酒下，妇人醋汤下，服数日，所病即效。痼寒久利，尤宜服。妇人血冷，月事不调，赤白，绝孕，面黑焦干，发退不生，瘦恶自汗，每服三十丸，热醋汤下，久服补益，男子无风中卒病，此药性温无毒，保全天寿。

佐经丸

草乌去皮　当归　乳香　没药　自然铜醋淬　斑猫去足、翅、头　木鳖子　地龙去土，炒，已上各等分

前少阴厉风条下，有治白癞龙蛇散，内有二佐经丸，味后方少胶、五灵脂。

上各碾，醋糊丸，鸡头大，打碎，温酒磨化，随病上下服，药后饮好酒三二盏。

佐经丸

草乌头　白胶　木鳖　五灵脂

各一两半　当归一两　斑猫一百个，去头、足、翅，煮亦得

上黑豆生为煮，糊丸。日八九丸，温酒下。

玉柱杖

天麻七两　骨碎补七钱半　草乌四两　甘松　川乌　白附子　半夏各半两　地龙去土，一两　黄芩　松香　五灵脂　锡兰脂各半两　自然铜二两半，醋淬四七次　南星　苁蓉　川芎　破故纸各半两　糯米半升，炒

上细末，酒糊丸，桐子大，每服五丸，温酒下。

张守道传此张铁確方　治男子阳精不足，女子赤白过多。

牡蛎一斤，烧　赤椹子一斗　草乌头半斤，焙

上为末，酒糊丸，桐子大，每服二三十丸，空心温酒下，盐汤亦得。一法：张守道加苍术一斤，不去皮，炒黄，与上同为末丸。

安宣差传到筋骨药

川乌头　泽泻　五灵脂　地龙去土　萝卜子以上各一两　苍术二两　川当归　赤芍药各一两　木鳖子半两，去皮　没药　乳香各三钱

上细末．醋糊丸，桐子大，自然铜为衣，每服十丸，食前温酒服。

朱砂例

玉倪丹补心益肾，上下通，主升降，以至丹田，丹坎之像也。

丹砂二十八两　甘草　远志去心　槟榔一两　诃黎勒皮，一两　桂八两，去皮，捣碎

上每食前服一丸，日三食，计服三丸，温人参汤下。

海藏老人云：北砂炼成亦可，与大补丸五脏随药合和用之，或全用五脏药和丸亦可。大补丸在少阳条下《局方》五补丸后。

造丹砂法

上甘草等四味剉，水二大斗，釜中以细布袋盛丹砂，盛于釜中，着水和药煮之。第一日兼夜用汤火绞动；第二日兼夜汤火鱼眼沸；第三日兼夜木火花沫沸；第四日兼夜炎火涸泪沸；第五日兼夜土火微微沸；第六日兼夜金火沸愈缓作急；第七日兼夜水火沸缓缓调调。先期泥二釜，一釜常暖水用添煮药，釜中水减，即添暖水，常令不减二斗，七日满即出丹砂，于银器合中盛，其合内先布桂一两匀，即与桂布朱砂，又以金桂一两覆足，即下合置甑中，先布糯米厚二寸乃置合，又以糯米覆培之，亦合厚三寸许，桑柴火蒸之，每五日换米、桂，其甑蔽一日，以行竹子为之，不尔侧间一小孔，常暖水同竹筒注添釜中，勿令水减。第一五日兼夜用如春火

如常炊饭，第二五日兼夜用夏火猛如炊饭，第三五日兼夜用秋火如炊饭，乍缓乍急，第四五日兼夜用冬火暖如炊饭，依五行相生文武助之，药即成。出丹砂以五槌钵碾之如腻粉，即可用服之。煎楮实，搜和桐子大，每日食前服一丸，人参汤下，每日三服，食前。计之炼成丹砂秤四两为一剂，二年服尽，复服每十年即炼三两，仍取正月一日，取服一月使尽，既尽酒服十年一二两，不令旋合，宜须炼一剂。

造楮实煎法

六月六日收取楮实熟者，缓绞取汁，拾银器内，慢火熬成膏，搜和前药末为剂丸。

小朱砂丸

朱砂五两　牙硝枯，六两　寒水石煅，四钱　麝香一字　硼砂一字　龙脑半钱　甘草半钱，浸汁熬膏

上碾匀，用甘草膏和，每两作一十丸，每噙化一丸。小儿夜惊啼，薄荷水化下。

朱砂寒热温凉各有加减例

寒：大黄　巴豆　牛黄　黄连　黄柏；热：附子　巴豆　乌头　南星　半夏

朱砂散　治小儿神乱惊悸，睡卧不安，大便不利，谵语，齿疮，痰嗽。

辰砂七两　桔梗五两　人参　蛤粉　牙硝各三两　甘草二两半　脑子二钱　金箔二十片入

上细末，一岁儿半钱，薄荷汤调下。未满百日儿，发热，多睡不安，大便不利，蜜汤调下一字。大人小儿口疮咽喉，少许掺咽。膈热，新水调，临卧。

鹤顶丹　治大人小儿风痰不利，烦渴不安，中暑，头痛不解。

麝香二钱半　朱砂十两　牙硝十二两半，枯　寒水石枯，十一两　甘草炒，三两半

上细末，炼蜜丸，龙眼大，大人生姜汤化下。中暑，脑子、新水下。小儿心经热，薄荷汁化下。

镇心丸

金箔镇心丸

安神丸

骊珠丸

麦门冬　牙硝　白茯苓　干山药　寒水石　甘草各半两　朱砂一两　龙脑一字

已上数药泄手太阴，大人绛宫下至丹田。

前八味加：人参　生地黄　沉香

各为细末入药，为东垣先生离珠丹法例，详说具见《难知》，一名石龙散。

上**石龙散**

寒水石　脑子　朱砂

抱龙丸

化毒丹

大青丸　并见钱氏。

牛黄膏　治惊化痰，凉膈镇心，祛邪热，止涎嗽。

人参二钱半　甘草半两　牙硝一钱　雄黄七钱　朱砂一钱　蛤粉二两，水飞　生龙脑半钱　金银箔四个，为衣

上为细末，炼蜜为丸，搜和，每两秤作二十丸，以金银箔为衣。一岁儿，每服绿豆大，薄荷汤化下。量岁数临时加减服之，食后。

虎睛丸　治小儿惊风壮热，风湿邪热。

天麻　防风　人参　干蝎各一两　白僵蚕半两　朱砂　雄黄各一半　牛黄　麝香各一字　甘草一钱

上末，蜜丸如桐子大，每服一二丸，薄荷汤下。

御方活命金丹主治并见本条。

乌犀　牛黄　真珠　薄荷各半两　金箔一两片　牙硝　贯众　甘草　板蓝根　干葛　官桂各一两　片脑　麝香　青黛各三钱　大黄一两半　蒸饼末三钱

炼蜜丸，每两作十丸，金箔为衣，每一丸，薄荷汤下。

五福化毒丹主治并见钱氏。

苦参　桔梗　茯苓　人参　牙硝　青黛　甘草　麝香

上匀细末，蜜丸鸡头大，薄荷汤下。瘢疹毒气，生地黄汁化下。有日夜不见物，陈米泔化下。

金箔镇心丸

紫河车　人参　茯苓　山药　甘草　朱砂　龙脑　麝香　牙硝　金箔等分

上匀细末，蜜丸桐子大，薄荷汤下。

定风丹　治大风癞疾，鼻崩塌，眉须脱落，遍身疙瘩，或疮疥等证。

升麻　细辛根　川芎　穿山甲炙　天麻　防风　定风草　白附子　丹参　人参　苦参　玄参　紫参　蔓荆子　威灵仙各一两　蜈蚣一对，酥炙　何首乌木臼中取末，一两

上细末，每二两，用胡麻一升，淘净，炒香为末，和匀，蜜丸弹子大，每用一丸，细嚼，温浆水下，日三。初服时或呕吐，勿怪，或亦不吐。

紫菀丸　治五种风癞之疾。

紫团参　人参　沙参　玄参　槟榔　黄连　川芎　山栀子　海桐皮　紫菀　防风　赤芍药　羌活　赤茯苓　生地黄　天仙子　地骨皮　白蒺藜　天麻　乳香各等分

上二十味细末，蜜丸桐子大，每服三十丸，清米汤下，日三。忌动风发气物。

脱蜕丸 治癞风，遍身脓血，及诸恶疮疥癣等。经云：厉风成癞。

苦丁香 白丁香等分 皂荚去皮弦子，熬成膏

上与上药末为丸，桐子大，先十丸至十五，渐至二十丸，温水下，疾退为止，不可使多，恐致恶心。从少至多，乃其法。

治风疾癞病，遍身生疮者。

天麻七钱半 荆芥二钱半 薄荷叶二钱半 白花蛇四两，酒浸

上四物为细末，好酒二升，蜜四两，石器中蒸成膏子，每服一盏，温服，日三，煎饼压下，急于暖处令汗出，十日见效。

神仙经进透骨膏 治大风疾，遍身生疮，变成顽麻，不痛不痒，眉发脱落，鼻梁崩塌，目断白仁。

海金沙半两 草乌头一两 丝矾 靛花 瓦松 盆硝 胆矾 鹅管石 朱砂 雄黄另研 磁石 杏仁各一两 黄柏 雌黄 蓖麻 砒霜另研，各一两 硇砂二钱 木贼六两 木鳖子二十个 寒水石六两 僧祗黄半两 斑猫十个 巴豆二十粒 川乌头半两 石燕子一对 蛤粉半两 天仙子四两 黄松脂一两 粉霜二钱 乳香一钱 麝香半钱 硫黄半两 小油一个，六两 腻粉二钱

上将剉细末，油匀和，新垍瓶子一个，埋于地下，止用新瓦瓶子一只于地上，钻数十孔，盐泥固济，盛药在内，用碗一只合定，亦固济，勿令透烟，坐在垍瓶子口上，稳放木炭火八秤，看紧慢烧灰尽为度，其药滴在垍瓶子内。孩儿胎发一块，细剪，药内搅匀，入后药信霜、雄黄、僧祗黄、粉霜、轻粉、乳、麝等，细不在烧数。

渫洗药

何首乌 荆芥 防风 马鞭草 蔓荆子

上粗末二两，水二斗，煎十数沸得药力，无风处，渫洗后，涂前药。

神效膏

当归半两 杏仁半两 木鳖子半两 好油一斤 黄丹三两 油发二两 乳香三钱 苦参二钱 没药二钱 人参二钱

上除丹外，剉细，油煮褐色，与丹一处熬成膏，涂病处。

生眉散

桑寄生 天南星 半夏 没药

上各一钱为细末，生姜自然汁调成膏子，先用自然铜擦过，次以膏涂之。

又治鼻梁崩塌，喘息不快者：

雄黄　黄连　没药　川芎　盆硝各一两　脑子半钱　麝香一字

上细末搐之，日三次。

如圣散　渫洗药。

顽荆一两　蔓荆子四两　威灵仙四两　白芷四两　苦参二两　厚朴二两　荆芥二两　紫参二两　陈皮　沙参　防风四两　麻黄二两

上粗末，每用药末一两，水一桶，桃柳枝同一处煎五七沸，避风淋洗。

还魂丹　治中风不语，涎潮不省，瘛疭，左瘫右痪。

天麻　川芎　防风　干山药　羌活各二两　僵蚕炒　犀角镑　细辛各一两半　当归　白附子　甘草炙　藿香叶　人参各一两　全蝎四十九个

上为细末，蜜丸樱桃大，每用一丸，细嚼，酒下。

化风丹　治中风涎多，胸膈不利，目瞑不开，睛上视，一切诸风。

乌蛇生，去骨　白附炮，各一两　南星一个，重四两　僵蚕二两　麝香半钱　朱砂三钱　雄黄二钱　龙脑一字

上前四味为细末，入麝香等，再碾令匀，炼蜜丸鸡头大，用水酒化下。如牙关紧急不开，以大蒜一大瓣，杵为泥，涂两牙关外，豆淋酒化下一丸，蘸药擦牙自开。更服药二丸，神效。

局方桦皮散　并见本方。

文潞公疗瘫痪外台方

生地黄汁　淡竹沥　荆沥各一两　防风四分　独活八分　附子一枚，炮

上㕮咀，三升，煮取二升，去渣，空心分四服或五服，隔日一剂。若虚者，三日一剂，可绝根本。

圣饼子

草乌换水煎三次　川芎　细辛　白芷　荆芥　苍术　防风　甘草各等分

上生用细末，糊丸桐子大，捻作饼，细嚼，茶清下。加羌活、独活，为十生饼子。

《斗门方》治中风口面㖞斜，用木灰，向右即于左边涂之，向左即于右边涂之，候方正如旧，即须以水洗下，大妙。

《圣惠方》治中风口㖞：

以巴豆七个，去皮，烂碾，如左㖞涂右手心，如右㖞涂左手心，仍以暖水一盏，安向手心，须臾便正，洗去药，频抽掣中指。

活人脚气木瓜散例

木瓜散

大腹子二个　紫苏一钱半　干木瓜　甘草炙　木香各二钱半　羌活三

钱半

上㕮散，分作三服，每服用水一盏，煎至半盏，通口服。

脚气木瓜丸

木瓜大者二个，切作二片，去心 菊花一两 青盐二钱

上内药木瓜中，合定线系瓶，蒸烂，碾成膏子，丸桐子大，每服五十丸，空心酒下，日三。病甚者，百丸。病处有香汗出为效。

四斤丸 治风、寒、湿合而成痹，脚肿痛或不仁．及诸证脚气。

牛膝去芦 天麻去芦

上㕮咀，好酒五升，浸三日取出，焙干为细末，以浸药酒煮，糊丸桐子大，每服二十丸，空心食前温酒下。

香附子散 已下总血崩例。

治血崩不止，面色黄，血刺疼痛不可忍，小产血不止，一名倍金散。

香附子不以多少，炒，去毛捣碎，再炒黄

上极细末，每服三五钱，好酒调下，能破血积；米饮调下，能止血；冷气，姜汤下；带下，艾汤下；醋少许，妇人一切心腹诸疾并治之；粥饮下，许学士治妇人血气不调。有积血者，能破之；若血崩者，能止之。

立应散 治心腹急痛。

香附炒，半两 良姜

上细末，每用二钱匕，沸汤点服，立效。

治血崩脐腹痛。

当归 木贼去节 香附子 熟地黄 赤芍药 牡丹皮各二两 没药 丁香 桂各三钱，去皮

上细末，酒调三钱，温服。

立效散 治妇人脐腹痛。

香附三两，炒 当归一两 赤芍药半两 良姜半两 五灵脂半两

上细末三钱，酒一盏，童子小便少许，同煎服。

香附子例

寒则加干姜，热则加黄芩。

立应散 治妇人血海崩败，又治男子妇人肠风下血。

香附三两，一半炒 棕皮一两，烧取存性

上为细末，每五钱，酒半盏，童子小便半盏．煎至七分，温服，无时。如肠风，不用童便，用酒一盏，煎至八分服。

霹雳散 治经脉妄行。

香附子三两 川芎一两，炮 石灰一两，油炒

上细末，烧秤锤淬，酒调服二钱匕，甜酒亦得。

定血散此四方当在后。治妇人

血海崩漏，小产血不止。

乌梅烧存性　棕布烧　甘草二寸，一半生，一半烧

上为细末，每服二三钱，淡醋汤调服，立止。

灵苑内补丸　温中调血，治妇人久病血崩不止，累医不效，宜此立验。

黄连　山茱萸　干姜　当归　鳖甲　芫花醋浸湿　白芷　干漆油浸令湿　川乌头去皮脐，九味各一分　巴豆大者连壳　桃仁和皮　乱发三味各半两

已上十二味，同入一瓶子内，用泥固济，顶上留一眼子，火煅，候白烟出，急取候冷，取细碾。

官桂一分，去皮　陈橘皮一分，碎剉，炒　芸薹子一分，炒取白色　白龙骨一分，煅赤，细研

上四味为细末，同前碾药都作一处拌合，再研令匀，炼蜜为丸，桐子大，每服一丸，临卧温酒下。久患甚者，不过四服。

又方

巴豆纸厚裹烧蒸熟　芫花酒拌炒黄　硇砂　白芷　槟榔面裹厚烧熟　干漆油润炒微烟　当归头　大黄蒸　干姜炒制，剉再炒

又方

木香　槟榔　缩砂仁　神曲炒黄　麦糵炒黄　诃子面裹烧　当归　干漆油涂炒　金丝水蛭火灰中煨去黑，或盐炒微焦亦可

交感丸

茯神四两　香附子一斤，炒黄

上细末，炼蜜丸弹子大，每晨一丸。

降气汤

茯神二两　香附子半斤，炒　甘草一两

上细末，点服。

又方

香附子五两，生姜三两，汁浸三夕，炒存性，细末　青盐一钱

上同为细末，擦牙。

孙思邈九窍血出方

荆叶捣取汁，酒和服之。

小乌沉汤当在前乌沉汤后。

香附子二两　乌药一两　甘草二两，半生

上细末，盐少许，汤点服。

千金白垩丸在四物汤后。

螵蛸散　治血崩漏下久不止，脐腹疠痛。

乌鱼骨烧存性，细末二钱，煎木贼汤调下。

又方

蚕退纸烧灰，一两　木贼烧灰，一两　寒水石烧，一分　黑附子炮，半斤　白矾枯，半两　乌鱼骨炙，一两

上为细末，水一盏，煎四五沸，食前和滓服，效。

又方

龙骨　蒲黄各半两　艾叶　附子炮，二钱半　当归七钱半

上为细末，水煎三钱。

又方

当归　川芎　黄芩　芍药等分

上粗末，水煎。

桂烧灰，酒调下立愈。

五灵脂末，炒出烟尽，当归酒煎，如血室干，醋煎和滓服，空心。

血崩如流，防风炙焦为末，每二钱，白面半钱，酒调下。昼夜不止者，丁香二两，酒煮服之。

又黄芩粗末水煎。

上并治血崩如流，药异不一，随经可择，是为知本。

地榆条　唐本注云：出孔氏《音义·玉带》十二病。一曰多赤，二曰多白，三曰水不通，四曰阴蚀，五曰子藏坚，六曰子门澼，七曰合阴阳患痛，八曰小腹寒，九曰子门闭，十曰子宫冷，十一曰梦与鬼交，十二曰五脏不定。

用地榆作叶饮代茶，甚解。

无湿不成泻，无积不成痢。大肠泄者，小便少，湿在后也；小肠有败血，久有积滞，崩漏不已，随带而下。大便燥结，湿在前也。湿在后，当利小便；湿在前，当利大便，此其法也。

或因胎产而得，或因酒色而得，山崩海狱前后脱血，带漏不已，先由子藏侵入赤肠，泽液恶秽前行大过，滓粪燥结，后滞不通，此胎肠俱病，治宜推去败血脓积，益血而致新也。心所不生，脾所不裹，肝所不藏，此三焦经绝也。崩虽为病，亦有浅深新久，治亦从而轻重之。

张仲景云：三焦绝经，是为血崩。又经云：血得热而妄行。又云：血枯前后血，得之年少时有所火得脱血，醉以入房，气竭肝肠，久久成血闭，略举于此，皆有热也。脉或洪大而有力，或能食不能食，漏下不止，或阴中如有疮扑，或大便难因而暴下，或触之而不定内外，俱治慎，勿遗一。

王叔和云：微脉主败血，面无色泽者，从指下寻之。有若无漩之败血，小肠虚，崩中日久，为白带漏下多时，骨脉枯，此脉有涩之貌，芤之体，皆血病也。此皆阴脉而为冷证，寒热即分，药不可执一，所以有连、蘖、生地黄、四物、牡丹、芍药、续断、缩砂、香附、乌贼、血竭、干姜之分也，明者其择之。

《产宝方》疗崩中不止，不问年深月远。

槐木耳烧灰为末，酒服方寸匕。

《简要方》治妇人漏下血不绝。

槐花萼不以多少，烧灰细碾，食前温酒服二钱匕。

正经云：治妇人乳瘕，子藏急痛。

槐实以七月七日取入，捣取汁，铜盂内盛之，日煎令可丸，大如鼠矢，内窍中。三易愈，又主堕胎。

《千金方》治妇人无故尿血。

龙骨二两，以酒调服方寸匕，空心，日三。

又方 治崩中昼夜不止。

芎䓖八两，清酒五升，煎取二升半，分三服，徐徐饮之。

又：治胎妇忽然倒地，举擎重促损，腹中不安，及子死腹中。

川芎生末，酒服方寸匕，须臾一二服出。

治崩中。

防风去芦头，炙赤色，为末，每服二钱，以面糊酒调下，更以面糊酒投之。

治妇人经血不止。

五灵脂末，炒令过熟，出尽烟，每服五六钱，当归二片，酒一盏，与药同煎至六分，去滓温服。连三五服，效。

治产妇血晕昏迷，上冲闷绝，不知人事者。

五灵脂二两五钱，一半生用，一半熟炒

上为细末，每服一钱，温熟水调下。如口噤者，以物斡开灌之，入喉即愈，谓之独胜散。

又：治血崩不止。

五灵脂十两

上为细末，水五盏，煎至三盏，去滓澄清，再煎为膏，入神曲末二两，和丸桐子大，每服二十丸，空心温酒下，便止。

正元广利方 治妇人赤白带下，年深月久不差者。

白芍药三两　干姜半两

上细剉，炒令黄，捣罗细，空腹，和饮汁服之二钱匕。

治妇人本脏虚损，元气冷败，崩中漏下，经岁不止，服诸药不效，极甚者，宜服此药：

龙骨一两，煅　蒲黄一两　艾叶二两　当归半两　五灵脂半两，炒去烟　黑附子炮，半两　香附子炒紫色，半两

上件同为末，水一盏半，药秤三钱，同煎至六分，去滓，食前空心，日三。病轻者二服，重者一料。

雷氏方 治妇人远年近日医不差，血崩或血气不止。

木贼一两　香附子一两　朴硝半两

上三味为细末，色黑者，好酒一盏，煎三五沸，和滓温服；色红赤者，水一盏，煎至七分，和滓温服。忌生冷、硬、猪、鱼肉杂物。每服三钱，空心，每日二。如脐下作痛，乳香、没药、当归各一钱，剉细，入上药一处同煎，不痛勿用。

论伤寒杂病分二科

海藏云：世之治伤寒有法，疗杂病有方，是则是矣，然犹未也。吾谓治杂病亦有法，疗伤寒亦有方，方即法也，法即方也，岂有异乎？要当全识部分经络表里脏腑，岂有二哉？以其后世才智之不及古也，所以分伤寒杂证为二门，故有长于此而短于彼者，亦有长于彼而短于此者，逮夫国家取士分科，为比宜乎？愈学而愈陋，愈专而愈粗也。试以伤寒杂病二科论之，伤寒从外而之内者，法当先治外，而后治内；杂病从内而之外者，法当先治内，而后治外。至于中外不相及则治主病，其方法一也，亦何必分之为二哉？大抵杂病之外不离乎表，伤寒之内不离乎里，表则汗，里则下，中则和，不易之法也，剂之寒、热、温、凉在其中矣。余风产二条，目疾、疮肿、小儿等科，各自专门，无怪其工之陋且粗也。是以知证不知脉，知药不知性，是岂真知而全识者哉！耳熟目厌习坏，多经涉久误，合则病愈，契则不疾，甚所常见、所常闻者，粗有晓会，其所未常见、未常闻，则有所不知也。此继述而不及于物者远矣。呜呼！天之所赐其智识有限量故邪，哀哉！庸夫以衣食迫，以口舌争，视学业如雠隙，妒忌为能干，误人性命，恬不知恤，甘为忍人，不顾道理，其教之有所失邪？时世之所有俾邪？抑疾者之不幸而有所自致邪？处暑后叹而书。

是书已成于辛卯，至丁酉春为人阴取之．原稿已绝，更无余本。予职州庠，杜门养拙，齑盐之暇，无所用心，想像始终十得七八。试书首尾，仅得复完，犹遗一二，尚未之备。故今日得而今日录，明日得而明日书，待以岁月，久则方成，无欲速，无忌心也。好古再题。

医垒元戎跋

《医垒元戎》旧刻于楚，秋山顾公序之详矣。甲辰予游楚，见而说之，每以自随壬子遭家变，因散失，不知所在，求之者数年，竟不可得，询知板焚矣。呜呼！其数耶使是书不行于世也。辛酉冬，予起废草土补关中，归自京师，偶病，医苗生者来视，予谩道及之，生曰：家有藏本，是尝手录者，盍刻之？予闻之甚喜。越五日病愈，遂携之关，命工锓诸梓。呜呼！其数耶使是书复行于世也。工告完，因叹一书之显晦，尚亦有数，而况于人乎？是故不能不有感于兹云。

嘉靖壬戌仲春之吉钧阳魏尚纯识

附 录

一、古今重量换算

（一）古称以黍、铢、两、斤计量而无分名

汉、晋：1 斤 =16 两，1 两 =4 分，1 分 =6 铢，1 铢 =10 黍。

宋代：1 斤 =16 两，1 两 =10 钱，1 钱 =10 分，1 分 =10 厘，1 厘 =10 毫。

元、明、清沿用宋制，很少变动。

古代药物质量与市制、法定计量单位换算表解

时代	古代用量	折合市制	法定计量
秦代	一两	0.5165 市两	16.14 克
西汉	一两	0.5165 市两	16.14 克
东汉	一两	0.4455 市两	13.92 克
魏晋	一两	0.4455 市两	13.92 克
北周	一两	0.5011 市两	15.66 克
隋唐	一两	0.0075 市两	31.48 克
宋代	一两	1.1936 市两	37.3 克
明代	一两	1.1936 市两	37.3 克
清代	一两	1.194 市两	37.31 克

注：以上换算数据系近似值。

（二）市制（十六进制）重量与法定计量的换算

1 斤（16 市两）=0.5 千克 =500 克

1 市两 =31.25 克

1 市钱 =3.125 克

1 市分 =0.3125 克

1 市厘 =0.03125 克

（注：换算时的尾数可以舍去）

（三）其他与重量有关的名词及非法定计量

古方中“等分”的意思是指各药量的数量多少全相等，大多用于丸、散剂中，在汤剂、酒剂中很少使用。其中，1 市担 =100 市斤 =50 千克，1 公担 =2 担 =100 千克。

二、古今容量换算

（一）古代容量与市制的换算

古代容量与市制、法定计量单位换算表解

时代	古代用量	折合市制	法定计量
秦代	一升	0.34 市升	0.34 升
西汉	一升	0.34 市升	0.34 升
东汉	一升	0.20 市升	0.20 升
魏晋	一升	0.21 市升	0.21 升
北周	一升	0.21 市升	0.21 升
隋唐	一升	0.58 市升	0.58 升
宋代	一升	0.66 市升	0.66 升
明代	一升	1.07 市升	1.07 升
清代	一升	1.0355 市升	1.0355 升

注：以上换算数据仅系近似值。

（二）市制容量单位与法定计量单位的换算

市制容量与法定计量单位的换算表解

市制	市撮	市勺	市合	市升	市斗	市石
换算		10 市撮	10 市勺	10 市合	10 市升	10 市斗
法定计量	1 毫升	1 厘升	1 公升	1 升	10 升	100 升

（三）其他与容量有关的非法定计量

如刀圭、钱匕、方寸匕、一字等。刀圭、钱匕、方寸匕、一字等名称主要用于散剂。方寸匕，作匕正方一寸，以抄散不落为度；钱匕是以汉五铢钱抄取药末，以不落为度；半钱匕则为抄取一半；一字即以四字铜钱作为工具，药末遮住铜钱上的一个字的量；刀圭即十分之一方寸匕。

1 方寸匕≈2 克（矿物药末）≈1 克（动植物药末）≈2.5 毫升（药液）

1 刀圭≈1/10 方寸匕

1 钱匕≈3/5 方寸匕

图书在版编目（CIP）数据

王好古医学全书／（元）王好古著．—太原：山西科学技术出版社，2013.5（2023.8 重印）

（宋金元名医医学丛书）

ISBN 978－7－5377－4418－8

Ⅰ.①王… Ⅱ.①王… Ⅲ.①中国医药学—中国—元代 Ⅳ.①R2－52

中国版本图书馆 CIP 数据核字（2013）第 063606 号

校注者：

苏凤琴　于新力　李怀常　李　林　赵立新　赵　力
赵有光　赵志良　赵吉明　赵怀义　王丽华　郭文莉
孟健民　苏有兰　杨燕双　牛树峰　牛　波

王好古医学全书

出版人	阎文凯
著者	（元）王好古
责任编辑	杨兴华
封面设计	杨宇光
出版发行	山西出版传媒集团·山西科学技术出版社 地址　太原市建设南路 21 号　邮编　030012
编辑部电话	0351－4922078
发行电话	0351－4922121
经销	各地新华书店
印刷	阳谷毕升印务有限公司
开本	890mm×1240mm　1/32
印张	14.625
字数	384 千字
版次	2013 年 5 月第 1 版
印次	2023 年 8 月第 2 次印刷
书号	ISBN 978－7－5377－4418－8
定价	52.80 元